精诚大医张志礼

顾　　问　　陈彤云　邓丙戌

主　　审　　杨慧敏　卢勇田

主　　编　　王　萍　张　芃　娄卫海

执行主编　　周冬梅　杨　岚

副 主 编　　曲剑华　张广中　张　苍　周　垒　赵国敏
　　　　　　孙丽蕴　徐　佳　陈维文

编　　委　（以姓氏笔画为序）

人民卫生出版社

·北　京·

图书在版编目（CIP）数据

精诚大医张志礼/王萍，张芃，娄卫海主编. —北京：人民卫生出版社，2020.10（2022.1重印）

ISBN 978-7-117-30564-8

Ⅰ. ①精… Ⅱ. ①王…②张…③娄… Ⅲ. ①皮肤病－中医临床－经验－中国－现代 Ⅳ. ①R275

中国版本图书馆 CIP 数据核字（2020）第 186084 号

人卫智网	www.ipmph.com	医学教育、学术、考试、健康，购书智慧智能综合服务平台
人卫官网	www.pmph.com	人卫官方资讯发布平台

精诚大医张志礼
Jingcheng Dayi Zhang Zhili

主　　编：王　萍　张　芃　娄卫海
出版发行：人民卫生出版社（中继线 010-59780011）
地　　址：北京市朝阳区潘家园南里 19 号
邮　　编：100021
E - mail：pmph @ pmph.com
购书热线：010-59787592　010-59787584　010-65264830
印　　刷：三河市宏达印刷有限公司（胜利）
经　　销：新华书店
开　　本：710×1000　1/16　　印张：24　　插页：16
字　　数：444 千字
版　　次：2020 年 10 月第 1 版
印　　次：2022 年 1 月第 2 次印刷
标准书号：ISBN 978-7-117-30564-8
定　　价：99.00 元

打击盗版举报电话：010-59787491　E-mail：WQ @ pmph.com
质量问题联系电话：010-59787234　E-mail：zhiliang @ pmph.com

发展中西医结合提高皮肤性病疗效

为《医案选萃》题

一九九三年国庆

崔月犁

张志礼医师是我国著名中
医皮外科专家赵炳南院长传人
芝生中西医结合第一期毕业优秀生
以事工作将十年，中西医学术
观点结合临床，以心得体会证书
立论总结此证作，家有居学者
游以借鉴，宝有今此出奇多得人
佳作也
北京中医学院
光岚刘留波题

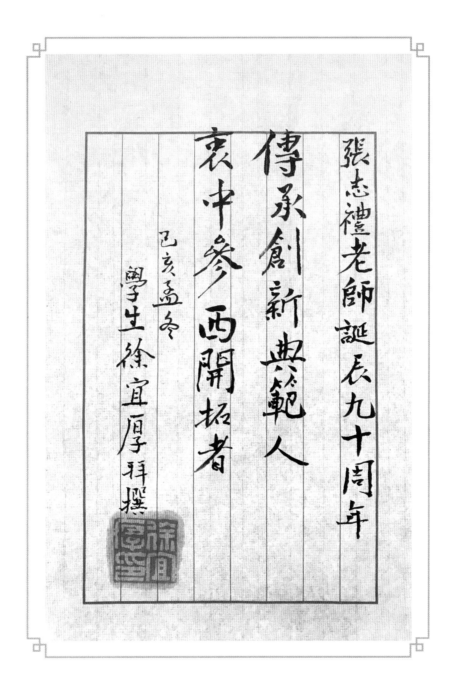

張志禮老師誕辰九十周年

傳承創新典範人
袁中參西開拓者

己亥孟冬
學生徐宜厚拜撰

5

氣范

致北京中医医院皮肤科

北京中醫醫院炳
南皮水立傳志禮
繼承又踔發承著
岐黃丟卷
而今傲蟲神州皮
科羣星璀璨中西
合辟載青史寰球
醫界盛贊

陝西省渭南市中心医院 卢勇田 撰書

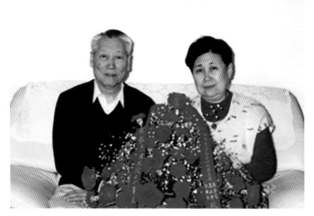

中华医学会皮肤性病学分会为张志礼 70 寿辰送来祝福

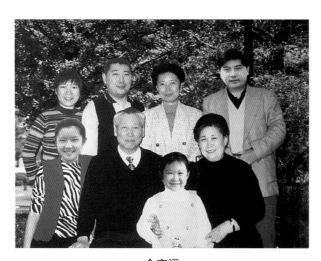

全家福

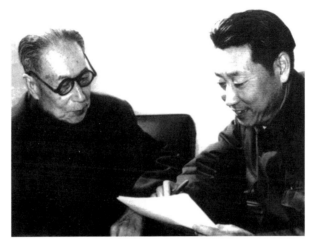

与恩师赵炳南合影

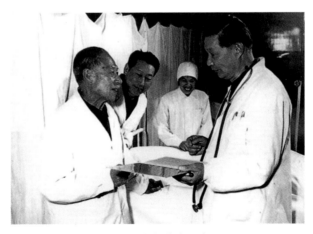

中西医大师共商医案
左起：赵炳南　张志礼　李洪迥

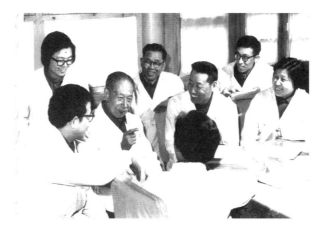

赵炳南与众徒弟在一起
左起：陈凯　陈美　赵炳南　孙在原　张志礼　郭大生　秦汉琨

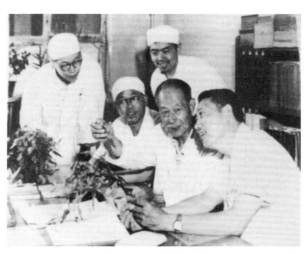

赵炳南指导学生使用鲜药
左起：陈凯　孙在原　邓丙戌　赵炳南　张志礼

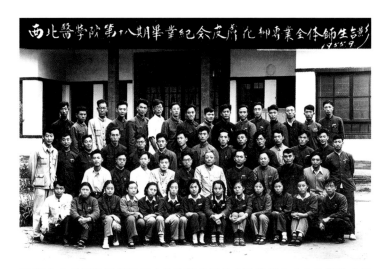

1955 年 9 月西北医学院第十八期毕业纪念皮肤花柳专业全体师生合影

第三排左一：张志礼

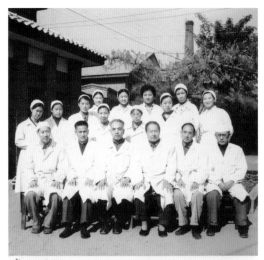

1965 年参加卫生部主办的中医治疗白疕科研组合影

第一排左一：张志礼 左四：赵炳南

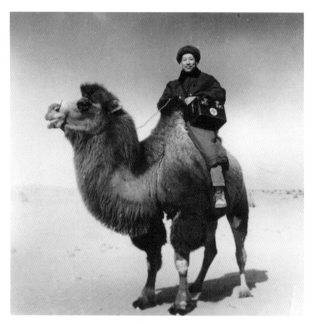

1973 年参加西北医疗队

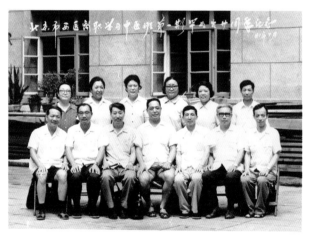

1981 年北京市西医离职学习中医班第一期毕业生二十周年纪念
第一排左三：张志礼

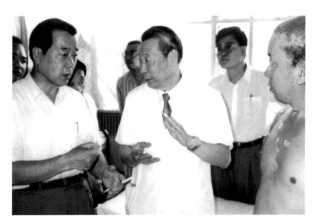

向国家中医药管理局领导介绍中西医结合治疗天疱疮经验

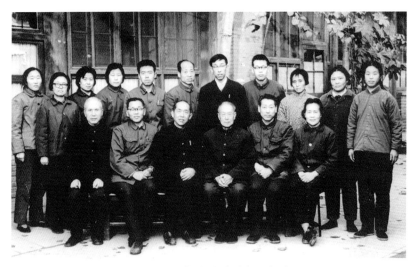

20世纪70年代皮肤科人员合影
第一排左起：何汝瀚　孙在原　刘辅仁　赵炳南　张志礼　陈彤云

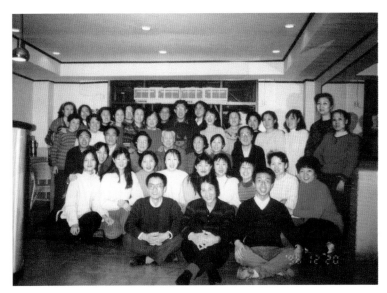

1996 年皮肤科人员合影

2000 年师生合影留念

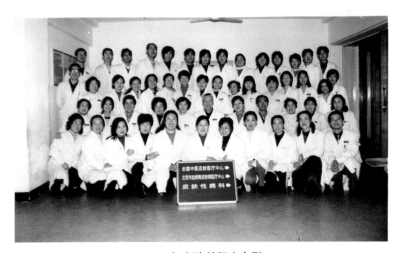

2000 年皮肤科师生合影

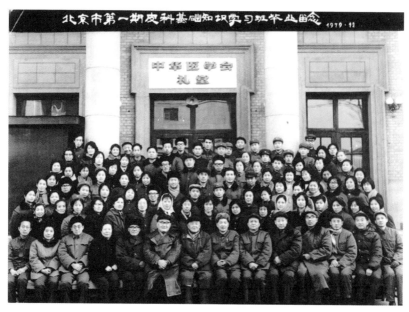

1979 年北京市第一期皮科基础知识学习班毕业留念

第一排右五：张志礼　右七：李洪迥

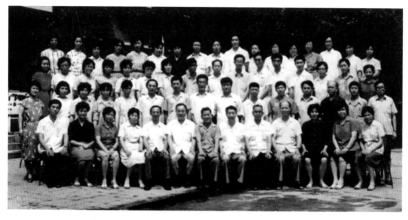

1986 年北京市中西医结合皮肤病学习班第一期师生合影

第一排右六：张志礼

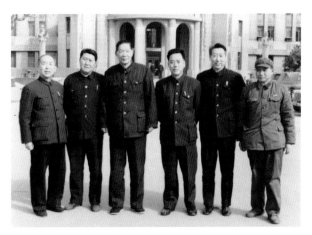

张志礼与皮肤科学界元勋合影

左起：刘辅仁　秦万章　李洪迥　边天羽　张志礼　陈智

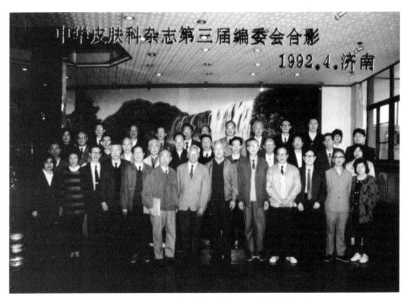

1992年中华皮肤科杂志第三届编委会合影

第一排左四：张志礼

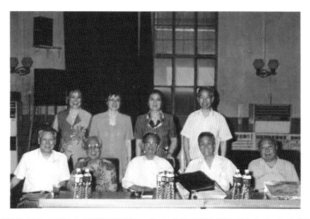

张志礼与国家中医药管理局、北京中医医院领导及老专家合影
第一排左起：张志礼　关幼波　王玉章　王为兰　贺普仁
第二排左起：闫玮　佘靖　王莒生　丁瑞

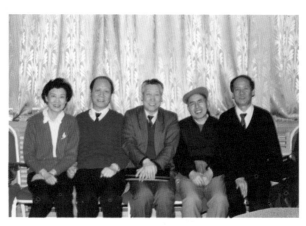

张志礼与中西医结合专家合影
左起：马圣清　庄逢康　张志礼　庄国康　虞瑞尧

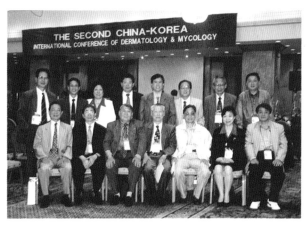

第二届中韩皮肤病学和真菌学国际学术会议合影

第一排左四：张志礼

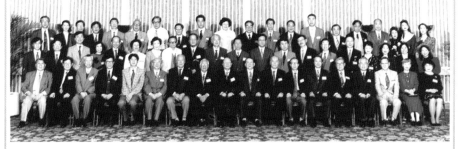

第五届中日联合皮肤科学术会议合影

第一排左三：张志礼

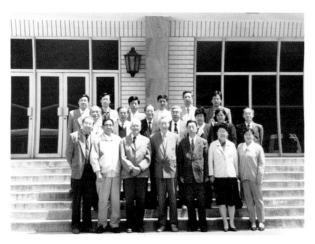

张志礼与中西医同道合影

第一排左起: 蔡瑞康　袁兆庄　王光超　张志礼　曹仁烈

第二排左三: 赵辨

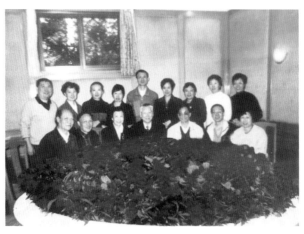

张志礼与中华医学会、中西医结合学会皮肤科专家合影

第一排左四: 张志礼

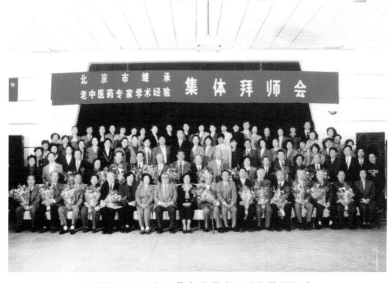

北京市继承老中医药专家学术经验集体拜师会
第一排右四：张志礼　第四排右九：张苪　右十：王萍

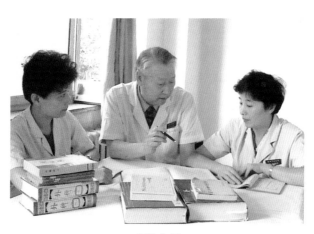

师徒合影
左起：张苪　张志礼　王萍

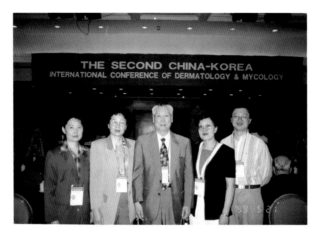

师徒合影
左起：张芃　王萍　张志礼　蔡念宁　周垒

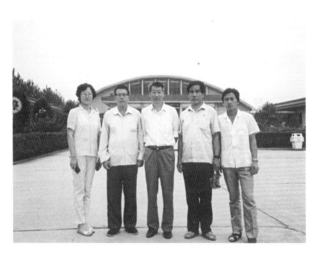

师徒合影
左起：韩冰　陈凯　张志礼　李永宽　唐的木

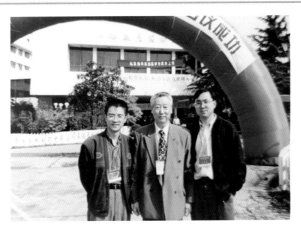

师徒合影
左起：娄卫海　张志礼　刘矗

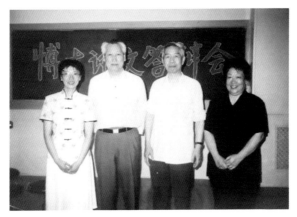

张志礼参加博士论文答辩会，任答辩委员会主任
左起：李萍　张志礼　丁瑞　张金茹

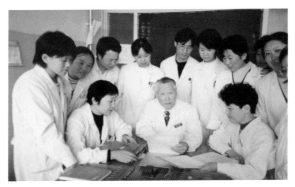

皮肤科教学大查房

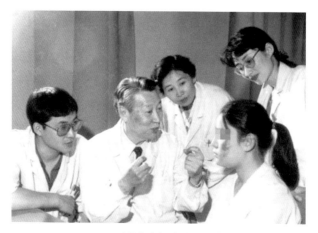

疑难病例会诊

获奖荣誉证书

1991 年被评为北京市有突出贡献奖的专家。

1994 年获北京市中医管理局科技成果一等奖。

1995 年获北京中医管理局科技成果一等奖。

1995 年获北京中医管理局科技成果二等奖。

1997 年被确定为全国老中医药专家学术经验继承指导老师。

1999 年获北京市中医管理局科技成果一等奖。

1999 年为表彰在促进医药卫生科学技术进步工作中做出重大贡献，颁发给张志礼的证书。

获奖荣誉证书

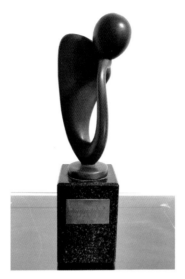

突出贡献奖杯

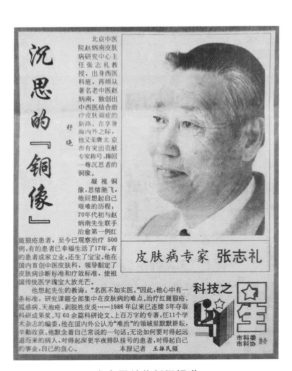

突出贡献奖新闻报道

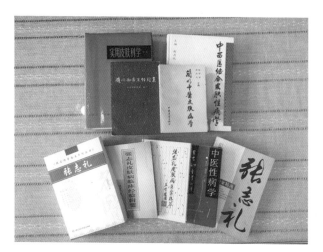

代表著作

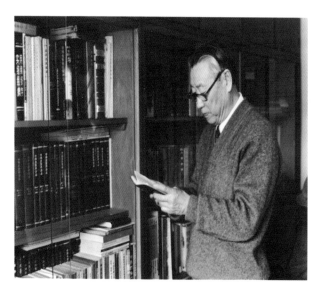

博览群书

序 一

张志礼是我国中西医结合皮肤病学的创建者和奠基者。今年是张志礼诞辰 90 周年，为了更好地传承先生的思想及经验，张志礼的学生王萍带领的团队，深入、系统地整理、挖掘张老的医案、处方、论文论著、讲稿等文献资料，走访与张老共同工作学习过的老前辈，追寻他求索攀登的足迹，使一代大师的形象、功绩更加清晰立体地呈现出来。

张志礼 1955 年毕业于西北医学院（现西安交通大学医学部），作为优秀的西医，1959 年初参加了第一届北京市西医离职学习中医班，系统地学习中医 3 年，受教于德高望重的中医皮外科专家赵炳南先生，全面继承了他的学术思想和临床经验。基于对赵老学术思想的深刻领会，将其经验加以归纳总结，于 1975 年，主持并参加编写了《赵炳南临床经验集》，1983 年他们又一起主编了《简明中医皮肤病学》，两书系统阐述了皮肤病的中医病因病机、辨证论治和理法方药，成为现代中医皮肤病学的奠基之作。后学者正是因为这两部著作，得入燕京赵氏皮外科之堂奥，并使赵老的学术思想及临床经验能够更广泛地传播及推广，影响深远。

张志礼是中医传承工作的杰出代表，对赵炳南学术经验的传承及现代中医皮肤病学的理论构建做出了卓越的贡献。同时，他对于中医皮肤学科的建设和发展也是进行了高瞻远瞩的布局和脚踏实地的耕耘。他组织进行的古籍文献整理、中医皮肤病名词术语规范化、科研、教学、成果转化、人才培养等各项工作，无不发挥着战略引领的作用，引导着中医皮肤学科逐步成熟壮大。1987 年，他创立了北京市赵炳南皮肤病医疗研究中心，1992 年被国家中医药管理局确定为首批全国中医皮肤病专科医疗中心建设单位，1996 年被正式确定为全国中医皮肤病专科医疗中心。目前，北京中医医院皮肤科已经发展成为国家重点学科、临床重点专科、标准化建设基地、华北区域诊疗中心。

作为西学中的杰出代表，张志礼积极推进中西医结合事业的发展，是中西医结合皮肤病学科的开拓者。他运用中西医结合的方法，在红斑狼疮、大疱病、硬皮病、重症药疹等疑难危重皮肤病的治疗上，取得了突破，减少了西药的副作用，提高了疗效，大大降低了死亡的发生，彰显了中西医结合的巨大优势。1981年，他领导创建了北京中西医结合学会皮肤性病专业委员会。1984年，成立了中国中西医结合研究会皮肤科学组，张志礼担任组长，这也标志着我国中西医结合皮肤科事业的发端。1987年，学组改建为中国中西医结合学会皮肤性病专业委员会，张志礼担任首届主任委员直至1999年，这18年正是中国中西医结合皮肤科事业从诞生到成熟最关键的岁月，张志礼的贡献将永远铭刻于史册。

凡与先生工作学习过的同道、学生，无不对其深厚广博的学术功底、严谨敬业的工作态度、不断求索创新的探索精神所折服，被其才思敏捷、睿智远谋、和蔼亲和的人格魅力所吸引。

先生虽逝，精神永驻。在这个中华民族重新崛起的伟大时代，在习近平同志明确指出要"传承精华，守正创新""中西医并重"的关键时刻，我们要努力学习传承先生的思想及经验，脚踏实地，付诸实践，切实拯救含灵之苦，以作为对先生的最好缅怀。

北京市中医管理局　局长

2020年3月

序 二

　　张志礼与我们分别已经 19 年了，往事并没有因为时间的流逝而淡漠，也没有因为自己的年迈而忘却。张志礼的事迹仍历历在目，他的身影、音容笑貌仍常常浮现在我的眼前。这是因为我们相识得太久太久，共事的时间也很长很长，他为中医皮肤科贡献得也太多太多了！

　　我们曾是同学。1959 年，张志礼响应党的号召，参加了第一届北京市西医离职学习中医班。他性格开朗、爽快，又喜欢运动，加上我们是同行，都从事皮外科，只是有中西医之别，所以可谈的内容很多。虽然他初学的是西医，但当他了解到中医治疗流行性乙型脑炎，应用白虎汤、清瘟败毒饮、安宫牛黄丸取得非常好的效果，运用中医理论"痛则不通，通则不痛"的治则，治疗急腹症也取得较大的成效后，进一步坚定了他学习中医，走中西医结合的道路的决心。

　　1963 年，张志礼来到北京中医医院，不久便拜皮外科名医赵炳南先生为师。赵炳南先生对张志礼的教导竭尽全力、毫无保留，将自己毕生的治疗经验倾囊相授；张志礼也都真诚地接受。张志礼每日跟随赵炳南先生出门诊、外出会诊，师徒如此朝夕相处、耳濡目染达 20 年之久。同时，北京中医医院在全国颇具影响，每日有众多来自全国的患者，而且病种繁多，各种疑难杂症、难治之症，都集中在此，为科研工作提供了非常优越的条件。张志礼抓紧时机，积累了各个病种大量的临床资料，应用科学方法去粗取精、加以整理，总结出"凉血活血汤""清热除湿汤"等方剂的临床应用，并获得了科技成果奖。凉血活血汤经过了多年的应用，其疗效为中医皮肤科所认同，同时也为西医同道所认同并应用。

　　20 世纪 70 年代初，皮肤科成为独立科室，张志礼是皮肤科的奠基人。为了健全科室，在人员的配备上，他把有条件的中医送出去进修，并要求在职的西医医生响应党的号召"西学中"。他还将北京各大医院以及南京皮肤病研究所的专家请进来，与我们年纪大一些的医生组织在一起，共同看病，双重诊断，并使用中医的理法方药进行治疗，使西医医生能深入了解中医的疗效。

中医治疗某些病的疗效也使众多西医医生震惊。如用凉血活血汤治疗银屑病，用简单的几味药治疗手足口病等，这些都是他们原来想不到的，如此合作增进了友谊。他组织了多次病例讨论，举办真菌讲座，我们也从中开阔了视野，学到了很多皮肤科疾病的诊断、病理变化等知识。科里的学术氛围浓厚，学习热潮一浪高过一浪。大家都意气风发，中西医相互尊重、相互交流。能有如此良好的学习环境，一方面是有党的号召，一方面是大家仰慕赵炳南先生的学识人品，但更重要的是张志礼早年以身作则学习中医并作出了成绩，所以大家才相信中西医结合，并相继投入进来。这些情景我回忆起来，仍然非常神往，谈及那些岁月仍异常兴奋。

张志礼是一位勤奋而高效的临床专家，他每日均以饱满的精神状态不断整理、不断总结，去其糟粕，取其精华，主编、参编了多部著作。

张志礼走了，但可以告慰他在天之灵的是，如今的皮肤科在党和政府的关心、大力支持和领导下，充实了各级人员和科研设备，加强了科室建设。近几年来，传承与创新始终是中医事业的重要任务。自1990年开展了名老中医的传承工作，张志礼也曾是第二届传承者，不幸早逝，但张志礼的学术思想研究工作并未终止。在科主任王萍、周冬梅的领导下，仍然继续认真传承张志礼的学术思想和培养人才。2014年成立了张志礼名家研究室，去年又欣闻喜人的信息，张志礼名家研究室在朝阳区南磨房第二社区卫生服务中心、北京中医医院顺义医院、密云区中医医院成立了分站。相信在各级领导的支持下，在皮肤科后辈们的努力下，《精诚大医张志礼》的出版将大大促进张志礼学术思想的整理、挖掘，同时在传承和培养人才方面，定会取得更大成果！

让我们共同努力，为了弘扬中医文化做贡献！

首都医科大学附属北京中医医院　全国名中医　陈彤云

2019年10月21日

序 三

《精诚大医张志礼》专著告竣，王萍邀我作序。抚今追昔，不禁想起我和张志礼一起推动中国中西医结合皮肤科事业创建的那些难忘岁月。

我于1963年在北京进行卫生部主办的西医离职学习中医研究班研修时，有幸拜在中央皮肤性病研究所（现中国医学科学院皮肤病研究所）顾问和北京中医医院副院长赵炳南先生门下，见到了真正的原生态的中医，见证了中医治疗皮肤病的突出疗效，这给我留下了非常深刻的印象。于是在北京学习期间，我有近一年的时间经常跟随赵老左右，学习中医，可以说那一段时间是我真正痴迷中医、热爱中医的升华阶段，而赵老就是我走入中医大门的领路人。同时并有幸和赵院长杰出弟子和传承人张志礼结识，教学相长、相互切磋，亦是得益匪浅。

张志礼1959年参加第一届北京市西医离职学习中医班，那时他已经跟随赵老两年了，遇到一些疑难的中医问题，我很自然地向他请教，一起讨论。在一起研习中医的过程中，我们建立了深厚的友谊。当时常在一起交流的还有协和医院的袁兆庄、301医院的虞瑞尧、空军总医院的蔡瑞康、友谊医院的曹仁烈、同仁医院的庄逢康、广安门医院的庄国康、天津长征医院的边天羽、北医三院的陈学荣等。后来正是这些人一起推动了中国中西医结合皮肤学科事业的发展和学会的诞生。

在20世纪七八十年代，我和张志礼分别在北京、上海推动着地区性的中西医结合的临床和基础皮肤科的建设。我们经常彼此交流，把自己的经验分享给对方，都有著书立说、各有建树。

1987年，经过众多同道的共同努力，我们一起组建了中国中西医结合学会皮肤性病专业委员会，筹备并创办了《中国中西医结合皮肤性病学杂志》。在多年的工作中，张志礼一直发挥着积极的领导作用。他深孚众望，我们大家举荐他做领头人，担任第一届中国中西医结合学会皮肤性病专业委员会的主任委员，并担任《中国中西医结合皮肤性病学杂志》的主编。

张志礼在学术方面造诣很深，临床疗效众所公认，如对系统性红斑狼疮及银屑病的研究颇有成就，获得西医、中医两方面的共同认可。

在学科发展方面，他有深刻的见解，许多他当年提出来的理论观点，至今已经成为行业共识。从1959年参加西学中研究班到2000年去世，中间的41年，他一直全心全意地在中西医结合皮肤科领域努力做着临床、科研以及教学、宣传、推广，为学科、学会的成长做出了不可磨灭的贡献。可以说，张志礼不仅是杰出的著名学者，也是蜚声国内外的社会活动家。他早年任学会秘书长时，就广泛联系中、西医著名医家胡传揆、杨国亮、赵炳南、朱仁康、李洪炯、王光超、刘辅仁、周鼎耀等，对促进中西医学术会议交流发挥了重大作用；又在对外学术交流方面（如组织、创建、筹备多届中日皮肤科学术会议、中韩皮肤科学术会议等）做出了杰出贡献。在社会任职方面，他不仅仅是历任中国中西医结合学会皮肤性病专业委员会的主任委员，还是多届中华医学会皮肤科学会的副主任委员兼秘书长，活动十分活跃。

张志礼因积劳成疾过早地离开了我们，让大家追思和怀念。庆幸的是，今天我们看到了他的弟子们，通过多年的努力把他的为人之道、治学之道以及学术经验，很好地整理了出来，能够让大家一起分享他的成就和智慧，颇感欣慰。

作为老同学、老朋友、老战友，我在他离开我们19年之际，为他的经验集作序，感到无比的高兴。

并祝愿我们一起开创的中国中西医结合皮肤科事业越来越好。祝全体编委事业进步，身体健康！

复旦大学附属中山医院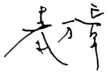

2019年11月15日

序 四

信彬评价
张志礼

刘清泉评价
张志礼

六十多年前，经北京市人民政府批准，一大批正值盛年的名中医联手创建了北京中医医院。医院当时几乎囊括了京城名医，如张菊人、赵炳南、王乐亭、许公岩、房芝萱、刘奉五、祁振华、周慕新、夏寿人、冯泉福、关幼波、王为兰、王玉章、王大经、哈玉民、王鸿士、何汝瀚等，他们皆为当时业已成名的大家，可谓群星璀璨，极人文之盛。

六十多年的发展过程中，北京中医医院先后涌现出一批批享誉海内外的名医，如陈彤云、贺普仁、柴嵩岩、王嘉麟、孙伯扬、周志诚、吉良晨、巫君玉、钱英、张炳厚、李乾构、魏执真、张志真、周德安、王应麟、周乃玉等，每一个都是我们耳熟能详的名字。

在这众多名家之中，有一支特别重要的力量，那就是在我院发展过程中发挥过中坚作用的西学中专家们。如许心如、温振英、赵荣莱、陈增潭、张志礼、危北海、高益民、郁仁存、刘琨、郑吉玉、柯微君、陈美、黄丽娟、吕培文、陈凯、邓丙戌等，他们以谦虚的心态、饱满的热情、严谨的逻辑协助老师整理经验，为中医的研究带来新风，且他们的加入推动了中医从传统的个体诊所过渡到现代的规模化的医院运营模式。可以说，没有他们就不会有今天北京中医医院蓬勃发展的气象。

在这支队伍中，张志礼无疑是备受尊重的一位。他是赵炳南先生最优秀的学生，也是最得力的助手。他陪伴老师一起建立了现代中医皮肤学科，更在老师的示范和启发下，带动众多同时代的学者，一起开拓并建立了中国中西医结合皮肤学科。公允地说，在那个年代，他是中国中西医结合皮肤学科最杰出的代表。

在进入医学行业之初，我们就耳闻张志礼的大名。他临床疗效卓著，医名之盛跨越专业。工作后，我们和他有所接触，为他儒雅外表之下的仁爱之心所打动，更能强烈地感受到他内心坚定的使命感和由此散发出来的巨大的精神力量。张志礼离开我们已经整整 20 年，然而他的经验早已浓缩在他的各种著作之中，浓缩在传承弟子口耳相传的临证体悟之中。他的信心、力量与仁爱早已渗入每位北京中医医院皮科人临床的每一闪念。

今天，王萍牵头整理张志礼学术思想和经验，补充了许多过去没有发表的张志礼的临床案例和授课内容，相信会带给大家许多启发。作为医院的管理者，我们深深地尊重张志礼和与他一样为医院发展贡献毕生心血的前辈，我们更期待后来者能够重视他们的经验、感悟他们的精神，在新的时代，传承精华，守正创新，为中医事业做出自己应有的贡献。

是为序。

首都医科大学附属北京中医医院　党委书记

院长

2020 年 3 月

前　言

自殷墟甲骨文开始，皮肤疾病的记载即见诸历代典籍。然而，作为无关生死的"疥癣之疾"，其学术内容长久地附翼于中医外科之下，不被重视。中医皮肤科的卓然自立，不过半个世纪而已。这固然是社会进步、历史发展之必然，但杰出人物的运筹帷幄、使命担当也应该被我们永远铭记。

张志礼（1930—2000），北京中医医院皮肤性病科主任医师、研究员、教授。1955 年毕业于西北医学院（后更名为西安医学院、西安医科大学，现为西安交通大学医学部）；1957 年被选送到中央皮肤性病研究所研修，亲聆胡传揆、李洪迥的诲导；1959 年参加了第一届北京市西医离职学习中医班，系统地学习了中医学；1963 年调入北京中医医院，师从我国著名中医皮外科专家赵炳南先生。他全面继承和发展了恩师的学术思想和临床经验，并协助赵老创立了独立的中医皮肤科，历任皮肤科副主任、主任。

1975 年，他主持并参加编写的《赵炳南临床经验集》是全国最早的老中医皮肤疾病经验集。1983 年，他与赵老共同主编了《简明中医皮肤病学》，比较系统全面地总结和阐述了皮肤疾病的中医病因病机、辨证论治和有效方药，是一部中医皮肤病学的奠基之作，被视为中医皮肤病学的规绳矩墨。

1981 年，他领导创建了北京中西医结合学会皮肤性病专业委员会。1984 年，在包括张志礼在内的广大中西医结合皮肤科专家的积极倡导下，于重庆召开了第一届全国中西医结合皮肤性病学术交流会，成立了中国中西医结合研究会皮肤科学组，张志礼被推举为组长。1987 年，在青岛召开第一届全国中西医结合皮肤性病学术交流会议，将学组改建为中国中西医结合学会皮肤性病专业委员会，张志礼为主任委员，并历任前三届主任委员。张志礼堪称我国中西医结合皮肤性病学的首创者和开拓者之一。

1987 年，在张志礼和皮肤科同仁的共同努力下，经北京市政府批准成立了北京市赵炳南皮肤病医疗研究中心，他成为首任中心主任；1996 年，该中心成为国家中医药管理局全国中医皮肤病专科医疗中心，他担任主任、名誉主任。

张志礼还曾长期担任中华医学会皮肤科学会副主任委员，最早进行了皮肤病的中西医病名对照研究，最早主持起草了中华人民共和国中医药行业标准《中医皮肤科病证诊断疗效标准》。他是北京市"有突出贡献的专家"，系国家中医药管理局确定的第二批全国老中医药专家学术经验继承工作指导老师。

长期以来，国家始终重视对名老中医学术经验的继承和发扬。北京市中医管理局于 2007 年开始，启动了名老中医药专家学术思想抢救挖掘与优秀传承人才培养联动工程（简称"薪火传承 3+3 工程"），实施"名医、名科、名院"发展战略，推动燕京医学的研究与发展。2014 年，经北京市中医管理局批准，成立了张志礼名家研究室；完成既定任务后，于 2018 年 4 月通过了北京市中医管理局组织的验收。此后，为了进一步挖掘及弘扬张志礼的学术成就，当年 7 月经北京市中医管理局批准建立了 3 家张志礼名家研究室分站，分别为朝阳区南磨房第二社区卫生服务中心分站、北京中医医院顺义医院分站、密云区中医医院分站。

本书的编写，就是在这样的背景下产生的。

编写队伍包括了绝大多数曾跟随张志礼学习、侍诊的弟子、学生。本书对有张志礼署名的 70 余篇学术论文和主编、副主编、参编的 20 余部学术著作，以及从学同道和学生们撰写的张志礼经验文章进行了全面梳理；对新近收集的处方 3 600 余张、病历 1 300 余份、音视频等珍贵资料进行了归纳总结。本书第一篇第三章"医理发微　经验辑要"部分收集了张志礼撰写的 7 篇文章，以尽可能详尽系统地还原张志礼的学术成就。在此，谨代表编者对各位前辈、同道和朋友们给予本书提供的无私帮助表示衷心的感谢。

本书之旨，意在弘扬张志礼的学术思想，传承他的临床经验，着眼于实用，致力于普及，以求光耀医学、仁术济世，使之能够广泛传播，以飨同道及后学。

张志礼的学术博大精深、理趣渊微，我们虽专心致志、不遗余力，但限于水平和悟性，疏漏不足之处在所难免，祈望读者不吝雅正。

值此张志礼 90 周年诞辰之际，愿通过本书的出版，与同道和读者一同致敬张志礼的"精敏之思、果敢之勇、圆融之智、坚持之守"！

编者
2020 年 3 月

目 录

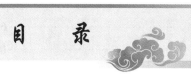

第二篇　精彩人生

第三篇　文献选粹

绪　篇

张志礼传略

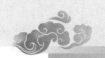

一、成　长　经　历

张志礼，1930年10月出生于山西省原平县池上村。在他一岁左右的时候，毕业于民国山西大学法政系的父亲考上了经征官，被分配到山西省左云县任税局局长。出身大户人家的母亲只好带着他和姐姐随父亲一起迁移到左云县生活。1937年，从小就渴望上学读书的他终于等到了该上小学的日子，没想到抗日战争爆发，只好随家人一起逃难，过着居无定所的生活。那时没有教室和笔墨，就拿树枝在土地上写字，母亲充当了他的老师，直到1942年一家人才随抗日军队辗转来到陕西，1943年终于在三原县小学完成了学业。

视频03

张志礼自我介绍

张志礼勤奋好学，朝气蓬勃，积极向上，善良助人，自幼就拥有济世救人的情怀，每当看到那些罹患不治之疾的人们痛苦祈求的目光总会顿生恻隐之心。他发誓"一定要学医！"去为百姓驱除病魔解除病痛。1950年炎热的夏天，博学多才的张志礼把自己关在小小的房间里，做着参加医学院考试的准备，在他填写的高等学院报考志愿书中，五个志愿全部填写的是"西北医学院"（现西安交通大学医学部）。最终考取了自己喜爱的西北医学院医学系，踏进神圣的医学殿堂，开始了新的征程。在大学期间，有幸得到了德高望重的刘蔚同的指导，打下非常扎实的西医功底。

1955年，他以品学兼优的成绩毕业，并被分配到北京市第三医院皮肤科任住院医师。1959年初，他被组织选派参加了第一届北京市西医离职学习中医班，系统地学习了3年中医学，受教于德高望重的中医皮外科专家赵炳南先生。他深为先生高尚的品德、高超的医术和博大精深的中医文化所感召折服，从此坚定了坚持走中西医结合道路的决心和信念。1961年，任职北京同仁医院皮肤科。1963年，他义无反顾地调往北京中医医院、北京市中医研究所，任外科主治医师、助理研究员。他孜孜不倦地钻研业务，勤临床勇创新，开展了中医中药治疗皮肤病基础方面的研究。

那时的周末只有一天的休息时间，他顾不得和家人享受天伦之乐，不是让妇产科医生的爱妻做"模特"，仔细观察舌苔，体验脉象，就是用自行车驮着女儿骑行数十里到通州宋庄等几个远郊区县与乡村医生一道挨家挨户为百姓诊治疾病，时时刻刻把百姓的疾苦放在心上。1971年，他参加了西北医疗队，前往酒泉、安西、敦煌、阿克塞等地进行了1年的巡回医疗工作，有一次遇到敦煌发生重大火灾有许多烧伤很严重的病人，他在参与救治过程中充分发挥中西医结合优势，配合使用中医药，大大降低了伤病的感染概率。

1963年，在组织部门安排下，他正式作为赵炳南老先生的学生和助手，协助赵炳南老中医创立首批中医皮肤科,任副主任。1984 年任皮肤科主任,1981 年 5 月晋升为中西医结合主任医师、研究员。在跟随赵老的 20 多年里,张志礼谦逊好学,勤学苦练,深得先生的喜爱赏识。先生将行医 65 年的经验和珍藏的资料毫无保留地贡献出来,师徒共同研究探讨,合作著书立说,最终整理出版了《赵炳南临床经验集》和《简明中医皮肤病学》。这两部著作形成了完整的中医皮肤科辨证论治体系,是现代中医皮肤科学的奠基著作。《赵炳南临床经验集》一书全面翔实地辑录了赵炳南先生大量的临床病案及经验总结,是反映赵炳南学术思想的标志性著作,于 1978 年荣获了全国科学大会奖。1987 年,在张志礼的倡导下,经北京市政府批准,成立了北京市赵炳南皮肤病医疗研究中心;1996 年,经国家中医药管理局正式验收,批准为全国中医皮肤病专科医疗中心,张志礼任中心主任。

张志礼在近半个世纪的悬壶生涯中,博览群书,勤于思考,勇于创新,在继承赵炳南先生学术思想的基础上,最先提出了皮肤病中医辨证与西医辨病相结合的理论,充分发挥了中医药扶正祛邪、养阴益气、调和阴阳的作用,配合西药,使系统性红斑狼疮中西医结合治疗的有效率及 10 年以上的存活率明显提高,居于国内外领先水平。将一个传统的以治疗中医疮疡为主的中医皮肤科拓展到了能治疗以红斑狼疮、皮肌炎等有皮肤表征的免疫系统疾患的学科,开创了中西医结合治疗皮肤病的先河,成为我国中西医结合皮肤性病学科的首创者和开拓者之一。他先后共 12 次获得国家中医药管理局、北京市科学技术委员会、北京市卫生局及北京市中医管理局颁发的科技进步奖。学术成就蜚声海外,1986 年张志礼应邀出席了在香港召开的第一届亚洲皮肤科学术会议,并被接纳为亚洲皮肤科学会会员。1987 年至 1998 年间,他又先后受邀赴日本、新加坡、澳大利亚、法国等国讲学交流,在当地同行中引起轰动,为推动中医药走向世界作出了不懈的努力和重要贡献。

张志礼致力于我国中西医皮肤科事业的发展,高瞻远瞩地联合皮肤科专家,于 1981 年创建了北京中西医结合学会皮肤性病专业委员会,北京一级、二级、三级医院的专业人员均有加入并任相关职务,学会定期举行各种学术活动、病例讨论会,时至今日已成为颇具特色的学术项目。1984 年,他又与边天羽、袁兆庄、庄国康、秦万章等专家共同倡导,在中国中西医结合学会的全力支持帮助下在重庆召开了第一届全国中西医结合皮肤性病学术交流会,会议期间成立了中西医结合研究会皮肤科学组,张志礼任组长。1987 年,在青岛召开第二届全国中西医结合皮肤性病学术交流暨换届改选会议。此次大会将学组改建为中国中西医结合学会皮肤性病专业委员会,张志礼被推举为主任委员,并连任 3 届主任委员。学会学术气氛浓厚,学术活动经常化,学风严谨,先后又组建了色素病学组、银屑病学组、结缔组织病学组、皮肤真菌专业小组、皮肤美容学组等，带动了全国各省市自治区皮肤病学科的发展，为我国中西医皮肤性病事业作出了杰出贡献。

张志礼从事皮肤科医疗工作 45 年，从事中西医结合工作近 40 年，在医学领域辛勤耕耘，认认真真地研究学问，踏踏实实地治病救人，不图名利，无怨无悔地为人民奉献了毕生。张志礼是我们学习的楷模，将永远激励着我们沿着中医、中西医结合皮肤科事业的道路前行，为我国皮肤科医学的创新与发展再续辉煌。

二、继承发展

（一）善于继承

张志礼 1955 年毕业于西北医学院医学系，被分配到北京市第三医院皮肤科任住院医师。1957 年，他被选送到中央皮肤性病研究所研修深造 1 年，得到了胡传揆、李洪迥等名医的教诲，奠定了其日后取得皮肤性病科专业巨大成就的基础。1961 年，任职北京同仁医院皮肤科，在留日专家王家斌主任手下任主治医师。1959 年初，被组织上选派参加了第一届北京市西医离职学习中医班，系统地学习了 3 年中医学，受教于德高望重的中医皮外科专家赵炳南先生，从此开始踏上了为其奋斗一生的中西医结合道路。

1963 年，调往北京中医医院、北京市中医研究所，任外科主治医师、助理研究员，为他深入学习中医理论，系统继承赵老的学术思想和临床经验，并开展中西医结合皮肤科临床实践，都创造了良好条件。在组织部门安排下，他正式成为赵炳南老先生的学生和助手，协助赵老创立了北京中医医院皮肤科，并担任副主任，1984 年任皮肤科主任。

在朝夕相处的 20 多年里，师徒二人建立了深厚的感情。赵老是党的中医事业忠诚捍卫者、执行者，对张志礼的传授竭尽全力、毫无保留，将自己毕生的学术经验倾囊相授。张志礼也虚怀若谷，求知若渴，全面继承了赵老的学术思想和临床经验。他既是尊师的典范，又是助学的榜样。他与赵老师徒之间的亲密合作，将传统的中医师徒模式提升到了学生加助手的境界与高度，成为当代中医界的美谈。

1975 年，张志礼主持编写的《赵炳南临床经验集》由人民卫生出版社出版发行。本书由北京中医医院跟随赵老学习过的医生，根据赵老的临床诊疗资料，结合他们的体会，在赵老的指导下整理而成。全书分为医案选、三种独特疗法、经验方及常用方、附方四部分，全面总结和继承了赵老，乃至燕京学派皮肤科、皮外科的学术成就和临床经验。

例如，书中在整理赵老治疗细菌感染性疾病的病例时，从细菌感染初期一直到发生败血症为止，把赵老的经验方药归纳成四个主要方剂——解毒清热汤、解毒清营汤、解毒凉血汤、解毒养阴汤，然后再把各个阶段不同情况的加减用药加以归纳、梳理，为中西医结合治疗细菌感染性疾病提供了有价值的参考、指导，基本上反映了赵老治疗此类疾病的一般规律。它是国内第一本传承老中医学术经验的专辑。

（二）勇于开拓

张志礼与赵老在业务上共同研究，共同提高。他们将中医学的理法方药与西医皮肤病学的相关认识和方法进行结合，把发掘祖国医学宝库当成中西医共同的追求与任务。在他们的共同努力下，将一个传统的以治疗中医疮疡为主的中医皮外科，发展成了能使用中医及中西医结合方法治疗包括红斑狼疮、皮肌炎、硬皮病、天疱疮、重症药疹、红皮病等疑难危重疾病在内的各类皮肤疾病的学术基地，从此开创了中西医结合治疗皮肤病的先河。

早在 20 世纪 60 年代，他就开展了中医中药治疗皮肤病的基础研究，与科研人员一起对马齿苋及组成包含马齿苋的验方治疗皮肤病的药理进行了动物实验研究，证明了马齿苋等药物有明显的抗炎、抗过敏、抗组胺作用。

系统性红斑狼疮是一种严重的自身免疫性疾病，治疗困难，死亡率高。张志礼通过 30 年的潜心研究和临床实践，提出红斑狼疮"本虚瘀毒论"，强调谨守"脾肾两虚，阴阳不调，气血失和"的核心病机；采用中西医结合治疗，充分发挥了中医中药清营凉血、养阴益气、健脾疏肝、补肾通络、调和阴阳的作用，以及调节机体免疫功能及增强体质的优势；配合西药，既利用了西药的治疗作用，又控制了其副作用和合并症，探索出一套辨证与辨病相结合的中西医结合治疗方法，使系统性红斑狼疮中西医结合治疗的有效率及 10 年以上的存活率明显提高，受到了国内外同行的高度评价。

此外，提出"血分蕴毒论"，强调治疗白疕（银屑病）宜将"解毒药贯穿始终"，组创凉血活血胶囊、凉血解毒胶囊等有效方剂；提出"光毒郁肤论"，组创抗敏合剂，重用青蒿治疗光敏性皮肤病等等。

为了规范和提高中医药治疗皮肤病的疗效，他还先后领导和组织了对龙胆泻肝汤、六味地黄丸、茵陈蒿汤、除湿丸、凉血活血汤、狼疮合剂等有效方药的临床和实验研究，并研制了中药石蓝草煎剂、狼疮冲剂、六根煎、生发健发酊、小儿健肤糖浆、金菊香煎剂等一批有效方剂。

中医学对于皮肤病的记载渊源久远，但医学文献中却鲜有皮肤病的专著。为此，张志礼与赵老合作主编了《简明中医皮肤病学》一书。他组织大家查阅了大量的古代文献，把常见皮肤疾病的中医内容收集整理起来，经过分析归纳，结合西医对相关疾病的认识，比较系统全面地阐述了皮肤疾病的中医病因、病证和辨证论治，而且还提供了中医书籍前所未有的彩色病例图谱。这是一部中医皮肤科学的奠基之作，比较全面地反映了当时中医皮肤科发展的最高水平。中医皮肤科医生从此有了属于他们自己学科的参考文献，许多中医医生以此为起点踏上了皮肤科专业之路。

三、杰出贡献

张志礼从事皮肤科医疗工作45年，从事中西医结合皮肤科工作近40年，为皮肤科学的发展，为人民群众的健康，作出了杰出的贡献。

成果与贡献

作为中西医结合的开拓者，在继承赵炳南先生皮外科学术经验的基础上，把西医的病因病机与中医的整体观念、辨证论治有机地结合起来，创立了辨证与辨病相结合的独特理论，引领了现代中医皮肤科、中西医结合皮肤科的发展方向。

张志礼与赵老一同建立了全国最早的独立中医皮肤科，开创了系统、全疗程治疗、研究皮肤疾病的新时代。张志礼严格要求和热情指导下级医务人员，规范了皮肤科门诊和病房的日常管理，在皮肤科建立了完整的首诊、交接班、病历书写、查房、疑难病例讨论等核心制度，以及资料收集、检索、整理，病例、幻灯、彩照归档留查制度，保存了丰富的技术资料，使北京中医医院皮肤科成为当时北京市病床数量最多、规模最大的一家中医、中西医结合皮肤性病科室，并培养了一批中医和中西医结合的皮肤病医疗、科研技术骨干。

他最早进行了皮肤病的中西医病名对照研究，赋予古籍中的皮外科内容以新的色彩，为皮肤病研究成果的中西医对接，消除了障碍。

他率先组织制定了皮肤病的全国性中医诊断治疗规范，是最早的中医皮肤病诊疗指南，迈出了探索中医皮肤病标准化征程的第一步。

张志礼组织编写了很多皮肤科专业书籍，除了前面提到的《赵炳南临床经验集》《简明中医皮肤病学》之外，还有我国第一部中西医结合防治老年皮肤病的专著《中西医结合老年皮肤病防治》；第一部以中医、中西医结合理论为指导，系统介绍性传播疾病防治的专著《中医性病学》；最早的中西医结合诊疗皮肤疾病的专著《中西医结合皮肤性病学》也在他去世前夕由人民卫生出版社付梓出版。

他还审阅、主编了比较全面介绍其临床学术经验的《张志礼皮肤病医案选萃》和《张志礼皮肤病临床经验辑要》。另外，还多次参与了一些大型参考书的编写工作，如《实用皮肤科学》《中医症状鉴别诊断学》《皮肤病研究》《结缔组织病中西医诊治学》《中西医结合临床诊疗丛书·皮肤科手册》等。所有这些学术著作的出版发行，为后学者提供了丰富的学习资料和研究成果，对于开展中医和中西医结合皮肤病的诊疗工作有着不可替代的作用。

张志礼还着手成立了北京市赵炳南皮肤病医疗研究中心，并经国家中医药管理局正式验收批准成为全国中医皮肤病专科医疗中心，既促进了燕京学派赵炳南学术思想的继承与发展，也将北京中医医院皮肤科打造成了全国中医及中西医结合皮肤科诊疗、研究、展示、宣传、传承的重要基地。

在包括张志礼在内的广大中西医结合皮肤科专家的积极倡导下，1984年张志礼当选为中国中西医结合研究会皮肤科学组组长，1987年任中国中西医结合学会皮肤性病专业委员会第一届主任委员，并历任前三届主任委员。在他的领导下，中国中西医结合学会皮肤性病专业委员会有了长足的发展，已成为皮肤性病学科重要的二级专业学术团体组织，学会遍及全国各省、市，并吸收国外同道成为会员。学会学术气氛浓厚，学术活动经常化，学风严谨活泼，是一支活跃在祖国医药学战线上的有生力量，越来越引起国内外医学界的高度重视，为我国皮肤性病事业作出了重要贡献。

在张志礼和边天羽的共同努力下，筹办了《中国中西医结合皮肤性病学杂志》，如今已成为中国科技核心期刊，是中医及中西医结合皮肤科学术传播与交流的重要平台。

他科研硕果累累，主持了龙胆泻肝汤、六味地黄丸、茵陈蒿汤、除湿丸、凉血活血汤、清热除湿汤等有效方药的研究。创立了数十首内治经验方，如石蓝草合剂、八生汤、除湿养血方、健脾益肾合剂、养血益肾方、凉血活血胶囊、凉血解毒胶囊、银屑煎剂、凉血六花汤、六根煎、祛疣煎、白癜风煎、止痒煎、小儿健肤合剂、金菊香方、抗敏合剂、复方三七胶囊等。先后共12次获得国家中医药管理局、北京市科学技术委员会、北京市卫生局及北京市中医管理局颁发的科技进步奖。

他重视外治经验方及疗法的改进和提高，将赵老的甘草油改良为甘榆油；将中药散剂改成洗剂剂型（雄黄解毒散洗剂、颠倒散洗剂），增加了适应证；研制了白癜风酒浸剂、生发健发酊、珍霜、润肤止痒液、除痹水剂、药浴系列方等等；创立了中药热罨包法。

张志礼被北京市人民政府授予有突出贡献的科技专家荣誉称号，是国家级中西医结合专家，全国名中医药专家，学术经验继承导师。

他所以能取得如此丰硕的成果，缘于他在医学领域的辛勤耕耘和钻研精神。他心无旁骛、认认真真地研究学问；不图名利、踏踏实实地治病救人，无怨无悔地为皮肤科事业奉献了毕生精力。

张志礼给我们留下了宝贵的学术遗产，我们应该永远记住张志礼在专业方面好学上进、勤奋刻苦、勇于革新的态度；在品德方面平等待人、诲人不倦、视病人如亲人的高尚人格。他是"大医精诚"的典范！他精湛的医术，光辉的品格将永远激励着我们沿着中医、中西医结合皮肤科事业的道路继续前进，为我国皮肤科学的创新与发展作出新的贡献。

四、医德风范

　　视频05　　　　　视频06　　　　　视频07　　　　　视频08

　　查房　　　　　　授课　　　　　　带教　　　　　　医德

　　张志礼是新中国培养的第一批大学生，他所受的教育就是要全心全意为人民服务。他读书时的皮肤科启蒙老师、我国著名的皮肤性病科专家刘蔚同有句名言，即"名医不如实医"，意思就是告诫学生们要踏踏实实地研究学问，为病患解除疾苦，这是医务工作者应有的追求。名医只是患者对医生的评价和认可，而不应该是医生自己的唯一追求。刘老的教诲对张志礼有着巨大的影响，他数十年如一日，身体力行，认认真真地研究学问，实实在在地治病救人。从医50年来，他从没离开过临床，他的诊疗过程总是给患者一种信任、安慰和安心，一直践行着这种崇高的价值观。

　　中医四诊（望、闻、问、切）在有着临床实践45年的张志礼身上，从来没有被简化过。详细地询问、仔细地观察舌苔脉象、触摸皮损，同时还用平易近人、通俗易懂的语言和患者交谈，从中捕捉对诊断有利的信息，这是他诊疗疾患过程中的一大特色。他时常教导后人，医术要学，医德更重要，只有学会做人，才能与患者共同感悟出人间真情，才能行好医。他对自己的皮肤科工作、诊室乃至众多的皮肤科患者都是那么的钟爱，当他走在与同道们用心血和汗水建立起来的皮肤科诊区时，满心的喜悦都浮现在他的脸上。每当遇有疗效不显著的病例，张志礼总会与主管医生一起仔细分析病情，迅速调整治疗方案；当遇有皮损外用药不到位时，他便静静地拿起药膏用手亲自为患者涂搽，他的演示既能使身旁的护士们心领神会，也令患者十分感动，这就是张志礼的人格魅力。

　　张志礼还多次参加农村医疗队，深入乡村为百姓服务。为了培训赤脚医生、服务基层人民，他几乎走遍了北京的远郊区县，还在1971年参加了北京医疗队，前往大西北的酒泉、安西、敦煌、阿克塞等地，进行了1年的巡回医疗工作。他一生精心钻研业务，全心全意为人民服务，对患者如亲人。他把从老前辈那里学来的知识及自己多年来积累的实践经验，与所学的西医知识结合起来，取长补短，总结提高，并有所发展，为许多疑难患者解除了病痛，使他们恢复了健康。

为了耕耘好中西医结合这片沃土，他废寝忘食、呕心沥血，努力地继承传统的中医药经验，并结合西医学理论和方法，在中西医结合治疗皮肤科常见病、多发病、疑难病等方面进行了深入的研究，探索出了一整套中西医结合治疗皮肤疾病的规律和方法，疗效显著。用他自己的话来说，作为一名医生，给患者治好病就是全心全意为人民服务的最好体现。

张志礼对待病人很平和，没有高低贵贱之分，上到中央首长，下到普通工人农民，他都一视同仁，关心爱护，认真负责。张志礼把"名医不如实医"作为行医的警句，更是当成做人的箴言始终遵循。这句话不仅是他的治学态度，更是他高尚医德医风的精华提炼。张志礼对名利的心态是如此的平淡，认为治病救人是医生的职责，不管地位多高、技术多好，不去踏踏实实地为患者排忧解难，那就算不上是一位称职的医生。他始终坚持战斗在临床第一线，身体力行地去尽着一名普普通通医生的职责，把心思百分之百用在患者身上，就是治病救人。

张志礼十分重视人才培养，他总说要建立起一支理论水平高、临床技能强的传承队伍，才能真正地把前辈们的宝贵经验继承下来、传承下去。张志礼通过多年对下级医务人员的严格要求和热情指导，培养出了一批中医和中西医结合的科研技术骨干，建立起了完整的资料检索、收集、整理，病例、幻灯、彩照归档留查制度，保存了丰富的技术资料；加之规范化的皮肤科门诊和病房的管理，使北京中医医院皮肤科成为当时北京市拥有最多病床数量的皮肤科室，也是唯一一家颇具规模的中医、中西医结合皮肤性病科室。张志礼以身作则、身体力行，通过高尚的医德医风及精湛的医疗技术为大家树立榜样。他严格要求自己，其严谨治学的态度成为青年医生学习的楷模。他毫不保留地把点滴经验传授给青年医师，强调不要只学习一方一药的皮毛之见，要学方法，学思路，掌握真谛。张志礼在临证过程中，言传身教，诲人不倦，引领后辈医者进入医学的殿堂。

第一篇　　　　　学术思想

第一章 中西汇通 纵贯古今

第一节 首论阴阳

一、调和阴阳的理论依据

《素问·阴阳应象大论》曰:"阴阳者,天地之道也,万物之纲纪,变化之父母,生杀之本始,神明之府也,治病必求于本。"阴阳是自然界客观事物运动变化的根本规律。阴阳学说认为世界是物质的,物质世界是在阴阳二气的相互作用下发生、发展和变化着的。阴阳这一概念用来解释自然界两种对立和相互消长的物质势力,如《老子》所云"万物负阴而抱阳",认为阴阳的对立和消长是宇宙的基本规律。

《素问·阴阳应象大论》曰:"天地者,万物之上下也;阴阳者,血气之男女也;左右者,阴阳之道路也;水火者,阴阳之征兆也;阴阳者,万物之能始也。"将阴阳引入医学领域,即是将对于人体具有推动、温煦、兴奋等作用的物质和功能,统属于阳;对于人体具有凝聚、滋润、抑制等作用的物质和功能,统属于阴。阴阳学说用来阐明人体生命活动的生理过程和病理变化,贯穿于中医学的整个理论体系。如《素问·宝命全形论》曰:"人生有形,不离阴阳。"又《素问·生气通天论》曰:"夫自古通天者生之本,本于阴阳。"人体的阴阳之间既相互对立、相互消长,又相互依存、相互转化,并最终相互协调、相互统一,以维持人体的健康状态。阴阳的失衡是导致疾病发生的原因,调整阴阳平衡是治疗疾病的根本原则,故《素问·生气通天论》云:"阴平阳秘,精神乃治,阴阳离决,精气乃绝";"是以圣人陈阴阳,筋脉和同,骨髓坚固,气血皆从。如是则内外调和,邪不能害"。由于阴阳失调是脏腑、经络、气血、营卫等相互关系失调,以及表里出入、上下升降等气机失常的总概括,任何疾病,无论其临床表现如何错综复杂,均可以阴阳作为辨证的总纲。调和阴阳的具体实施必须从脉、证、脏腑、经络诸方面分析阴阳失调的各种病理状态,采取补偏救弊的措施,使阴阳恢复相对平衡,人体内外才能协调和谐。张志礼认为,中医学有数千年的历史，有朴素的唯物辩证观点和整体观念，重视增强人体的内在抗病能力，以及协调机体内部的平衡，因此张志礼特别强调，应该从战略高度来看待调和阴阳的重要意义。

二、阴阳失和的临床表现

《灵枢·通天》曰："盖有太阴之人，少阴之人，太阳之人，少阳之人，阴阳和平之人。凡五人者，其态不同，其筋骨气血各不等。""和平"乃谐和致平之意，即在生理状态下，人体自身脏腑、经脉、气血的功能活动及调节能力正常，阴阳调畅、身体健康。如果因为劳役过度、气候异常、环境改变、饮食不节、情志失调等等原因超过了人体的调节能力，破坏了阴阳的平衡协调，导致阴阳的偏胜、偏衰，疾病就会随之产生。正如《素问·阴阳应象大论》所云："阴胜则阳病，阳胜则阴病。阳胜则热，阴胜则寒。"

阴阳的消长平衡，阴阳之间的对立制约、互根互用，并不是处于静止的和不变的状态，而是始终处于不断的运动变化之中。人体必须经常保持相对的阴阳协调关系，才能维持正常的生理活动。阴阳的相对协调是健康的表现，疾病的发生及其病理过程则是因某种原因而使阴阳失却协调所致。阳虚则卫外不固，不足以抵御外邪，使外界风、寒、湿、热之邪易于侵袭。阴虚又可产生内热，表现为低热缠绵不断、五心烦热、盗汗等症。张志礼指出，在皮肤科临床上，许多疾病特别是一些疑难重症，常与阴阳失和有关。这些阴阳不调的病例多数表现一些共同的特点。如：不定时的头痛头晕，手足常发凉，而手足心又发热；自觉畏寒，又有五心烦热，腰痛；有时出现心肾不交、水火不济等症，如心悸、心烦、失眠、健忘、头晕、耳鸣、腰酸腿软、潮热盗汗、或见睡眠不实、多梦易惊；有时出现上热下寒、上实下虚等症，如口舌生疮、口渴唇裂，而又经常出现腹胀、腹泻、腹痛等症；妇女则常有经血不调、带下淋漓，甚或尚未初潮的女孩却有白带；男子还可因肾虚、肾寒而出现遗精、早泄、阳痿或阴囊寒冷等症，甚或出现神经衰弱、记忆力极度减退、神志错乱、视物不清等症状。脉象多表现为寸关弦滑、双尺沉细，或见中空旁实的芤脉，或三五不调的涩脉；在皮肤上的表现则是多种多样，但无特异性，如面部蝶状红斑或面部蝶状黑斑、结节性红斑、皮肤瘙痒、脱发等。最常见的病种是狐惑（类似白塞病）、红蝴蝶疮（类似红斑狼疮），特别是这些病经过大剂量糖皮质激素治疗后更多表现为阴阳不调。此外，皮肤瘙痒症、斑秃、皮肌炎、硬皮病等病证属阴阳失和者亦较常见。总之，对皮肤科疾病中出现上述表现者，应首先考虑阴阳失和。

三、"以平为期"的调和原则

人身之气，合于天地，"一阴一阳之谓道，偏阴偏阳之谓疾"。张志礼认为，阴阳的盛衰是疾病产生的根本原因，那么，调整阴阳的盛衰，泻有余，补不足，以使人体的阴阳由"不和"变为"和合"，恢复机体内稳态就是治疗的根本原则。即《素问·至真要大论》所云："谨察阴阳所在而调之，以平为期。""以平为期"，正常、平安，不可太过之义。

具体来说，在药物治疗方面，我们利用药物寒热温凉、升降浮沉的偏性来达到调节人体阴阳失衡状态的目的，但应当力求能够中病即止、恰到好处。因为药物的过度使用，无论是祛邪还是补益，均可导致新的阴阳失和的状态，轻则损伤脏腑气血，重则贻害生命。因此，譬如祛邪之法，就应以"大毒治病，十去其六；常毒治病，十去其七；小毒治病，十去其八；无毒治病，十去其九"（《素问·五常政大论》），以及"大积大聚，其可犯也，衰其太半而止，过者死"（《素问·六元正纪大论》）为原则。

针灸治疗上，既要明确阴阳在针灸临床上诊断和治疗的重要性，"审知阴阳，刺之有方……内合于五脏六腑，外合于筋骨皮肤"（《灵枢·寿夭刚柔》）；也要在具体操作时，"适事为故"，以避免"凡刺之害，中而不去则精泄，不中而去则致气；精泄则病甚而恇，致气则生为痈疽也"（《灵枢·寒热病》）。

饮食作为人类赖以生存的最基本的物质条件，需要定时、定量及五味的适量摄取，所谓"五谷为养，五果为助，五畜为益，五菜为充，气味合而服之，以补精益气"（《素问·脏气法时论》）。若饮食五味偏嗜，则五味作用于人体太过或不及，就会造成脏腑功能偏盛偏衰，导致疾病的发生。如《素问·生气通天论》曰："味过于酸，肝气以津，脾气乃绝。味过于咸，大骨气劳，短肌，心气抑。味过于甘，心气喘满，色黑，肾气不衡。味过于苦，脾气不濡，胃气乃厚。味过于辛，筋脉沮弛，精神乃央。"指出了过用五味能够导致五脏的功能失调。治病必以"谨和五味，骨正筋柔，气血以流，腠理以密，如是则骨气以精，谨道如法，长有天命"为要。

情志因素也可导致阴阳的失和。情感过激或抑郁、欲望无制，超过人体的调节能力都会造成人体阴阳失和、形神相失，所谓"暴怒伤阴，暴喜伤阳。厥气上行，满脉去形"（《素问·阴阳应象大论》），"怵惕思虑者则伤神，神伤则恐惧流淫而不止"（《灵枢·本神》）。情志的失调，同样也对许多皮肤疾病的产生和发展起了推波助澜的作用，因此调畅情志更是调和阴阳的重要内容。《素问·宣明五气》曰："久视伤血，久卧伤气，久坐伤肉，久立伤骨，久行伤筋。"过劳则易耗气血，易伤心脾，致积劳成疾，或加重病情；过逸则易致人肢体不用，气血不畅。日常生活中适度的劳逸结合、动静平衡，才能有助于保持身体的健康。

总之，在养生调摄方面，应该做到"法于阴阳，和于术数，食饮有节，起居有常，不妄作劳"，警惕"以酒为浆，以妄为常，醉以入房，以欲竭其精，以耗散其真，不知持满，不时御神，务快其心，逆于生乐，起居无节"（《素问·上古天真论》）。

四、调和阴阳的具体方法

张志礼指出，调和阴阳，广义地讲，即包括损其有余和补其不足。其中，损其有余，是指阴或阳的一方偏胜有余的病证，应当用"实则泻之"的方法来治疗。由于阴阳是对立统一的，故"阴胜则阳病""阳胜则阴病"。皮肤科治则中的"清热解毒""凉血泻火""活血化瘀""除湿利水"等等治则均可归入此类。而在阴阳偏胜的病变中，如其相对一方有偏衰时，则当兼顾其不足、配以扶阳或滋阴之法。补其不足，是指对于阴阳偏衰的病证，采用"虚则补之"的方法予以治疗的原则。

补益肝肾法常用于治疗肝肾亏损、面容憔悴、体弱羸瘦、虚烦不眠、骨蒸潮热、低热缠绵、腰膝酸软、手足不温、舌红少苔或舌淡体胖、脉沉细无力等症，通常见于素体虚弱者和严重的全身性疾病或全身性、发热性皮肤病后期，属肝肾阴虚、肾阳不足及阴阳两虚者。在皮肤科常用于治疗系统性红斑狼疮、天疱疮、白塞病、剥脱性皮炎、重症药疹的后期，亦常用于色素性及内分泌紊乱引起的皮肤病如黑变病、黄褐斑等。一般肝肾阴虚常用左归饮、六味地黄汤加减，药用熟地黄、山药、山茱萸、沙参、麦冬、女贞子、枸杞子、牡丹皮、茯苓、泽泻等；肾阳虚常用右归饮、金匮肾气汤加减，药用制附子、肉桂、桂枝、熟地黄、杜仲、枸杞子、菟丝子、山茱萸、仙茅、淫羊藿（仙灵脾）、怀牛膝等；阴阳两虚者，常以上诸药合并加减使用。

补益气血法适用于气血虚衰，或久病耗伤气血者。临床常见严重皮肤病后期或慢性皮肤病久治不愈，或见于感染性皮肤病恢复期，也常出现阴阳不调、气血失和，上热下寒、上实下虚，水火不济、心肾不交等不调和症状。常用方：气血两虚者用八珍丸、十全大补丸加减，阴阳不调者可用冲和汤、八珍益母丸加减。常用药有黄芪、党参、白术、茯苓、当归、熟地黄、川芎、白芍、黄精、丹参、太子参、益母草等。气虚重者可用人参，血虚重者可用阿胶，重者气损阳虚可用附子、肉桂。

除了以上常用的调和阴阳方法，张志礼还继承了赵炳南调和阴阳的临床经验，即以天仙藤、鸡血藤、首乌藤、钩藤4药为调和阴阳的基本方。藤主交通，性最蔓延，循行经脉，无所不至。天仙藤味苦性温，入肝、脾、肾经，苦主疏泄，性温得以通经，故可活血通络，而使水无不利、血无不活、风无不除，周身上下得以条达。鸡血藤性温味苦微甘，入心、脾二经，功能活血舒筋，可祛瘀生新，乃行血药中之补品，可治腰膝酸软、麻木瘫痪、月经不调等症，长期服用可调理气血之运行。首乌藤性平味甘微苦，入心、肝、脾、肾经，功能养血安神，祛风通络，可补中气、行经络、通血脉，能引阳入阴。钩藤性凉味甘，入肝、心包二经，其轻能透发，清能泄热，故可清热平肝、息风定惊、舒筋除眩、下气宽中。以上4药合用，可通行十二经、行气活血、通调血脉、舒筋通络、承上启下，以达调和阴阳之功。在临床应用时，如患者见有肾虚之证，肾寒者可加用菟丝子、枸杞子培补肾气，补肾益精；加女贞子滋肾益肝；加车前子利水通淋而不扰动真火。4药合用可收生精益气、滋补肝肾、强壮筋骨、通淋利水之功，有调和阴阳水火之效。如有心肾不交、水火不济时，可用紫石英，上能镇心，下能益肝，其性缓而补，可治心神不安、肝血不足，配萼梅花以消头眩心悸。如兼心率减慢、血压偏低时，可加用龙眼肉、荔枝肉和合欢花、合欢皮。石莲子可补血健脾、益肝宁心，服之可令五脏安和、神气自畅。对口腔溃疡多年不愈、阴虚相火妄动者，可加用紫油肉桂（或上肉桂）少许，以引火归原，并可配合治标之药金莲花、马蔺子、锦灯笼等标本兼治。

　　总之，阴阳失和在临床上的表现十分复杂，在皮肤病方面的表现亦是千变万化。在临床治疗过程中，尚应注意下列情况：①对于皮肤病一定要仔细审证，对确属阴阳失和所引起的皮肤病，应采取标本兼治的原则，内治外治兼施，才可取得较好的疗效。②阴阳失和是皮肤病理改变的内因，皮肤病理改变是机体阴阳失和的外象，由阴阳失和到引起皮肤发生病理改变，其间需要有个过程，所以当用药治疗后，内部阴阳调和到皮肤病的好转或痊愈，也需要一定的过程，医者或患者对此都要有足够的认识，要密切合作、坚持治疗。医者切忌朝方夕改，用药变化太快，患者亦不可朝三暮四地乱投医。只有坚持一段时间的治疗，待体内阴阳失和改善后，皮肤病的疗效才能逐渐显现出来。

第二节　脾肾为本

一、虚劳内生，重在脾肾

　　《素问·灵兰秘典论》曰："脾胃者，仓廪之官，五味出焉。"机体生命活动的持续和气血津液的生化，都有赖于脾胃运化的水谷精微，故曰脾胃为气血生化之源、"后天之本"。肾具有藏精，主生长、发育、生殖和水液代谢的功能，为"先天之本"。《素问·上古天真论》明确指出了机体生、长、壮、老、已的自然规律，与肾中精气的盛衰密切相关。皮肤科以"虚"为主证或兼证的疾病颇多，补虚是临床治疗皮肤病的重要法则。虚证中又以脾虚、肾虚最为常见，因此重视补益脾肾是张志礼诊治皮肤疾病的重要学术思想。

　　张志礼在临床工作中，遇到的往往是反复迁延、持久不愈的疑难重症。这样的疾病，常常由先天禀赋薄弱、烦劳过度、饮食不节或大病久病、失于调理等原因所致。阴阳气血亏损，治疗当以补益为基本原则，尤应重视补益脾肾，因此，张志礼常常言及"肾为先天之本，脾为后天之本"。中医最根本的法则是"治病必求其本",从补益脾肾入手治疗皮肤病,特别是皮肤科顽症,常能取得良好疗效。脾之所以重要,一方面体现在其运化输布水谷精微,为生命活动提供物质保证;另一方面,体现在气机的正常升降、阴阳的上下交通均有赖于作为枢纽的中焦脾土的健运,正如尤在泾所言"求阴阳之和者,必于中气"。张志礼提醒我们,这同样重要的后一个方面,常常易被医者所忽略,应该引起大家的注意。肾在中医脏腑学说中占有极重要地位,历代医家称之为"先天之本""生命之根"。同样,肾虚也会导致其他脏腑功能失调,而其他脏腑功能失调也会累及肾,这就是"久病及肾"。脾胃学说的创始人李东垣在其《脾胃论•脾胃虚实传变论》中说:"元气之充足,皆由脾胃之气无所伤,而后能滋养元气;若胃气之本弱,饮食自倍,则脾胃之气既伤,而元气亦不能充,而诸病之所由生也。"这就论述了脾肾的生理、病理关系。病理上脾与肾常互为因果,脾失健运、化源不足可致肾虚;肾阳不足、命门火衰可致脾阳衰微。脾阳根于肾阳,脾阳久虚及肾,则可出现脾肾阳虚等脾肾同病的表现。

现代研究发现,中医的肾与西医学的神经、内分泌、丘脑、垂体、肾上腺功能有密切关系;中医的脾与西医学的肝、胃、肠及肾上腺皮质和免疫功能均有一定的联系。脾虚可表现为自主神经功能紊乱、消化系统功能减退、内分泌功能障碍、免疫功能低下。研究证实,很多皮肤病及消化系统疾病都与脾虚有关,许多脾虚患者存在免疫功能低下、自主神经功能紊乱,实验室检查常有血清白蛋白、血红蛋白、白细胞计数降低。这些患者应用健脾益气药物治疗后,临床症状、各系统功能及实验室检查结果常常能够同步改善,疾病向愈。多年来,由于滥用糖皮质激素及免疫抑制剂,使许多接受过以上药物治疗的慢性全身性疾病患者出现免疫功能、代谢功能及自主神经功能的变化和紊乱,从中医辨证分析来看,多属于脾肾两虚、气血失和、阴阳失调证候,采用健脾益肾、补益气血、调和阴阳的治疗方法多可奏效。

二、健脾益肾法在皮肤病治疗中的临床运用

脾为后天之本,亦为气血生化之源。五脏皆可有虚,其中脾虚与皮肤病的关系尤为密切。脾气虚则运化失职,水谷精微不能输布,不能滋养元气,诸病因而内生。脾气虚,或血失摄养,见皮肤瘀点、瘀斑;或运化失职,水湿内停,外溢肌肤;若外受湿邪,水湿壅盛,反过来又能困脾,而脾为湿困又可加重脾虚,皮肤常出现水疱、肿胀、渗出、糜烂等病理变化。脾虚湿盛者还常伴有面色㿠白、四肢困倦、食纳欠佳、腹胀便溏、舌淡胖嫩、脉沉细缓等临床表现。许多皮肤病,如湿疹、皮炎类皮肤病尤其是小儿湿疹、荨麻疹、过敏性紫癜、脂溢性脱发、皮肤瘙痒症、水疱大疱类疾病、慢性肥厚性皮肤病及下肢皮肤糜烂等,均可从健脾益气除湿入手进行治疗。肾虚所致皮肤病也颇为多见,如系

统性红斑狼疮、皮肌炎、硬皮病、白塞病、脱发、色素病等，在其全过程或某个阶段都会有肾虚的表现，补肾之法在治疗中非常关键。

（一）结缔组织疾病的治疗

这类疾病属于自身免疫病。张志礼认为，先天禀赋不足、后天七情内伤使人体阴阳气血失衡，气血瘀滞，经络阻隔，毒邪犯脏是这类疾病的根本病因和主要病机。初期因虚致病，复因病成劳，久治不愈又加重虚损。皮肤科临床常见的结缔组织病，如系统性红斑狼疮、皮肌炎、硬皮病、干燥综合征、重叠或混合结缔组织病等，均可应用补益脾肾法治疗。皮肌炎，中医称为"肌痹"，多因七情内伤，外感风、寒、湿之邪，使气隔血聚，瘀阻经脉；或因脾肾虚衰，毒邪犯脏所致。皮肌炎病机以脾虚为本，病久及肾，气血两虚，气血瘀阻；治则为健脾益肾，养阴益气，调和阴阳，活血通络。可用黄芪、党参、白术、茯苓等健脾益气，南北沙参、山药、女贞子、菟丝子等滋阴益肾。此外，尚应配合木香、枳壳、陈皮等健脾行气、调畅气机，做到补而不滞，临床上常能收到良好效果。系统性红斑狼疮，多因肝肾亏损，热毒入里，燔灼营血，瘀阻经络而致病。早期常为毒热炽盛、气血两燔的实证，但即使在早期，仍然是虚中夹实，本虚标实；后期则多见气阴两伤或脾肾不足的虚证，可表现为腰膝酸软、足跟软痛、心悸乏力、下肢水肿、肢端发凉，舌淡体胖，脉沉细。因此，张志礼认为"虚"是本病之本，"虚"始终居于至关重要的地位，应该树立扶正重于祛邪的治疗原则，以补益脾肾、调和阴阳为本病的治疗核心。

（二）色素性疾病的治疗

水液在体内的运行靠肾阳温煦、蒸化和推动，故曰肾主水。黑色主肾病，肾水上泛或水衰火盛，皆可致颜面黧黑。皮肤科常见疾患如黄褐斑、黑变病、原发性肾上腺皮质功能减退症（艾迪生病）等色素性皮肤病均与肾密切相关，不只是肾阴不足，肾阳亦有不足，故从肾入手治疗常可获效。另外，忧思抑郁，伤及心脾，心脾两虚，血弱不荣肌肤，也常常见于黄褐斑、白癜风等色素性皮肤病中，补脾之法不可或缺。

（三）毛发疾病的治疗

"发为肾之外候"，毛发的生机根源于肾气，发的生长与脱落、润泽与枯槁，均与肾的精气盛衰有关。而脾主运化，主饮食水谷的摄入、消化，精微物质的吸收、输布，故脾（胃）为气血生化之源。皮肤科临床常见的斑秃、脂溢性脱发及少年白发等毛发类疾患均与脾肾的功能密切相关，故常常应用健脾益肾法治疗。

张志礼在长期的临床工作中，对于使用健脾益肾法治疗皮肤病，积累了丰富的经验。比如狼疮冲剂经十几年临床观察，不仅在治疗以脾肾两虚为主证的系统性红斑狼疮、皮肌炎、硬皮病等结缔组织病，以及天疱疮等大疱病、慢性湿疹等多种皮肤病中收到显著疗效，而且在治疗变应性亚败血症、疖病、免疫功能低下等疾病方面也取得了可喜的疗效。"狼疮冲剂"主要由黄芪、太子参、白术、茯苓、女贞子、菟丝子、仙灵脾等药物组成。芪、参、术、苓合用可补元气、益心脾、利水消肿。现代药理研究表明，这些药物具有免疫增强和调节作用，可使 T 淋巴细胞比值恢复正常，延长淋巴细胞寿命，促进干扰素生成等；可增加心搏出量、心输出量，提高每搏指数、左心室有效泵力及有效循环血量，降低全血黏度，改善微循环；可纠正下丘脑 - 垂体 - 肾上腺皮质轴的功能紊乱，增强肾上腺皮质功能，对抗外源性激素对体内肾上腺皮质醇分泌高峰的抑制，拮抗外源性激素的反馈抑制作用。女贞子，《本草备要》称之能"益肝肾，安五脏，强腰膝，明耳目，乌髭发，补风虚"。菟丝子，味辛、甘，性平，归肝、肾经，功能补阳益阴、固精缩尿。仙灵脾，《本草备要》谓之能"补命门，益精气，坚筋骨，利小便"。上述 3 药合用，肾阴、肾阳兼而补之。现代药理研究证实，益肾药在调节免疫功能方面有重要作用，可抑制 T 淋巴细胞对免疫球蛋白的调节作用，提高机体免疫力；可使 DNA、RNA 合成率恢复正常，并可稳定机体内环境，影响并调节激素代谢、能量代谢、水电解质代谢、造血功能及细胞受体水平。在狼疮冲剂治疗系统性红斑狼疮的研究中发现，治疗后 96% 的患者原来低下的皮质类固醇水平恢复正常，31.6% 的患者倒置的 T 淋巴细胞比值恢复正常，明显优于对照组，统计学有显著性差异，说明了健脾益肾疗法的良效。

（四）其他疾病的治疗

其他一些皮肤病，如白塞病、急性女阴溃疡等，也可应用补肾法治之。白塞病与《金匮要略》中所描述的狐惑相似，系由脾肾两虚、湿热内蕴所致，治疗时紧紧抓住这个病因病机特点，并根据各人不同情况，治以滋补肝肾，佐以健脾利湿，或佐以清热解毒的药物常可收效，必要时可配合适量的糖皮质激素进行中西医结合治疗。中药治疗比单独应用激素治疗者疗效高、疗程短，且激素减量或激素停用后反跳现象也比较少。急性女阴溃疡相当于中医学文献记载的"阴蚀"，系由湿热下注、阻滞经络，或肝肾阴虚、兼感毒邪、蕴结肌肤而发病。临床上常分为湿热型和阴虚型，补肾法常用于阴虚型的患者，以滋补肝肾为主，佐以清热解毒的药物；湿热型在清热利湿的同时，一定要健脾以助水湿的运化。

第三节　气血并治

气、血、津液是构成人体的基本物质，是脏腑、经络等组织器官进行生理活动的物质基础。气是不断运动着的具有很强活力的精微物质，具有推动、温煦、防御、固摄、气化作用。血基本上是指血液,具有濡养、滋润等作用。气血的充盈是满足人体生命活动的基本条件,故《灵枢•本脏》曰:"人之血气精神者,所以奉生而周于性命者也。"

张志礼认为气血是阴阳在人体的直接体现,阴与阳的关系,就是血与气的关系。即《素问•生气通天论》所言:"是以圣人陈阴阳,筋脉和同,骨髓坚固,气血皆从。如是则内外调和,邪不能害。"《难经本义》说得更加直接:"气中有血,血中有气,气与血不可须臾之相离,乃阴阳互根,自然之理也。"而气血失调则百病丛生,皮肤病也不例外,临床上很多皮肤病的发生和发展,都与气血的生理病理变化有密切关系。《素问•生气通天论》曰:"营气不从,逆于肉理,乃生痈肿。"《灵枢•刺节真邪》曰:"虚邪之中人也,洒淅动形,起毫毛而发腠理。其入深……抟于脉中,则为血闭不通,则为痈。"上述经文,都说明气血之变化与疾病发生的关系。因此,调理气血是调整阴阳的重要内容和手段,所谓"必先五胜,疏其血气,令其调达,而致和平"(《素问•至真要大论》),可见气血辨证在皮肤病治疗中有着很重要的意义。

一、气血的病理变化与皮肤病的关系

气者,是指体内流动着的、富有营养的、细微精密的物质,推动脏腑功能的活动。一般来说,气包括元气、宗气、营气、卫气,其生理功能是熏肤、充身、泽毛。血者,源于先天之精和饮食物之精华。人体之生理功能、精神意识,无不以血为基础,血不足则百脉空虚、身体衰弱、百病丛生。在正常情况下,气与血是维持人体生命活动的重要物质基础,正如《素问•调经论》所说"人之所有者,血与气耳"。气血调和,则身体健康,气血失和,或偏盛,或偏衰,都可以引起一系列的病理变化。气血之病理变化,临床常见的有气虚、气滞、血虚、血瘀、血热、血燥、气血不调等7种。对于皮肤病来说,气虚可使皮肤不充,毛发不泽,水湿停滞,发生肿胀、水疱、皮肤粗糙等局部病变;气滞可使气机不畅,皮肤发生黑斑;血脉瘀滞可发生瘀血点;痰湿郁结可发生结节、肿胀、水疱;血虚可见肌肤甲错、皮肤瘙痒、肌肤失养疼痛、手足麻木等;血瘀可在皮肤上发生斑块浸润、肿物、色素沉着;血热可使皮肤潮红、水肿、出血;血燥可使皮肤粗糙、肥厚、角化、发生鳞屑;气血不调可出现上火下寒、上实下虚,发生口腔溃疡、外阴湿疹、面部红斑、小腿溃疡等。总之,气血的病理变化可在皮肤上发生很多病证,但这些病证往往不是单一出现的,而是错综复杂,并常合并或交替出现,如气血两虚、气滞血瘀等;有时又常互为因果,如气虚血燥等。由此可知,皮肤病的发生、发展与气血的生理病理变化有着密切的关系。

二、皮肤病的气血辨证和治疗

（一）气虚血燥

气血二者存在着相互依存的关系，辨证论治时应全面分析。《张氏医通•诸血门》曰："气与血，两相维附，气不得血，则散而无统；血不得气，则凝而不流。"《血证论•吐血》曰："气为血之帅，血随之而运行；血为气之守，气得之而静谧。气结则血凝，气虚则血脱，气迫则血走。"气虚血运受阻，除了可致血瘀外，还常见血燥、血脱的见证。气虚血燥在皮肤科临床上常表现为皮肤粗糙，肥厚角化、脱屑、皮肤瘙痒等，如常见的慢性瘙痒性皮肤病、泛发性慢性单纯性苔藓、老年性皮肤瘙痒症以及银屑病血燥证等红斑鳞屑性皮肤病及慢性湿疹、慢性荨麻疹等均属此类。

（二）血虚风盛

由于脾胃运化失职、水谷精微无以化生营血，或大病、久病、产后气血大伤，或冲任不调、营血不足等，都可以导致血虚。血虚则风邪易于侵袭，亦可风从内生。如《诸病源候论•妇人产后病诸候上•产后风虚肿候》记载："夫产伤血劳气，腠理则虚，为风邪所乘。邪搏于气，不得宣泄，故令虚肿。"又如《疡医大全•瘢疹门》："斑疹之发，有外感风热者……有阴虚血热者……此三焦无根之火，乘气血之虚而空发于上，怫郁于皮毛血脉之中，内不得清，外不得散，遂发斑疹，乃阴虚属里之证也。"临床见证有面色苍白，唇舌指甲色淡无华，手足麻木，头晕目眩，女子月经涩少，而皮肤可见肌肤甲错，脱屑瘙痒。常见皮肤病如慢性荨麻疹、皮肤瘙痒症、慢性单纯性苔藓、蕈样肉芽肿早期等，都属于此。治宜养血疏风，佐以益气。

（三）气血两虚

《诸病源候论•虚劳病诸候下•虚劳手足皮剥候》云："血行通荣五脏，五脏之气，润养肌肤，虚劳内伤，血气衰弱，不能外荣于皮，故皮剥也。"又《读医随笔•气能生血血能藏气》曰："藏于血之气，卫气也，宗气也。气亢则血耗，血少则气散，相辅而行，不可偏者也。"临床所见，气虚常同时伴有血虚，表现为面色无华，气短懒言，无力倦怠，肌肤甲错或皮肤大片剥脱，或色素沉着，或皮肤瘙痒，或皮肤变硬发凉等。常见于慢性营养不良性皮肤病、慢性角化性皮肤病及严重的全身性皮肤病，如先天性大疱性表皮松解症、剥脱性皮炎、系统性红斑狼疮、皮肌炎、硬皮病等，治疗原则都应双补气血。

（四）气滞血瘀

《素问•生气通天论》曰："营气不从，逆于肉理，乃生痈肿。"在临床上血瘀和气滞往往同时存在，正如《格致余论•经水或紫或黑论》曰："血为气之配，气热则热，气寒则寒，气升则升，气降则降，气凝则凝，气滞则滞，气清则清，气浊则浊。"《薛氏医案·保婴撮要·吐血》曰："血之所统者气也,故曰气主呴之,血主濡之。是以气行则血行,气止则血止。"这些都说明气血是相互为用的。临床上气滞血瘀多表现有胸闷、脘闷、痞滞、胁胀、筋脉不舒、麻木、疼痛,皮肤上可出现斑块浸润、硬肿、硬结、肿痛、紫暗斑、肿瘤等,舌质多紫暗或有瘀斑,脉象多弦或涩。皮肤科临床常见的结节性皮肤病如结节性红斑、硬结性红斑、结节性脂膜炎等,以及诸如皮肤肉芽肿、肿瘤、血管炎、银屑病肥厚斑块型等均属此类。治疗原则都以理气活血化瘀为主。

(五)血热

血热主要是指邪热客于营血。《温热经纬·叶香岩外感温热篇》指出："营分受热,则血液受劫,心神不安,夜甚无寐,成斑点隐隐。"《薛氏医案·保婴撮要·肌肉不生》曰："若肌肉不生而色赤,血热也。"《景岳全书·血证·论治》曰："血本阴精,不宜动也,而动则为病;⋯⋯盖动者多由于火,火盛则逼血妄行。"这些描述都说明了血热证的病机及表现。临床上血热常出现心烦、面赤、大便燥结,甚或身热不退,口干舌燥,舌质红绛,舌苔黄腻,脉象洪数。皮肤表现为潮红,可有红斑、出血斑等。皮肤科所见之血热常属两种情况:一是气血壅滞,化热成毒,燔灼营血;二是毒热之邪直中营血而致气血两燔。如化脓性感染性皮肤病、痈、蜂窝织炎、丹毒、药疹、剥脱性皮炎、脓疱型银屑病、疱疹样脓疱病、系统性红斑狼疮急性期等,均属此类。治宜清热凉血,解毒护阴。

(六)气血不和

《素问·调经论》指出："五脏之道,皆出于经隧,以行血气,血气不和,百病乃变化而生。"《薛氏医案·平治荟萃》亦云："气血冲和,万病不生,一有怫郁,诸病生焉。"这些论述充分说明气血不和时会出现一系列病证,如上热下寒、上实下虚、失眠盗汗、头痛头晕、五心烦热、不规则发热等。皮肤科常见的慢性系统性疾病如系统性红斑狼疮、皮肌炎、白塞病等,都常出现这些临床表现,治疗原则是调阴阳、和气血。

综上所述,气血辨证在皮肤科临床应用时虽然有些复杂,但根据以上的规律基本可以判断皮肤病的司属,对正确的治疗能起到指导作用。以上气血的6种辨证包括了很多皮肤病,都与气血有关,体现了中医学"异病同治"的法则。

第四节　除湿为要

《素问·厥论》言："盛则泻之,虚则补之,不盛不虚,以经取之。"张志礼在临床上,常说中医的辨证治疗,大概可以归纳为3个方面:①"调和阴阳""调理气血"相当于"以经取之",临床表现或为"不盛不虚",或为虚实夹杂,寒热错杂;②"补益肝肾""益气养血"等相当于"虚则补之";③"盛则泻之"。那么,皮肤科的"盛则泻之"是什么呢?内容当然很多,但"除湿"无疑是最主要的。

许多皮肤病的发生、发展与湿邪密切相关。其一,湿为六气之一,有天气和地气之分,无处不在,人体易感受致病。《灵枢·百病始生》云:"风雨则伤上,清湿则伤下。"《素问·阴阳应象大论》又云:"地之湿气,感则害皮肉筋脉。"皮肤病也如此,由于气候潮湿、涉水淋雨、居处湿地等,外湿侵袭人体致病。《素问·生气通天论》曰:"汗出见湿,乃生痤疿。"另外,湿为长夏季节的主气,皮肤病常常于此时高发,亦为佐证,此为外湿。内湿则由于饮食不节,脾失健运,水谷津液运化转输的功能受到阻碍,蓄积停滞而成;外湿也可阻碍脾之运化,《素问·至真要大论》所谓"诸湿肿满,皆属于脾"是也。

其二,从皮肤病的皮损表现来看,常常有明显的"湿"象,如原发损害中(伴有水肿的)的红斑及丘疹、丘疱疹、风团、水疱等,继发损害中的糜烂、渗出、浆痂、肥厚等,是湿邪为患的直观证据。在中医学中,皮肤病名称中见"湿"的很多,也相当形象。《医宗金鉴·外科心法要诀》中描述的"浸淫疮"即西医诊断的"急性湿疹",临床表现为皮疹泛发、糜烂渗出倾向。又如"湿毒疡""风湿疡""湿毒流注""天疱疮""田螺疮""顽湿聚结"等,相当于西医的"接触性皮炎""传染性湿疹样皮炎""自体过敏性皮炎""结节性红斑""天疱疮""汗疱型足癣""结节性痒疹"等。

其三,湿邪重浊黏腻,导致的皮肤病常常病程漫长、缠绵难愈,如慢性湿疹、慢性荨麻疹、雄激素性脱发、天疱疮等等。此外,一些皮肤科的疑难病,如系统性红斑狼疮等免疫性疾病、关节病型银屑病等,常常伴有关节炎的表现,中医谓之"痹证"。而"痹证"的发病,其原因往往与湿邪密切相关,也就同时说明了湿邪在这类皮肤疾病中的病理作用。

综上所述,在临床实践中,皮肤病从湿治疗的重要性确实充分。赵炳南有句名言"善治湿者,当治皮肤病之半",张志礼承其衣钵,将除湿之法发扬光大。

一、除湿法的临床应用

本法常用于湿疹、带状疱疹脾湿型、脂溢性脱发、皮肤瘙痒症、女阴溃疡、天疱疮、下肢溃疡、结节性痒疹等慢性浸润性皮肤疾患的治疗中。其主要内容大概可以归纳为以下几个方面:

(一)脾虚湿盛,蕴湿不化

临床多表现病程良久,缠绵不愈,反复发作,食后脘腹胀满,大便常不成形,脉沉细或缓,舌质淡,舌体胖有齿痕,苔白滑。皮肤局部肥厚粗糙、色素沉着,有水疱或轻度渗出、糜烂。常见疾病如慢性湿疹、神经性皮炎(慢性单纯性苔藓)、特应性皮炎、红斑型天疱疮、疱疹样皮炎、银屑病及一些慢性角化性、浸润性皮肤病等。治疗应健脾除湿利水。方用除湿胃苓汤加减(白术、茯苓、厚朴、陈皮、扁豆、泽泻、猪苓、薏苡仁、车前子、白鲜皮等）；或健脾除湿汤加减（苍术、白术、山药、茯苓、厚朴、枳壳、扁豆、泽泻、猪苓、薏苡仁等）。疾病后期湿邪势微，以少气、体倦、纳呆、便溏等脾气虚弱为主要表现者，可选用参苓白术散化裁（人参、炒扁豆、白术、茯苓、炙甘草、陈皮、山药、薏苡仁、莲子肉、桔梗、大枣）。

（二）水湿壅盛，小便不利

临床多表现病程可长可短，皮疹伴有局部或全身水肿，胸腹胀满，短气心悸，小便不利，苔白或腻，脉或浮或沉而缓。常见疾病有急慢性荨麻疹、急慢性皮炎湿疹、药疹、慢性丹毒、皮肤瘙痒症等。治宜温阳健脾，利水渗湿。方可选除湿止痒汤（白鲜皮、地肤子、薏苡仁、生地、茯苓皮、苦参、白术、陈皮、焦槟榔），或五苓散（泽泻、茯苓、猪苓、白术、桂枝）或/合五皮饮（桑白皮、大腹皮、生姜皮、陈皮、茯苓皮）化裁。若汗出恶风，卫表不固者，可选防己黄芪汤（防己、黄芪、白术、炙甘草、生姜、大枣）化裁；兼有阳虚者，可选防己茯苓汤（防己、黄芪、桂枝、茯苓、炙甘草）。张志礼认为，后两张处方对于下肢的皮肤疾病更为适合。

（三）蕴湿化热，湿热俱盛

临床多表现病程短，呈急性发作，心烦口渴，大便燥结，小便黄赤，局部皮肤灼热肿胀、水疱、糜烂、渗出，津水浸淫，剧烈瘙痒，脉弦滑或数，舌质红，苔黄或腻。常见疾病如急性湿疹、传染性湿疹样皮炎、自体过敏性皮炎、接触性皮炎、带状疱疹、脓皮病、急性天疱疮等急性渗出性皮肤病及女阴溃疡、尿道炎。治宜清热除湿、利水消肿，方选清热除湿汤加减（黄芩、栀子、龙胆、牡丹皮、黄连、冬瓜皮、生地、马齿苋、车前草、六一散等）、萆薢分清饮化裁（川萆薢、黄柏、石菖蒲、茯苓、白术、车前子、丹参、莲子心）及清脾除湿饮（茯苓、白术、苍术、生地、黄芩、麦冬、栀子、泽泻、生甘草、连翘、茵陈、玄明粉、灯心草、竹叶、枳壳）。八正散（车前子、瞿麦、萹蓄、滑石、栀子、甘草、木通、大黄）、茵陈蒿汤（茵陈蒿、栀子、大黄）、导赤散（木通、生地、生甘草、竹叶）也可加减选用。对湿热内蕴偏湿重者，张志礼亦常用清脾除湿的八生汤（生白术、生枳壳、生薏苡仁、生芡实、生扁豆、生黄柏、生栀子、生地、白鲜皮、苦参、车前子、泽泻、茵陈、地肤子、冬瓜皮、地骨皮）。

（四）湿从寒化，气不化水，水湿壅盛

临床多表现病程不定，口不渴或渴而不欲饮，胃脘痞闷，手足不温，舌质淡，苔白滑，脉沉细。局部皮肤丘疹、水疱，轻度湿润糜烂，亦可见皮肤肥厚角化。常见疾病如慢性湿疹、疱疹样皮炎寒湿型、慢性天疱疮、毛囊角化病（达里埃病）、慢性脓皮病、带状疱疹寒湿型、银屑病渗出型、多形红斑寒湿型。治宜温阳化气、利水除湿，方用苓桂术甘汤加减（白术、茯苓、桂枝、猪苓、厚朴、大腹皮、干姜、车前子、泽泻、六一散等)或实脾饮化裁(白术、厚朴、木瓜、木香、草果、槟榔、茯苓、干姜、制附子、炙甘草、生姜、大枣)。

(五) 湿浊内停,水湿不化

临床多表现病程短,常发于暑湿季节,常伴有脾胃不和,脘腹胀满,口中无味,不思饮食,舌淡苔白腻,脉弦滑。局部皮肤可有红斑、丘疹、水疱或轻度渗出。常见疾病如亚急性湿疹或皮炎、植物日光性皮炎、中毒性红斑、药疹、脓皮病等。治宜芳香化浊、除湿辟秽,方用藿香正气散加减(藿香、佩兰、扁豆、陈皮、白术、大腹皮、厚朴、薏苡仁、六一散、半夏等),以及《时病论》芳香化浊汤(佩兰、藿香、陈皮、半夏、厚朴、大腹皮、鲜荷叶)化裁。

此外,对于系统性红斑狼疮等结缔组织疾病、关节病型银屑病等,除皮疹之外,还存在关节疼痛,可伴肌肉疼痛、肌肤麻木,常以秦艽、乌蛇、天仙藤、桂枝、桑枝、木瓜、羌活、独活、片姜黄等祛风除湿通络,黄芪、党参、丹参、鸡血藤、首乌藤、当归、芍药等益气养血活血,怀牛膝、桑寄生、杜仲祛风除湿兼补肝肾。关节痛重,可加制川乌、草乌散寒止痛;红斑明显,可加草河车、白花蛇舌草、紫草根、白茅根、青蒿、玫瑰花、鸡冠花等凉血消斑;血沉快,加鬼箭羽、石见穿;并可配合服秦艽丸、养血荣筋丸、雷公藤等进行治疗。

二、除湿法的应用要点

湿邪之法,《黄帝内经》已有"湿淫于内,治以苦热,佐以酸淡,以苦燥之,以淡泄之"之旨,临床使用时,需要根据具体情况,灵活掌握。

首先,皮肤病虽发于外,但与体内多种因素有关,"有诸内者,必形诸外",所以临证时不但要重视皮损外在表现,更要细心审查内部情况,结合舌脉征象,辨证求因。辨湿不但要关注局部,尤其需要重视整体。

局部辨证中,炎症性水肿性的斑疹属湿,潮红漫肿常属湿热,淡而肥厚常属寒湿;慢性苔藓样丘疹,多属脾虚湿盛,湿气蕴结肌肤;水疱属湿,基底潮红多属湿热,大水疱多属湿毒或毒热,深在性水疱多属脾虚湿蕴不化或受寒湿所致;脓疱虽多属热,亦有脾虚湿蕴者;风团属风,常常合并(水)湿之邪;红色结节基底肿硬属湿热,表面光滑或粗糙高出皮面的硬结为顽湿聚结;渗出糜烂多为湿盛,渗出结脓痂为湿毒,慢性浸润性皮损为脾虚湿滞或为寒湿结聚;浆痂常为湿热;慢性溃疡平塌不起,疮面肉芽晦暗属血虚或寒湿;疮面肉芽水肿为湿盛。就整体的身体状态而言,凡瘙痒缠绵不断,头身肢体困重,胸闷,脘痞,腹胀,小便混浊,大便溏泄,舌胖苔腻,脉象或缓或滑,及病程迁延、反复难愈者,必有湿邪为患。

其次,治湿时,当辨明病性寒热虚实、病位表里上下,以采取不同的措施。譬如湿邪蕴结于肌肤的带状疱疹、乳晕(头)湿疹,皮疹焮赤痒痛为热为实，宜清热解毒除湿；皮疹色泽暗淡，痒痛轻微为邪实正虚，宜健脾除湿。湿热熏蒸头面的痤疮、各类皮炎，在清热除湿的同时，病位在上，可以配合辛散解表的药物以"开鬼门"；湿热下注导致的阴囊湿疹、淤积性皮炎、结节性红斑等，病位在下，应该加强利水消肿以"洁净府"。实际上，这还需要厘清湿邪与肝胆、肺、脾、肾等相关脏腑的关系。另外，湿邪侵袭，患者素体不同，体质虚寒者，湿邪从寒化，治宜温燥；体质实热者，湿从热化，治宜清利；环境、季节、生活习惯诸因素也要予以考虑。辨证有别，则治疗也就存在着清利肝胆、清脾祛湿、健脾燥湿、宣肺利水、温肾利水、疏风散寒除湿等等不同方法。

其三，治湿时还应当分清扶正和祛邪的主次，两者密不可分，不可偏废。这涉及疾病的性质、疾病的特点、疾病的阶段、患者的身体状态等诸多因素。

以湿疹为例，临床实践中，张志礼认为以湿热内蕴证最为常见，特别是疾病的早期。当湿热并重时，宜清热利湿并用，可予石蓝草煎剂（龙胆、生石膏、板蓝根、黄芩、生地黄、牡丹皮、车前子、车前草、六一散等），适用于湿热内蕴、热盛于湿、皮肤焮红肿胀糜烂渗出者；或予萆薢分清饮加减（川萆薢、茯苓、车前子、茵陈、黄柏等），可清热利湿，适用于湿热互结、水湿壅盛、湿从热化、皮肤肿胀渗出者。热象不重者，予芳香化湿汤（藿香、佩兰、大腹皮、车前子、桂枝、豆蔻、砂仁、薏苡仁等），有良好的醒脾化湿作用，可温化水湿、芳香化浊。此时，以祛邪为原则。

《素问·至真要大论》指出："诸湿肿满，皆属于脾。"脾主运化，一指运化水谷精微，二指运化水湿。若患者脾阳被遏或脾气亏虚，脾失健运，则水湿停滞，或湿困于脾，或积聚为痰饮。同时，脾又喜燥恶湿，水湿停留，湿困于脾，又会反过来影响脾胃的受纳、运化功能，进一步使脾失健运，更易招致外湿的侵袭。脾虚湿困，又易被风、寒、湿邪侵袭。治疗应以健脾祛湿为主，兼以疏风散寒。此时宜扶正与祛邪并重。代表方剂如除湿胃苓汤可健脾除湿，适用于脾虚运化失职、水湿停滞，或湿从内生、皮肤水肿渗出、湿烂者；五皮散可健脾化湿、理气消肿，适用于脾虚湿滞、皮肤肿胀、糜烂渗出的皮肤病。

以后，随着病情的改善，邪气势弱，但正气已疲，则治疗转向扶正，可选参苓白术丸、香砂六君子汤等。

除湿的常用药物有苍术、白术、厚朴、陈皮、藿香、薏苡仁、川萆薢、车前子、泽泻、茯苓、白扁豆、茵陈、防己、滑石、猪苓、萹蓄、瞿麦、川木通等。在正确使用除湿药物的同时，理气药物如木香、陈皮、枳壳、砂仁、莱菔子、香附之类可疏利气机、促进运化，并具有芳香醒脾作用，故在除湿之法中为良好佐药；祛风药物如荆芥、防风、羌活、麻黄、浮萍、白鲜皮、白蒺藜、秦艽、白芷、藿香等疏风类药物，可辛香发散、斡旋中气、宣畅气机，在除湿之法中的作用，不能忽视；苦寒之品如黄连、黄芩、黄柏、栀子、龙胆、苦参也有清热燥湿作用，苦能燥湿，寒能清热，故苦寒药对脾胃湿热证尤宜。苦寒之品虽可败胃，但对脾虚湿困而无热象者，只要恰当配合甘温补气之品也有益无损，但用量要小，这也符合现代药理苦味健胃的论点。

总之，治疗要立足于临床实际。湿热者宜清利，寒湿者宜温燥，脉证俱实、水湿壅盛者宜泻其实而可用攻逐，脉证俱虚、形气不足宜补其虚。上焦宜宣，中焦宜燥，下焦宜利为用药的基本原则。脾虚则湿生，肾虚则水泛，肺气不宣则通调失职，膀胱不利则小便不通，凡此诸脏腑皆与水湿为病有关。所以在使用祛湿法则时，联系各脏腑的关系实为关键。另外，对于阴虚血燥津枯之证用利湿法时，宜注意不要伤阴动血耗液。

第五节 辨证特点

人是一个整体，皮毛筋骨肌肉通过经络与脏腑紧密联系，皮肤病就是脏腑病理变化在皮肤上的表现。皮肤病的辨证虽然有其独特之处，但其基本原则与其他疾病的辨证具有共同的理论基础与方法。

一、四诊合参的新含义

望闻问切四诊是中医获取临床资料的重要手段。张志礼认为皮肤科在运用四诊时，除了遵循基本的原则和方法外，需要结合专科的特点。

譬如望诊，除了中医所说的望神色、望步态、望舌象以外，对皮肤病来说同样重要的是望皮损。如皮疹发生的部位，皮疹的形态、大小、颜色、排列、境界及鳞屑特点、痂皮特点、分泌物的稀稠等都是正确诊断治疗的基础。闻诊，包括闻声音、闻气味。皮肤病患者常常有口臭、鼻臭等，皮肤疮疡的分泌物和患者排泄物的气味，都可以借助来判断寒热虚实。还有一些特殊皮肤病伴有特殊的气味，如黄癣痂就有鼠尿味；毛发红糠疹有时也会有一种特殊的气味，所以古人称之为"狐尿刺"。问诊，皮肤科患者应当询问皮疹的发生情况，是一次性的发疹还是陆续出现？是持续不退还是时隐时现？是持续瘙痒、疼痛，还是时痒时休、痒痛相间？是否合并有发热等情况？对疾病的诊断与辨证治疗均不可或缺。切诊分脉诊及触诊两部分，对皮肤病患者来讲，除脉诊用来确定整体的身体状态外，触诊也同样重要，如触摸皮损的大小、深浅、软硬度、活动度、按压有无疼痛等，对诊断治疗均有重要意义。

二、辨证以八纲为总则

在四诊取得临床资料后，通过综合分析，探求病邪性质、病变部位、病势轻重、人体正气盛衰、机体反应的强弱、正邪双方力量的对比等情况，将其归纳为八类证候，即阴、阳、表、里、寒、热、虚、实。八纲是分析疾病属性的方法，早在《黄帝内经》时期即有论及，明代张景岳在《景岳全书·传忠录》中对八纲进一步阐发，"阴阳既明，则表与里对，虚与实对，寒与热对。明此六变，明此阴阳，则天下之病固不能出此八者"，提纲挈领地阐明了八纲作为辨证论治的理论基础，也为张志礼所推崇。

八纲对病理、证候、诊断、治疗等都有重要的作用。通过四诊全面了解复杂的临床资料，通过八纲辨别疾病的属性、部位，找出疾病的核心。只有将四诊八纲相联系，才能辨证准确。任何一种疾病，从证候的类别来看，不属于阴，便属于阳；从疾病的性质来看，不属于热，便属于寒；从正邪的盛衰来看，不属于虚，便属于实。所以，八纲是辨证施治的总纲领。

八纲通过四个不同的对立面，运用矛盾对立统一的辩证唯物法来分析疾病，以明确其病因病机和病理。在八纲中阴阳为总纲，并把所有疾病分为了两大类。其中表热实为阳证，里虚寒为阴证，这对于指导治疗有重要的意义。

通常发病急、泛发性、自觉瘙痒明显、变化快，多同时伴有口干、口渴、大便秘结、小便黄、烦躁、发热、面红等不同的症状，脉象多浮洪滑数有力，舌质多红或舌尖红，舌苔多薄黄或黄腻，多属阳证、表证、热证、实证的范畴。

通常慢性、局限性、肥厚性、浸润性、自觉症状不明显或轻微的皮肤病，多同时伴有不同程度的口黏、口淡，不思饮食或胸腹胀满、大便不干或溏泄，或先干后稀，脉象多见沉缓、沉细或迟，舌质多淡，舌体肥胖或边有齿痕，舌苔白滑或白腻等，多属阴证、里证、寒证、虚证的范畴。

但是，从中医理论来看，阴与阳不能截然分开，"阳中有阴，阴中有阳"。通常人体有形物质为阴，气化功能为阳。人体阴阳的根本在于肾，肾气受损或疾病发展到严重的阶段，常会出现真阴真阳不足，或亡阴亡阳的危象。阴阳是相互依存的，如果阴阳离决，则致死亡。另外，阴阳又可以互相转化，在疾病的不同阶段，可出现阴证转阳、阳证转阴的现象。如果阴证转阳是疾病好转，阳证转阴则是疾病恶化。

三、以其他辨证为襄助

八纲辨证作为总纲，如果离开了具体的病因、脏腑、气血盛衰等内容，就会笼统而抽象，因此，其他的辨证方法也非常重要。

（一）病因辨证

皮肤是机体的一部分，皮肤疾病可以影响脏腑，脏腑疾病又可以表现在肌表。

《灵枢·刺节真邪》载："虚邪之中人也，洒淅动形，起毫毛而发腠理……抟于脉中，则为血闭不通，则为痈。"

又《灵枢·玉版》曰："病之生时，有喜怒不测，饮食不节，阴气不足，阳气有余，营气不行，乃发为痈疽。"这都说明了皮肤病和整体的关系。

皮肤病的病因，总的来讲可分内因和外因。

1. 内因　主要包括以下4个方面。

（1）精神因素：喜怒忧思悲恐惊等情志变化，过盛或不及都能影响脏腑功能失调，如心火上炎、肝郁气滞、脾湿不运等与湿疹、慢性单纯性苔藓、脱发、银屑病等皮肤病密切相关。

（2）饮食不节：过食肥甘厚味，脾胃运化失常，易生热、生痰、生湿，使湿热内蕴，引起急性皮炎、湿疹等；过于偏食，肌肤失养、皮肤皱竭，引起维生素缺乏类皮肤病。古书记载之"高梁之变，足生大丁，受如持虚""藜藿之亏"即属于此。

（3）劳倦所伤：过于疲劳或安逸，都可以使气血壅滞、肌肤脏腑失去其正常的生理功能而产生疾病。另外，房劳过度，也可造成肾气不足而产生疾病。如肾气游风多生于肾虚之人，由肾火内蕴、外受风邪、膀胱气滞而成。肾气虚还与色素性疾病如黑变病、黄褐斑等相关。

（4）体内脏腑功能失调：可内生风、寒、湿、燥、火等病理因素。如肾阳虚衰，寒从内生，寒凝气滞，皮肤可表现为青紫斑块，或溃烂，久不收口；脾阳虚损，水湿不运，产生湿疹类皮肤病；心火过盛，内热蕴结，产生皮肤瘙痒、急性皮炎类皮肤病；心血不足，血虚风燥，可致皮肤瘙痒、慢性单纯性苔藓、血燥型银屑病等疾患。

2. 外因

（1）六淫致病：当人体因机体抵抗力下降，不能适应气候的变化或气候的异常变化，超过人体的适应能力时，风寒暑湿燥火就侵犯人体而引起疾病的发生。

风：风为阳邪，其性开泄，升发向上，所以风邪多侵犯人体的上部和肌表，并使皮毛腠理开泄，出现汗出、恶风等症状。

概括来讲，风善行而数变，风邪所致皮肤病，常具有发病急、消失快、发无定处、游走不定、瘙痒、病程短的特点；瘙痒性皮肤病都与风有关，以荨麻疹最为典型。

寒：寒为阴邪，易伤人阳气，入里可伤及脏腑；寒邪外束，卫阳受损，会出现恶寒、肢冷；寒凝肌肤可致皮肤寒冷、硬化，如硬皮病、硬红斑等；寒客血脉，气滞血瘀，收引凝涩，可肢冷、疼痛，如脉管炎、血栓性静脉炎等。

暑：暑为阳邪，其性炎热升散，易耗气伤津，感则常有发热、汗多、脉洪大、口渴思饮；暑多夹湿，常见肢困、纳呆、胸闷、呕恶、便溏、舌苔腻。暑邪常致湿疹、疮疖、臁疮、脓疱疮等疾病。

湿：湿邪重浊黏滞，若侵犯皮肤则皮肤肿胀、水疱、糜烂，或有肥厚浸润，如天疱疮、湿疹等水疱糜烂性皮肤病均与湿有关；湿热下注可见结节性红斑；顽湿聚结可见慢性湿疹、结节性痒疹等一些慢性、顽固性、瘙痒性、反复发作的皮肤病。

燥：其性干燥，易伤津液。一切干燥、脱屑、角化性皮肤病均与燥邪有关。

火：火邪常与热邪互称，火为热之极。火热之邪，其性炎上，伤及皮肤，常见潮红肿胀、灼热疼痛、血斑、紫斑。一切急性、炎症性皮肤病常与火热之邪有关，如急性湿疹皮炎、过敏性皮肤病等。

六淫侵袭，既可单独侵入发病，也可数种邪气互结而发病。如风寒外束的寒冷性荨麻疹、湿热互结的急性湿疹皮炎、风寒湿三气合而为病的硬皮病。

此外，六淫邪气亦可相互转化。如风寒入里，久可化热化火；暑湿久羁，常致化燥伤阴。

（2）疫疠：皮肤病中的很多传染性皮肤病，可属此类。

（3）虫：除疥虫、寄生虫以外，细菌、真菌等微生物，都属"虫"的范畴。

（4）触犯禁忌：《诸病源候论•疮病诸候•漆疮候》载："漆有毒，人有禀性畏漆，但见漆，便中其毒……亦有性自耐者……竟不为害也。"触犯禁忌即指过敏反应，一些变态反应性皮肤病属此范畴。

（5）金刃、虫兽、水火烫伤等。

（二）卫气营血辨证

卫气营血辨证常用于温热病（相当于西医学的急性热病或急性传染病）。这种辨证方法一方面代表疾病变化、进展的阶段，另一方面代表疾病病理损害的程度。在皮肤病中，一些全身症状明显或发热性皮肤病也常采用此种辨证方法。

1. 卫分病证　卫分病是外感温热病的最初阶段，在临床上常表现有发热恶寒、头痛倦怠、口微渴、脉浮数、舌苔薄白或发生皮疹等。

一些皮肤病中，早期常有发热恶寒、关节痛、咽痛、周身不适等症状，即属于此，如药疹、恶性大疱性多形红斑、发热性嗜中性皮肤病等。

2. 气分病证　卫分病不解，邪入气分，里热渐盛，临床主要表现为发热不恶寒，反恶热，汗出气粗，口渴引饮，小便黄赤，大便燥结，或下利灼肛，脉象弦滑或沉数，实而有力或洪大，舌质红，舌苔黄燥或灰黑起刺。

皮肤病急性暴发时，皮肤大面积潮红肿胀、灼热痒痛，或有津液渗出、起水疱等，如急性泛发性湿疹、大疱病、红皮病、疱疹样脓疱病等均属此范畴。

3. 营分病证　营分受热则血液被劫，心神不安，发热夜甚，烦躁不眠，甚或神昏谵语，斑疹隐隐，自觉口干反不甚渴，舌质红绛，脉象细数。皮肤可见潮红、水肿、紫斑、起水疱，甚或血疱，兼有发热肢痛等症，如系统性红斑狼疮、重症红皮病、脓疱型银屑病、药疹、重症血管炎等均属此类。

4．血分病证　营分病不解，则可进一步深入血分，血分受热，舌色必深绛；若紫而干晦，则病已危重。热入血分常迫血妄行，外见红斑、紫斑或瘀斑，内则常有吐衄便血；发热则昼轻夜重，时有谵语，甚则发狂；热极生风，常可出现血虚风动而发生抽搐、痉挛、昏厥等情况，舌深绛，脉象数。

出血性皮肤病或重症皮肤病后期亦常出现此种现象。

（三）脏腑辨证

脏腑辨证是根据脏腑的功能失常和病理变化所表现的特殊指征，来判断皮肤病病症与脏腑的关系。

1．急性泛发性、带有热象的皮肤病　如急性湿疹皮炎、带状疱疹、中毒性红斑、脓皮病等，多见于心肝火盛或肝胆湿热。

2．慢性角化性、肥厚性、浸润性、顽固结节性皮肤病　如慢性湿疹、痒疹、天疱疮、静止期银屑病、慢性单纯性苔藓、毛囊角化病等，多见于脾虚湿滞、肝肾阴虚或心脾两虚。

3．色素性皮肤病　如黑变病、黄褐斑，多见于肝肾阴虚，肾水上泛；肝郁气滞，气血不调。

4．神经性、瘙痒性皮肤病　如皮肤瘙痒症、慢性单纯性苔藓、扁平苔藓等，多见于心火过盛，心肾不交，或心脾两虚。

5．颜面炎症性皮肤病　如痤疮、玫瑰痤疮、日光疹等，多见于脾湿肺胃蕴热上蒸，或大肠有热。

6．发生在下肢的皮肤病　如下肢溃疡、结节性红斑、慢性湿疹等，多见于肝胆湿热、脾虚蕴湿不化或肺气不宣、湿热下注。

7．出血性皮肤病　如过敏性紫癜、紫癜性皮炎，多见于心肝火热，迫血妄行或脾虚不能统血。

8．营养障碍性及维生素缺乏性皮肤病　多见于先天肝肾不足，后天脾胃虚弱，失其调养。

9．先天性皮肤病　多见于先天肾精亏损，后天肝血不足。

10．急性瘙痒性皮肤病　如荨麻疹、急性皮炎湿疹等，多为肝与大肠有热，脾湿不化，湿热蕴结而发；或见于心肝火盛。

（四）气血辨证

气血辨证是以气血的虚实、通畅与瘀滞，来判断皮肤疾病的性质。

1．气滞　如面部黄褐斑，可由肝郁气滞引起；白癜风亦可由阴阳不调、气血失和引起；慢性荨麻疹有部分病人与肝失条达、气机不畅有关；带状疱疹后遗神经痛常因毒热邪盛、气滞血瘀所致。

2．气虚　如慢性湿疹多由于脾虚湿蕴；慢性荨麻疹可因肺卫气虚、腠理不密,致风邪所乘;脱发部分是因肾气虚损、皮毛不固,兼感风邪;系统性红斑狼疮、硬皮病、天疱疮等疾病后期多有气虚表现。

3．血虚　可见面色苍白或萎黄,唇甲舌色淡而无华,心悸失眠,手足发麻,女子月经涩少或闭经,脉细弱。如慢性荨麻疹,属血虚受风者;静止期银屑病,血虚风燥者;硬皮病后期属血虚肌肤失养者;脱发属血虚不能濡养毛发者等。

4．血瘀　主要表现有皮疹定点疼痛、麻木不仁、皮肤增厚、有形斑块、紫斑、肌肤甲错等,舌质暗淡或有瘀斑,脉沉缓而涩。常见于斑块型银屑病、扁平苔藓、皮肤肿瘤、紫癜、盘状红斑狼疮、血栓性静脉炎、脉管炎等。

5．血燥　血虚化燥伤阴,热性病后期或久病耗伤阴血,可见口干舌燥、皮肤皲竭、干燥脱屑、肥厚等。如慢性皮炎湿疹、角化性皮肤病等。

6．血热　外感邪热、脏腑积热,或由风寒暑湿诸邪郁久化热,郁于血分所致。可见口干、烦躁不安、便干,舌质红绛,苔黄脉数;重者可有出血和发热,女子经血提前或淋漓不断。皮肤多表现为焮红肿胀,或大面积潮红脱屑,或见瘀斑,如红皮病、过敏性紫癜、重症多形红斑、药疹等。

以上情况,既可单一出现,亦常同时存在,如气滞血瘀、血虚血燥、气血两虚等。

(五) 皮损及自觉症状辨证

1．从皮肤损害辨证

（1）斑疹:红斑多属热;压之褪色,多属气分有热;压之不褪色,多属血分有热;斑色紫暗属血瘀;白斑属气滞或气血不调;潮红漫肿属湿热;黑斑、褐斑属肝肾阴虚或肝郁气滞。

（2）丘疹:色红,自觉灼热瘙痒,多属心火过盛、外感风邪;慢性苔藓样丘疹,多属脾虚湿盛、湿邪蕴结肌肤;血痂性丘疹多属血热或血虚阴亏;红色丘疹表面鳞屑多者常属血热受风;表面光滑或粗糙,高出皮面的硬结为顽湿聚结。

（3）水疱:多属湿,基底潮红多属湿热;大水疱多属湿毒或毒热;深在性水疱,多属脾虚湿蕴不化或受寒湿所致。

（4）脓疱:属热。

（5）风团:游走不定,时隐时现属风;色红属风热;深红或有血疱属血热;色紫暗属血瘀;色白属风寒或血虚受风。

（6）结节:色红属血热;色红,基底肿硬属湿热;紫色硬结属血瘀;皮色结节属气滞血瘀或寒湿凝聚;皮色不变,陷没皮下,活动者属痰核流注。

（7）鳞屑:干燥者属血虚风燥或血燥肌肤失养,油腻性鳞屑属湿热蕴结。

（8）糜烂:渗出多为湿盛。渗出结脓痂为湿毒,慢性浸润性皮损为脾虚湿滞或寒湿结聚。

（9）痂皮:浆痂为湿热,脓痂为毒热,血痂为血热。

（10）溃疡：急性溃疡红肿热痛为毒热；慢性溃疡平塌不起，疮面肉芽晦暗属血虚或寒湿；疮面肉芽水肿为湿盛。

（11）分泌物：脓性分泌物黏稠，略带腥味，为气血充实，邪毒较盛；脓质稀淡如水，其色不鲜，味不臭，为气血虚衰；若脓质稀如粉浆污水，夹有败絮状物、腥秽恶臭为气血衰败，有伤筋蚀骨之兆；脓由稀转稠为正气渐复，由稠转稀为正气已伤。

（12）抓痕：为风盛血热。

（13）鞍裂：为血虚风燥，肌肤失养。

2.从自觉症状辨证

（1）痒

风痒：风邪作痒，常发病急，痒无定处，游走性强，变化快，时作时休，舌苔薄白，脉浮缓或浮数。

湿痒：常缠绵不断，时轻时重，有水疱、糜烂、渗出或见肥厚等现象，舌苔多腻，脉多缓或沉滑。

热痒：皮肤多潮红、肿胀、灼热，痒痛相兼，舌质红，苔黄，脉弦滑或数。

虫痒：痒痛有匡廓，痒若虫行，痒有定处，遇热更甚，外用杀虫药可明显止痒。

血虚痒：常泛发全身、痒无定处，皮肤干燥脱屑，或肌肤甲错，舌质多淡，或有齿痕，脉细缓，老人多见。

（2）痛：因气血壅滞所致。痛有定处为血瘀，痛无定处为气滞，痛呈游走性多属风湿之邪，多为酸痛；热痛皮色多红肿，寒痛多皮色不变，虚痛喜按喜温，实痛拒按喜冷。

（3）麻木：麻为血不运，木为气不行，故麻木乃气血运行不畅、经络闭塞不通所致。

第六节　中西合璧

张志礼早年毕业于西北医学院（现西安交通大学医学部），接受了系统的西医院校教育和从事西医临床工作。后来参加第一届北京市西医离职学习中医班，系统学习中医3年，毕业后师从著名中医赵炳南先生，长期跟随赵老临床应诊。作为赵老的弟子，他深得赵氏的真传，总结整理继承了赵老的学术思想，并将其发扬光大。但他并没有因此忽视西医在皮肤科诊疗过程中重要作用，作为精通中西医基础理论和皮肤科专业的学者，他将中医与西医两种诊疗疾病的方法有机地结合，应用于皮肤病的诊断治疗及科研工作中，走出了一条中西医结合治疗皮肤病的道路。

一、辨证与辨病相结合

张志礼指出，辨证是中医治疗疾病-辨证论治的第一步，西医治疗疾病，诊断是先决条件，诊断即是辨病，二者目标是一致的，对象也是一致的，结果也应该是一致的。但是，中医的某个证可以出现在西医不同的疾病中，而西医的某个病又可包括中医不同的证。如何将辨证与辨病统一起来，这是中西医结合工作者的工作重点和任务。

临床实践时，我们必须首先根据中医理论，对疾病进行详细准确地辨证，分清证型，同时应用西医学方法对每个证进行全面分析，力求用现代科学方法找出客观的临床指标，明确疾病诊断，从生理、生化、病理等方面揭示疾病的病理机制，使辨证辨病客观化、规范化，最后得出的结论才能有价值、有意义。

中医四诊很难避免主观因素的影响，这既包括整体状态的把握，也包括局部皮疹的判断。而借助现代医学检查检验方法，则能较客观地反映疾病情况，提高诊断的准确性，有助于对病情、疗效、预后的判断。譬如，系统性红斑狼疮患者如果不做血常规、尿常规及免疫学检查，就难以诊断并判断疾病的转归及预后。

张志礼认为，随着电镜、免疫荧光技术、同位素标记等新技术的应用，提示了细胞超微结构变化与中医基础理论、方药、疗效的关系，使皮肤病的诊断提高到了一个新水平。对皮肤病进行中西医结合治疗研究时，应该充分利用先进的诊断技术和辅助手段，作出准确西医诊断的同时，与中医辨证分型相结合，把局部微观结构改变和整个机体功能的宏观改变结合起来，找出其中的相互关系及客观规律。使中医辨证分型科学化、规范化、系统化、客观化，既有利于后人学习，便于医务工作者掌握，又便于计量化诊断和疗效分析及国际交流。

张志礼强调，在临床实践中，要想灵活利用西医辨病诊断、中医辨证治疗的方法，首先应明确西医诊断，进而应用中医理论明确辨证分型，每型按一个主证进行针对性治疗。例如，系统性红斑狼疮患者，先根据病史、查体及实验室检查，参照美国风湿病学会及中华医学会关于本病的诊断标准，明确诊断，然后按中医辨证分型论治，这样治疗时更加精细准确，疗效较之一个方剂治疗一个疾病明显提高。

其次，也可以中医辨证为主，结合西医辨病，针对不同的疾病，使用相应的、有针对性的治疗方法。例如，对于系统性红斑狼疮，在分型论治的基础上，结合辨病用药，若发病与呼吸道感染有关，加用金银花、板蓝根等药物，可以提高疗效。药理研究表明，它们都具有明显的抗感染作用。

同时要注意分析和观察矛盾的主次和转化，始终抓住主要矛盾。即在病情某阶段以证为突出表现时，舍病从证，重点解决证的问题；反之，在以病为突出表现时，舍证从病，重点解决病的问题。如系统性红斑狼疮急性发作期的治疗，应以病为主，早期应用足量糖皮质激素以控制病情，病情稳定后用药重点则向证转化，分别采用养阴益气、健脾益肾等中药调节免疫功能，恢复体质，发挥中西医结合的优越性。又如由水痘 - 带状疱疹病毒引起的带状疱疹，中医认为是由于湿热感毒、脾虚湿盛或气血瘀滞等因素导致发病。在治疗中既要重视中医辨证论治，又不可忽视西医学抗病毒的原则，在辨证的基础上，加用药理研究具有抗病毒作用的中药，如紫草根、板蓝根等，收到了很好的疗效。

为了将辨证与辨病更好地结合起来，要求我们既要熟悉中医对疾病的辨证论治要点，又要掌握西医学对疾病的认识和中药的现代研究，发挥中西医各自的长处，取得最佳的效果。

除上述几种辨证与辨病相结合的形式外，同病异治、异病同治也是中医理论体系的重要组成部分。例如，不少皮肤病都有气滞血瘀的表现，治疗上都需要使用活血化瘀类方药，这类方药都具有改善微循环的功能，这就是异病同治。另外，同一个疾病在不同阶段都有不同的侧重点，如系统性红斑狼疮，或清热解毒，或清营凉血，或养血护阴，或养阴益气等，就是同病异治。

总之，只要将辨病与辨证有机地结合起来，透过现象，抓住疾病的本质，解决好主要矛盾，就能充分发挥中西医结合的优势，以提高疗效。

二、中西医结合治疗皮肤病

张志礼指出，中西医结合不等于中医加西医，更不等于中药加西药。各地所做的一些中西医结合工作，如中药加西药的治疗，西医诊断分型、中医治疗，西医观察指标、中医治疗，中药的药理药化研究，中药西制、剂型改革等等，都只能说是在通往中西医结合道路上的一小部分工作。中西医结合，应该是对中西医融会贯通，从基础理论到临床实践，从诊疗技术到治疗效果，从医到药有机地结合起来，使之成为一套完整的医学体系。既不同于现在的西医，也不同于传统的中医，而是具有科学的理论水平和先进的诊疗技术的新医学、新药学。

（一）传统中医药在皮肤病治疗中的灵活运用

中药方剂是中医治疗疾病的重要手段。中医重视辨证施治，处方时注意理、法、方、药的组合。张志礼指出，一些西医学习中医者易犯的毛病是用西医的观点学习中医，往往拘泥于"有效经验方或特效药"，而忽视中医理论水平的提高。学习中医要学精髓，如中医古籍对内、外、妇、儿诸科记载颇多，而对皮肤病的临床证治介绍较少，但我们可以通过查阅古籍文献，并结合自己的临床经验，对照现代药理研究成果，将治疗皮肤病的方药进行归纳整理，了解它们治疗皮肤疾病的作用特点。对每种中药不仅要了解其性味、归经等内容，还应辅以现代药理、药化研究结果，具体运用时才能得心应手。这是中西医结合皮肤科学的一个重要内容。

（二）中西医结合，组创新方

张志礼认为，要发展中西医结合事业，推动中医中药向前发展，就必须破除"古方不可改动"的僵化思想，师古而不泥于古。在继承传统方药的基础上，要潜心钻研、敢于创新。他研发的治疗急性皮炎湿疹的复方中药制剂石蓝草煎剂，就是取龙胆泻肝汤之主药龙胆、黄芩、生地黄以清利肝胆湿热，凉血护阴；取白虎汤之生石膏以清气分实热，除烦止渴；又加入板蓝根、马齿苋等药理研究具有抗病毒、抗炎、抗组胺作用的清热解毒之品，共收清热除湿、解毒凉血之效。与龙胆泻肝汤等传统方药进行的临床治疗对照研究表明，石蓝草煎剂在治愈率、有效率等方面均有显著提高，疗效达到了更高的水平。

（三）辨证与辨药相结合

中药的性能很复杂，除了中药固有的性味归经、主治功能等特性外，近年来对中药的药理、药化、临床试验等各方面的研究很多，有很多新的进展。如何能把中医药固有的理论和新的药理、药化研究结合起来，对突破疑难重症是很有前途的。如皮肤科常见病带状疱疹，中医称蛇串疮，古籍记载甚多，近年来临床报道亦不少。中医辨证均属于湿热内蕴兼感毒邪，或脾虚湿盛兼感毒邪。治疗采用清热除湿解毒或健脾除湿解毒，均有一定效果，但往往遗留神经痛，久不缓解。近年来，我们在中医辨证的基础上，选用一些已经证实有抗病毒作用的中药，如紫草根、板蓝根、薏苡仁等，大大提高了疗效，减少了后遗神经痛，从而证实辨证与辨药相结合，可以提高疗效，在此基础上进一步研究其理论和作用机制，一定会有所突破。

（四）正确理解扶正祛邪

扶正祛邪是中医治疗疾病的重要法则之一，两者是对立统一的两个方面，体现了在疾病的不同阶段，分清矛盾主次，采用不同方法治疗疾病的原则。

所谓扶正，常多以补气、养阴、壮阳、滋补阴血等药物，使机体气血充盛，阴阳调和，经脉通畅，但决不单纯是指增强机体抵抗力。所谓祛邪，在中医以汗、吐、下、清、消、散等法，以祛除病邪，也不能单纯理解为消灭病原微生物。

扶正祛邪，还包括调整内环境的平衡，改善内外环境的统一等。

扶正可理解成治本之策，祛邪可视为治标之法。张志礼指出，临床应用时，既需要避免一味扶正，忽视祛邪，错失治疗时机；也不可一味祛邪，失于扶正，使病情迁延，乃至治病而不能留人。

无论扶正与祛邪，根本目的都是维持人体的健康。可以说，扶正的同时就包括祛邪，祛邪的本身又意味着扶正。因此，只有正确理解扶正祛邪的辩证关系，才能合理地应用或扶正、或祛邪、或扶正祛邪并用之法，才能最大限度地治疗疾病，守护健康。

（五）外治亦有理，内外须并重

古人云："外治亦有理。"张志礼对中医重视辨证使用外用药的理论思想领会颇深，强调外治疗法在皮肤病治疗中的重要地位。《外科精义》说："夫疮肿之生于外者，由热毒之气蕴结于内也。盖肿于外，有生头者，有漫肿者，有皮厚者，有皮薄者，有毒气深者，有毒气浅者；有宜用温药贴熁者，有宜用凉药贴熁者，有可以干换其药者，有可以湿换其药者，深浅不同，用药亦异，是以不可不辨也。"说明外用药应该针对不同情况，辨证施治。需要根据皮损的部位、范围、性质及患者皮肤的耐受情况等，合理选择有针对性的药物和剂型，并且向病人说明用药方法和禁忌。

张志礼将冰片加入炉甘石洗剂、黄连膏、普连膏等药物中，加强了这些药物止痒、消炎、消肿的功效。他主持配制的雄黄解毒散洗剂、颠倒散洗剂，既发挥了散剂杀虫、止痒、解毒的功效，又克服了散剂不易附着、作用浅表短暂、对皮肤刺激性大的弊病，临床上广泛用于痤疮、带状疱疹、皮肤瘙痒症等皮肤病，效果满意。

又如急性或亚急性湿疹、皮炎一般多采用冷湿敷疗法。但小腿胫前的皮损，这样治疗有时疗效不理想。经过分析，他认为原因在于这些部位为多皮多筋多骨、少气少血少肉之处，局部循环差，冷敷故难奏效。于是将热罨包法用于这些部位。通过封闭式冷热交换湿敷的方式，有效地改善了局部的血液循环，抑制了末梢神经的病理冲动，调整了末梢血管的舒缩功能，促进了炎症吸收，从而使缠绵日久的渗出停止。黑豆馏油可软化角质、改善炎症，是一种弱的还原剂，刺激性小。可用低浓度（2%～5%）治疗亚急性皮损，用中等浓度（5%～10%）治疗慢性皮损，用纯的制剂加电吹风治疗顽固性肥厚苔藓化皮损，效果很好。他还用黑豆馏油加京红粉膏混合制成的黑红软膏治疗银屑病，拓宽了焦油类药物的使用方法和范围。

张志礼强调外用药的调配应该在中医辨证的指导下灵活进行。如赵炳南老中医的生皮粉方，就可根据疮面的颜色、边缘的凹凸、脓汁的稀稠、腐肉的多寡等，调整原方中不同药物的比例，使作用有所不同，从而获取最佳的疗效。

此外，他还积极发掘中医外治法，将赵炳南老中医别具特色的黑布药膏、拔膏棍、熏药、搓药、药线、药捻、引血疗法、药浴、熏洗等外治法推广应用于治疗皮肤病，提高了皮肤病外治的疗效。

总之，外用药需要不断创新来应对病情的千变万化。

第二章 代表疾病 特色诊治

第一节 感染性皮肤病

单纯疱疹

单纯疱疹是由人类单纯疱疹病毒感染所致的一种病毒感染性皮肤病。本病类似于中医文献中的"热疮""阴疮热疮"等,如《圣济总录》所述"热疮本于热盛,风气因而乘之,故特谓之热疮",《肘后备急方》所述"又,阴疮有二种,一者作白脓出,曰阴蚀疮;二者但亦作疮,名为热疮"。

一、疾病概述

引起本病的单纯疱疹病毒可存在于患者的水疱疱液、唾液、口鼻和生殖器分泌物中,经皮肤黏膜破损处进入机体,可潜伏在局部感觉神经节细胞中,当机体抵抗力减弱时,某些诱发因素如发热、受凉、日晒、胃肠功能紊乱、疲劳、月经等促使本病的发生。本病好发于口唇、鼻孔周围、面颊、外阴等皮肤黏膜交界处,以局限性群集丘疱疹或小水疱为临床特征,易反复发作。此病分为原发型和复发型,复发型单纯疱疹由Ⅰ型病毒引起,皮损好发于口唇、眼睑、鼻周。由Ⅱ型病毒引起的皮损常见于生殖器,如阴茎、阴唇及臀部,损害特点为水疱极易破溃糜烂,局部疼痛明显,有时可继发感染。本病有自限性,一般1~2周可自愈。

中医古籍对该病记载颇多,如《诸病源候论》所述"诸阳气在表,阳气盛则表热。因运动劳役,腠理则虚而开,为风邪所客。风热相搏,留于皮肤则生疮"。中医认为本病多因外感风温热毒,阻于肺胃二经,蕴蒸头面而生;或因于肠胃湿热积滞,上蒸于唇周面颊;或由肝经湿热下注,阻于阴部而成;或因反复发作,热邪伤津,气阴不足,虚热内扰所致。张志礼认为本病的发生多为内有蕴热,兼感毒邪,毒热互结,上蒸头面或下注二阴而发病。

二、辨证论治

（一）肺胃蕴热证

[主证] 疱疹发于口鼻周围，群集水疱，灼热刺痛，轻度周身不适，小便黄赤，大便干结。舌红，苔黄腻，脉弦滑数。

[辨证] 肺胃蕴热，上蒸头面。

[治法] 清解肺胃毒热。

[处方] 解毒清热汤加减。

> 蒲公英 30g　野菊花 30g　紫花地丁 15g　黄芩 10g
> 枇杷叶 15g　草河车 15g　天花粉 15g　　栀子 10g
> 黄连 10g

（二）肝经湿热证

[主证] 疱疹发于阴部，水疱易破糜烂，灼热痛痒，小便黄赤，大便干结。舌红，苔黄腻，脉弦滑数。

[辨证] 肝经湿热，湿热下注。

[治法] 清热利湿解毒。

[处方] 龙胆泻肝汤加减。

> 龙胆 10g　　　黄芩 10g　栀子 10g　　木通 6g
> 车前子 10g　当归 6g　　生地 15g　柴胡 6g
> 甘草 10g　　　生大黄 6g（后下）

（三）肝肾亏损证

[主证] 病情反复发作，兼有心烦寐少，腰酸头昏，食少乏味，口干咽燥。舌淡，苔薄，脉虚细。

[辨证] 肝肾亏损。

[治法] 养肝滋肾，清热化湿。

[处方] 知柏地黄丸合萆薢渗湿汤加减。

> 熟地 15g　知母 10g　　黄柏 10g　　草薢 10g
> 泽泻 10g　牡丹皮 10g　茯苓 15g　　薏苡仁 15g
> 滑石 10g（包煎）　车前子 15g（包煎）

随证加减： 以上三证，发热者加生石膏、板蓝根，热毒重者加板蓝根、紫草根、败酱草、连翘，湿邪偏重者加薏苡仁、苍术，反复发作者加党参、黄芪，脾胃虚弱者加白术。

三、临证经验

张志礼认为本病初期以湿热感毒为主，以清热解毒利湿为法，常用解毒药如连翘、蒲公英、连翘、紫花地丁、黄芩、野菊花等；发于唇周、面颊者，病位在肺胃；发于外阴者，病位多在肝肾。辨证时当辨病性及虚实。病性属热证、实证时，常用黄连、栀子、天花粉、薏苡仁、全瓜蒌等；对于复发性单纯疱疹，疾病反复发作，迁延难愈，气阴两虚者，在清热凉血解毒的基础上加入南沙参、北沙参、太子参、石斛；脾肾两虚者，加用山药、菟丝子、车前子，以调整机体阴阳气血平衡状态，有益于疾病痊愈并减少复发。在辨证使用中成药上，肺胃蕴热证、肝经湿热证可选用清肺抑火丸、黄连上清丸、牛黄解毒丸等。

外治经验：可用马齿苋 30g，水 1 000ml，煮沸 15 分钟，置凉后湿敷，每次20 分钟，每日 2～3 次，配合青黛氧化锌油外敷。

带状疱疹

带状疱疹是由水痘 - 带状疱疹病毒引起的急性感染性皮肤病。本病类似于中医文献中的"甑带疮""蛇串疮""缠腰火丹""蜘蛛疮"等，如隋代《诸病源候论》中记载"甑带疮者，绕腰生。此亦风湿搏血气所生，状如甑带，因以为名"。赵炳南先生将本病称为"缠腰龙"。

张志礼讲解
带状疱疹的
治疗

一、疾病概述

本病由水痘 - 带状疱疹病毒引起。机体初次感染此病毒后，表现为水痘或隐性感染，以后病毒潜伏于脊髓后根神经节的神经元中。在某些诱因如过劳、感染、外伤等刺激下使机体免疫力下降，潜伏的病毒再活动繁殖，导致受侵犯的神经节发炎、坏死、发生带状疱疹。临床特点是单侧发病，沿神经分布，排列成带状，水肿性红斑基础上可见簇集性丘疹、丘疱疹、水疱，伴阵发性烧灼样疼痛以及明显的神经痛。好发于春秋季节，成人多见，好发部位为肋间神经、颈部神经、三叉神经以及腰骶部神经。神经痛为本病的特征之一，一般在有神经痛的同时或稍后即发生皮疹，老年体弱者疼痛剧烈甚至难以忍受，某些患者在皮损完全消退后仍遗留有神经痛，此种后遗神经痛可持续数月之久。

中医古籍对该病论述很多，如《外科大成》记载："名蛇串疮，初生于腰，紫赤如疹，或起水疱，痛如火燎。"《外科心法要诀·缠腰火丹》："此证俗名蛇串疮，有干湿不同，红黄之异，皆如累累珠形，干者色红赤，形如云片，上起风粟，作痒作热，此属肝心二经风火，治宜龙胆泻肝汤；湿者色黄白，水疱大小不等，作烂流水，较干者多痛，此属脾肺二经湿热，治宜除湿胃苓汤。"描述本病的症状、部位，并分析其病机及证治。

张志礼认为本病多因情志不遂,肝郁气滞,郁久化热;或因饮食失节,脾失健运,湿热搏结,兼感毒邪而发病。

二、辨证论治

(一)湿热感毒证

[主证] 局部皮损鲜红,疱壁紧张,灼热刺痛。自觉口苦咽干,口渴,烦躁易怒,食欲不佳,小便赤,大便干或不爽。舌质红,舌苔薄黄或黄厚,脉弦滑微数。

[辨证] 肝胆湿热,兼感毒邪。

[治法] 清利湿热,解毒止痛。

[处方] 龙胆泻肝汤加减。

龙胆 10g　　栀子 10g　　黄芩 10g　　生地 15g

大青叶 30g　连翘 10g　　泽泻 10g　　延胡索 10g

川楝子 10g　车前子 15g(包煎)　车前草 15g

(二)脾虚湿盛证

[主证] 皮损颜色较淡,疱壁松弛,疼痛略轻,口不渴而不欲饮,不思饮食,食后腹胀,大便时溏,女性患者常见白带多。舌质淡,舌体胖大,舌苔白厚或白腻,脉沉缓或滑。

[辨证] 脾失健运,蕴湿不化,兼感毒邪。

[治法] 健脾利湿,佐以解毒。

[处方] 除湿胃苓汤加减。

白术 10g　　茯苓 10g　　陈皮 10g　　枳壳 10g

薏苡仁 30g　泽泻 10g　　紫草 15g　　板蓝根 30g

黄芩 10g　　延胡索 10g　川楝子 10g　赤芍 15g

(三)气滞血瘀证

[主证] 皮疹消退后局部疼痛不止。舌质暗,苔白,脉弦细。

[辨证] 气阴两伤,血脉瘀滞,余毒未尽。

[治法] 益气养血,通络止痛,清解余毒。

[处方] 桃红四物汤合活血散瘀汤加减。

黄芪 15g　　太子参 15g　当归 10g　　川芎 10g

丹参 15g　　红花 10g　　延胡索 10g　川楝子 10g

全虫 6g　　地龙 10g　　紫草 10g　　板蓝根 30g

随证加减:以上三证,如出现血疱坏死者加牡丹皮,毒热重者加金银花、蒲公英、野菊花,血瘀明显者加丹参、鸡血藤、鬼箭羽,气滞者加陈皮、丝瓜络,大便秘结者加瓜蒌。

三、临证经验

张志礼将带状疱疹辨证分为湿热感毒、脾虚湿盛及气滞血瘀证。素体壮盛者，邪气多从阳化热，多表现为湿热毒盛；素体阳气不足者，则从阴化寒，多表现为脾虚湿盛。治疗一取清利，一取运化。对于疼痛者，则须进一步分辨毒、湿、热、虚、瘀之不同而有针对性的处方。选方时多以龙胆泻肝汤、除湿胃苓汤、桃红四物汤或活血散瘀汤作为基础方加减。

选药上极具特点：其一，根据发病部位使用引经药，如发于眼支者加菊花、羚羊角粉，发于上肢者用片姜黄，发于下肢者用木瓜、牛膝、杜仲，发于胁肋者用龙胆、黄芩、厚朴、瓜蒌。其二，详辨虚实寒热用药，如实痛者用大黄，气虚者用黄芪、党参、太子参，脾虚湿盛时茯苓、白术、生薏苡仁最为常用，血热伤阴者用生地、玄参，血分有热或热瘀者用紫草根、茜草根、白茅根。其三，对于顽固性疼痛者，酌选全虫、僵蚕、地龙等虫蚁搜剔之品。此外，从中西医结合的角度出发，张志礼还会选择一些现代药理已证明治疗本病有效的药物，如马齿苋、板蓝根、大青叶、生薏苡仁有抗病毒作用，黄芪、党参、白术、太子参等补益气血药有增强免疫功能作用，认为将此类药物加入辨证方剂之中，有助于提高疗效。

带状疱疹后遗神经痛是治疗中最棘手的问题，常经久不愈，疼痛难忍。张志礼治疗该病经验颇丰，每每取得良效。他强调诊治时当详辨阴阳、虚实。实证多见于体质较强的中老年人，虽经治疗毒热仍盛，且灼伤阴血，导致气血瘀滞，皮损拒按，疼痛持续，脉弦滑数，治宜清热解毒与活血化瘀并重，可重用行气破瘀之品。虚证多见于年老体衰、体弱多病患者，气血两虚，毒热虽去，而正气衰微，气滞血瘀，临床表现为阵发性疼痛，麻木，脉沉细无力，治宜活血化瘀的同时，重用养血益气、祛风通络之品。

针对后遗神经痛大多属于血瘀证的特点，张志礼诊治时在扶助正气、清解余毒的基础上灵活应用和血、活血、化瘀、破瘀药物。常用赤芍、白芍、当归、川芎和血；丹参、桃仁、红花活血；牛膝、制乳香、制没药化瘀；三棱、莪术破瘀。其中制乳香、制没药是止痛专药，每方必用。血瘀的成因往往与气滞相伴，喜用延胡索、川楝子、枳壳、木香理气化瘀止痛。张志礼曾诊治过一例年近八旬的老年患者，患带状疱疹后遗神经痛半年之久，痛苦万分，病人抱有一线希望来院求治，经用益气养血、通络止痛、清解余毒之法治疗而获痊愈。

外治方面，带状疱疹多伴有水疱、脓疱，严重者可见血疱，常应用邮票贴敷法治疗。邮票贴敷法是张志礼带领医护人员在前人经验的基础上潜心研究，逐渐摸索出的皮肤科一项独特的换药技术，按皮损面积大小，将单层纱布沾取药液后,直接贴敷于渗出裸露的疮面,主要用于水疱、脓疱、血疱、表皮剥脱皮损的局部治疗,可以起到燥湿收敛,护疮生皮的功效。

四、典型病案

李某,男,86岁。1998年10月12日初诊。

患者2个月前出现心前区疼痛,疼痛5天后左侧胸部至腋下、左侧后背出现大片簇集成群的丘疱疹,当地医院以带状疱疹收住院治疗。1个月后皮疹消退出院,但疼痛至今未缓解,彻夜难眠,痛苦呻吟,口苦,便干,即来我院要求中医治疗。皮科检查:左侧胸部,腋下至背部有带状色素沉着及瘢痕,局部疼痛,拒按,痛苦面容,气短疲惫貌。舌质紫暗,舌苔白腻,脉沉弦。

[西医诊断] 带状疱疹后遗神经痛。

[辨证] 气血两虚,血脉瘀滞,余毒未尽。

[治法] 益气养血,通络止痛,清解余毒。

[处方] 黄芪15g 太子参15g 当归10g 川芎10g
丹参10g 红花10g 延胡索10g 川楝子10g
全虫6g 地龙10g 紫草15g 板蓝根30g

[二诊] 服上方7剂,疼痛有缓解,仍有大便干,左侧胸部自觉发胀,前方去当归,加全瓜蒌15g、枳壳10g、熟大黄10g。

[三诊] 服上方14剂,疼痛明显减轻,仍觉胸部闷胀,心电图检查未见异常,考虑仍有气滞,大便干,故更方,上方去川芎、地龙,加制乳香3g、制没药3g、木香10g、陈皮10g、杜仲10g、生地30g。

[四诊] 服上方14剂,疼痛基本消退,夜眠安,胸部胀痛减轻,大便调,继续服用前方14剂,临床治愈。

患者老年体弱,除了气阴两虚外,还有口苦,便干,苔黄腻,脉沉弦,考虑余毒未尽,故在益气养血、通络止痛的同时;还要加用清热解毒剂,于方中加用紫草根、板蓝根清解余毒,疾病得愈。

[按语] 张志礼认为在治疗带状疱疹时,早期应着重清热解毒、除湿止痛,后期以活血化瘀为主,同时要重视高龄患者气血两虚的体质,重用黄芪、太子参、当归、川芎等益气养阴、养血活血之品,并配合延胡索、川楝子行气止痛,辅以全虫、地龙祛风通络,同时以紫草根、板蓝根等清解余毒,从而做到益气养血、扶正固本与活血化瘀、行气止痛并重,诸药协同,共奏良效。

扁平疣

扁平疣是一种由人乳头瘤病毒引起的皮肤损害。本病类似于中医文献中的"疣"类,近些年来多称"扁瘊"。

一、疾病概述

本病与机体免疫有重要的关系，好发于青年男女的颜面、手背和前臂，皮疹为米粒至绿豆大扁平隆起的丘疹，表面光滑，质地中等，浅褐色或正常皮色，圆形、椭圆形或多角形，数目较多，多数密集，偶可沿抓痕分布排列成条状，无明显症状或略感瘙痒。病程慢性，部分可自行消退，也可持续多年迁延不愈，愈后不留瘢痕。

中医认为本病多为肝旺血燥，风热毒邪客于肌肤所致。如《外科证治全书》曰："肝虚血燥，筋气不荣。"《外科大成》载："疣属肝胆少阳经风热血燥，或肝客淫气所致。"

张志礼认为本病为人体阴阳平衡失调而致机体抵抗力下降，气血失和，腠理不密，外感毒邪，凝聚肌肤而成，故以调和气血、活血解毒、软坚散结为治疗法则。

二、辨证论治

气血失和证

[主证] 病程较短，皮损近皮色，表面光亮，偶有痒感。舌质淡红，苔白，脉细。

[辨证] 气血失和，腠理不密，外感毒邪。

[治法] 调和气血，活血解毒，软坚散结。

[处方] 紫蓝方或祛疣方加减。

  马齿苋 30g 板蓝根 15g 紫草 15g 薏苡仁 30g

  大青叶 15g 赤芍 10g 红花 10g 桃仁 10g

随证加减： 皮疹顽固不退，疹色暗者，加当归、生牡蛎、陈皮、夏枯草；皮疹发红，伴瘙痒者，加野菊花、白鲜皮、苦参；腹胀、便溏者，加白术、茯苓、枳壳等。

三、临证经验

张志礼认为人体阴阳平衡失调，气血失和，外感毒邪，凝聚肌肤而生本病。故以调和气血、活血解毒、软坚散结为治疗原则。喜用马齿苋、大青叶、板蓝根、紫草根、茜草根、败酱草等清热解毒药，现代研究证实该类药有明显的抗病毒作用。

祛疣方为张志礼晚年组创的经验方，主要成分有紫草根、板蓝根、赤芍、木贼草、生牡蛎、薏苡仁、土茯苓等，共奏解毒除湿、活血散瘀、软坚散结之功。随证加减时，皮疹以头面部为主者加野菊花，增强清热解毒之功，并引药上行；病程较久，皮疹表面色暗质硬者，加丹参、莪术，加强活血化瘀之力。

外治经验：①将雄黄解毒散 15g 加入百部酒 60ml 中，震荡混匀后涂患处，日 2～3 次。一般不用于面部皮疹处。②可用狗脊 30g、地肤子 30g 煎水洗患处。或取中药内服药液少量外洗患疣处，或用消毒棉纱蘸少许药液涂擦患处，至疣体皮肤发红为止，用力适度，不可搓伤皮肤，一日 2 次。

四、典型病案

王某，女，35 岁。1999 年 3 月 20 日初诊。

患者 6 年来颜面、手背多处散发皮疹，外院诊为"扁平疣"，曾先后予激光、冷冻、聚肌胞注射、中药内服等，部分皮疹脱落后又新发，反复发作，无明显疗效。平素乏力，时感腹胀、便溏。皮科检查：双手背、颜面部散布暗褐色粟粒至绿豆大小扁平丘疹，表面光滑。舌质暗，苔白，脉弦缓。

［中医诊断］扁瘊。

［西医诊断］扁平疣。

［辨证］气血失和，外感毒邪。

［治法］中和气血，解毒散结。

［处方］祛疣方加减。

> 大青叶 30g　板蓝根 30g　紫草根 15g　茜草根 15g
> 马齿苋 30g　败酱草 30g　白术 10g　枳壳 10g
> 厚朴 10g　野菊花 15g　赤芍 15g　丹参 10g
> 夏枯草 10g　生牡蛎 30g（先煎）

［二诊］用药 2 周后，皮疹开始消退。继服上方 14 剂，并取少许汤剂趁热外搽。

［三诊］治疗 4 周后，皮疹大部分消退。自觉乏力、腹胀等症状缓解。上方去败酱草、厚朴，继服 14 剂。

［按语］本例患者素体脾虚，运化失司，气血失和，致腠理不密，毒邪侵袭，凝聚而成。故治以健脾理气、调和气血、解毒散结为原则。张志礼从脾气不足，气血失和与外感毒邪入手，重用大青叶、板蓝根、马齿苋、败酱草等清热解毒；同时用白术、枳壳、厚朴、丹参、赤芍健脾理气、调和气血；以夏枯草、生牡蛎软坚散结。三诊时皮疹大部分消退，腹胀、便溏症状缓解，微调处方再进 14 剂，以巩固疗效。

丹毒

丹毒是皮肤或者黏膜中网状淋巴管的急性炎症。本病类似于中医文献中的"丹毒""丹""丹熛""抱头火丹""火丹""天火""赤游丹毒""腿游风""流火"等，如《素问·至真要大论》就有丹熛之名，即指丹毒。《诸病源候论》云："丹者，人身体忽然焮赤，如丹涂之状，故谓之丹。"《备急千金要方》云："丹毒一名天火，肉中忽有赤，如丹涂之色。"

一、疾病概述

本病致病菌多为溶血性链球菌，葡萄球菌较少见。往往由于皮肤、黏膜轻微损伤（如针刺、抓伤、皲裂、虫咬伤、湿疹、足癣等），同时全身防御功能降低，溶血性链球菌易繁殖的情况下发病。以皮肤突然发红，如染丹脂，伴有畏寒、高热为特征，发病急剧，常先有恶寒、发热、头痛、恶心、呕吐等前驱症状，继而在患部出现水肿性红斑，境界清楚，表面紧张灼热，迅速向四周扩大。

中医古籍对本病记载颇多。如《诸病源候论》："丹者……或发手足，或发腹上，如手掌大，皆风热恶毒所为。重者亦有疽之类，不急治，则痛不可堪，久乃坏烂。"《外科正宗·杂疮毒门》："火丹者，心火妄动，三焦风热乘之，故发于肌肤之表。有干湿不同，红白之异。"《圣济总录》："热毒之气，暴发于皮肤间，不得外泄，则蓄热为丹毒。"详细论述了丹毒的临床症状及火毒致病的机制。

张志礼认为血分有热，火毒侵犯肌肤，或因皮肤破伤染毒而发。若兼感湿邪，郁蒸血分，经常复发，或缠绵难愈。发于头面、上肢者多为热毒，发于下肢者多兼湿热。

二、辨证论治

血分有热，火毒搏结证

[主证] 局部皮损红肿热痛明显，境界清楚，有时出现水疱、血疱，并伴有畏寒、发热、头疼、厌食、烦躁、口渴、便干、尿赤。舌质红，苔黄腻，脉浮数。

[辨证] 血分有热，火毒搏结。

[治法] 清热泻火，解毒凉血。

[处方] 解毒清热汤加减。

  野菊花 15g 蒲公英 15g 紫花地丁 15g 板蓝根 10g

  牡丹皮 10g 赤芍 10g 草河车 15g

随证加减： 发于颜面者，加牛蒡子、薄荷、菊花辛凉清上；发于下肢者，加黄柏、猪苓、萆薢、牛膝以清利湿热，引血下行；若伴有高热者，加生石膏、知母、天花粉以清热养阴；缠绵不愈，反复发作者，加路路通、鸡血藤、黄柏以利湿解毒，活血通络；肿胀明显者，加泽泻、猪苓、木瓜、制乳香、制没药以利湿、活血。

三、临证经验

张志礼认为，急性丹毒多以血分蕴热，火毒炽盛为特点，治疗当清热泻火，解毒凉血，佐以护阴，处方常以赵炳南先生的解毒清热汤作为基础方化裁。若发于头面，红肿焮痛，高热时，风热火毒蕴蒸，常合普济消毒饮加减；若出现高热烦躁、皮损红肿热痛、血疱时，气血两燔，亦用清瘟败毒饮加减；发于下肢，红肿热痛明显，湿热毒蕴，治以解毒清热汤合四妙散加减；慢性者多因湿邪困阻或脾失健运，或湿滞血瘀，病情缠绵，反复发作，治疗时常选用温经通络、活血软坚类药物；湿滞血瘀时，喜佐以藤类、虫类药物。单方单药方面，根据病情选用连翘败毒丸、小败毒丸、活血消炎丸、大黄䗪虫丸或养血荣筋丸等。

外治经验：丹毒急性发作时张志礼常使用如意金黄散30g、化毒散膏1.5g，混匀以凉茶水调敷；或使用新鲜白菜帮或鲜马齿苋洗净捣烂，调成糊状外敷或调药外敷。慢性丹毒，局部肿胀、皮肤潮红，多使用芙蓉膏、紫色消肿膏；急性炎症消退，局部仍硬肿者，可用铁箍散软膏或外用黑布化毒膏。

为了防止复发，急性期治疗要彻底，疗程要足够。积极治疗足癣、中耳炎等慢性病灶；纠正患者不良卫生习惯，如挖耳、挖鼻孔、抠脚等；少食辛辣刺激性食物，以减少湿热内生。对于反复发作的脾湿患者，建议常服用生薏苡仁，取其健脾利湿的作用。

第二节　变态反应性皮肤病

湿疹

湿疹是由多种内外因素引起的具有明显渗出倾向的皮肤变态反应性皮肤病。本病类似于中医文献中的"浸淫疮""湿疮""脐湿疮""病疮""旋耳疮""绣球风""四弯风"。如《诸病源候论》："浸淫疮是心家有风热。发于肌肤，初生甚小，先痒后痛而成疮，汁出浸溃肌肉，浸淫渐阔，乃遍体。……以其渐渐增长，因名浸淫疮。"《医宗金鉴·外科心法要诀》浸淫疮记载："此证初生如疥，瘙痒无时，蔓延不止，抓津黄水，浸淫成片。"古代医家对此类病象描述很多，如浸淫遍体、渗出多者，名"浸淫疮"；多着手足者，名"病疮"，发于脐部者称"脐湿疮"，发于耳部者称"旋耳疮"，发于阴部者称"阴湿疮"，发于阴囊者称"绣球风"，发于肘及腘窝处称"四弯风"等。

一、疾病概述

湿疹发病原因复杂，多由于内在因素及外在因素的相互作用所致。内在因素如过敏体质、慢性消化系统疾病、内分泌及代谢失调、过度疲劳、精神紧张、失眠、病灶感染、多汗、皮肤干燥等。外在因素如化学制剂、化妆品、香料、染料、清洁剂、异性蛋白（蛋类、鱼虾、牛奶、肉）、花粉、尘埃、日晒、寒冷、搔抓等。本病按皮损表现分为急性、亚急性和慢性 3 期。急性期皮损表现为红斑、粟粒大小的丘疹、丘疱疹、水疱、糜烂及渗出；亚急性期皮损表现为红斑少许渗出，糜烂、结痂、脱屑；慢性期皮损表现为粗糙肥厚、苔藓样变。

古代医家中对本病的病因病机、辨证治疗论述很多，如《金匮要略》中对治法的论述为"浸淫疮，黄连粉主之"。《诸病源候论》记载："病疮者，由肤腠虚，风湿之气折于血气，结聚所生。多着手足间，递相对，如新生茱萸子。痛痒抓搔成疮，黄汁出，浸淫生长，坼裂，时瘥时剧。"描述了病疮的原因及临床表现。《幼科概论•论脾湿》所载"如四肢身体面部等处，生有癣及湿疮，是脾湿外出，湿气散化象。切不可皮肤外间用药涂擦，以截遏湿的出路，只可内服清热利湿药，脾间气化一通，湿即随气而散。其皮肤外部无根之湿毒，不用治自能干痂而愈也"等等，详述了湿疮的病机及治疗。

总之，中医认为本病首先归咎于先天禀赋不足，继而后天失其调养，饮食不节，过食腥发动风、辛辣之品，伤及脾胃，生湿停饮，脾为湿困，运化失职，水湿停滞，致使湿热内蕴；更兼腠理不密，淋雨涉水，防护不周，外感风、湿、热邪；内外两邪相搏，充于腠理，浸淫肌肤而致。

张志礼认为湿疹与风、湿、热邪相关。湿乃本病之本，本源于湿，再源于热及风，风湿热互结郁于肌肤，或化燥伤阴。风盛则痒，风善行而数变，故急性湿疹剧痒，浸淫泛发；湿热化火则皮疹焮红、肿胀、灼热；湿为重浊有质之邪，湿性黏腻，故病情迁延，反复发作；湿热蕴久耗血伤阴，又导致脾虚血燥，肌肤失养，故而肥厚皲裂，缠绵不愈。

二、辨证论治

（一）湿热内蕴，热盛于湿证（热盛证）

[主证] 发病急、病程短，相当于急性湿疹或慢性湿疹急性发作。表现为皮肤潮红肿胀灼热，状如涂丹，继而粟疹成片或水疱密集，渗液流津，瘙痒无休，抓后痒痛相兼，渗出不止。常伴身热心烦，口渴思饮，大便秘结，小溲黄赤。舌质红，苔黄腻，脉弦滑数。

[辨证] 湿热内蕴，热盛于湿。

[治法] 清热凉血，除湿解毒，祛风止痒。

[处方] 石蓝草方。

生石膏 30g（先煎）	板蓝根 30g	龙胆 10g	车前草 30g
黄芩 10g	生地 30g	牡丹皮 15g	赤芍 15g
马齿苋 30g	六一散 10g（包煎）		

（二）湿热内蕴，湿重于热证（湿盛证）

[主证] 多见于体虚脾弱的急性湿疹及亚急性湿疹者。表现为皮肤轻度潮红，有淡红色或暗红色粟粒状丘疹、水疱、轻度糜烂、渗出、结痂、脱屑反复发作者，痒重抓后糜烂渗出不止。可有胃脘满闷，饮食不香，口中黏腻，口渴而不思饮，身倦乏力，女性白带清稀，淡而不臭，便不干或先干后溏，小便清长。舌质淡，苔白腻，脉沉缓。

[辨证] 湿热内蕴，湿盛于热。

[治法] 清脾除湿，佐以清热。

[处方] 八生汤加减。

生白术 10g	生枳壳 10g	生薏苡仁 30g	生芡实 10g
白扁豆 10g	黄柏 10g	生地 30g	黄芩 10g
茵陈 30g	车前子 15g（包煎）	泽泻 15g	白鲜皮 30g
苦参 15g			

（三）脾虚血燥证

[主证] 多见于慢性湿疹。病程日久，皮损以厚为突出特点。皮肤粗糙肥厚，相对局限，有明显瘙痒，易倾向渗出，表面有抓痕、血痂，可伴色素沉着。可有身倦乏力，食纳不香，失眠多梦等。舌质淡，体胖，苔白，脉沉缓。

[辨证] 脾虚血燥，肌肤失养。

[治法] 健脾燥湿，养血润肤。

[处方] 健脾润肤汤加减。

党参 10g	茯苓 10g	白术 10g	当归 10g
赤白芍各 10g	熟地 10g	丹参 15g	鸡血藤 15g
白鲜皮 30g	苦参 15g	首乌藤 30g	刺蒺藜 30g
地肤子 15g	陈皮 10g	枳壳 10g	

随证加减：以上三证，若心火炽盛者加三心（连翘心、生栀仁、莲子心），暑湿重加茵陈、藿香、薏苡仁，渗液多加车前子、泽泻、猪苓、冬瓜皮，发于头面加桑白皮、地骨皮、野菊花、槐花，发于下肢加丹参、红花、木瓜、牛膝，口周皮损加黄连、栀子，发于耳周、阴部加龙胆、黄柏，腰背部加杜仲，湿热夹毒时加蒲公英、败酱草、金银花、野菊花，脾胃不和或胃肠积滞加焦三仙、焦槟榔、炒莱菔子等。

三、临证经验

（一）湿疹的内治经验

1. 急性湿疹治疗经验 急性湿疹多属湿热内蕴，热盛于湿证（热盛证），以皮损多形态、对称、泛发、瘙痒剧烈、渗出倾向、易于反复为主要临床特点，湿邪存在，湿热相搏，热邪更重或湿热并重。张志礼在治疗上以清热除湿为法，凉血解毒并施，方选清热除湿汤、石蓝草方。喜用板蓝根、白茅根、牡丹皮、赤芍等凉血，生石膏清气分无形之热，龙胆、黄芩、黄连、黄柏、苦参、栀子泻三焦湿热，生甘草、莲子心、栀子清心凉血，野菊花、龙葵、金银花、连翘等清热解毒，若大便实热难通者，又会根据情况而加熟大黄、瓜蒌之辈。小儿食积不化、便秘，加焦槟榔、炒莱菔子等。

张志礼组创的石蓝草方历经龙胆泻肝汤、清热除湿汤、清肤合剂、石蓝草煎剂几个发展阶段而成。石蓝草方取龙胆泻肝汤之主药龙胆、黄芩、生地以清利肝胆湿热，凉血护阴；取白虎汤之石膏以清气分热邪，除烦止渴；加上板蓝根、马齿苋等已经现代研究证实有抗病毒作用的药物。此方对急性、热性、热盛于湿的皮肤病如急性湿疹、皮炎、急性银屑病、急性丹毒等均有良效。

张志礼经过 440 例临床治疗研究，结果表明，石蓝草煎剂治疗组对急性皮炎、湿疹的治愈率达到 90.1%，总有效率 99.4%，明显优于龙胆泻肝汤治疗对照组，有极显著的统计学差异。石蓝草组平均治愈时间 7.03 天，比对照组缩短 43.9%。文献复习与查新检索资料表明，石蓝草煎剂治疗急性皮炎、湿疹的治愈率、总有效率和平均治愈时间均属国内领先地位。临床观察未发现石蓝草煎剂有毒副作用。药理药效学动物实验结果表明，石蓝草煎剂有明显的抗炎、抗变态反应作用。动物毒性试验显示其安全系数高，无毒副作用。临床与实验研究结果证实，石蓝草煎剂是安全、有效的纯中药制剂，这一成果获得了国家级中医药科技进步奖。

2. 亚急性湿疹治疗经验 亚急性湿疹多属湿热内蕴，湿重于热证，亦称湿盛证。张志礼治疗本证具有如下特点：其一，祛湿而不伤正，应用甘淡平之车前子、车前草、泽泻、冬瓜皮、茯苓皮，而用重剂逐水之品。其二，扶正不能生火，多应用清脾除湿之品如生白术、生薏苡仁、生枳壳、生黄柏，而少用苦燥温热之药。八生汤为张志礼治疗亚急性湿疹的有效经验方，由生白术、生枳壳、生薏苡仁、生芡实、生地、生栀子、生黄柏、生扁豆、白鲜皮、桑白皮、冬瓜皮、地骨皮、苦参、车前子、泽泻、地肤子组成。方中白术、枳壳、薏苡仁、扁豆等生用利湿清热作用强，适用于湿热困脾致脾虚运化失职，湿盛为主又有热象，故生用诸药以清除困脾之邪，脾湿得运，湿除热清。其三，当湿邪顽固难消之时，还要酌加行气化湿之品，如厚朴、陈皮、枳壳、木香。其四，亚急性湿疹如见素体脾虚湿困的小儿或老年患者，病情常迁延而无明显急性症状时，治疗当在清脾除湿的基础上加强养血润肤，儿童用药可酌加健脾醒脾之品。

3. 慢性湿疹治疗经验 张志礼认为慢性湿疹以脾虚血燥证最为常见，因病情反复发作，瘙痒剧烈而致夜寐不安，情绪不畅，食欲减退，久之脾失健运，气血亏虚，生风生燥，肌肤失养，形成皮肤干燥、粗糙、肥厚、脱屑、皲裂。对于本证，他喜用炒白术、炒薏苡仁、炒枳壳、炒黄柏、萆薢、芡实、炒山药、炒扁豆等药物健脾以助运化以治本。脾虚则健运不利，故健脾治本非常重要，还常使用一些辛苦微温行气如厚朴、陈皮、枳壳、木香之品以助脾运，则积聚之湿自能渐渐消散。如兼气血两虚，可加黄芪、党参或太子参。对于顽固肥厚的斑块，不仅仅是顽湿痹阻，气血瘀滞经常同时存在，常常兼用养血、活血、化瘀之法，常以当归、川芎、丹参、首乌藤养血润燥，以桃仁、红花、莪术活血软坚散结，对剧烈顽固瘙痒用刺蒺藜、全虫。

慢性湿疹亦常见阴虚血燥证。证见皮肤粗糙甚至肌肤甲错，常自觉五心烦热，口干，大便干，脉细数或沉细，舌红或淡，少苔。治宜滋阴润燥，养血润肤。处方：生地、玄参、麦冬、赤芍、牡丹皮、女贞子、墨旱莲、当归、首乌藤、丹参、鸡血藤、茯苓、泽泻、白鲜皮、苦参、地肤子。此型病程日久，但即使证型变化，"本源于湿，再源于热"是不能忘记的。即使外观皮损像慢性单纯性苔藓，如果忘了"本源于湿"，滥用表散之药或刺激性外用药，就会诱发"急性发作"，所以以上各型都有健脾除湿、清热凉血之品。

张志礼常用的中成药，如龙胆泻肝丸、二妙丸、除湿丸、润肤丸、秦艽丸，当辨证选用。

（二）湿疹外治经验

张志礼十分重视湿疹的外治，强调要根据皮损部位、范围、性质以及患者皮肤的耐受情况辨证论治，合理选择外治法、药物和剂型，并特别强调要向患者详细说明用药方法和注意事项，否则不能取得预期疗效，甚至适得其反。

1. 中药冷湿敷　中药冷湿敷适用于急性发作红肿糜烂渗出性皮损。中药水剂最常选用马齿苋（新鲜采摘者更佳）；也可选用蒲公英、龙胆、龙葵或鲜枇杷叶；毒热盛者酌加黄柏、紫花地丁、野菊花、苦参等。加水适量，一般中药浓度在3%左右，煮沸15~20分钟，滤过后备用。红肿渗出面积较大者可用10℃冷湿敷，使局部血管收缩，抑制渗出，镇痛止痒。

2. 中药热罨包　张志礼在导师刘蔚同的蒸发罨包法的基础上创立了中药热罨包法，发挥中药解毒、燥湿、止痒、散瘀等功效，扩大了技术应用范围。用于急性、亚急性、慢性皮肤病、婴幼儿或冷湿敷效果欠佳的皮损，收到了满意的临床疗效。幼儿患者或亚急性湿疹、皮损糜烂渗出、暗红肿胀病程迁延者，或局部血液循环差的部位则使用该法。首先辨证选择中药湿敷水剂，中药药液最常选用马齿苋，新鲜采摘者更佳；也可选用蒲公英、龙胆、龙葵；毒热盛者酌加黄柏、紫花地丁、野菊花等。温度40~50℃，湿敷垫上加干棉垫包扎保温，1~2小时更换1次，可促进炎症吸收，有显著的消炎镇痛止痒作用。湿敷面积应小于体表面积的30%，皮损面积过大时应分区湿敷。

3. 应用黑豆馏油膏经验　张志礼对黑豆馏油治疗皮肤病很有研究，认为黑豆馏油具有较好的软化角质、促进炎症吸收的作用，2%～5% 黑豆馏油膏适用于亚急性皮损，5%～10% 适用于慢性皮损。慢性湿疹皮损角化明显可用5%～10% 焦油类（黑豆馏油膏、糠糊等）与肤乐乳膏混匀外用或交替使用。

4. 其他　急性红斑、丘疹而无渗出的皮损可用止痒粉、祛湿散、二妙散、新三妙散外扑或用炉甘石洗剂。轻度糜烂渗出性皮损，可用植物油调散剂，常用甘草油调祛湿散。亚急性红斑丘疹或慢性红斑皮损可选用黄连膏、普连膏、复方化毒膏等。肥厚角化性湿疹可用熏药疗法或用海螵蛸块摩擦后外搽药膏，或配合封包疗法。手足部角化肥厚皮损选用苍肤洗剂浸泡。

四、典型病案

病例1：陈某，女，33 岁。1999 年 11 月 30 日初诊。

患者既往湿疹病史。此次发病 10 天前无明显诱因躯干、四肢起小疱流水，前来求治。现患者口干喜饮，心烦失眠，小便黄，大便干。皮科检查：腰背部、双上臂、双大腿皮肤潮红散在红色丘疹、小疱，部分小疱融合成片，表面溃破糜烂。舌质红，苔黄腻，脉滑数。

[中医诊断] 浸淫疮。

[西医诊断] 急性湿疹。

[辨证] 湿热浸淫，热重于湿。

[治法] 清热除湿，凉血解毒。

[处方] 石蓝草方加减。

龙胆 10g	黄芩 10g	栀子 10g	生石膏 30g（先煎）
板蓝根 30g	生地 15g	牡丹皮 15g	白鲜皮 30g
马齿苋 30g	冬瓜皮 15g	薏苡仁 30g	车前子 15g（包煎）
羚羊角粉 0.6g（冲服）			

局部外用马齿苋 30g，煎水 1 000ml 后冷湿敷。

[二诊] 服药 5 剂，皮肤红肿减，渗出明显减少。前方去羚羊角粉，加地肤子 15g，局部加用甘草油调祛湿散、化毒散。

[三诊] 再服药 5 剂，皮损干燥脱屑，无自觉不适，外用黄连膏治愈。

[按语] 该例患者皮损为红斑、丘疹、小疱，伴心烦失眠，小便黄，大便干。中医辨证为湿热内蕴，治以清热除湿，凉血解毒。方中龙胆、黄芩、栀子、生地、牡丹皮清热利湿、凉血护阴；生石膏清气分热、除烦止渴；重用板蓝根、白鲜皮、马齿苋以清热解毒；冬瓜皮、薏苡仁、车前子利水消肿；羚羊角粉清热解毒，平肝息风。现代药理学研究证实，马齿苋有抗组胺作用。诸药配合，共奏清热除湿、凉血解毒之功。

病例 2：梅某，24 岁。1999 年 12 月 2 日初诊。

患者 2 个月前食用鱼虾后身起皮疹，瘙痒剧烈，渗出明显，曾于外院诊为"湿疹"，予静脉滴注地塞米松治疗，皮损缓解，但停药后皮损又起。现患者身起皮损，瘙痒夜间较重，渗出不重，口干口苦，纳差，大便黏腻。皮科检查：躯干、四肢散在暗红色斑片，部分红斑表面可见水疱、糜烂面，部分红斑粗糙肥厚。舌质淡红，苔白，脉濡。

[中医诊断] 湿疮。

[西医诊断] 亚急性湿疹。

[辨证] 湿热内蕴，湿重于热。

[治法] 清脾除湿。

[处方] 八生汤加减。

> 生白术 10g　生枳壳 10g　生薏苡仁 30g　生黄柏 10g
> 生地 15g　黄芩 10g　苦参 10g　白鲜皮 30g
> 车前子 15g（包煎）　泽泻 10g　牡丹皮 15g

外用马齿苋煎水做冷湿敷。

[二诊] 服上方 3 剂后，渗液明显减少，瘙痒不重。再服药 5 剂后，无渗出，糜烂面恢复，皮损干燥脱屑，临床治愈。

[按语] 该例患者皮损多为肥厚浸润伴糜烂、渗出。多有腹胀、便溏等临床症状。证属脾虚湿盛，湿重于热，治疗以八生汤加减，因考虑病人虽为湿盛，但又存在热象，故选用生白术、生枳壳、生薏苡仁、生地、生黄柏等，以清脾利湿，佐以清热。若素体脾虚湿盛而无明显热象时，治疗上不用生药而以炒白术、茯苓、炒薏苡仁、炒枳壳健脾运湿，陈皮、木香、厚朴行气、醒脾。

病例 3：杜某，男，45 岁。1999 年 11 月 29 日初诊。

患者 10 余年来反复起疹，自觉瘙痒，曾于多家医院诊为"湿疹"，口服外用多种中西药物治疗。皮损迁延不愈，时轻时重，前来求诊。皮科检查：双手背、双小腿暗褐色肥厚粗糙斑片，伴抓痕，双手掌角化，皲裂性斑块。舌淡暗苔白，脉沉缓。

[中医诊断] 湿疮。

[西医诊断] 慢性湿疹。

[辨证] 脾虚湿蕴，血虚风燥，肌肤失养。

[治法] 养血祛风，除湿止痒。

[处方] 健脾润肤汤加减。

> 当归 10g　川芎 10g　红花 10g　丹参 15g
> 首乌藤 30g　白术 10g　茯苓 10g　薏苡仁 30g
> 白鲜皮 30g　苦参 15g　片姜黄 10g　木瓜 10g

水煎服，每日1剂。苍肤洗剂煎水泡手，手掌角化性皮损外用黑豆馏油软膏、水杨酸软膏，四肢皮损外用黄连膏。

[二诊] 服上方14剂后，瘙痒减轻，皮损变薄。上方加炒枳壳10g。

[三诊] 服上方14剂后，基本不痒，肥厚性皮损明显变薄。双掌角化皲裂性斑块基本消退。继服润肤丸、除湿丸治疗。

[按语] 此例患者为慢性湿疹，皮损表现为肥厚粗糙性斑块，伴抓痕、结痂，加重时可有糜烂、渗出。病程缠绵，反复不愈。患者血虚的征象更为明显，皮疹色暗，双掌角化、皲裂，舌质暗淡，均为阴血不足、肌肤失养之象。在治疗上以当归、川芎、红花、丹参、首乌藤养血活血，白术、茯苓、薏苡仁健脾除湿，白鲜皮、苦参祛风除湿，片姜黄、木瓜为张志礼喜用的上、下肢引经药。

特应性皮炎

特应性皮炎，又称特应性湿疹、体质性痒疹或遗传过敏性湿疹，是由遗传过敏引起的一种慢性、复发性、瘙痒性、变态反应性皮肤病。本病类似于中医文献中的"奶癣""四弯风""浸淫疮""胎敛疮"等。

一、疾病概述

本病病因未明确，通常认为与遗传、环境、花粉、食物、自身抗原、感染及皮肤屏障功能受损相关。按照本病在不同年龄段表现的特点，临床可分为婴儿期、儿童期、青年及成人期。婴儿期主要发生于两颊、额及头皮，可分为渗出型及干燥型。儿童期可分为湿疹型及痒疹型。青年及成人期皮损与儿童期类似，多为慢性单纯性苔藓或慢性湿疹样皮损，主要发生于肘、膝窝、颈前及侧部，亦可发生于面、眼周围、手背等处。剧痒是本病突出的主观症状。

中医古籍对于该病的记载很多。如《外科证治全书》："奶癣，生婴儿头面，或生眉端，搔痒流脂成片，久则延及遍身。"再如《医宗金鉴·外科心法要诀》曰："敛疮始发头眉间，胎中血热受风缠，干痒白屑湿淫水，热极红晕类火丹。"并曰："四弯风生腿脚弯，每月一发最缠绵，形如风癣风邪袭，搔破成疮痒难堪。"形象地描述了发病部位、皮疹特点、自觉症状等。

总之，中医认为本病由于先天不足，禀赋不耐，脾失健运，湿热内生，复感风湿热邪，蕴积肌肤而成；或反复发作，病程缠绵，耗伤阴液，血虚风燥，肌肤失养所致。小儿特应性皮炎与胎毒遗热而又后天失养，致脏腑功能失调有关。张志礼认为本病的发生以脾虚胃热、食滞不化为疾病之本，风湿热邪是本病之标。因此，他在临证时多采用健脾消导之法治其本，祛风除湿清热之法治其标，标本兼治，可取得较好的效果。

二、辨证论治

（一）湿热证

[主证] 多见于婴儿期，四肢躯干散发丘疹、丘疱疹，部分糜烂渗出，以四肢屈侧为多，纳呆，喜进零食，多食善饥，形体瘦。舌质红，苔腻，脉滑微数。

[辨证] 脾虚胃热，湿热内蕴。

[治法] 健脾消导，清热除湿。

[处方] 生白术6g　　生枳壳6g　　厚朴6g　　　薏苡仁10g

　　　扁豆6g　　　焦槟榔6g　　焦三仙15g　　炒莱菔子6g

　　　黄芩6g　　　陈皮6g

（二）脾虚证

[主证] 多见于儿童期，由婴儿期皮损迁延不愈而成。肘窝、腘窝等处皮损肥厚脱屑、时有糜烂渗出。常感胃脘满闷，纳差，便干或先干后溏。舌质淡，舌体胖嫩有齿痕，苔白或花剥，脉沉缓。

[辨证] 脾虚湿滞，肌肤失养。

[治法] 健脾除湿，养血润肤。

[处方] 炒白术6g　　茯苓10g　　　炒枳壳6g　　炒薏苡仁15g

　　　厚朴6g　　　白鲜皮10g　　苦参10g　　首乌藤10g

　　　当归10g　　赤白芍各10g　炒莱菔子6g

（三）血燥证

[主证] 多见于较大儿童或青年，皮肤干燥脱屑，头面、四肢皮肤粗糙，部分呈苔藓样变，大便常稀或不成形。舌质淡，苔厚腻，脉沉缓。

[辨证] 血虚风燥，肌肤失养。

[治法] 养血润肤，祛风润燥。

[处方] 当归10g　　川芎10g　　赤白芍各10g　首乌藤15g

　　　鸡血藤15g　白鲜皮15g　苦参10g　　白术10g

　　　防风10g　　黄芩10g　　丹参10g

随证加减：以上三证，如瘙痒剧烈者加白鲜皮、地肤子、苦参，皮损红肿者加龙胆、黄连、黄芩，渗出明显者加车前子、冬瓜皮、桑白皮，皮肤干燥者加赤白芍，食滞不消者加鸡内金、焦槟榔，瘙痒剧烈者加地肤子、刺蒺藜等。

三、临证经验

张志礼认为特应性皮炎的发病与脾胃功能关系密切，脾虚湿滞是本病的核心病机。婴儿期多因胎中遗热遗毒；幼儿期多因饮食失调，脾失健运，湿热蕴蒸；病情反复发作，缠绵不愈，进而脾虚血燥，肌肤失养，青年和成年患者多属此型。脾虚则湿盛，湿邪内蕴是主要病因，湿邪蕴久化热，湿热互结而成本病。婴幼儿皮肤娇嫩，湿热蕴于肌肤，始则红斑瘙痒，反复搔抓摩擦会造成粗糙脱屑或糜烂渗出。湿邪偏盛，皮损表现为渗出、糜烂；热邪偏盛，表现为红肿、弥漫；风邪偏盛，表现为瘙痒难忍、发展迅速；病情日久伤津耗血，表现为皮疹肥厚、苔藓样变。湿邪重浊、下行，故下部皮疹多见；湿性黏腻，故本病缠绵难愈。故治疗多采用顾护脾胃治其本，祛风除湿清热治其标，标本兼治。对于久治不愈致脾虚血燥，肌肤失养的患者，治以健脾益气、醒脾和胃、养血润肤之法。

张志礼治疗本病多以小儿健肤合剂、八生汤、止痒合剂等为基础方加减，其中八生汤最为常用。湿热证以生白术、茯苓、薏苡仁健脾除湿，生枳壳、厚朴、槟榔、炒莱菔子、鸡内金、焦三仙健脾消导化滞；脾虚证以炒白术、炒枳壳、炒薏苡仁健脾除湿，并配合炒莱菔子、厚朴消食除胀，降气除满；血燥证以当归、赤白芍、首乌藤养血和血润肤治其本，以马齿苋、白鲜皮、苦参、黄芩、防风等清热祛风除湿治其标。在除湿药物的使用上，如皮损肿胀渗出明显，加车前子、冬瓜皮、桑白皮、地骨皮、赤苓皮利水渗湿；红肿明显，加黄连、黄芩、龙胆等苦寒燥湿。这样标本兼治，充分体现了"治病必求其本"和中医治疗的整体观念。强调婴幼儿为纯阳之体，用药时切忌大热大补之品，以免热其热；儿童期则久病缠绵，脾虚湿盛，肌肤失养，用药宜以甘寒药物为主，切忌大苦大寒之品，以免伤其阳，致使虚其虚，并应在健脾消导基础上辅以养血润肤之品。在中成药使用方面，常选用导赤丹、小儿香橘丹、化食丸、除湿丸、润肤丸等。外治可酌选甘草油、马齿苋湿敷、甘草油调祛湿散、黄连膏等。

药疹

药疹又称药物性皮炎，是指药物通过内服、注射、吸入或外用等途径进入人体后引起的皮肤、黏膜反应。本病类似于中医文献中的"药毒"。如《神农本草经》以药物毒性大小、有毒无毒而三品分类；《药治通义》云："凡药皆有毒也，非指大毒、小毒谓之毒。"古代所指药物毒性含义很广，认为毒药是药物的总称，毒性是药物的偏性，又认为毒性是药物的毒副作用大小的标志。本节"药毒"是指因先天禀赋不耐，药物内侵机体后引起皮肤及黏膜发疹的现象。

一、疾病概述

本病的发病机制非常复杂，一般可分为免疫性或非免疫性两种。免疫反应包括全部Ⅰ型、Ⅱ型、Ⅲ型、Ⅳ型变态反应。本病多急性起病，起病前有明确的用药史，有一定潜伏期，首次用药潜伏期为4～20天，重复用药则可在24小时之内发病，短者甚至在用药后即刻或数分钟内发生。引起药疹的药物较多，常见的有以下几类：抗生素类、解热镇痛类、镇静药、催眠药与抗癫痫药、异种血清制剂及疫苗等。中草药亦可引起药物过敏反应，包括单味中草药、复方中成药、中药注射液等。药疹的皮疹表现形态多种，常见的疹型有荨麻疹型、猩红热型、多形红斑型、固定性红斑型、紫癜型、剥脱性皮炎型、大疱性表皮松解坏死型等。常伴有瘙痒、烧灼感，重者可伴有发热、头痛、恶心、纳差、倦怠、全身不适、乏力等全身症状，高度敏感者可发生过敏性休克，严重者可导致心、肝、肾及造血系统等内脏损害，甚至昏迷、死亡。本病病程不定，多为急性，具有自限性，原因除去易于治愈，一般药疹停用致敏药物后轻者1～3周内可自愈，再次应用该药或结构类似药可再发病，但剥脱性皮炎型常在1～3个月或更久方可痊愈。

中医古籍对"药毒"的证治论述颇多。如《外科证治全书》记载："凡大疮毒气内攻，多由药误，乃受降药毒，定致神昏烦躁，恶心呕吐等证。急用生甘草一两，煎浓汁调护心散，令病者时刻呷，呷至大半，自然呕止神清，然后接服醒消丸以平其势。"阐述了药毒的全身症状及不同阶段的治疗方法。又《疯门全书》述："服凉血解毒汤解药毒，其组成：当归、生地、苦参（有癣者用之）、元参、赤芍、丹皮、栀仁、黄连（热不甚者勿用）、银花、牛蒡子、菖蒲、防风、荆芥、蒺藜、甘草。灯心引，或加绿豆。"又《景岳全书》述："凡解诸药毒者，宜以荠苨汁、白扁豆汁、绿豆汁、甘草汁、饴糖汁、米糖汁、蚕退纸烧灰，随便用之，俱可解。"又曰："蓝靛：蓝叶气味苦寒微甘。善解百虫百药毒，凡以热兼毒者，皆宜捣汁用之。天竹黄：味甘辛，性凉，降也，阴中有阳。亦治内热药毒。"古代医家认为药物均具有毒性，或者因性味的不同，有可能有相互作用，对人体产生不利的影响，并提出了制约、救治药物毒性的方法。

张志礼认为本病是因禀赋不耐，食入禁忌，或触犯禁忌，蕴热成毒；或脾湿不运，蕴湿化热，外感毒邪，湿热毒邪发于肌肤所致。严重者毒热入营，可致气血两燔。疾病后期毒热伤阴，致气血两伤。他将本病分3型辨证论治：轻症药疹多为湿热感毒，蕴结肌肤，治宜清热解毒，凉血除湿；重症药疹急性发作期多为毒入营血，气血两燔，治宜清营凉血，解毒利水；重症药疹后期，多为毒热伤阴，气阴两伤，治宜养阴益气，健脾除湿，兼清余毒。治疗重症药疹，当中西医结合，早期足量使用糖皮质激素，并应注意皮肤黏膜的护理。

二、辨证论治

（一）湿热感毒证

[主证] 急性发病，皮损为鲜红斑丘疹、水疱、糜烂、渗出，剧痒。自觉发热，烦躁，口干口渴，大便秘结，小溲黄赤。舌红，苔黄，脉滑数。

[辨证] 湿热感毒，蕴结肌肤。

[治法] 清热解毒,凉血除湿。

[处方] 石蓝草方或清热除湿汤加减。

龙胆 10g	黄芩 10g	生地 15g	白茅根 30g
金银花 15g	连翘 15g	紫草根 15g	板蓝根 30g
车前草 15g	泽泻 15g	六一散 30g(包煎)	生石膏 30g(先煎)

(二)毒入营血证

[主证] 重症药疹,高热烦躁,热扰神明可见神昏谵语,皮疹鲜红,可见紫癜、血疱、糜烂渗液、大片皮肤剥脱。舌红绛,脉细数。见于剥脱性皮炎型、重症多形红斑型和大疱性表皮松解型药疹等。

[辨证] 毒入营血,气血两燔。

[治法] 清营凉血,解毒利水。

[处方] 清瘟败毒饮或犀角地黄汤或解毒凉血汤加减。

生玳瑁 3g(先煎)	羚羊角粉 0.6g(冲服)	人工牛黄 0.6g(冲服)
生地炭 15g	银花炭 15g	莲子心 10g	生栀子 10g
连翘 10g	黄连 10g	板蓝根 30g	白茅根 30g
天花粉 15g	紫花地丁 10g	生石膏 30g(先煎)

(三)毒热伤阴,气阴两伤证

[主证] 重症药疹后期,可见低热烦渴、头昏乏力、口干口渴等症,皮疹红肿渐退,大片或秕糠状脱屑。舌绛红,无苔,脉沉细数。

[辨证] 气阴两伤,又兼脾湿不化。

[治法] 养阴益气,健脾除湿,兼清余毒。

[处方] 解毒养阴汤加减。

南北沙参各 15g	玄参 15g	石斛 10g	黄芪 15g
党参 15g	白术 10g	枳壳 10g	薏苡仁 30g
白扁豆 10g	黄柏 10g	丹参 15g

随证加减: 以上三证,如高热者,可加羚羊角粉 0.6g 冲服;危重症宜尽早静脉滴注大剂量糖皮质激素以抢救危象,同时根据亡阴亡阳之证投以参附汤或生脉饮;低热者,可加银柴胡、地骨皮、石斛;痒甚者,加白鲜皮、苦参、地肤子;纳差者,加厚朴、蔻仁、藿香;脱屑多者,加二冬、二地、二芍、当归;大便秘结者,加大黄、全瓜蒌。

三、临证经验

张志礼认为,机体免疫调节功能异常是本病发病的内在因素,而日益繁杂的具有抗原性药物的滥用,特别是中西药合制和多药复方制剂,则是药物性皮炎发病率日益增多的诱因。他经过多年的临床实践,不断总结经验,在诊断、辨治、调护上形成了自己的特点。

（一）详问病史，正确诊断

张志礼认为药物性皮炎临床表现复杂多样，可混同于各种发疹性皮肤病或传染病继发性发疹，应仔细询问用药史、仔细检查，注意与麻疹、猩红热等传染性疾病的鉴别诊断，以免延误治疗。

（二）辨病论治与辨证相结合

药疹处理的原则是立即停用一切可疑致敏药物，加快代谢，维持全身生理功能，局部对症处理，护理好皮肤黏膜。如果因疫苗注射导致的荨麻疹样药疹要注意血清病样反应，观察生命体征。重症药疹伴有内脏损伤的，要采用中西医结合治疗。

（三）关于重复应用致敏药物对药疹发病的影响研究

在发表于《北京医学》1988 年第 5 期的论文《重复使用致敏药物对药疹发病的影响（附 102 例临床分析）》中，张志礼对 1979—1985 年住院的 102 例药疹患者进行临床分析，从皮肤损害和内脏损伤两个方面探讨了重复使用致敏药物与药疹发病的关系。其中重复使用致敏药物者 27 例，其他 75 例。其中重症药疹 18 例，重复用药的 10 例，占 37.0%，未重复用药的 8 例，占 10.7%。实验室检查异常的也是重复用药组明显高于未重复用药组。研究显示，重复使用致敏药物是一个重要发病因素，而与不同的药物种类无关。重复使用致敏药物可加重药疹患者的皮肤损害及增加内脏损害的风险。他还特别强调了避免使用致敏药物的方法：用药前仔细询问药敏史；用药后密切观察是否出现过敏现象，并及时停用可疑致敏药物。对已确定的致敏药物，需在病历中做醒目记录，并向患者反复交代。对已知致敏药物或结构相近的药物，要避免重复使用，特别需注意药物的同药异名及复方药物中所含致敏成分。这些应该成为临床医生诊疗行为的基本规范。

（四）重症药疹的中西医结合治疗

张志礼认为，药疹作为一种药物变态反应所致的皮肤病，不仅皮肤、黏膜有损伤，内脏亦常被波及，严重者可以出现药物超敏反应综合征，出现高热、肝肾功能、血液系统等的损害。因此，对于重症药疹应予以足够的重视，必要时要及时足量给予糖皮质激素及脱敏药物进行中西医结合治疗，同时给予吸氧、补液、维持水电解质平衡等。在发病初期应尽早给予足够剂量的糖皮质激素，特别强调如下几点：

1. 对于危重、重症药疹要高度重视，一旦诊断明确就要积极果断治疗。早期足量使用糖皮质激素可以快速抑制免疫反应，扼制系统损害的进一步发展。用药得当，一般 3 日内即可得到控制疾病进展，7～10 日病情明显好转后开始递减激素。不同于红斑狼疮、皮肌炎等自身免疫性疾病的糖皮质激素等使用，减量的速度可以相对快。

2．重症药疹急性发作时中医辨证为毒入营血，气血两燔，治以清热凉血，解毒利水。应用清热解毒、清营凉血、除湿利水中药，犹如"釜底抽薪"，有助于疾病向愈。中药的优势可以改善高热、烦躁、皮肤红斑、肿胀等症状。后期气阴两伤，治以清解余毒，养阴益气，喜用太子参、南北沙参，或在中药汤剂基础上加西洋参（单煎，代茶饮）。

3．系统使用抗生素要十分谨慎，如果没有明确指征，不建议抗生素"保驾"，以免再次致敏。这主要是针对荨麻疹样、麻疹猩红热样药疹等皮肤完整的药疹而言。但是对于重症药疹，出现皮肤松解、大疱时，皮肤创面大、渗出多，易于细菌生长，黏膜损害增加呼吸道、消化道、泌尿道的感染机会，加之使用了大剂量激素，感染几乎是不可避免的，需要根据细菌培养结果，选择适当的抗生素。要注意二重感染问题。注意有无口腔黏膜白膜、腹泻等。

4．支持治疗，维持机体生理功能，对于治疗和恢复很有必要，要注意维持循环血容量，维持水电平衡，补充白蛋白，可参考烧伤病人的治疗方案。应用丙种球蛋白，必要时可给予新鲜血。

5．皮肤护理非常重要　重症药疹病情发展快，皮肤黏膜损害广泛，症状险恶，伴有高热及全身症状。皮肤有大量的松弛性水疱，或大面积的表皮松解形如烫伤，皮肤稍一摩擦即成片剥脱，极易继发感染，造成严重后果。故护理疮面是十分重要而困难的工作。为了减少病人的继发感染机会，要按一般烧伤病人的护理原则：采取皮损暴露的方法，基本不用刺激性外用药，室内用紫外线消毒并保持一定温度，勤翻身，定时更换清洁被单衣物，破溃面用红外线照射，大而松弛的水疱消毒后用无菌注射器抽取疱液，严密保护未破裂的大面积的松解表皮（切勿撕掉），为了防止创面的摩擦，减少病人痛苦，床上放置支被架，加强眼睛、口腔、外阴及肛门等处的清洁护理，每日多次用生理盐水漱口或清洗。

四、典型病案

患者女性，33岁。身起疹5天，伴发热，于2000年1月17日11:30入院。

患者1周前，因头晕头痛，在朝阳区某医院就诊，诊断不明，予内服尼莫地平（具体用量不详）及卡马西平3片每日3次治疗，5天前出现面部红肿，手部起疹，瘙痒，发热，体温最高39.4℃，曾静脉注射双黄连粉针剂效果不明显，皮疹逐渐增多，来我院就诊，用马齿苋水剂冷湿敷，0.1%洗必泰漱口液漱口。病情不能控制，遂以药疹收入院。入院时患者身有红斑，眼、口、外阴黏膜糜烂疼痛，睁眼不能，恶心欲吐，时口黏，胸闷，无咽痛，无关节痛和腹痛，纳差，睡眠欠安，大便干，7日未行，小便可。既往肾小球肾炎病史3个月余，泼尼松最高每日 60mg，已减至 45mg，否认高血压、冠心病、糖尿病、肝炎、结核等慢性病传染病史。药敏史：卡马西平过敏，青霉素可疑过敏。体格检查：体温 37.5℃（口表），血压 105/75mmHg，心率 80 次 /min，呼吸 18 次 /min，静眼张口困难，双肺呼吸音粗，余系统检查未见明显异常。皮科检查：颜面、颈部潮红斑片，面颊表皮松解，眼睑浮肿，睑结膜可以见到脓性分泌物，黏膜粘连不能静眼，口唇黏膜糜烂，口腔内有脓性分泌物，外阴部位皮肤黏膜潮红，可见粟粒大小红色丘疹。躯干、四肢密集粟粒至绿豆大小红色丘疹、丘疱疹，边缘色暗，手背浮肿，表皮松解，掌跖见同样的皮疹，背部有一处表皮松解剥脱。皮疹对称分布，尼科利斯基征（尼氏征）阳性。舌质淡，苔白，脉细滑。实验室检查：血常规：WBC $14.4×10^9$/L，N 66.7%，L 16.1%，M 6.3%，RBC $5.2×10^{12}$/L，Hb 158g/L，PLT $148×10^9$/L。尿常规：PRO（+），KET（+），BIL（+）。胸片：心肺膈未见异常。

[中医诊断] 药毒。

[西医诊断] 重症多形红斑型药疹。

[辨证] 毒入营血。

[治法] 清热解毒利湿。

[处方]　金银花 15g　连翘 15g　　蒲公英 30g　车前子 15g（包煎）
　　　　车前草 15g　牡丹皮 15g　白鲜皮 30g　苦参 10g
　　　　马齿苋 30g　泽泻 10g　　川萆薢 15g　全瓜蒌 30g
　　　　熟大黄 10g

[西医治疗] 地塞米松 5mg，静脉滴注，每日 2 次；利复星（甲磺酸左氧氟沙星）100ml，静脉滴注，每日 2 次。

配合补液支持治疗。

[局部治疗] 皮损处给予中药水剂湿敷。

黏膜护理：眼部给予氯霉素眼药水、四环素可的松眼药膏、利复星眼药水点眼；口腔给予洗必泰漱口液；外阴给予中药冲洗治疗。

[治疗经过] 入院第 2 天：患者精神弱，面部浮肿，皮疹仍有增多，并出现表皮松解，大疱。无恶寒。体温 38.7℃，血压 135/75mmHg，心率 140 次 /min，呼吸 20 次 /min。可闻及左肺湿啰音。皮科情况：面颊、前额、下颌、背部可见黄豆大水疱，表皮剥脱。双手背红肿，散在黄豆大松弛水疱。双耳部表皮剥脱，见鲜红糜烂面。实验室检查：WBC $4.0×10^9$/L，N 67.7%，L 11.7%，M 20.2%，EO 0.2%。尿常规：PRO（+），WBC（+）。生化检查：ALT 92U/L，GGT 130U/L，HBDH 370U/L，LDH-L 435U/L，CK-MB 21.3U/L，AST 82U/L，Na^+ 133.3mmol/L，Cl^- 97.2mmol/L。

张志礼查房指示：根据病史，起疹前有明确服药史，发病急骤，全身泛发红斑、水疱，表皮松解，黏膜损害，伴有发热等全身症状，药疹诊断明确，根据皮损面积，结合症状、体征、化验检查结果，可诊断为大疱性表皮松解坏死型药疹（TEN）。中医诊断为药毒，辨证为毒入营血证。中医治疗应加强凉血护阴之功效，可加用西洋参10g、白茅根30g、石斛15g，代茶饮。激素用量不足，应加至地塞米松15mg/d。肺部湿啰音，要警惕肺部感染所致，或是本病导致炎症渗出所致。继续给予抗生素治疗。局部皮损及黏膜部位应加强护理。加强支持治疗，目前补液不足，应加至2 500ml/d以上。要注意脓毒血症的发生以及脏器的损伤。

入院第4天：患者体温降至正常，皮损缓解不明显，激素调整为甲泼尼龙40mg、地塞米松7.5mg静脉滴注。

中药加强健脾利湿的作用，顾护脾胃，调整处方如下：

茯苓15g　　生白术15g　　赤芍15g　　白芍15g

六一散30g（包煎）　生薏苡仁30g　车前子15g（包煎）

冬瓜皮30g　泽泻15g　　　白鲜皮30g　地肤子15g

马齿苋30g　生地15g　　　川贝10g　　桑白皮15g

焦三仙30g　白及10g

余治疗方案同前。3日后激素减量，甲泼尼龙40mg静脉滴注，每日1次，加地塞米松5mg静脉滴注8Am；再3天改为甲强龙（注射用甲泼尼龙琥珀酸钠）40mg静脉滴注，泼尼松龙20mg口服；再3天改为甲强龙20mg静脉滴注，泼尼松龙30mg口服；再3天改为泼尼松龙50mg/d，口服，皮损逐渐色淡，干燥，呈消退趋势，化验指标恢复正常。住院18天出院。

[按语] 本例重症药疹，入院时皮损面积尚不大，水疱、大疱、表皮松解尚不广泛，但黏膜损害明显，体温升高，初步诊断为重症多形红斑型药疹。以后病情发展迅速，皮疹面积迅速扩展至全身，红斑呈现暗紫红色，出现较为广泛的皮肤松解，黏膜损害，伴有高热、肝功能异常、白细胞计数降低等，调整诊断为大疱性表皮松解坏死型药疹。患者虽皮损暗红，伴有发热，大便干燥，但舌质淡红，脉细，脉症不符，此时当舍脉从症，辨证为毒热入营，气血两燔。

此类重症药疹应以中西医结合治疗为宜，尽早使用糖皮质激素控制免疫反应，遏制脏器损伤。本例患者初入院时因考虑重症多形红斑型药疹，激素给予10mg地塞米松，病情未能控制，迅速发展至全身，出现皮肤松解，黏膜损害，已转为大疱性表皮松解坏死型，根据张志礼经验，激素用量应相当于泼尼松100mg。因此地塞米松加量至15mg/d，3天时体温控制，但皮损松解仍存在。此时需要判断：①激素用量不够；②激素不敏感；③给药方式、途径不合适。经过分析考虑此患者体温有所控制，皮损没有进一步发展，激素治疗有效，可暂不增加激素用量，而更换激素品种，遂改为甲泼尼龙40mg/d，静脉滴注，地塞米松 7.5mg/d，皮损得到控制，逐渐干燥色淡，消退。激素逐渐减量。减量包括用量的减少，给药途径也逐步替换为口服。

中药治疗方面，早期以毒热为主，给予凉血解毒、除湿护阴之剂，清除气血分的毒热，但同时要顾护脾胃。后期由于气血损耗，出现气阴不足，加之患者素体脾胃不健，气血亏虚，当病情稳定、趋于和缓时，宜根据患者体质，加强健脾益气之力。

此例患者黏膜损害明显，入院时，眼部由于分泌物多、肿胀明显，不能睁眼，此时皮肤黏膜的护理必须到位，否则出现炎症粘连，导致视力障碍，影响久远。此患者的黏膜护理持续始终，积极到位，未出现后遗症。由于发热、炎症反应明显、皮肤松解体液丢失多，损耗增大，加之黏膜受损致进食困难，入量不足，应注意支持疗法，避免水电解质紊乱。患者曾出现血液系统、肝功能的异常，应用激素后很快缓解，必要时需要请相关科室协助诊治。

该病例得到的经验为：重症药疹治疗应采取中西医结合治疗。要早期足量使用糖皮质激素。重症药疹的类型亦可发生改变，此例即从重症多形红斑型演变为大疱性表皮松解坏死型，激素的起始剂量选择亦有所不同。当治疗效果欠佳时，可考虑更换激素品种，或者调整给药方式、途径。病情控制后激素减量可以较快速。要注意支持疗法，密切关注脏器损伤情况。注意皮肤黏膜护理，避免继发感染。中医药治疗应注意扶正祛邪兼顾。

关于重症药疹的治疗，现在也可考虑静脉滴注丙种球蛋白，对抗免疫反应的同时，亦可减少继发感染的发生。有些重症药疹，如药物超敏反应综合征，病情缓解后，激素不能快速减量，否则亦易出现反复。

荨麻疹

荨麻疹是由于皮肤、黏膜小血管扩张及渗透性增加而出现的一种局限性水肿反应，通常在 2～24 小时内消退，但可反复发生新的皮疹。本病类似于中医文献中的"瘖瘟""瘾疹"。如《诸病源候论·小儿杂病诸候五·风瘙瘾疹候》所述："风入腠理，与血气相搏，结聚起，相连成瘾疹。"《医宗金鉴·外科心法要诀》记载："此证俗名鬼饭疙瘩，由汗出受风，或露卧乘凉，风邪多中表虚之人，初起皮肤作痒，次发扁疙瘩，形如豆瓣，堆累成片。"

一、疾病概述

本病病因复杂，一般可分为变态反应与非变态反应性两类。常见病因有药物、食物及食物添加剂、吸入物、感染、昆虫叮咬、物理因素、精神因素、内分泌改变、内科疾患、遗传因素等。肥大细胞活化脱颗粒、释放组胺、合成细胞因子及炎症介质等引起血管扩张及血管通透性增加，导致真皮水肿是荨麻疹发病的中心环节。临床特征为风团伴瘙痒，可自然消退，愈后不留痕迹，但易反复发生。本病一般分为急、慢性两类，于短期内痊愈者称急性荨麻疹，若反复发作达每周至少2次并连续6周以上者称慢性荨麻疹。

中医认为急性者多因禀赋不耐，又食鱼虾等荤腥动风或不新鲜食物；或因饮食失节，胃肠食滞，饮酒过量，复感风寒、风热之邪；或七情内伤，营卫不和，卫外不固，汗出当风，风邪郁于皮毛、腠理之间而发病；或因药物过敏而诱发。慢性荨麻疹多因情志不遂，肝郁不疏，郁久化热，伤及阴液，或因有慢性疾病，平素体弱，气血不足，或产后受风；或因皮疹反复发作，经久不愈，气血耗损；或脾肺两伤，卫气虚弱，加之风邪外袭，以致内不得疏泄，外不得透达，郁于皮肤腠理之间，邪正相搏而发病。

张志礼认为本病初发多属实证，久病则多为虚证，而风邪是本病的主要外因。"风为百病之长，善行而数变。"风、寒相合而为风寒之邪，风、热相合而为风热之邪，二者又可相互转化。因此，治疗当以祛风为主，并根据夹寒、夹热不同，酌用清热或散寒之法。本病日久则多属虚证，阴血不足，应配以滋阴养血、疏散风邪之品；脾肺虚弱，卫气不固，则配以益气固表、祛风之剂。

二、辨证论治

（一）风热证

[主证] 多见于急性荨麻疹。发病急，风团色红，灼热剧痒，兼见发热、恶寒，咽喉肿痛，心烦口渴，胸闷腹痛，恶心欲吐。舌红，苔薄白或薄黄，脉浮数。

[辨证] 风热袭表，肺卫失宣。

[治法] 辛凉透表，宣肺清热。

[处方] 荆防方加减。

荆芥 10g	防风 10g	金银花 15g	牛蒡子 10g
黄芩 10g	连翘 10g	牡丹皮 15g	浮萍 10g
僵蚕 10g	蝉蜕 10g	桑白皮 15g	冬瓜皮 15g

（二）风寒证

[主证] 多见于寒冷性荨麻疹。皮疹色淡红，遇风冷皮疹加重，伴口不渴，或腹泻。舌体淡胖，苔白，脉浮紧。

[辨证] 风寒束表，肺卫失宣。

[治法] 辛温解表，宣肺散寒。

[处方] 麻黄方加减。

麻黄 6g	杏仁 6g	干姜皮 6g	浮萍 10g
白鲜皮 30g	牡丹皮 10g	陈皮 10g	僵蚕 10g
赤芍 10g	甘草 10g		

（三）阴血不足，血虚受风证

[主证] 皮疹反复发作，迁延日久，午后或夜间加剧，心烦，易怒，口干，手足心热。舌红少津，或舌质淡，脉沉细。

[辨证] 阴血不足，风邪束表。

[治法] 滋阴养血，疏散风邪。

[处方] 当归饮子加减。

当归 10g　川芎 10g　熟地 15g　赤芍 15g

白芍 15g　首乌藤 30g　黄芪 15g　刺蒺藜 30g

防风 10g　浮萍 10g　白鲜皮 30g

（四）脾肺两虚，风寒束表证

[主证] 皮疹颜色淡，遇风寒加重，素体虚弱，面色㿠白，口不渴。舌质淡，边有齿痕，苔白，脉沉缓。

[辨证] 脾肺两虚，卫气不固。

[治法] 健脾益肺，益气固表。

[处方] 玉屏风散合多皮饮加减。

黄芪 30g　太子参 15g　白术 10g　茯苓 15g

陈皮 10g　桑白皮 15g　五加皮 6g　白鲜皮 30g

刺蒺藜 30g　防风 10g　浮萍 10g　当归 10g

赤芍 10g

随证加减： 以上四证，如胃热炽盛，口渴口臭，便秘或大便热臭，舌红苔黄者，可加生石膏、栀子、大黄；遇风加重者，加黄芪、白术、防风；病情顽固，寒热错杂，夜间尤甚者，加秦艽、威灵仙；若寒邪重者，加用干姜皮、麻黄、陈皮；夹热邪者，加用牡丹皮、地骨皮、冬瓜皮；夹风邪者，用僵蚕、蝉蜕。

三、临证经验

荨麻疹病因复杂，治疗棘手，约 75% 以上的患者找不到发病原因，尤其是慢性荨麻疹。张志礼在临证中发现，青霉素、血清制品、各种疫苗等诱发荨麻疹者常见，其特点是发病突然，皮疹量多，常遍及全身，分布较均匀，持续时间较长而不易消散，疹色鲜红，有时是出血样疹，瘙痒较剧烈等，常伴口渴、喜冷饮，心烦易怒，便干尿黄，脉滑数。证属湿热内蕴，兼感毒邪。治疗上给予清热凉血、除湿解毒的药物，常可获得较好的效果。

张志礼认为，不同年龄阶段的荨麻疹患者，因其自身特点的差异，常有不同的致病因素和临床表现，不能一概而论，即中医"因人制宜"理论的具体体现。如儿童病例中，虫积和伤脾常为荨麻疹的前二位病因，患儿多身体瘦弱，面黄有虫斑，时有牙龈肿痛，龋齿或脐周疼痛。治宜健脾消导、驱虫止痒，可用小儿健肤糖浆方(现名小儿健肤合剂)并配合驱虫治疗。成年荨麻疹患者，多因饮食不节，过食腥发、动风之品，或饮酒伤及脾胃，或有慢性胃肠疾患、肝胆疾患等潜在病灶。治宜调理脾胃、祛风解表，方用除湿胃苓汤加减。同时积极治疗慢性病灶，如上呼吸道感染、扁桃体炎等。日光过敏性疾患常可诱发风热束肺型荨麻疹，治宜祛风清热，可用荆防方合银翘散加减。老年荨麻疹患者，因其年老体虚和久病致虚，多表现气血两虚型和脾肺两虚型，在养血滋阴、健脾益肺治疗的同时，注意进行有关检查，以排除内科疾患、恶性肿瘤疾病。此外，患有慢性盆腔炎、月经失调的患者，荨麻疹常在经前或经期加重，皮疹颜色较深红，经血暗红，舌质暗红可有瘀斑。根据"治风先治血，血行风自灭"和"风血同治""气血同治"的原则，可选用桃红四物汤、逍遥散加减，在方药中可加入丹参、益母草等活血药物。

我们对张志礼在 1990—2000 年用中医治疗荨麻疹的部分处方进行了用药规律、特点分析，结果如下：从中药使用频次统计，前 15 位依次是浮萍、白鲜皮、牡丹皮、蝉蜕、地骨皮、冬瓜皮、桑白皮、大腹皮、五加皮、羚羊角粉、僵蚕、生地、茯苓皮、防风、当归。从药物功效分析，具有疏风止痒功效的药物应用最多，其次常佐以清热凉血利湿功效的药物。常用方剂为多皮饮、荆防方加减。根据张志礼常用处方统计分析，皮类药物应用频率超过 90%，有中医"以皮达皮"之意。根据辨证的不同，阴血不足者常应用当归、鸡血藤、首乌藤、白芍；遇寒加重者常应用桂枝、干姜皮。"治风先治血，血行风自灭"，在张志礼治疗荨麻疹的方药中，也常应用活血类药物，如丹参、川芎、赤芍。此外，银柴胡、乌梅、五味子也常应用，取过敏煎之意。张志礼还常使用蝉蜕、僵蚕这类药物治疗荨麻疹，取其祛风息风之功效，但我们在临床使用中，要注意动物类药物可能导致荨麻疹病情的加重，应仔细诊查，详问病史，有异体蛋白过敏者应斟酌使用。

张志礼认为，风热型荨麻疹发病急，外邪未深入，正气未虚者疗效较好；风寒型荨麻疹及血虚、气虚型多见于慢性顽固性患者，治疗需要较长时间。另外，在荨麻疹治疗过程中加入血分、气分药，可提高疗效，不宜多用蜈蚣、蛇蜕等表散性虫药，以免病情加重。为减少复发，临床治愈后应继续巩固服药一段时间；治疗期间及恢复期均应注意饮食禁忌，忌服用鱼虾、辣椒、烟酒等腥发动风、辛辣刺激食物，避免诱发因素，以免引起该病复发。

四、典型病案

李某，女，26 岁。1988 年 6 月 29 日初诊。

患者近 2 个月来全身反复起大片红斑，伴瘙痒不适，遇热皮疹加重，搔抓后更为明显，数小时后皮疹可自然消退。纳眠可，二便调。皮科检查：躯干多数大小不等红色风团,散在抓痕血痂。舌质淡红,苔黄,脉浮滑。

　　[中医诊断] 瘾疹。

　　[西医诊断] 荨麻疹。

　　[辨证] 风热袭表,肺卫失宣。

　　[治法] 辛凉解表,疏风清热。

　　[处方] 荆防方加减。

防风 10g	荆芥 10g	僵蚕 10g	蝉蜕 10g
桑白皮 15g	牡丹皮 15g	地骨皮 15g	白鲜皮 30g
冬瓜皮 15g	大腹皮 10g	乌梅 15g	五味子 10g

　　[二诊] 服药 5 剂后部分皮疹消退,但遇热和汗出后仍起皮疹,舌质淡红苔白,脉浮滑。前方去地骨皮、大腹皮,加白茅根 30g、赤芍 12g。

　　[三诊] 服药 4 剂,皮疹较前减轻,但晚间皮疹时有新发。前方加薄荷 6g、银柴胡 10g、首乌藤 15g、天仙藤 15g,继续服用 1 周后皮疹基本消退,病情无明显反复。

　　[按语] 本例患者中医辨证属风热袭表,肺卫失宣。治以辛凉解表、疏风清热之法。方中以荆芥、防风、僵蚕去皮里膜外之风,并佐以冬瓜皮、大腹皮清热利水消肿;白鲜皮清热除湿止痒;桑白皮、蝉蜕清肌表之热;牡丹皮、地骨皮凉血清热;乌梅、五味子收敛并有抗过敏之功效。服药 5 剂,皮疹仍有新发,去地骨皮、大腹皮,加白茅根、赤芍凉血活血,取"治风先治血,血行风自灭"之意。再服 4 剂,皮疹减轻,晚间皮疹略有反复,为初现阴血不足之象,加用薄荷疏风清热,银柴胡清退虚热,首乌藤、天仙藤调和阴阳,诸药配合,共收疏风清热、祛风止痒之功。续服 1 周,皮疹基本消退。

丘疹性荨麻疹

　　丘疹性荨麻疹,又称荨麻疹样苔藓、婴儿苔藓,是一种变态反应性皮肤病。本病类似于中医文献中的"水疥""土风疮"。如《诸病源候论·疮病诸候·疥候》记载:"水疥者,痞瘰如小瘭浆,摘破有水出。"赵炳南先生称之为"水疱湿疡"。

一、疾病概述

　　本病与昆虫叮咬有关,是由节肢动物类叮咬而引起的迟发性过敏反应。皮损特征为绿豆至花生米大小略带纺锤形的红色风团,有的可有伪足,中心常有小水疱,剧烈瘙痒,皮疹常成批出现。多见于婴儿及儿童,成人亦可患此病,夏秋季常见。

　　中医认为本病多因素体禀赋不耐或胎中遗热以致湿热内蕴,或因蚊、蚤、昆虫叮咬，或因肠内寄生虫，或因食入腥发动风之品，或因内有食滞，复感风邪而诱发本病。张志礼认为外邪侵袭或内有食滞为本病的主要原因。

二、辨证论治

（一）风热证

[主证] 风团红斑，中心有小丘疹或水疱，昆虫叮咬者常可见刺伤，部分糜烂、结痂。舌尖红，苔薄白，脉浮。

[辨证] 内蕴湿热，复感风邪虫毒。

[治法] 清热解毒，疏风止痒。

[处方] 荆防方加减。

荆芥6g　　防风6g　　薄荷3g　　地肤子10g

金银花10g　蒲公英10g　牡丹皮10g　生地12g

（二）食滞证

[主证] 皮疹为小丘疹及风团红斑，偶见水疱及糜烂结痂。腹胀，纳呆，咽干，大便秘结，小便短赤。舌质稍红，舌苔白厚，脉滑。

[辨证] 内有食滞，外感风邪。

[治法] 清热消导，疏风止痒。

[处方] 防风3g　　黄芩10g　　栀子6g　　赤芍6g

焦三仙30g　白鲜皮10g　焦槟榔5g　炒莱菔子5g

随证加减：以上二证，如口渴口臭，大便干结者，可加黄连、栀子、大黄；如水疱、糜烂、渗出者，加连翘、生薏苡仁；面黄肌瘦、纳食不佳者，可加炒麦芽。

三、临证经验

张志礼认为本病多由于风、热、滞、虫等因素致病，以实证为多，常见风热证及食滞证，主要治法为疏风止痒、清热解毒、消导化滞。如为外邪侵袭，昆虫叮咬的患者，治疗当以清热解毒为主。如以内有食滞或消化系统表现为主者，治疗当以清热消导为主，并根据夹湿、夹风的程度不同，酌用利湿或疏风之品。针对内有湿热、食滞的小儿患者，他常以小儿健肤合剂（金银花、栀子、焦麦芽、地骨皮等）作为基础方加减，以奏清热除湿、健脾消导之功。由于幼童的脏腑娇嫩，发病常与内伤食滞有关，在治疗上应注意顾护脾胃，避免寒凉药物损伤脾胃功能，在健脾利湿、解毒止痒的同时加用消食导滞的药物。此外，病情趋于稳定，可以配合应用中成药治疗，如防风通圣丸、小儿香桔丹、导赤丹等，根据情况选用。

本病的外治以杀虫止痒、防止继发感染为原则。皮损红肿或有丘疱疹时，可外用炉甘石洗剂或雄黄解毒散洗剂。皮肤破溃、糜烂渗出时，可用植物油调祛湿散。临床需要根据皮疹的情况选择合适剂型的药物治疗,可以取得良好的效果。同时要针对致病因素加以干预,清洁居处及周边环境,包括衣物、被褥的清洁晾晒,防止昆虫叮咬等。

第三节　结缔组织病

红斑狼疮

红斑狼疮是一种面部常发生蝴蝶形红斑,可伴有关节疼痛、脏腑损伤等全身病变的系统性疾病。目前尚未查到中医古籍关于红斑狼疮病名的记载,但对其症状、体征的描述并不鲜见。根据全身证候命名的有,如《金匮要略》称"阴阳毒",《伤寒绪论》称"温毒发斑";从面部表现特征命名的有"日晒疮""鬼脸疮""鸦

红斑狼疮诊　　张志礼讲解
疗评价　　　红斑狼疮的
　　　　　　概念和治疗

啖疮"等;又有以症状、体征的特点命名为"周痹""痹症""臌胀""水肿"的。赵炳南先生将本病称为"红蝴蝶""鬼脸疮"。

一、疾病概述

本病的病因尚不十分清楚,目前认为与遗传、病毒、药物、紫外线辐射、性激素及环境等因素有关。本病是一种多发于育龄妇女,临床有多种表现,可累及全身任何脏器的自身免疫性疾病。红斑狼疮是一个病谱性疾病,病谱一端为主要限于皮肤的盘状红斑狼疮(DLE),另一端为内脏多系统受累、并常有皮肤损害的系统性红斑狼疮(SLE),中间有很多亚型,如播散性盘状红斑狼疮、亚急性皮肤红斑狼疮(SCLE)、深在性红斑狼疮和抗核抗体阴性的红斑狼疮等。其中 SCLE 在皮肤科较常见,其皮肤表现主要有两型,一是环状或多环型,一是丘疹鳞屑型(银屑病样)。现 SLE 的诊断主要参照 1997 年美国风湿病学会修订的 SLE 分类诊断标准,并采用"系统性红斑狼疮活动指数"(SLEDAI)判断 SLE 的活动性。

《金匮要略·百合狐惑阴阳毒病脉证治》记载:"阳毒之为病,面赤斑斑如锦文,咽喉痛,唾脓血。……升麻鳖甲汤主之","阴毒之为病,面目青,身痛如被杖,咽喉痛……"以上两条论述了阴阳毒的证治及预后,其面部有皮疹、发热、咽喉痛、关节痛等全身性表现,与系统性红斑狼疮临床表现近似,至今有专家仍沿用升麻鳖甲汤治疗系统性红斑狼疮。《疡医大全》记载的"鸦啖疮"与盘状红斑狼疮皮损表现相近。《疮疡经验全书》论述:"鸦啖者久中邪热,脏腑虚寒,血气衰少,腠理不密,发于皮肤之上,相生如钱窍,后烂似鸦啖,日久损伤

难治,用鸦啖散。"提到了鸦啖疮的病机、皮损表现、治疗及预后。

张志礼长期致力于对本病的研究,认为本病的发生,多因先天禀赋不足,后天又失调养,阴精亏损,阳气化生不足,而致体内阴虚火旺,复因七情内伤,气急怒恼,过度疲劳等因素,使阴阳气血失衡,经脉阻隔气滞血瘀,脾肾两虚。或因日光暴晒,邪热入里,毒热与虚火相搏,燔灼营血,内炽脏腑,外灼肌肤,病程日久,五脏俱虚,阴阳离决,脉络不通,而致死亡。

二、辨证论治

红斑狼疮的发病机制和证候比较复杂,各证型之间常出现交杂现象,根据张志礼多年临床经验,辨证论治分型如下。

(一)盘状红斑狼疮

1. 气血瘀滞证

[主证] 皮损局限面部、手背,或少数患者可呈四肢躯干播散发生,表现为红斑鳞屑角化性皮损,有毛囊角栓,有萎缩,患者常有纳差,郁闷。舌质暗红,脉缓。

[辨证] 气血瘀滞。

[治法] 活血化瘀,软坚散结。

[处方] 秦艽丸加减。

秦艽 10g	乌蛇 10g	漏芦 10g	鸡冠花 10g
玫瑰花 10g	凌霄花 10g	丹参 15g	鬼箭羽 15g
黄芪 10g	白术 10g	女贞子 15g	白花蛇舌草 30g

2. 阴虚火旺证

[主证] 多有口唇及口内黏膜损害,表现为角化性白斑或糜烂,有口舌干燥,口干渴,不思饮。舌红,苔白或腻,脉细数。

[辨证] 阴虚火旺。

[治法] 养阴清热,活血化瘀。

[处方] 解毒养阴汤加减。

南北沙参各 15g	石斛 15g	玄参 15g	佛手参 15g
黄芪 15g	生地 15g	丹参 15g	天花粉 15g
赤芍 15g	紫草根 10g	鸡冠花 10g	黄连 10g

随证加减:以上二证,如面部红斑,光敏感者,加青蒿、茵陈、地骨皮、凌霄花;深在斑块者,加夏枯草、生牡蛎、连翘;阴虚者,加生地、南北沙参、元参;气阴两伤者,加太子参、黄精;关节痛者,加秦艽、鸡血藤;腰膝酸软者,加女贞子、菟丝子;口舌糜烂,怔忡不寐,下肢冰冷之上热下寒、心肾不交者,加用交泰丸,以引火归原;热毒明显或余毒未尽者,加草河车、白花蛇舌草。

（二）亚急性皮肤型红斑狼疮

[主证] 多在面部或四肢出现环状红斑样或银屑样皮肤损害，患者自觉面部发热，心烦热，有时有关节疼痛，内脏损伤轻微。

[辨证] 脾肾不足，毒热蕴于血分。

[治法] 凉血解毒，健脾益肾。

[处方] 抗敏合剂加减。

青蒿 15g	地骨皮 15g	凌霄花 10g	鸡冠花 10g
玫瑰花 10g	野菊花 15g	白术 10g	茯苓 10g
女贞子 15g	菟丝子 15g	鸡血藤 15g	白花蛇舌草 30g

随证加减：红斑灼热，午后潮热者，加白薇、地骨皮、银柴胡；关节痛者，加秦艽、乌蛇、漏芦、桂枝；皮疹不鲜，舌质淡暗或紫暗者，加当归、川芎、仙灵脾；乏力、腹胀、便溏者，加党参、黄芪、山药、陈皮。

（三）系统性红斑狼疮

1. 毒热炽盛，气血两燔证

[主证] 高热烦躁，面部红斑或出血斑，全身无力，关节肌肉疼痛，烦热不眠，口渴思冷饮，精神恍惚，严重时神昏谵语，抽搐昏迷，或有呕血、便血、衄血。舌质红绛，舌苔黄或光面，脉细数或洪大。化验检查自身抗体阳性，血沉增快。

[辨证] 毒热炽盛，气血两燔。

[治法] 清热凉血，解毒护阴。

[处方] 解毒凉血汤或狼疮一号加减。

生玳瑁面 6g 或羚羊角粉 0.6g（冲服）		生地炭 15g	
银花炭 15g	板蓝根 30g	白茅根 30g	牡丹皮 15g
赤芍 15g	生石膏 30g（先煎）	草河车 15g	白花蛇舌草 30g
元参 15g	石斛 15g	天花粉 15g	知母 10g

2. 气阴两伤，血脉瘀滞证

[主证] 高热已退，常有不规则低热，或持续低热缠绵，自觉心烦、无力，五心烦热，以手足心热更甚，自汗盗汗，关节酸痛，足跟痛，妇女月经涩少，颜面浮红。舌质红，舌苔少或镜面舌，脉细数或扎。化验检查常有贫血，白细胞减少，血小板计数降低，血浆蛋白低。

[辨证] 气阴两伤，血脉瘀滞。

[治法] 养阴清热，益气活血，解毒。

[处方] 解毒养阴汤或狼疮二号加减。

南北沙参各 15g	石斛 15g	玉竹 10g	青蒿 15g
地骨皮 15g	女贞子 15g	墨旱莲 15g	黄芪 15g

黄精 15g　　　　丹参 15g　　　鸡血藤 15g　草河车 15g

白花蛇舌草 30g

3. 脾肾两虚证

[主证]疲乏无力,关节痛,腿痛尤甚,四肢发凉,足肿腹胀,有时低热不断,肢冷面热,口舌生疮,胸腹痞满,尿少夜尿。舌质淡暗,舌体胖嫩有齿痕,脉沉细,尺脉尤甚。化验检查:尿有异常,有时肾功能有异常,血白蛋白低。

[辨证]脾肾两虚,气血失和。

[治法]健脾益肾,调和阴阳,活血解毒。

[处方]健脾益肾合剂或狼疮三号(狼疮冲剂)加减。

黄芪 15g　　太子参 15g　白术 10g　　茯苓 10g

女贞子 15g　菟丝子 15g　仙灵脾 10g　山萸肉 10g

丹参 15g　　鸡血藤 15g　桂枝 10g　　草河车 15g

白花蛇舌草 30g

4. 脾虚肝郁证

[主证]除上述症状外,有腹胀纳差、胁痛、头昏头痛,女子月经不调或闭经。舌质紫暗或有瘀斑,脉弦缓或沉缓。化验肝功能常有异常。

[辨证]脾虚肝郁,气血瘀滞。

[治法]健脾益气,疏肝活血解毒。

[处方]狼疮四号加减。

柴胡 10g　枳壳 10g　　白芍 15g　　当归 10g

黄芪 15g　太子参 15g　白术 10g　　茯苓 10g

丹参 15g　鸡血藤 15g　益母草 10g　草河车 15g

白花蛇舌草 30g

5. 风湿痹阻证

[主证]以关节肌肉疼痛为主,有时可有肢体麻木,皮肤红斑结节,或见环状红斑,间有低热。舌苔白,脉弦滑。

[辨证]风湿痹阻,经脉不通。

[治法]祛风湿宣痹,温经活血通络。

[处方]黄芪 15g　　　桂枝 10g　　　白芍 15g　　　秦艽 15g

乌蛇 10g　　　丹参 15g　　　鸡血藤 15g　天仙藤 15g

首乌藤 15g　女贞子 15g　草河车 15g　白花蛇舌草 30g

随证加减:以上五证,如高热不退,抽搐者,加安宫牛黄丸、钩藤、石菖蒲;毒热邪盛者,加秦艽、乌蛇、鱼腥草、大黄、黄连、漏芦;低热者,加地骨皮、银柴胡、青蒿、鳖甲;面部红斑重者,加鸡冠花、玫瑰花、凌霄花;头昏、头痛者,加川芎、菊花、茺蔚子、钩藤;胸闷心悸者,加苏梗、枳壳、瓜蒌、薤白;关节肿痛者,加豨莶草、老鹳草;水肿明显者,加车前子、桑白皮、冬瓜皮、抽葫芦;腰痛者,加杜仲炭、续断、桑寄生。脾虚便溏者,加白术、茯苓、党参,重用黄芪;气虚重者,加白人参、西洋参;肾阳虚者,加附子、肉桂。血沉快者,加鬼箭羽、石见穿。

三、临证经验

(一)着眼以虚为本,标实本虚

张志礼秉承恩师赵炳南先生的学术思想,认为本病是由于先天禀赋不足、后天七情内伤,致使人体阴阳不调、气血失和,复因日光暴晒、毒邪侵袭而诱发。由于病情复杂,临床表现差异很大,如毒热炽盛、气血两燔的实证;肾阴亏耗、气阴两伤及脾肾不足、气血瘀阻的虚证;脾虚肝郁、经络阻隔的郁证等。尽管病情表现各异,总的病机是"邪之所凑,其气必虚",本病以虚证占主导地位,即疾病之本。即使急性期病情突出表现为毒热的标象,从根本上看还是虚中夹实、标实本虚,而慢性病人更是久病为虚、虚中有虚。因此在治疗本病时,应确立扶正重于祛邪的指导思想,即使在急性期本着"急则治其标"的原则,采用清热解毒凉血药,也不要忘记"护阴"。如果病情迁延,分型辨证则更要注重扶正固本。

赵炳南先生认为红斑狼疮病象复杂、病症交错,常出现上实下虚、上热下寒、水火不济、阴阳失调的病机,通过多年摸索和筛选,认为《证治准绳》中的秦艽丸比较有效,是治疗本病的基本方。张志礼在先生的影响下,也擅长灵活使用秦艽丸加减治疗,取得了良好的疗效。

(二)脾肾两虚,阴阳失调是系统性红斑狼疮的核心病机

红斑狼疮的病程中尽管五脏六腑均可先后或同时受损,出现复杂证候,但脾肾两虚是基本病机。脾为后天之本,不仅化生水谷精微,而且有统血之能;肾藏精主水,能滋润养肝,肝肾二脏乙癸同源,阴津血液同流,故肾虚必及于肝,阴虚亦可及于阳。阴阳不调,以致病势发展、病情恶化。因此,张志礼认为脾肾两虚、阴阳不调是本病的病机重心。临床所见患者也以本证最多,约占64%。所以,辨治时始终坚持以健脾益肾、调和阴阳、扶正固本为法,经过几十年医疗、科研实践,摸索出以健脾益肾方(狼疮三号,由黄芪、太子参、白术、茯苓、女贞子、仙灵脾、菟丝子、丹参、鸡血藤、秦艽、草河车、白花蛇舌草等组成)为基本方,根据临证加减,取得了良好的疗效。

张志礼擅长草河车、白花蛇舌草合用,认为二药性味甘凉,相须为用,清热解毒,无伤阴碍胃之弊,大剂量应用无不良反应。现代研究证实,二药能刺激网状内皮细胞增生,增强吞噬细胞功能,调节免疫反应,从而达到抗菌消炎作用。还有学者提出它们有类似激素及免疫抑制剂的药理作用。草河车同时

作为拳参和重楼别名，均具有清热解毒功效。拳参又名紫参，为廖科植物拳参的干燥根茎，主产于东北、华北、山东、江苏、湖北等地。重楼又名蚤休，为百合科植物云南重楼或七叶一枝花的干燥根茎，主产于长江流域及南方各省。因此，在临床处方中，北方医师使用的草河车多为拳参。健脾益肾方药具有免疫增强免疫调节作用，益肾药可对抗长期应用激素所致肾上腺抑制作用，减轻皮质萎缩程度。以健脾益肾药为主的补益疗法，明显地提高了对本病的治疗效果。

（三）中西医结合治疗系统性红斑狼疮经验

张志礼采用中西医结合方法治疗系统性红斑狼疮取得显著成效，系统总结出一套治疗本病的基本规律，采用辨证与辨病相结合的方法，首先根据中医理论准确辨证。同时辨病，明确西医诊断，并运用现代医学方法研究中医每一个证或证型的规律。中西医结合治疗大大提高了临床疗效、缓解率、生存率；改善症状及预后，能减少激素、免疫抑制剂用量。通过优势互补，充分体现中西医结合的优越性。

张志礼指出，红斑狼疮是一个复杂性大病，任何一种治疗方法都不能解决全部问题。中医药在诸多环节、不同病期中都能发挥作用。系统性红斑狼疮出现急危重证候时，及时使用糖皮质激素能起到积极作用，但大剂量、长期应用，会出现一系列不良反应，主张采用中西医结合方法进行治疗。

具体应用的经验：在本病急性期、活动进展期，机体自身免疫反应及损伤发展很快，必须以糖皮质激素治疗为主，早期、足量、快速给药控制病情，保护重要脏器，为继续治疗争取时间。同时本着"急则治其标"的原则，采用清热解毒、凉血护阴的治法，解除患者高热烦躁、神昏谵语等毒热炽盛、毒邪攻心的临床症状，可以提高疗效，此阶段以激素为主、中药为辅。进入亚急性期或缓解期，病情得以控制，但机体抵抗力极度下降，毒热耗伤阴血、气血两伤、阴阳失调，产生一系列证候，如乏力、心烦、失眠、五心烦热、低热缠绵、舌红少苔等，中医辨证为气阴两伤、气血瘀滞，治宜养阴益气、活血通络。久病耗伤气血，脾肾两虚，虚证成为核心病机。此时中药治疗上升为主导地位，应以补虚扶正为主要治则，发挥中药扶正固本、改善体质、调节机体免疫功能、稳定病情之长处，逐渐减少激素用量或撤除激素，减少激素副作用和并发症，提高疗效。这就是辨病与辨证相结合，在系统性红斑狼疮治疗中的具体体现，也是中西药有机配合行之有效的临床经验。

四、典型病案

病案 1：董某，男，37 岁。1992 年 8 月 10 日初诊。

1989 年春，患者面部双颊起红色斑块，日晒后加重。曾在某医院组织病理检查诊断为"盘状红斑狼疮"。予口服泼尼松治疗，能缓解症状，但停药又复发。发病后无发热、关节疼痛等病史。皮科检查：面部双颊、双颞、耳廓可见数片暗红色斑块、浸润，部分皮损表面有固着性鳞屑。舌质淡红，苔白，脉缓。

[西医诊断] 播散性盘状红斑狼疮。

[中医诊断] 鬼脸疮。

[辨证] 经络阻隔，气血瘀滞。

[治法] 活血化瘀，软坚散结，解毒通络。

[处方] 丹参15g　红花10g　莪术10g　薏苡仁30g
　　　　夏枯草15g　生地30g　牡丹皮15g　赤芍10g
　　　　鸡冠花10g　野菊花10g　青蒿30g　茵陈30g
　　　　秦艽15g　乌蛇6g　草河车15g　白花蛇舌草30g

外用黄连膏。

[二诊] 服上方14剂，皮损明显变暗、作痒，舌质淡红，苔白，脉缓。去茵陈、生地、赤芍、秦艽、乌蛇，加白术10g、茯苓15g、女贞子30g、墨旱莲15g、黄芪10g。

[三诊] 服上方21剂，皮损消退，临床治愈。

[按语] 盘状红斑狼疮，中医称之为"鬼脸疮"，是红斑狼疮中以皮肤损害为主的类型，少数患者可发展成为系统性红斑狼疮。本病多因气血瘀滞，经络阻隔，或外感光毒，燔灼营血，瘀阻经脉，致脉道受阻肌肤失养所致。急性期皮损色红、肿胀、日晒后加重，治宜凉血活血解毒。一诊方中鸡冠花、野菊花、青蒿、茵陈凉血消斑，清热除湿；丹参、红花、莪术、夏枯草活血化瘀，软坚散结；生地、牡丹皮、赤芍凉血活血；秦艽、乌蛇解毒通络；草河车、白花蛇舌草化瘀解毒。现代药理研究证实青蒿、茵陈、薏苡仁、丹参、牡丹皮、槐花、野菊花均有抗光敏作用。

病情缓解后皮损变暗，伴有萎缩及色素沉着，乃正虚感毒，日久致瘀，故二诊方中加黄芪、白术、茯苓健脾益气，女贞子、墨旱莲补益肝肾，促进病情恢复，防止向系统性红斑狼疮转化。

病案2：王某，女，26岁。1989年11月9日初诊。

患者半年前日晒后出现面部红斑，伴发热（体温38～39℃）、关节疼痛、脱发等症状，就诊于某三甲医院，确诊为"系统性红斑狼疮"，予口服泼尼松每日40mg，症状缓解后递减激素至每日17.5mg。近月来自觉乏力明显，下午低热，头晕头疼，心慌气短，腰部冷痛，手指发凉，指关节肿痛，活动加重，时有口干，纳不香，眠欠安，大便不成形。皮科查体：面部对称性蝶形红斑，双手指关节肿胀，肢端伸侧末梢可见红色皮疹，雷诺现象明显，舌质暗红，苔薄白，脉沉细。实验室检查：ANA 1∶1 280(+)，抗SM 1∶4(+)，抗RNP 1∶40(+)，ESR 40mm/h，RF 1∶250(+)。

[西医诊断] 系统性红斑狼疮。

[中医诊断] 红蝴蝶疮。

[辨证] 气阴两伤,血脉瘀滞。

[治法] 益气养阴,温经通络。

[处方] 黄芪 15g　　党参 10g　　白术 10g　　茯苓 10g
　　　　女贞子 15g　墨旱莲 15g　丹参 15g　　鸡血藤 15g
　　　　桂枝 10g　　秦艽 15g　　续断 15g　　石斛 15g
　　　　地骨皮 15g　片姜黄 10g　草河车 15g　白花蛇舌草 30g

继续口服泼尼松,每日 20mg。

[二诊] 服用前方 30 剂后,关节疼痛明显减轻,午后仍有低热(37.2℃左右),睡眠欠佳,纳可,二便调,舌暗红,苔少,脉沉细。治以益气养阴,活血通络,予前方减桂枝、片姜黄,加南北沙参各 15g、青蒿 15g。

[三诊] 服药 28 剂后症状稳定,低热已除,仍有睡眠不佳,口干,关节痛轻微,遇冷天气加重。手掌可见广泛红斑,以指末端为甚。乏力,纳可,便调。泼尼松已递减至每日 15mg,舌质暗红,苔花剥,脉沉细。治以益气养阴,凉血解毒通络,前方减白术、青蒿、地骨皮,加生地 15g、玄参 15g、益母草 10g。

[四诊] 服用前方月余,未有明显不适,乏力有好转,睡眠不佳,关节痛轻微,眼目昏花,手指末端红斑色渐淡,近日实验室检测血常规正常,尿蛋白(-),舌暗红,苔少,脉沉细缓。治以益气养阴、养血安神,前方减续断、党参,加首乌藤、石菖蒲、五味子。

此后随证加减治疗年余,在益气养阴的基础上加减应用麦冬、牡丹皮、香附、柴胡、车前子、黄精、红花、钩藤等药,患者病症基本稳定,时有关节痛,雷诺征仍有,脱发轻微,激素已递减至每日 12.5mg。继续巩固治疗。

[按语] 患者病程半年,持续发热,耗气伤阴,故而出现乏力、头晕、气短;血脉瘀滞,不能濡养四肢百骸,故见脱发、关节痛;肾阴亏虚则腰痛。治以益气养阴,温经通络。一诊方中黄芪、党参、白术、茯苓健脾益气;女贞子、墨旱莲滋补肾阴;桂枝通脉温阳;石斛、地骨皮滋阴清热;续断补肝肾、强筋骨;丹参、鸡血藤活血温经通络;秦艽祛风湿、退虚热;草河车、白花蛇舌草清热解毒,通络。二诊方中南北沙参养阴益气,清热生津;青蒿合地骨皮清虚热、凉血。三诊生地、玄参清热解毒,凉血养阴;益母草活血祛瘀。经中药治疗,扶正固本,诸症减轻,使激素递减顺利,此后随证加减用药,巩固疗效。张志礼平素擅用药对,如南北沙参、青蒿 - 地骨皮、草河车 - 白花蛇舌草、丹参 - 鸡血藤等,两两相合,相得益彰。

病案 3:袁某,女,32 岁。初诊时间 1991 年 7 月 3 日。

患者 1 年前无明显诱因出现面部红斑、水肿,日晒后加重,未予重视。近半年来红斑逐渐加重、扩大。午后发热（T 38℃），乏力，关节痛，心悸，烦躁易怒，双胁胀，以右侧胁肋部为明显。刻下症：晨起痰多色白，经期后错，量少色暗，腰疼，双下肢时有肿胀，纳食不香，夜眠不安，多梦，便溏，小便不畅。皮科检查：面色㿠白，面部可见对称性蝶形红斑，色暗。双手末端见雷诺征，双下肢有凹陷性水肿。舌暗红，苔白，舌下脉络紫暗，脉弦缓。实验室检测：ANA 1∶160（+），A-DNA 21.3%，抗 SM 1∶20，抗 Ro/SSA（+），HB 84g/L，BUN 10mmol/L，尿蛋白（-），ESR 12mm/h。

[西医诊断] 系统性红斑狼疮。

[中医诊断] 红蝴蝶疮。

[辨证] 脾虚肝郁，气血瘀滞。

[治法] 健脾益气，疏肝，活血解毒。

[处方] 黄芪 15g　　太子参 15g　白术 10g　　茯苓 10g

　　　　柴胡 10g　　枳壳 10g　　厚朴 10g　　女贞子 30g

　　　　白芍 10g　　鸡血藤 30g　丹参 15g　　板蓝根 30g

　　　　草河车 15g　白花蛇舌草 30g

同时服用泼尼松每日 35mg。

[二诊] 服上方 7 剂后仍感到面部肿胀，右胁胀痛明显，便不成形，舌质暗红，苔白，脉沉细。继续治以健脾疏肝，予前方减白术、茯苓、白芍、板蓝根，加陈皮 10g、川楝子 10g、枸杞子 10g、车前子 10g。

[三诊] 上方连续服用 48 剂后，面部肿胀减轻，双胁胀痛明显好转。劳累后仍会有关节痛及双下肢浮肿。泼尼松减至每日 12.5mg，纳食尚可，夜眠梦多，二便调，舌红微暗，苔白，脉沉弦。治以健脾益肾，疏肝通络，解毒，前方减陈皮、厚朴、车前子，加山萸肉 10g、墨旱莲 15g、延胡索 10g、香附 10g。

随证加减治疗年余，如口干加沙参、石斛，手关节疼痛加片姜黄，下肢关节疼痛加独活、桑寄生、制川乌等，调和阴阳加首乌藤、钩藤、天仙藤，患者症状稳定，免疫抗体 ANA 1∶160（+），其他未见异常。劳累后仍有关节痛，精神、食纳尚可，夜眠安，二便调，酌选健脾疏肝丸、狼疮合剂、秦艽丸继续服用，巩固疗效。

[按语] 患者病程 1 年，面部红斑、水肿日晒后加重，结合皮损、刻下症辨为脾虚肝郁、气血瘀滞证。肝郁则烦躁易怒、胁肋部疼痛；肝木克伐脾土则出现纳食不香，便溏；肝失疏泄，气血瘀滞则出现面部红斑暗红，月经量少、色暗，治以健脾益气疏肝，活血解毒。方中白术、茯苓健脾和胃；黄芪、太子参健脾益气；柴胡、枳壳、厚朴行气导滞，疏达气机，疏肝解郁；女贞子滋阴益肾；白芍养血柔肝；板蓝根、草河车、白花蛇舌草清热解毒；鸡血藤、丹参活血通络。诸药合用，共奏健脾益气疏肝、活血解毒之效。其后诸症逐渐减轻，加用

陈皮、川楝子、山萸肉、墨旱莲、香附、延胡索等以增强益肾疏肝之力,用鸡血藤、钩藤、首乌藤、天仙藤以调和阴阳,行气活血。

皮肌炎

皮肌炎是以红斑、水肿为皮损特点,伴有肌无力和肌肉炎症、变性的一种自身免疫性疾病。各年龄组均可发病,儿童皮肌炎多发生在 10 岁以前,预后较好,成人皮肌炎在 40～60 岁高发,常伴恶性肿瘤。本病类似于中医文献中的"肌痹""肉极""痿症"。"肌痹"一名首见于《素问·长刺节论》:"病在肌肤,肌肤尽痛,名曰肌痹,伤于寒湿。"《圣济总录》记载"肉极"表现为:"肉极者,令人羸瘦无润泽,饮食不生肌肤……体重怠惰,四肢不欲举。"明代《文堂集验方》中描述:"痿症之状,四肢难举,不能伸缩转动,状若瘫痪。"

一、疾病概述

本病的病因至今不十分明确,主要有自身免疫学说、感染学说和遗传学说。最新研究表明,肌肉用力过度和忧郁也可诱发皮肌炎,并有可能与弓形虫感染有关。本病为原发性炎症性肌病,可看作是一疾病谱,临床表现以皮肤和肌肉病变为主,但二者并不一定平行,皮肤病变可以比肌肉病变显著或反之,常伴关节、心肌等器官损害,皮肤科较常见的是无肌病皮肌炎。血清肌酶谱是监测肌肉损伤的敏感指标,疾病活动时特异性的肌酶显著升高,其中肌酸激酶(CK)和醛缩酶(ALD)特异性较高。

古代医家对本病论述很多,如《诸病源候论》中记载的"风寒湿三气合而为痹……在于肌肉之间,故其肌肤尽痛",明确指出病因及病位。《医学举要》中提到"肌痹属脾,留而不移,汗多,四肢缓弱,皮肤不仁,精神昏塞",认为发病与脾脏关系密切。

张志礼认为,皮肌炎多因七情内伤,气隔血聚,瘀阻经脉,郁久化热生毒酿成;或因肾阳虚衰,阴寒偏盛,寒湿之邪侵于肌肤,不能温煦,致使阴阳气血失衡,气机不畅,瘀阻经脉,正不胜邪,毒邪犯脏而致病。

二、辨证论治

皮肌炎临床表现错综复杂,寒热交错,虚实夹杂,临床上很难用一种证型、一个方药取得疗效,根据发病的不同阶段,不同临床表现,常分为 3 型辨治。

(一)毒热证

[主证]面部或四肢出现水肿性紫红色红斑,以眼眶周围明显,四肢肌肉疼痛,无力,上肢高举困难,下肢抬腿无力,蹲下往往不扶物不能起立,常伴有高热或不规则低热,倦怠无力。舌质红绛或紫暗,舌苔黄或腻,脉弦滑或数。

实验室检查白细胞计数升高,肌酶谱升高。

　　[辨证] 毒邪化热,气血瘀滞。

　　[治法] 清热解毒,凉血活血,通络止痛。

　　[处方] 生玳瑁面 3g 或用羚羊角粉 0.6g(分冲)　银花藤 15g

　　　　　　鸡血藤 30g　　牡丹皮 15g　　赤芍 10g　　　生地 15g

　　　　　　白茅根 30g　　板蓝根 30g　　败酱草 15g　　延胡索 10g

　　　　　　川楝子 10g　　丹参 15g

(二)寒湿证

　　[主证] 病程迁延,皮损呈紫红或暗红,轻度水肿,肌肉酸痛无力,四肢沉重,常见四肢不温,末梢青紫。舌质暗淡,或边有齿痕,脉沉缓或沉迟。

　　[辨证] 寒湿阻络,气隔血聚。

　　[治法] 温化寒湿,理气活血,通络止痛。

　　[处方] 黄芪 15g　　　党参 10g　　　白术 10g　　　茯苓 15g

　　　　　　桂枝 10g　　　白芥子 10g　　延胡索 10g　　鸡血藤 30g

　　　　　　丹参 15g　　　首乌藤 30g　　秦艽 15g　　　乌梢蛇 10

　　　　　　仙灵脾 10g　　菟丝子 15g

(三)虚损证

　　[主证] 病程迁延日久,患者消瘦,倦怠无力,肌肉萎缩酸痛,头昏,睡眠差,腹痛,腹胀,便溏。舌质淡,或舌红少津,苔少,脉沉细。

　　[辨证] 气阴两伤,阴阳失调,气血两虚。

　　[治法] 益气养阴,调和阴阳,活血通络。

　　[处方] 黄芪 15g　　　太子参 15g　　白术 10g　　　茯苓 10g

　　　　　　首乌藤 30g　　鸡血藤 30g　　天仙藤 15g　　钩藤 10g

　　　　　　丹参 15g　　　赤白芍各 10g　当归 10g　　　沙参 15g

　　随证加减:以上三证,见高热不退者,加羚羊角粉或人工牛黄;低热者,加青蒿、地骨皮;热毒重者,加板蓝根、败酱草、草河车、白花蛇舌草;红斑不退者,加鸡冠花、凌霄花;血瘀重者,加川芎、鬼箭羽;畏寒肢冷者,加附片、鹿角胶;肝肾亏虚者,加女贞子、菟丝子;阴虚肺燥,伤津口干者,加南北沙参。

三、临证经验

(一)中西医结合诊治

　　皮肌炎临床特征以皮肤红斑、水肿、色素沉着、肌肉疼痛无力、行动困难等为主,并常伴有关节、内脏等损害,且多与肿瘤相伴发,属皮肤科的疑难重症,中西医结合诊治可发挥巨大优势。张志礼在治疗皮肌炎时坚持中医辨证与西医辨病相结合,认为皮肌炎的早期诊断、早期治疗对患者的转归及预后极其重要。临床中有典型皮肌炎皮损，且伴有肌无力、肌酶升高的患者比较容易诊断，但很多患者的临床表现并不典型，此时应当树立整体观念，综合患者的全身症状表现，详询病史，仔细诊察；且临床中约有 20%～30% 的皮肌炎成人患者伴发恶性肿瘤，尤其是 40～60 岁年龄段的中老年女性，在头面颈胸等光敏部位见充血性恶性红斑者，尤其要警惕是否有恶性肿瘤的因素，如未发现肿瘤也应定期随访。

在治疗上，张志礼认为对于急性暴发型重症患者，主张采用中药联合糖皮质激素治疗，疗效较为理想。寒湿证和虚损证主要病机是虚和瘀，所以中医治疗应重点放在扶正及活血通络散瘀上，此时应相应减少糖皮质激素用量，中药上升至主导地位，这样既可以减少激素引起的副作用和并发症，又可以尽快地恢复患者体力，充分体现出中西医结合的优越性。

（二）中医辨证治疗

中医辨证治疗能发挥重要作用，毒热证以清热解毒、清营凉血为法；寒湿证及虚损证患者体质多虚，其主要病机是虚和瘀，此时应以中医药扶正温阳培本、活血化瘀通络为主。皮肌炎以脾虚为本，病久及肾，气血两虚，气隔血聚，临床中虽分三证，但辨证时不可生搬硬套，如病久多呈寒热错杂，虚实夹杂，在治疗上应健脾益肾固其本，解毒活血通络治其标，虚实兼顾。

（三）用药规律分析

我们对 1980—2000 年张志礼用中医药治疗皮肌炎的 88 张处方进行了用药规律分析，总结出以下结论：88 张处方中，共涉及中药 114 味，出现药物频数总计 1 282 次。用药频率在 50 次以上的有 8 味，20 次以上的有 11 味，按降序排列分别为鸡血藤、茯苓、黄芪、白术、丹参、白花蛇舌草、重楼、女贞子、太子参、秦艽、赤芍、白茅根、首乌藤、板蓝根、党参、地骨皮、牡丹皮、当归、益母草，累计频率为 64.25%。用药类别方面，补虚药所占比例最多，累计频率 30.03%，其中以补气药和补阴药为主；清热药其次，所占比例为 24.96%，应用最多的子类别为清热解毒药、清热凉血药及清虚热药；再次为活血化瘀药，应用比例为 16.54%，应用最多的子类别是活血调经药。这三类用药类别与其治疗皮肌炎清热凉血解毒、温阳散寒、活血通络、调和阴阳的治疗法则相吻合，也体现了张志礼喜寒温并用的用药特色。

（四）外治及调护

1. 发病初期炎性肿胀肌肉疼痛者，可用伸筋草 30g、透骨草 30g、红花 10g 煎水温浴，每日 1 次。寒湿型肌肉僵硬，皮肤紫暗者，可用正红花油做肌肉按摩，每日 3 次，以局部皮肤微红为度，也可用紫色消肿膏兑入 10% 活血止痛散混匀，局部按摩并做被动活动，每日 2 次。红斑皮疹可外用黄连膏。

2. 急性期或病情进展期时应卧床休息，注意营养，给予高蛋白、高维生素、高热量、低盐饮食。肌炎症状减轻后，应鼓励患者适当活动，以延缓肌肉萎缩。若肌肉出现萎缩，可配合针刺、灸法、按摩等治疗。成人患者应积极寻找原因，排除潜在的恶性肿瘤。

四、典型病案

病例1：邢某，女，33岁。1985年12月29日初诊。

患者近9个月双眼睑水肿、潮红伴四肢乏力，于当地医院诊断为"皮肌炎"，予地塞米松1.5mg每日3次口服治疗，病情略有好转，但仍自觉乏力，关节肌肉疼痛，卧位翻身、手臂上举及下肢下蹲困难，纳差，口干，咳嗽。皮科检查：双眼睑及周围呈暗红色水肿性红斑，颈部V型三角区有类似皮损，甲周可见暗红斑，双手指抚之冰冷，双手臂仅可上举至胸，以右手为重，不能下蹲。血象及血清酶升高。舌淡，苔白，脉细数。

[中医诊断] 肌痹。

[西医诊断] 皮肌炎。

[辨证] 脾肾不足，寒湿阻络，气隔血聚。

[治法] 健脾益肾，温经散寒，活血通络。

[处方] 健脾益肾方加减。

黄芪30g	太子参15g	白术10g	茯苓10g
丹参15g	鸡血藤15g	赤芍10g	白芍10g
黄精15g	玉竹10g	女贞子30g	秦艽15g
山药30g	桂枝10g	桑白皮15g	地骨皮15g

配合应用抗生素治疗，同时继续服用地塞米松1.5mg，每日3次，口服。

[二诊] 服上方21剂后卧位时可自主翻身，上肢可上举，食纳乏力好转，咳嗽、口干消失，仍不能下蹲，四肢末端发凉，胸闷胀，夜寐梦多，舌脉同前。原方去赤白芍、黄精、玉竹、山药、桑白皮、地骨皮，加首乌藤、天仙藤各15g，益母草、积壳各10g，白茅根、白花蛇舌草各30g。

[三诊] 继服3个月后可下蹲，已无胸闷，时有腹胀，双足时肿胀，纳可，梦多，舌暗胖有齿痕，脉缓。继用健脾益气，活血通络法治疗，上方去桂枝、首乌藤、天仙藤、白茅根，加冬瓜皮15g、桑白皮10g、车前子15g、板蓝根30g。

再服3个月后，病情明显减轻，激素减量至每日0.75mg，每日3次，口服，血象及血清酶恢复正常。此后继续门诊中西医结合治疗，随访3年，病情稳定。

[按语] 本例患者中医辨证为寒湿证。此型患者病程迁延。脾主肌肉四肢，本例患者平素乏力，肌肉疼痛，卧位翻身、手臂上举及下肢下蹲困难、纳差，均为脾气亏虚表现；肾在体合骨、主水、主纳气，患者关节疼痛、双眼睑水肿、咳嗽口干，均为肾阴亏虚、肾气不足症状；患者双手冰冷，皮疹色暗红，为

寒湿阻络、气隔血聚表现。综合患者舌淡，苔白，脉细数，辨证属脾肾不足，寒湿阻络，气隔血聚。治以健脾益肾，温经散寒，活血通络之法。方中黄芪、太子参、白术、山药、茯苓健脾益气利水；黄精补气养阴，健脾益肾，平补肺脾肾三脏；女贞子滋阴补肾；玉竹养阴润燥，生津止渴；丹参、鸡血藤、赤白芍活血化瘀；秦艽祛风湿，通经络；桂枝通阳行瘀，温经散寒；桑白皮、地骨皮清肺止咳。二诊时患者口干、咳嗽消失，故去养阴清肺之品，加用首乌藤、天仙藤等活血通络之品。三诊时患者双足肿胀明显，已无四肢发凉症状，故去桂枝等温经散寒药，加用冬瓜皮、车前子等利水渗湿药。服药 3 个月后，患者诸证减轻，激素减量，收效良好。

病例 2：朱某，女，26 岁。1989 年 1 月 5 日初诊。

患者 5 年前出现面部及上肢红斑肿胀、关节肌肉酸痛乏力、低热，于北京某医院确诊为"皮肌炎"，予泼尼松 40mg/d 口服治疗后病情缓解并减量。现泼尼松维持剂量为 10mg/d，仍有面颈部红斑，肌肉酸痛乏力，吞咽无力，平素易感冒，食少纳差，大便干，月经量少色暗。皮科检查：双眼睑、胸前 V 型区紫红色水肿性红斑，下蹲后虽可自行站起但较困难。舌暗红，苔薄白，脉细滑。

[中医诊断] 肌痹。

[西医诊断] 皮肌炎。

[辨证] 阴阳失调，气血两虚，经络阻隔。

[治法] 调和阴阳，补益气血，通经活络。

[处方] 冲和汤合养阴解毒汤加减。

鸡血藤 15g	天仙藤 15g	钩藤 15g	当归 10g
生地 10g	熟地 10g	黄芪 10g	党参 10g
白术 10g	茯苓 10g	赤芍 15g	金银花 10g
板蓝根 10g			

继续用泼尼松 10mg，每日 1 次，口服。

[二诊] 服上方 7 剂后，乏力减轻，吞咽通畅，皮疹颜色变淡，现夜寐欠安，梦多，仍有肌肉酸痛，舌脉同前。原方去党参、板蓝根，加太子参 10g、首乌藤 15g、丹参 10g。继续用泼尼松 10mg/d。

[三诊] 继服 1 个月后，下蹲站起已无困难，面部红斑肿胀基本消失，原方继续治疗。

再服 3 个月后，病情平稳，门诊继续中西医结合治疗。

[按语] 本例患者中医辨证为虚损证。此型患者一般病程较长，病程较久，体质虚弱，气血亏虚而夹瘀，因而表现为平素易感冒、月经量少色暗；阴不敛阳，虚阳浮越于上，表现为面颈部红斑；气血凝滞，经络不通，则表现为肌肉关节活动不利；肾阳虚衰，命门之火不足，少火不生，则消瘦无力；阳气虚衰，

气虚不能鼓动血脉,则见舌淡、脉细等气血不足之象。综合患者舌脉表现,治之以调和阴阳,补益气血,通经活络。张志礼治疗此型皮肌炎喜用赵炳南先生"四藤",即首乌藤、鸡血藤、天仙藤、钩藤,可通行十二经,调和脏腑、气血、阴阳,舒筋活络;当归、生地、熟地、赤芍养血活血;黄芪、党参、白术、茯苓益气健脾利水;金银花、板蓝根清解上焦之热。二诊时乏力减轻,故去党参,改用太子参清补;皮疹颜色变淡,上焦毒热症状减退,故去板蓝根,加用丹参增强活血之力。服药3个月病情平稳,收效良好。

硬皮病

硬皮病是以局限性或弥漫性皮肤及内脏器官结缔组织纤维化或硬化,最后发生萎缩为特点的疾病。本病类似于中医文献中的"皮痹""肌痹""血痹"等。"皮痹"最早见于《素问·痹论》:"以冬遇此者为骨痹……以秋遇此者为皮痹。"赵炳南先生称本病为"皮痹疽"。

一、疾病概述

本病属于自身免疫性疾病范畴,发病机制尚不清楚,在发病过程中有多种因素参与,可能与遗传因素、感染因素、血管异常、免疫异常等有关。本病可合并红斑狼疮、皮肌炎、类风湿关节炎等自身免疫性疾病,患者血清中存在多种自身抗体,同时细胞免疫也参与了本病的发病过程。血管内皮细胞的损害和功能失调是导致本病血管变化的中心环节。由于血管舒缩功能障碍、小血管结构异常,动脉内膜增殖等变化也是引起本病发生的重要原因。临床上常分为局限性和系统性。两类硬皮病有不同的临床表现,由于内脏损害不同而预后不同。两类硬皮病均以女性发病率较高,与男性患者相比为3:1。发病年龄局限性者多数在11～40岁,系统性者在21～50岁。

古籍对本病的记载颇多,如《素问·痹论》所载"痹在于骨则重,在于脉则血凝而不流,在于筋则屈不伸,在于肉则不仁,在于皮则寒",指出其病性为寒。关于病因病机,多责之于内有血气虚或肺气衰,外受风、寒、湿三气侵袭所致。隋代《诸病源候论》曰:"由血气虚则受风湿而成此病日久不愈,入于经络,搏于阳经,亦变全身手足不随。"明代马莳《黄帝内经灵枢注证发微》曰:"五痹之生,不外于风寒湿之气也……肺气衰则三气入皮,故名之曰皮痹。"宋代吴彦夔《传信适用方》记述:"人发寒热不止,经数日后四肢坚如石,以物击之似钟磬,日渐瘦恶。治以茱萸、木香等煎汤……"由此可见,历代医家详细论述了其病性病位、临床表现及治疗方法。

张志礼认为本病多因营血不足,外受寒邪,血行不畅,凝于肌肤;或因肺、脾、肾阳气不足,卫外不固,腠理不密,风寒湿之邪乘隙侵袭,阻于皮肤肌肉之间，伤于血分，致荣卫行涩，营卫不和，气血凝滞，经络失疏，血脉阻隔，气血凝滞而发病。

二、辨证论治

（一）脾肾不足证

[主证] 皮损多为局限性硬皮病，初期为躯干或四肢水肿性红色斑块，皮损呈斑块状或条索状，皮纹消失，表面光滑如涂蜡，局部可见变硬，萎缩，呈板样，触之质硬，表面可出现色素加深或色素脱失，或呈黄色，或呈褐色，周围可见紫红色晕。舌质淡，舌边有齿痕，苔薄白，脉沉缓或迟。

[辨证] 脾肾不足，兼感寒邪，气血凝滞。

[治法] 健脾益肾，温经通络，活血软坚。

[处方] 黄芪15g　　白术10g　　茯苓15g　　山药15g
　　　　党参10g　　当归10g　　白芍10g　　桂枝10g
　　　　丹参15g　　鸡血藤30g　红花10g　　白芥子10g
　　　　鬼箭羽30g　夏枯草15g　僵蚕10g　　木香10g

（二）肺脾肾俱虚证

[主证] 初起皮损为实质性水肿，以后萎缩、变硬，自觉乏力倦怠，畏寒明显、四肢末梢发凉，关节疼痛，甚至活动受限，口干舌燥，食欲差或腹胀、腹泻。可出现面部表情僵硬，鼻尖变小，口唇变薄，吞咽困难。妇女常有月经滞涩或停经现象。舌质淡，体胖嫩或边有齿痕，脉沉伏或沉紧。

[辨证] 肾阳虚损，脾肺两虚，气不化水，寒凝血滞。

[治法] 健脾肺益肾，温阳化水，活血软坚。

[处方] 附片6g(先煎)　肉桂10g　　生黄芪30g　党参15g
　　　　白术10g　　　茯苓15g　　僵蚕10g　　当归10g
　　　　鸡血藤30g　　熟地10g　　仙灵脾10g　杜仲10g
　　　　白芥子15g　　麻黄6g　　鹿角胶15g(烊化)　车前子15g(包煎)

随证加减： 以上两证，伴有咳嗽气喘者，加麻黄、苦杏仁；伴有咳嗽痰多者，加桑白皮、地骨皮、百部、鱼腥草；伴有纳呆、腹胀者，加炒薏苡仁、白扁豆、枳壳、陈皮；伴有关节疼痛者，加羌活、独活、伸筋草、丝瓜络、路路通；肾阳虚者，加菟丝子、仙茅、仙灵脾、附片、肉桂、鹿角胶；肾阴虚者，加女贞子、墨旱莲；气虚者，加太子参、人参等。

三、临证经验

张志礼认为本病以寒证居多，患者肢冷肤寒，遇寒加重，舌淡苔白润，均为寒性特点。发病早期，皮肤表现为发热，或紫红，触之而热，多为外邪侵袭，以实证或本虚标实多见。中后期脏腑气血不足，以虚实夹杂证及虚证多见。病位虽在皮肤，但与肌肉、筋骨、关节及肺脾肾脏腑关系密切相关。因此，辨治时需详辨寒热、虚实。皮痹初起时，以祛邪为主；虚实夹杂证，则祛邪与扶正兼施；日久损及正气，则以补益气血，补益肺气，温补脾肾为主。

本病呈慢性病程，以肺虚、气虚、血虚，特别是脾肾阳虚最为常见，以皮肤萎缩、肌肉削瘦、肢冷不温等临床表现为辨证要点。张志礼谨守脾肾阳虚、气血凝滞为本的核心病机，若脾运失职，水湿停滞，则肌肉失养，卫外不固，腠理不密，则易感外邪而得病；肾藏精，主命门火，能温煦和推动各脏腑的功能活动，防卫外邪侵袭，肾阳虚衰，则形寒肢冷、消瘦乏力、腰膝酸软、齿摇发落，这些症状常见于硬皮病。而皮肤发硬，关节酸痛，张口伸舌困难，肢端青紫，月经不调或停滞等，均为气滞血瘀之征。故以健脾益肾，活血化瘀，散寒通滞为法贯穿始终。处方常选用补中益气汤、六君子汤、理中丸、阳和汤、金匮肾气丸、真武汤、黄芪桂枝五物汤、四逆汤、当归四逆汤、泻白散和麻杏石甘汤等方药加减。

中成药治疗方面，常辨证选用人参健脾丸、人参归脾丸、大黄䗪虫丸、活血消炎丸、阳和丸、软皮丸、当归丸、黄精丸、八珍益母丸等，用以后期巩固治疗。

外治时，可应用中药熏洗浸泡，同时配合正红花油局部按摩应用，还可配合拔膏疗法温化贴敷，以软化晚期皮损。常用的中药熏洗方：伸筋草30g、透骨草30g、蕲艾15g、制乳没各6g，煎水热洗。

四、典型病案

刘某，女，44岁。1989年3月2日初诊。

患者3个月前受凉后自觉低热乏力，食纳减退，轻咳少量稀薄白痰，胸闷气短，全身不适，继之手足发凉，关节肿痛，近3周面、胸、背出现大片同皮色的水肿性斑块。皮科检查：体温38.1℃，面、胸、背可见大片不规则型水肿性硬斑，表面坚实发亮，压之无凹陷，双手背发紧肿胀，握拳困难，触之稍硬。舌淡体胖，苔薄白，脉细。

[中医诊断] 皮痹。

[西医诊断] 系统性硬皮病。

[辨证] 肺脾两虚，兼感风寒湿邪，气血凝滞。

[治法] 宣肺健脾，利水消肿，活血软坚。

[处方] 麻黄3g　杏仁10g　炙甘草10g　生黄芪30g
　　　　白术10g　茯苓15g　桑白皮15g　冬瓜皮15g
　　　　泽泻15g　桂枝10g　白芥子15g　车前子15g（包煎）
　　　　秦艽30g　丹参15g　鸡血藤30g

外用药：伸筋草 30g、透骨草 30g、蕲艾 15g、乳香 6g、没药 6g，煎水外洗。每日 1 次。

[二诊] 服上方 14 剂后胸闷气短明显减轻，关节疼痛大减，躯干及面部肿胀斑块明显消退，上方去杏仁、炙甘草、冬瓜皮，加红花 15g、刘寄奴 15g、夏枯草 15g、赤芍 15g，继服 1 个月后症状基本消退，唯手足仍发凉。

[三诊] 此后，患者未坚持服中药，1989 年冬因受寒后症状复发，遂去某医院给予激素、山莨菪碱及静脉封闭等治疗，症状逐渐加重，消瘦乏力，心悸，气短，畏寒肢冷，关节疼痛，食纳减退，吞咽困难，腹胀便溏，月经滞涩，于 1992 年 8 月 16 日，又来我院诊治。

诊查：周身皮肤板状坚硬，手足尤甚，皮纹消失，面少表情，鼻尖耳薄，眼睑不合，口唇缩小，舌短难伸，四肢皮损暗褐色，有蜡样光泽，手指皮肤不能捏起皱褶。舌质淡，舌体胖，有齿痕，脉沉。

[辨证] 脾肾不足，气血两虚，经络阻隔，血脉瘀滞。

[治法] 健脾益肾，养血益气，温经通络，活血软坚。

[处方] 黄芪 30g　　白术 10g　　茯苓 15g　　党参 15g
　　　　木香 10g　　枳壳 10g　　薏苡仁 30g　桂枝 10g
　　　　白芥子 15g　僵蚕 10g　　丹参 30g　　红花 10g
　　　　鸡血藤 30g　赤芍 15g　　当归 10g　　秦艽 30g
　　　　白人参 10g（另煎）

外用药：使用正红花油按摩局部至温热感。

[四诊] 服上方 14 剂后，精神食纳好转，关节疼痛减轻，腹胀稍缓解，大便正常，局部皮损稍变软。上方去枳壳、薏苡仁、白人参，加鹿角胶 10g（烊化）、女贞子 30g、附片 10g、肉桂 3g。

[五诊] 服上方 30 剂后，症状大减，张口较前大，吞咽已无困难，有时局部微微出汗，皮损仍硬，月经来潮、量少色淡。

此后，随证加减，曾用过女贞子、山茱萸、仙灵脾、首乌藤、伸筋草、丝瓜络、鬼箭羽等，共服药 3 个月，全身情况明显好转，精神食纳正常，局部皮损明显变软，外观已接近正常，继以阳和丸、人参归脾丸调理，随访 1 年无复发。

[按语] 本例患者发病初起因素体虚弱，风寒湿邪侵袭，累及脏腑，出现肺卫不宣，邪郁化热，经络痹阻症状，故用麻黄、杏仁、桑白皮以宣肺利水开鬼门，益气消肿（麻黄、杏仁宣肺平喘；麻黄还可助桂枝、白芥子宣肺散寒利水）；黄芪、白术、茯苓健脾益气；茯苓又助桑白皮、冬瓜皮、车前子、泽泻等利水消肿；辅以丹参、鸡血藤、秦艽活血化瘀通络，故症状显效。可惜患者不愿长期服中药，以致病情迁延。3 年后患者病情已经进展至硬化萎缩期，出现食管、心、肺之硬化症状，此时辨证为脾肾不足，气血两虚，经络阻隔，血脉

瘀滞。但患者食少纳差、腹胀、便溏等脾虚症状突出，故张志礼首先从健脾益气入手。予白人参大补元气；黄芪补中益气，升阳固表，合党参补脾肺之气；白术、茯苓益气助运，健脾渗湿；以桂枝散风寒而温经通痹，与黄芪合用，益气温阳，和血通经；当归、赤芍、丹参、鸡血藤、红花养血活血，化瘀通络；生薏苡仁、白芥子祛寒痰湿滞；木香、枳壳行气消滞；僵蚕散风活络、祛痰散结。待患者脾虚症状缓解，精神食纳好转后，进而用鹿角胶、附片、女贞子、仙灵脾等温肾壮阳，温经散寒，从而使3年迁延加重的顽症经治疗3个月后，病情显著改善。

干燥综合征

干燥综合征又称舍格伦综合征，是一种累及外分泌腺为主的慢性炎症性自身免疫病，常见侵犯唾液腺和泪腺，以干燥性角膜结膜炎及口内干燥症状为主症，又名口眼干燥关节炎综合征。本病类似于中医文献中的"燥证""燥毒证""燥痹"，如《素问》中记载"燥胜则干"。刘完素在《素问病机气宜保命集》中提出："诸涩枯涸，干劲皴揭，皆属于燥。"

一、疾病概述

本病是一种原因不明的复合自身免疫病，多见于中年女性，起病隐匿，病程较长，临床上分为原发性和继发性两种。原发性指单纯的干燥综合征，主要累及唾液腺、泪腺等外分泌腺，不伴有结缔组织病，称为口眼干燥综合征；继发性指伴有其他结缔组织病，如类风湿关节炎、系统性红斑狼疮、进行性系统性硬化症、皮肌炎、甲状腺炎、慢性活动性肝炎等的干燥综合征。

清代《医门法律》记载："有干于外而皮肤皴揭者；有干于内而精血枯涸者；有干于津液而荣卫气衰，肉烁而皮著于骨者。随其大经小络，所属上下中外前后，各为病所。"详述了内外"干燥"的病因病机及临床表现。

张志礼认为发病与患者先天禀赋有关，多属阴虚或燥热体质；或感受毒邪、职业环境、药物等因素均可导致积热灼津，致使眼口鼻、皮肤等失其濡养。

二、辨证论治

（一）肝肾阴虚，内热灼津证

[主证] 低热缠绵，口干咽燥，声音嘶哑，咀嚼吞咽困难，大便干燥如栗，唾液腺酸痛肿胀，口角干痛，眼干酸涩，结膜充血，皮肤干痒。舌红或红绛起芒刺，苔薄而干，或中剥或光红如镜面舌，甚至味觉减退，脉细数或弦数。

[辨证] 肝肾阴虚，阴虚内热，灼伤津液。

[治法] 滋补肝肾，养阴清热，生津润燥。

[处方] 生地 20g　　山药 10g　　山茱萸 10g　　石斛 15g

　　　　天花粉 15g　太子参 15g　麦冬 10g　　天冬 10g

　　　　火麻仁 15g　枸杞子 10g　菊花 10g　　仙灵脾 10g

　　　　薏苡仁 30g

(二) 气阴两伤,阴阳不调证

[主证] 倦怠乏力,头昏头疼,手足凉而手心热,腰酸腿软,潮热盗汗,夜寐欠安,口渴唇干,腹胀泄泻,月经不调,唾液腺反复肿胀,口舌生疮,视物不清,干涩眼痛。舌淡红,苔白腻,脉寸关弦滑、双尺沉细。

[辨证] 气阴两虚,阴阳不调,津液亏耗。

[治法] 养阴益气,调和阴阳,生津增液。

[处方] 首乌藤 30g　鸡血藤 15g　天仙藤 10g　钩藤 10g

　　　　当归 10g　　白芍 10g　　熟地 10g　　南沙参 30g

　　　　北沙参 30g　黄芪 10g　　太子参 15g　阿胶 10g(烊化)

(三) 脾肾阳虚,津液不蒸证

[主证] 面㿠无华,神疲气怯,心悸不宁,腰膝酸软,口中黏腻或口干、口渴,呕恶胀满,胸闷,纳减,或性欲减退,四肢发凉。舌淡胖,苔白,脉沉细无力。

[辨证] 脾肾阳虚,命门火衰,不能蒸化津液。

[治法] 健脾益肾,和胃生津。

[处方] 黄芪 10g　党参 10g　　　白术 10g　　山药 10g

　　　　熟地 10g　女贞子 30g　　菟丝子 15g　山茱萸 10g

　　　　桂枝 10g　附片 6g(先煎)　茯苓 10g　　泽泻 10g

随证加减:以上三型,如余毒未尽者,可加金银花、连翘、板蓝根、草河车;口干者,加麦冬、石斛、天花粉;鼻干者,加沙参、天冬、玉竹、天花粉;眼干者,加白芍、白蒺藜、山茱萸、制何首乌;咽干、齿脱、耳鸣者,加八味地黄丸。

三、临证经验

(一) 从"虚损"论治

张志礼对本病的认识有着独到的见解,认为其应归属于中医燥证范畴,称"燥毒症",强调从"虚损"论治,一是重视气血阴阳之虚损,二是重视脏腑之虚损。他发现大多数此病患者有着显著的气、血、阴、阳的虚损表现,尤其是许多患者表现为"阴虚质"或"燥热质"的体质,以阴虚血燥尤为突出。临床多见形体瘦弱、口燥咽干、内热便秘、目涩而干、视物模糊、五心烦热、脉细弦数、舌红少苔或无苔,并分析了阴虚燥盛之质的特点。此燥证既不像外燥那样有严格的季节性,亦不具备一般内燥证通常的形成因素。同时,在脏腑虚损方面，他强调与本病相关的脏腑主要有肺、脾、肾以及肝脏，其中脾虚至为关键。口为脾窍，涎为脾液；大多数患者有乏力感，而脾主肌肉四肢，故体倦、乏力首当责之于脾。

在治疗方面，针对燥证的病机及临床表现，张志礼提出了"润燥当须益气"的观点，分析本病为阴虚之体，内伤积劳，神气内耗，渐至精血虚少，诸脏腑失濡，阴损及阳，易致气阴两虚；亦有热邪内蕴，日久阴津亏损，化生内燥，进而致阴伤气耗；此外，气虚运血无力则可致血瘀，故临证中本病除有燥象外，尚可有气虚、血瘀之见证，治疗本病若仅润燥难以获效，只有气阴兼补，方可使燥证得缓而获满意疗效。可以选用增液汤合黄芪生脉饮组成基本方随证加减，若兼有血瘀者，基本方中加四物汤或丹参以养血活血。

对于原发性干燥综合征，采用养阴润燥法为主的治疗，疗效满意，病情可以长期稳定，生活质量也较高；而继发性干燥综合征也就是合并结缔组织病特别是系统性红斑狼疮者，以肝肾阴虚和气阴两伤证多见，治疗时间较长，且滋阴补肾、益气生津、养血润燥是治疗本病贯穿始终的基本法则。较少见的一型是脾肾阳虚、津液不蒸型，虽少见但不可忽视，须采用温肾健脾、益气生津润燥之法治之方能生效。

总之，本病与阴阳气血和肺脾肝肾密切相关，先天禀赋不足，加之反复罹患温热毒邪，或脏腑功能失调，干扰了人体津液的生化和输布，使之阴阳平衡失调，阴液亏损，燥胜而干。在治疗上既要本着"上燥治气治肺，下燥治血治肾，养阴生津增液"的原则，又要具体辨证分析，结合养阴益气、清热解毒、健脾益肾诸法，当明辨病机，不可一味滋阴。诚如清代喻嘉言所说："若但以润治燥，不求病情，不适病所，犹未免涉于粗疏耳。"

（二）关于清热药、升清药和温阳药的应用

张志礼在治疗干燥综合征时注重配合使用清热药、升清药及温阳药，在他参编的《中西医结合内科研究》干燥综合征病篇中提到，中医治疗本病大多从肝脾肾入手，使用生津养液、滋润补虚之品十居八九，对于单纯阴虚之证该思路可以改善症状。若本病出现内热灼津耗液，内热不清是根，故常于滋润方中同时使用甘寒清热药生石膏，从胃热论治，与知母相合，是取白虎汤意以清阳明之热。如从肺热论治，仿清燥救肺意，与沙参、麦冬、桑叶、杏仁、阿胶等为伍。从其部位论治，口干舌燥，唾液少，鼻干眼涩，肌肤常年无汗，为津液干涸不能上乘所致者，而意在恢复津液上乘，输布孔窍及体表之功能，有赖清扬之气生发。因此，常在滋阴生津方中，酌加葛根、升麻、荷叶、炒柴胡等升清药，从中选用二味，且药量宜清不宜重，此配伍思路受李东垣的补中益气汤、升阳益胃汤中使用升阳药启发，不仅选药类同，机制也相仿，属轻巧之法。若脾肾阳虚、命门火衰者，常用桂枝、附片等。

（三）中西医优化选择

本病所致的外分泌腺萎缩和狭窄是不可逆的，药物治疗难以改善组织学改变，而外分泌腺异常对生命影响不大，预后良好。故本病预后主要取决于是否合并结缔组织病和恶性淋巴瘤。根据张志礼的经验，中医中药不仅思路广，有效的方剂药物也多，以养阴润燥法为主治疗单纯原发性干燥综合征疗效满意，许多患者长期病情稳定，工作生活不受影响，小剂量激素对病情无明显改善，而大剂量激素疗效并不理想且副作用明显增加，国内也有类似报告。他指出由于原发性干燥综合征预后良好，应以中医中药治疗为主，短期小剂量激素治疗也是可取的，至于合并结缔组织病则应采用中西医结合治疗。当然，要彻底治愈本病，尚须开阔思路，不断探索，开拓有效的途径。

四、典型病案

严某，女，56 岁，1993 年 3 月 27 日初诊。

患者 1 年前无明显诱因出现口腔干燥及双眼干涩，需每日外用人工泪液缓解眼干症状，双手手指遇冷发白发紫继而发红，并伴麻木感及冷感，曾于北京某医院诊为干燥综合征、干燥性角膜炎，经治疗症状缓解不明显。现时有乏力，偶有腹胀，纳可，眠安，二便调，平素怕冷。诊查：口腔、唇、舌黏膜干燥，腮腺导管变细，双眼干燥，雷诺征阳性。舌暗，苔白，脉沉细。

[中医诊断] 燥证。

[西医诊断] 干燥综合征。

[辨证] 脾肾阳虚，命门火衰，津液亏虚。

[治法] 健脾益肾，和胃生津。

[处方] 黄芪 20g　太子参 15g　白术 10g　　茯苓 10g
　　　　枳壳 10g　生地 15g　　女贞子 30g　墨旱莲 15g
　　　　石斛 30g　玄参 15g　　桂枝 10g　　姜黄 10g
　　　　丹参 15g　鸡血藤 15g　草河车 15g　白花蛇舌草 30g

[二诊] 服上方 14 剂，患者已无腹胀，仍觉口角干燥明显，上方去枳壳、丹参，加麦冬 10g、首乌藤 15g。

[三诊] 再服上方 14 剂，双手冷感消失，怕冷减轻，乏力减轻，仍有口眼干燥症状。上方去桂枝、姜黄、玄参、白术、茯苓，加枸杞子 15g、丹参 15g、山茱萸 10g。

[四诊] 服上方 14 剂，口眼干燥明显缓解，唾液分泌较前增多，断续复诊服药半年，随访未复发。

[按语] 干燥综合征属于中医"燥证"范畴。本例患者口腔干燥、双眼干涩，为津液亏虚表现；患者平素怕冷，双手手指雷诺征阳性伴麻木感及冷感，

乏力，腹胀均为脾肾阳虚表现；结合患者舌暗，苔白，脉沉细，辨证属脾肾阳虚，命门火衰，津液亏虚。治之以健脾益肾，和胃生津，温补命门之火，以达津液上乘之效。方中黄芪、太子参、白术、茯苓、枳壳等健脾益气生津；生地、女贞子、墨旱莲、山茱萸、石斛、玄参等补肾养阴；桂枝通阳散寒；鸡血藤、首乌藤、丹参活血通络；草河车、白花蛇舌草佐以解毒。全方以补脾益肾为主，佐以温阳滋阴，阴阳平调，收效良好。

第四节 神经精神障碍性皮肤病

慢性单纯性苔藓

慢性单纯性苔藓又名神经性皮炎，是一种以阵发性剧痒和皮肤苔藓样变为特征的慢性炎症性皮肤病。本病类似于中医学文献中的"牛皮癣""摄领疮"等。如《诸病源候论》记载："摄领疮，如癣之类，生于颈上痒痛，衣领拂着即剧，云是衣领揩所作，故名摄领疮也。"《外科正宗·顽癣》记载："牛皮癣如牛项之皮，顽硬且坚，抓之如朽木。"赵炳南先生称之为"顽癣"。

一、疾病概述

本病病因尚不明确，一般认为与大脑皮质兴奋和抑制功能失调有关。患者常伴有疲劳、紧张、焦虑、情绪易激动等精神症状。内分泌紊乱、胃肠功能障碍、感染病灶、过度疲劳、精神紧张及搔抓、日晒、饮酒、机械物理性刺激等可促发及加重本病。本病依据其受累范围大小可分为局限型及播散型。本病初发时局部先有瘙痒或摩擦等机械性刺激，后皮肤迅速出现皮纹加深和皮嵴隆起的典型苔藓样变，自觉阵发性瘙痒，以夜间为重。

古代医家对该病的病因病理论述，如《太平圣惠方》所载"夫癣病之状者……此由风湿邪气客于腠理，复值寒湿与血气相搏，则血气否涩而发此疾也"，《外科正宗》所载"顽癣，乃风、热、湿、虫四者为患。发之大小圆斜不一，干湿新久之殊"，指出顽癣与风湿热虫有关。

张志礼认为本病多因情志不遂，闷郁不舒，心火上炎，以至气血运行失调，凝滞于肌肤，日久耗血伤阴，血虚化燥生风，也有因脾虚湿热，复感风邪，蕴阻肌肤而发病。

二、辨证论治

（一）肝郁化火证

[主证] 皮损色红，心烦易怒或精神抑郁，失眠多梦，眩晕，心悸，口苦咽

干。舌边尖红,脉弦滑。

[辨证] 肝郁不舒,郁久化火。

[治法] 舒肝理气,清肝泻火。

[处方] 丹栀逍遥散加减。

柴胡 10g　　栀子 10g　　龙胆 10g　　牡丹皮 10g

生地 15g　　当归 15g　　赤芍 10g　　白芍 10g

首乌藤 30g　钩藤 15g

(二) 风湿蕴阻证

[主证] 皮疹颜色呈淡褐色,皮损呈片状,粗糙肥厚,阵发性剧痒,夜间尤甚。舌苔薄或白腻,脉濡缓。

[辨证] 风湿蕴阻,肌肤失养。

[治法] 祛风利湿,养血润肤。

[处方] 全虫方加减。

全虫 6g　　皂角刺 6g　　防风 10g　　刺蒺藜 15g

苦参 10g　　白鲜皮 15g　当归 10g　　首乌藤 30g

白术 15g　　生薏苡仁 30g

(三) 血虚风燥证

[主证] 皮损色淡或灰白,肥厚粗糙,素体虚弱,心悸怔忡,气短健忘,或月经不调等。舌质淡,脉沉细。

[辨证] 血虚风燥,肌肤失养。

[治法] 养血疏风,润肤止痒。

[处方] 止痒合剂加减。

首乌藤 30g　鸡血藤 30g　丹参 30g　　全当归 15g

刺蒺藜 30g　地肤子 15g　生地 15g　　苦参 10g

防风 10g　　白术 10g

随证加减: 以上三证,如热象明显者,加羚羊角粉、生地、牡丹皮、白茅根、紫草根、茜草根;皮损泛发全身者,加防风、刺蒺藜;皮损肥厚者,加三棱、莪术活血破瘀;眠差者,加首乌藤、珍珠母、石菖蒲、合欢皮;伴腹胀、嗳气、呃逆者,可加入枳壳、陈皮、半夏、旋覆花;伴腰膝酸软者,加二至丸滋补肝肾等。

三、临证经验

张志礼认为本病的发生乃情志不遂,闷郁不舒,气血凝滞,郁久耗伤阴血,使肌肤失养所致;也可因外界风湿之邪蕴阻肌肤而发病。在临证时,常给予适当的心理疏导,解释发病的原因,解除患者的思想焦虑,引导其合理调整情绪,缓解过度紧张、焦虑等情绪,达到身心同治的目的。

张志礼亦继承了赵炳南先生应用虫类药物搜剔经络祛风除湿治疗慢性单纯性苔藓的独到经验，常应用全虫方治疗风湿蕴阻型患者，同时在研读古方的基础上结合自己多年的临床经验，创立了经验方止痒合剂，治疗皮肤瘙痒症、慢性单纯性苔藓等血虚风燥型皮肤病，取得满意疗效。此外，张志礼也常应用当归饮子（《医宗金鉴•外科心法要诀》），组成为当归、生地、白芍、川芎、何首乌、荆芥、防风、刺蒺藜、黄芪、甘草，具有养血润肤、祛风止痒之功。情志因素常为本病的诱因，导致夜不能寐，故张志礼常配伍煅龙骨、煅牡蛎、珍珠母等重镇之品，以重镇安神、敛风止痒，并加入丹参、当归、赤芍、首乌藤等活血补血、化瘀通络之品，使血脉得通，则心神得养，夜寐安宁。对于心肝火旺伴有血热者，张志礼还常用羚羊角粉平肝息风，凉血解毒。此外，治疗本病时还常根据皮损部位不同选择药物，如加用凌霄花、玫瑰花等清轻上浮药物治疗发病于头面部的患者；应用木瓜、牛膝、片姜黄分别治疗发病于下肢和上肢的患者。

我们对张志礼在1985—1998年间治疗慢性单纯性苔藓的处方和医案进行复习，对其用药特点和用药规律进行了分析和研究，结果如下：从患者性别分析，男女无明显统计学差异；患者均为成年人，年龄分布无明显差异；70%为局限性，大多为中青年；30%为泛发性，以老年人居多；中医辨证分型，25%为肝郁化火证，40%为风湿蕴阻证，35%为血虚风燥证。张志礼治疗慢性单纯性苔藓常用丹栀逍遥散、止痒合剂、全虫方加减。从选方上看，止痒合剂作为治疗慢性单纯性苔藓的基本方应用最多。需要注意的是，止痒合剂中首乌藤、白鲜皮、刺蒺藜均为30g，超出《中华人民共和国药典》所规定的剂量，鉴于此3种药物具有一定的毒性，不建议超量或长期服用，必要时监测血尿常规、肝肾功能。

从中药使用频次统计，应用频次排名前18位的药物依次是首乌藤、苦参、白鲜皮、刺蒺藜、生地、泽泻、车前子、牡丹皮、珍珠母、白术、羚羊角粉、当归、丹参、薏苡仁、地肤子、枳壳、石菖蒲、川芎。发于面部者常配伍玫瑰花、凌霄花、菊花，发于上肢者常加片姜黄作为引经药物，发于下肢者加木瓜、牛膝。大便干者加熟大黄、全瓜蒌。伴有血热者常用药为羚羊角粉、紫草等，伴有血瘀者常用药为三七粉，夏季加重、湿气重浊者加藿香、佩兰等芳香化湿药物治疗。中成药治疗方面，辨证酌选丹栀逍遥丸、秦艽丸、润肤丸、泻肝安神丸、六味地黄丸、大黄䗪虫丸等治疗。

外治原则是镇静止痒、剥脱上皮，软化浸润。根据皮肤损害程度酌选外用制剂，皮损不肥厚，部位较局限者，可用糖皮质激素霜剂，如氟轻松霜剂、去炎松霜剂等；中药可用雄黄解毒散30g加10%百部酒100ml浸泡后外用。皮损较厚，苔藓化明显者，可选用5%水杨酸软膏、10%黑豆馏油软膏或拔膏棍等治疗。此外,对于顽固性肥厚剧痒者可选用赵炳南先生的中药熏药疗法以除湿祛风、软坚润肤。对泛发性慢性单纯性苔藓,可选用药浴疗法,如谷糠、楮桃叶、苦参、龙葵等中药,加强清热解毒、润肤止痒的作用。

四、典型病案

杜某,男,65 岁。1987 年 3 月 12 日初诊。

患者 4 年前生气后面部起皮疹伴痒,经常搔抓后皮肤增厚、颜色加深,在外院诊断为"皮炎",外用氟轻松及中药外洗治疗,皮疹消退,停药后反复发作。患者自觉瘙痒剧烈,夜间尤甚,自觉乏力,纳可、寐差,二便调。皮科检查:面色黝黑,额、眼睑、面颊对称分布褐色粗糙斑片、苔藓样变,部分为色素沉着斑片。舌淡暗,苔白腻,脉弦滑。

[中医诊断] 顽癣。

[西医诊断] 慢性单纯性苔藓。

[辨证] 风湿蕴阻,肌肤失养。

[治法] 散风除湿,养血润肤止痒。

[处方] 首乌藤 30g   苦参 15g   防风 10g   白鲜皮 30g

       刺蒺藜 30g   当归 10g   地肤子 15g   威灵仙 10g

       秦艽 15g   全虫 6g   合欢皮 20g   皂角刺 6g

[二诊] 1987 年 3 月 20 日,服药 7 剂后皮损明显减轻,瘙痒减轻。自诉晨起口苦、夜间睡眠不实多梦,舌淡暗,苔薄白,脉弦滑。前方去防风,加龙胆 10g、黄芩 10g、生栀子 10g 以清利肝胆湿热,加珍珠母 30g 重镇安神,继服 14 剂。

[三诊] 1987 年 4 月 8 日,服药后面颊皮损消退,双眼睑皮损明显变薄。面色暗淡较前好转,瘙痒减轻,睡眠可,口干,舌暗红,脉弦缓。前方加丹参 15g、鸡血藤 15g、赤白芍各 10g 养血润肤。继服 14 剂。

[四诊] 1987 年 4 月 23 日,双眼睑皮损进一步消退变薄,面积减小,色素沉着减轻,时有瘙痒,睡眠可,舌淡红,苔薄白,脉滑。前方减皂角刺、龙胆、黄芩、栀子,继服月余,痊愈。

[按语] 本例患者为郁闷不舒导致肝脾不和,脾胃湿热又外感风邪,风湿蕴阻肌肤而发病。脾为湿热所困则乏力,风邪客肤则瘙痒剧烈,风湿蕴阻日久、肌肤失养则皮损肥厚粗糙,热扰心神则眠差。因此中医辨证为风湿蕴阻证,治疗选用全虫方加减,方中全虫、皂角刺、防风、刺蒺藜祛风止痒;苦参、白鲜皮利湿止痒;当归、首乌藤养血润肤;秦艽祛风湿止痒;合欢皮宁心安神。诸药配合,共奏祛风除湿、养血润肤止痒之功。二诊瘙痒减轻,伴有口苦、睡眠欠佳,加入清利肝胆湿热之龙胆、黄芩、栀子治疗;三诊皮损已好转多半,在

祛风止痒基础上加入养血润肤药，以利后期皮损消退。四诊肝胆湿热已除，故减龙胆、黄芩、栀子，以免药物过于寒凉伤及脾胃。皮损大部分已经消退，瘙痒减轻，去皂角刺等，继服月余痊愈。

瘙痒症

瘙痒症指临床上无原发皮肤损害，而以瘙痒为主的感觉神经精神障碍性皮肤病，常继发抓痕、血痂、色素沉着及苔藓样变、湿疹样变、脓皮病及淋巴管炎、淋巴结炎等。本病类似于中医文献的"痒风"。如《外科证治全书》记载："遍身瘙痒，并无疮疥，搔之不止。"女阴瘙痒症相当于古籍的"阴痒""妇人阴痒"，多因肝脾亏损，湿热下注，复感外邪，蚀阴成患。赵炳南先生称之为"隐疹"。

一、疾病概述

本病病因复杂，分为内因、外因两方面。内因主要为各种内脏疾病，如内分泌疾病、肝肾疾病、过敏等。外因主要与气温改变、生活习惯等有关，还与物理因素、化学因素、辛辣食物等刺激有关。本病以阵发性剧烈瘙痒为主要特点，无原发性损害，瘙痒尤以睡前或夜间为重。根据其瘙痒范围及部位的不同，可将本病分为全身性瘙痒（胆汁淤积性瘙痒、尿毒症瘙痒、糖尿病性瘙痒等）及局限性瘙痒。

中医古籍对本病的论述很多，如早在《黄帝内经》中就有"诸痛痒疮，皆属于心"的论述，提示"瘙痒"症状与"心"有着十分密切的关系。《备急千金要方》所述"痒症不一，血虚皮肤燥痒者，宜四物汤加防风"，《外科大成》所载"若风热内淫，血虚作痒者，又当凉血润燥"，论及了瘙痒的病因及辨治。女阴瘙痒多因肝脾亏损，湿热下注，复感外邪，蚀阴成患。

张志礼认为本病因湿热蕴于肌肤，不得疏泄；或血虚肝旺以致生风生燥，肌肤失养而发。禀赋因素、情志失调、饮食失节等均是本病发生或加重的原因，辨治时应积极寻找皮肤病与机体的内在联系，详细审症求因，辨病辨证结合治疗。

二、辨证论治

（一）血虚风燥证

［主证］皮肤干燥、脱屑，有明显抓痕及血痂，多见于老年人，冬春发病。舌质淡，苔薄白，脉弦缓或弦滑。

［辨证］阴血不足，肌肤失养。

［治法］养血润肤，疏风止痒。

[处方] 止痒合剂加减。

生地 10g　熟地 10g　天冬 10g　　麦冬 10g

当归 10g　赤芍 10g　白芍 10g　　鸡血藤 15g

黄芪 12g　防风 10g　刺蒺藜 15g　苦参 10g

首乌藤 15g

（二）风湿蕴阻证

[主证] 因经久搔抓皮肤继发感染或湿疹样变，多见于青壮年，夏季发病。舌质红，苔白或腻，脉滑或滑数。

[辨证] 风湿蕴阻，肌肤失养。

[治法] 祛风利湿，养血润肤。

[处方] 全虫方加减。

全虫 6g　　皂角刺 6g　　猪牙皂角 6g　刺蒺藜 15g

苦参 10g　白鲜皮 15g　威灵仙 12g　黄柏 15g

生槐花 15g

随证加减：以上二证，如全身痒无定处加荆芥、防风、僵蚕、蝉蜕；顽固性瘙痒者，加全虫、乌蛇、炒皂角刺；心烦失眠、舌质红者，加莲子心、连翘、栀子仁；夜间瘙痒重者，加珍珠母、牡蛎；大便干者，加川大黄。

三、临证经验

张志礼将本病辨证分为血虚风燥证、风湿蕴阻证，治疗以养血、祛风、安神为治疗原则。在研读古籍的基础上，创立了经验方止痒合剂，由防风、当归、首乌藤、苦参、白鲜皮、刺蒺藜组成，功效养血散风止痒，治疗瘙痒症、慢性荨麻疹、慢性湿疹最为适宜。必要时辨证选择中成药秦艽丸、润肤丸、除湿丸。

我们对张志礼在 1985—1998 年间治疗瘙痒症的处方和医案进行复习，对其用药特点和用药规律进行了分析和研究，结果如下：从患者性别分析，男女无明显统计学差异；发病年龄以中老年人为多，尤其是 50 岁以上老人占绝大多数；中医辨证分型，70% 为血虚风燥证，25% 为风湿蕴阻证。治疗瘙痒症的常用方为止痒合剂、当归饮子、全虫方、清热除湿汤，其中止痒合剂是治疗血虚风燥证的基本方。从中药使用频次统计，前 15 位依次是白鲜皮、刺蒺藜、当归、首乌藤、地肤子、防风、苦参、鸡血藤、车前子、牡丹皮、生地、泽泻、羚羊角粉、赤芍、白芍，少数患者还应用了珍珠母、煅龙骨、牡蛎等重镇安神之品。从药物功效分析，养血疏风药物应用最多，其次常佐以凉血药物，伴有寐差者加以安神药物。

张志礼治疗特殊部位的局部瘙痒症也有独到之处。他认为肛门瘙痒症属大肠湿热，下注感毒所致，治宜清利湿热、解毒止痒，方选用龙胆泻肝汤或清热除湿汤加减，常用处方：龙胆 10g，黄柏 10g，栀子 10g，车前子草各 10g，苦参 10g，蛇床子 10g，泽泻 10g，蒲公英 15g。可用第三煎煮水熏洗患处或以蛇床子水剂坐浴，亦可外涂黄连膏每日 2～3 次；严重者（肛门及周围皮肤出现肥厚、苔藓化者）可外涂 5%～10% 黑豆馏油软膏或采用癣症熏药卷外熏。

外治的原则为镇静止痒，防止皮肤继发改变。根据皮肤损害程度酌选外用制剂，局部可使用止痒药水、润肤药水、百部酒或百部酒 100ml 兑入雄黄解毒散 30g、止痒药膏、普榆膏、黄连膏、黑豆馏油软膏或癣症熏药卷。推荐使用药浴疗法，适用于各型皮肤瘙痒症，如矿泉浴、淀粉浴，或中药楮桃叶、龙葵、苦参、白鲜皮、花椒、百部、蛇床子等煎水洗浴。

张志礼主编的《中西医结合防治老年皮肤病》一书中详述了老年性皮肤瘙痒症的防治，指出引起瘙痒的原因很多，有内在和外在因素，有些系统性疾病可伴有皮肤瘙痒，最常见的如糖尿病、胆汁性肝硬化、蕈样肉芽肿、缺铁性贫血、慢性肾病、白血病和某些肿瘤以及肠寄生虫、食物药物反应等。来自体外的化学物质、灰尘、动物毛屑、人造纤维、细菌、真菌、昆虫叮咬等也是引起全身或局部瘙痒的常见原因。导致老年性皮肤瘙痒症除以上原因外，皮肤老化、萎缩变薄、皮脂腺功能减退使皮肤干燥，缺乏弹性，容易遭受外界刺激，是致病的重要因素。因此，特别强调应寻求病因，合理辨证，方能取得良效。

结节性痒疹

结节性痒疹是一种以结节性损害和剧烈瘙痒为主要表现的慢性炎症性皮肤病。本病类似于中医文献中的"马疥"。如《诸病源候论·疥病诸候·疥候》记载："马疥者，皮内隐嶙起，作根墌，搔之不知痛。"赵炳南先生称本病为"顽湿聚结"。

一、疾病概述

本病目前病因尚未明确，部分患者见于虫类叮咬后发病，且胃肠道功能紊乱及内分泌障碍也与本病有一定关系。本病呈慢性经过，可长期不愈，多见于成年女性。皮损表现为红褐、黑褐色孤立散在不相融合的半球形结节，约黄豆至蚕豆大小，顶端角化粗糙，触之坚实。结节周围皮肤有色素沉着或增厚，呈苔藓样变。由于剧烈搔抓，可继发表皮剥脱、出血及血痂。好发于四肢，小腿伸侧尤为显著，也可发生于背部。

中医认为本病大多由于蚊虫叮咬或妇女忧思抑郁，七情所伤，脉络瘀阻，肌肤失养所致。张志礼认为本病是由于患者素体蕴湿，感受风毒，聚结肌肤而发。

二、辨证论治

顽湿聚结证

[主证] 发病初期，皮疹色淡红，继而变为黄豆大小的结节，呈红褐色，孤立散在，因剧痒而搔抓后可见抓痕，血痂，伴烦躁，失眠。舌红，苔白，脉滑。

[辨证] 风湿毒聚。

[治法] 除湿解毒，息风止痒。

[处方] 全虫方加减。

全虫 6g　　　皂角刺 6g　　白鲜皮 30g　　苦参 15g

刺蒺藜 30g　　赤芍 10g　　白芍 10g　　　僵蚕 10g

首乌藤 30g　　夏枯草 15g　丹参 15g　　　红花 10g

秦艽 15g　　　威灵仙 10g　木瓜 10g

随证加减：如肝胆火旺者，加龙胆、栀子、羚羊角粉；湿热重者，加黄芩、黄柏、苍术；肝郁气滞者，加柴胡、白芍、香附；心烦不眠者，加珍珠母、生牡蛎、合欢皮、酸枣仁；纳差、腹胀者，加枳壳、砂仁、白术、神曲；伴血瘀者，加丹参、鸡血藤、三七粉；血虚者，加当归、生地；结节干燥、坚硬者，加连翘、浙贝母。

三、临证经验

张志礼从慢性结节性损害、瘙痒剧烈、好发四肢伸侧、更多见于小腿伸侧等特点入手，从发病机制分析，认为本病由湿邪风毒，聚结肌肤，经络阻隔，气血凝滞而致，故强调"风湿毒聚"为本病的主要病机。皮疹发于皮里肉外，常与外感风邪，或虫咬毒邪相关；情志所伤，冲任不调，营血不足，脉络瘀阻，肌肤失养为本病反复发作、缠绵难愈的原因。正如孙思邈《备急千金要方》所述："风邪客于肌中，则肌虚，真气发散，又挟寒搏皮肤，外发腠理，开毫毛，淫气妄行，则为痒也。"风盛则作痒。湿为重浊之邪，湿邪下注，故往往下肢先发病；又湿邪黏滞，所以病情反复，缠绵难愈。故治法宜除湿解毒，息风止痒，活血软坚。

我们对张志礼在 1985—1998 年间治疗结节性痒疹处方和医案进行了复习，对其用药特点和规律进行了分析和研究，结果如下：患者均为成年人，年龄分布无明显差异；从患者性别分析，男性多于女性；从中药使用频次统计，应用频次较高的排名前 16 位的药物依次是全虫、皂角刺、首乌藤、苦参、刺蒺藜、夏枯草、白鲜皮、羚羊角粉、僵蚕、地肤子、生牡蛎、丹参、珍珠母、牡丹皮、车前子、泽泻。由此看出，张志礼把全虫方作为治疗结节性痒疹的基本方，以达息风止痒、除湿解毒、软坚散结之功。临床主要用于治疗蕴湿日久，风毒凝聚所致的慢性顽固性以瘙痒为主要表现的皮肤疾患。方中以全虫、皂角刺、猪牙皂角为主药，既能息风止痒，又能托毒攻伐，适宜于顽固久蕴深在之湿毒作痒。白鲜皮、苦参、刺蒺藜清热散风，燥湿止痒，配合祛风除湿通络之威灵仙，行气清胃肠热结之炒枳壳、黄柏、炒槐花，起到调理胃肠，清除湿热蕴积之源的作用，标本兼顾，寓意较深。本方对于慢性顽固的瘙痒性皮肤病偏于实证者最为适宜。并在赵炳南先生全虫方的基础上，增加了养血活血药物丹参、赤芍、白芍、红花，养血活血以助祛风之功。中成药可选择使用秦艽丸、内消连翘丸、活血消炎丸、大黄䗪虫丸等治疗。

外治经验：轻症可用雄黄洗剂、止痒药膏；重症可贴敷黑布药膏、黑色拔膏棍等软坚散结类外用药。为使药力易于透达，也可先用海螵蛸块的光滑面去除角化肥厚的表层，敷药后再贴肤疾宁硬膏。硬膏有双重作用，一方面可在局部发挥角质剥脱、软化结节的治疗作用，另一方面可保护皮肤，避免搔抓，阻断瘙痒 - 搔抓 - 皮肤抓破粗糙肥厚 - 瘙痒加剧 - 搔抓的恶性循环，发挥保护性治疗作用。顽固结节者可配合液氮冷冻，亦可增加疗效。

四、典型病案

王某，男，49 岁。1997 年 3 月 3 日初诊。

全身起疹伴瘙痒半年。患者半年前开始，躯干四肢起硬结，瘙痒明显，逐渐增多，就诊多家医院，诊断为"湿疹""结节性痒疹"，经口服开瑞坦 10mg、每日 1 次，外用激素软膏，略有好转，停药后反复，皮损逐渐增多，伴有剧烈瘙痒，影响睡眠，纳可，二便调。皮科检查：孤立黄豆大小暗红色丘疹，表面粗糙、上有灰褐色结痂，见抓痕血痂，部分皮损遗留色素沉着斑。舌暗红，苔白腻，脉弦滑。

[中医诊断] 顽湿聚结。

[西医诊断] 结节性痒疹。

[辨证] 素体蕴湿，风毒凝聚。

[治法] 除湿解毒，疏风止痒。

[处方] 全虫 6g   皂角刺 6g   白鲜皮 30g   刺蒺藜 30g
        苦参 15g   当归 10g   首乌藤 30g   地肤子 15g
        川芎 10g   僵蚕 10g   夏枯草 15g   生牡蛎 15g（先煎）
        浮萍 10g   蝉衣 10g   羚羊角粉 0.6g（冲）

配合外用黄连膏、雄黄洗剂，每日 2 次。

[二诊] 1997 年 4 月 15 日，患者服药 1 个月后，皮损变平，瘙痒明显减轻，睡眠较前好转，仍有少量新发皮损，时口干，二便调，舌红，苔黄腻，脉弦滑。前方去牡蛎、蝉蜕、浮萍，舌质红者，加牡丹皮 15g、生地 15g，以凉血滋阴；舌苔黄腻者，加车前子 15g、泽泻 15g，以清利湿热。

[三诊] 1997 年 4 月 22 日，服药 1 周后，诉皮损部分消退，瘙痒减轻，时有烦躁易怒，睡眠欠佳、饭后自觉轻度腹胀，舌淡红苔白，脉滑。前方加珍珠母 30g、石菖蒲 15g，以重镇安神；腹胀者，加枳壳 10g、厚朴 10g，以健脾消食导滞。

[四诊] 1997 年 5 月 10 日，皮损继续好转，瘙痒减轻，睡眠仍不好，大便干。前方基础上去皂角刺、僵蚕，加远志 10g、酸枣仁 10g，养心安神；加六一散 30g，以利湿清热。

[五诊] 1997 年 6 月 12 日，皮疹大部分消退，遗留色素沉着，皮肤干燥，时有瘙痒，睡眠可，口干明显，舌尖红，苔少，脉滑。患病日久，耗伤阴血，故前方去珍珠母、石菖蒲、酸枣仁，加鸡血藤 15g、丹参 15g、五味子 15g、麦冬 15g，以养血滋阴。

[按语] 本例患者中医辨证为素体蕴湿，外感虫毒，湿毒凝聚，因此选用全虫方加减。方中全虫、皂角刺、刺蒺藜祛风止痒；苦参、白鲜皮利湿止痒；当归、首乌藤养血润肤；珍珠母宁心安神。诸药配合，共奏除湿解毒、疏风止痒之功。应用本方治疗本病，一般早期以疏风止痒、除湿解毒为主，重用全虫、刺蒺藜、防风、苦参、白鲜皮等。至后期，结节坚硬较大顽固不愈者，除前法外，宜加用或重用活血软坚散结之药，如赤白芍、当归、威灵仙、夏枯草等。至于外用药，轻者用黄连膏、黑布药膏，结节坚硬顽固者可应用拔膏特色疗法。本案初诊以清热除湿疏风止痒为主，中期佐以安神治疗，皮损消退后期则重用养血滋阴药物，以巩固疗效。结节性痒疹属于顽固难治性疾病，但本例患者应用全虫方加减治疗 5 个月余，取得满意疗效。

第五节 红斑鳞屑性皮肤病

银屑病

银屑病是一种临床常见的慢性、复发性、红斑鳞屑性皮肤病，表现为浸润性红斑基础上覆以银白色鳞屑，病程较长，部分患者瘙痒难耐，严重时皮损可泛发全身。本病类似于中医文献中的"白疕""干癣""松皮癣""粟疮""银癣疯""牛皮癣""白癣"等。如《诸病源候论》云："干癣，但有匡郭，皮枯索痒，搔之白屑出是也。"《外科大成》云："白疕，肤如疹疥，色白而痒，搔起白疕，俗呼蛇风。"《医宗金鉴·外科心法要诀》云："白疕之形如疹疥，色白而痒多不快，固由风邪客皮肤，亦由血燥难荣外。"

一、疾病概述

银屑病的病因和发病机制尚未完全清楚，学者认为其具有多基因遗传背景,与免疫、感染、内分泌、神经精神、药物、环境等因素有关。本病好发于头皮、躯干及四肢伸侧,常可泛发全身。根据病程及皮损特点分为寻常型、脓疱型、关节病型及红皮病型 4 种类型,其中寻常型银屑病最为常见,其他类型多由寻常型银屑病发展或外用刺激性药物、系统使用糖皮质激素、免疫抑制剂过程中突然停药以及感染、精神压力等诱发。

中医认为本病由外感邪气与"血"分相互作用而致。如《诸病源候论》:"干癣……皆是风湿邪气,客于腠理,复值寒湿,与血气相搏所生。"《医宗金鉴·外科心法要诀》:"白疕……固由风邪客皮肤,亦由血燥难荣外。"认为本病由风邪致血燥,血液不能濡润肌肤而发病。《证治准绳》分析了白癣的病机:"此由腠理虚而受风,风与气并,血涩而不能荣肌肉故也。"

张志礼认为,本病多因情志不遂,七情内伤,气机壅滞,毒热伏于营血;或因饮食失节,过食腥发动风食物,脾胃失和,气机不畅,郁久化热;或因淋雨涉水,久居湿之地及外感风湿热毒之邪,内外合邪而发病,热郁血分则发红斑,血热风燥则现层层干燥鳞屑;或病久或反复发作,阴血被耗,化燥生风,而致血燥;或因湿热蕴结郁阻经脉,肌肤失养,气血瘀滞,而致血瘀。红皮病型多因心火炽盛,兼感毒邪,火毒蒸灼肌肤而成。脓疱型多因湿热毒邪相搏而成。关节病型多因风寒湿邪痹阻经络所致。

在赵炳南先生"从血辨治"的基础上,张志礼提出了"毒邪"也是重要发病因素,对寻常型银屑病辨证分为血热证、血燥证、血瘀证、湿热证和热毒证 5 个证型进行论治,并提出治疗中当以解毒药贯穿始终。血热证治宜凉血活血、清热解毒;血燥证治宜养血滋阴、润肤解毒;血瘀证治宜活血化瘀、除湿解毒;湿热证治宜清热利湿、凉血解毒;热毒证治宜清热解毒、凉血祛斑。

二、辨证论治

(一)寻常型银屑病

1. 血热证

[主证] 多见于进行期银屑病患者。皮疹发生及发展迅速,新生皮疹不断增多。鳞屑不能覆盖红斑,自觉瘙痒,常伴心烦易怒,口干咽干,大便秘结,小便短赤。舌质红,苔薄白或黄,脉弦滑或数。

[辨证] 血分蕴热,发于肌肤。

[治法] 清热凉血,活血解毒。

[处方] 凉血活血汤(白疕一号)加减。

紫草根 15g	茜草根 15g	大青叶 30g	板蓝根 30g
槐花 30g	白茅根 30g	土茯苓 30g	天花粉 15g
生地 30g	赤芍 15g	北豆根 10g	白鲜皮 15g

2. 血燥证

[主证] 多见于消退期银屑病。病情相对稳定,病程较长,皮疹色变淡,很少有新生皮疹出现,原有皮损部分消退,部分呈钱币或大片融合,有明显浸润,表面鳞屑少,附着较紧,全身症状多不明显。舌质淡红或舌质淡,苔少,脉缓或沉细。

[辨证] 阴血不足,肌肤失养。

[治法] 养血滋阴,润肤解毒。

[处方] 养血解毒汤(白疕二号)加减。

当归 10g   鸡血藤 15g   丹参 15g   川芎 10g

天花粉 15g   生地 30g   土茯苓 30g   白术 10g

枳壳 10g   薏苡仁 30g   板蓝根 30g   大青叶 30g

3. 血瘀证

[主证] 多见于静止期银屑病。患者年龄偏大,病史较长,久治不愈,皮损肥厚浸润呈皮革状,鳞屑较厚,瘙痒较重。舌质紫暗或见瘀点、瘀斑,脉涩或沉缓。

[辨证] 气血瘀滞,湿毒内蕴。

[治法] 活血化瘀、除湿解毒。

[处方] 活血散瘀汤(白疕三号)加减。

三棱 10g   莪术 10g   桃仁 10g   红花 10g

丹参 15g   鸡血藤 30g   苦参 15g   天花粉 15g

生薏苡仁 30g   陈皮 10g   土茯苓 30g   大青叶 15g

4. 湿热证

[主证] 多见于皱襞部银屑病。患者皮损有糜烂渗出如湿疹样改变,多发于腋窝、乳房下、会阴、股根部等皱褶部位,鳞屑较薄,呈污褐黏腻状,痒较重。可伴胸腹胀满,口苦咽干,食少纳呆,大便干或先干后溏,溲赤,女子白带量多色黄。舌质红,苔黄腻,脉弦滑数。

[辨证] 湿热内蕴,郁久化火。

[治法] 清热利湿,凉血解毒。

[处方] 八生汤加减。

生白术 10g   生枳壳 10g   生薏苡仁 30g   生芡实 15g

川萆薢 15g   赤石脂 10g   车前草 15g   车前子 15g(包煎)

泽泻 10g   黄柏 10g   白鲜皮 30g   苦参 15g

土茯苓 30g   生地 15g   牡丹皮 15g   六一散 30g

5. 热毒证

[主证] 多见于发病由急性扁桃体炎或上呼吸道感染引起者,特别多见于

儿童和青年,皮损呈泛发性点滴状或融合成片。此型多急性发病,常伴发热、咽痛、全身不适、口干口苦、便秘、溲赤。舌红,苔白或黄,脉弦滑或数。

[辨证] 内有蕴热,外感毒邪。

[治法] 清热解毒,凉血除斑。

[处方] 金银花 15g　连翘 15g　蒲公英 30g　败酱草 15g
　　　　锦灯笼 6g　山豆根 10g　板蓝根 30g　大青叶 15g
　　　　白茅根 30g　紫草根 15g　茜草根 15g　玄参 15g
　　　　草河车 15g　白花蛇舌草 30g

随证加减: 以上五证,如新生皮疹不断出现,颜色鲜红或有红皮病倾向者,加羚羊角粉、玳瑁面;咽痛者,加连翘、锦灯笼、山豆根;痒甚者,加首乌藤、刺蒺藜;湿热重者,加龙胆、黄芩;暑湿盛者,加藿香、茵陈、佩兰;脾虚湿盛者,加茯苓、扁豆、猪苓;皮损顽固者,加丹参、木香、莪术;肝郁气滞者,加柴胡、枳壳、香附;大便秘结者,加生地、全瓜蒌、熟大黄。

(二)红皮病型银屑病

红皮病型银屑病又名银屑病性剥脱性皮炎,皮疹面积超过全身体表面积90%以上,是一种较少见的、严重的银屑病,约占银屑病患者的1%。本型病情顽固,常数月甚至数年不愈,治愈后容易复发。

本病类似中医文献中的"火丹疮"。如明代《明医指掌》记载:"火丹疮,遍身赤肿痛。"清代《洞天奥旨》对"火丹疮"进行了更详细的论述,指出"火丹疮,遍身俱现红紫……一身尽红且生疮也",并进一步指出本病可分为两种不同类型——"然而火丹有二种:一赤火丹,一白火丹也。赤色皮干,白色皮湿。"

张志礼认为本病多由血热炽盛,毒热夹湿外袭,致气血两燔,郁火流窜,蒸灼肌肤,致全身皮肤弥漫潮红、浸润及水肿,大量脱屑或有渗出,并或伴发热。若病程日久,伤气耗阴,阴液亏耗,则皮损淡红,伴有口干,舌红苔少,脉细滑等。甚或出现血脉瘀阻,则皮疹暗红。

1. 毒热入营证

[主证] 发病急,全身出现弥漫潮红、水肿性红斑,伴大量脱屑或渗出,可伴发热烦躁,口干口渴,大便干结,小便黄赤。舌质红绛,苔薄白或黄腻,脉弦滑。

[辨证] 毒热炽盛,入于营血。

[治法] 清营凉血,解毒护阴。

[处方] 解毒清营汤加减。
　　　　生玳瑁面 6g(冲)　羚羊角粉 0.6g(冲)　生栀子 10g
　　　　川连 10g　金银花 30g　连翘 15g　蒲公英 15g
　　　　生地 30g　白茅根 30g　牡丹皮 10g　石斛 15g
　　　　玉竹 15g　麦冬 10g

2. 气阴两伤证

[主证] 病程日久，皮损不退，皮损颜色淡红，水肿或渗出已消退，浸润及脱屑明显减轻，鳞屑干燥，层层剥落，体温已基本正常，可有口干，咽干，周身乏力。舌质淡，苔少或无，脉沉细或细数。

[辨证] 气阴两伤，余毒未清。

[治法] 养阴润燥，清解余毒。

[处方] 解毒养阴汤加减。

南沙参 15g　北沙参 15g　石斛 15g　太子参 10g

玄参 15g　　生黄芪 15g　生地 20g　丹参 15g

金银花 30g　蒲公英 15g　天冬 20g　玉竹 10g

麦冬 20g

随证加减：以上两证，如红皮病毒热炽盛，迫于血分，证见皮疹鲜红或绛红、点状出血，舌质红绛，脉数者，加生地炭、银花炭、生石膏、紫花地丁、生栀子；肿胀明显或糜烂明显者，加茯苓皮、冬瓜皮、猪苓；瘙痒剧烈者，加白鲜皮、刺蒺藜；气虚重者，加太子参、党参、西洋参；伴血瘀征象者，加用桃仁、红花、三棱、莪术、三七粉。

（三）脓疱型银屑病

脓疱型银屑病在临床比较少见，一般可分为泛发性脓疱型和局限性脓疱型，其中泛发性脓疱型银屑病包括急性泛发性、亚急性或慢性泛发性和发疹性脓疱型银屑病等类型，局限性脓疱型银屑病包括掌跖脓疱型银屑病、肢端脓疱型银屑病等类型。

本型多由血分郁热，兼感湿热毒邪，日久成脓，脓毒湿热，蒸灼肌肤，而致皮肤潮红，脓疱泛发，可伴有高热、寒战等全身症状；日久耗气伤阴而余毒未尽，仍可有散在脓疱发生，并伴有低热、乏力等症状。发病初期患者常出现一派毒热标象，故重用清热解毒除湿之剂，后期出现耗伤阴血征象，宜注意凉血护阴，健脾除湿。

1. 泛发性脓疱型银屑病

（1）脓毒证（脓毒蒸灼证）

[主证] 发病急骤，在潮红、水肿、灼热的银屑病基本损害上出现密集的粟粒状脓疱，部分可融合呈"脓湖"状。病情多呈周期性复发，皮肤潮红焮热，脓疱聚集，伴发热，心烦急，口干口渴，大便秘结，小便短赤。舌质红，苔黄或少苔，或呈沟纹舌，脉弦滑数。

[辨证] 湿热蕴结，兼感毒邪。

[治法] 清热凉血，解毒除湿。

[处方] 解毒凉血汤加减。

羚羊角粉 0.6g（冲）　板蓝根 30g　　金银花 15g　　连翘 15g

生地 30g　　　　　牡丹皮 15g　　赤芍 15g　　　薏苡仁 30g

茵陈 15g　　　　　白茅根 30g　　生石膏 30g（先煎）

（2）气阴两伤证

[主证] 多见于泛发性脓疱性银屑病。病程迁延日久，反复发作，皮损色淡红，偶有散在脓疱，伴气短懒言，口干咽燥，肢体倦怠。舌质嫩红，少苔、沟纹舌或镜面舌，脉细数。

[辨证] 气阴两伤，余毒未尽。

[治法] 益气养阴，清解余毒。

[处方] 解毒养阴汤加减。

南沙参 15g　北沙参 15g　石斛 15g　　太子参 15g

生黄芪 15g　生地 15g　　蒲公英 15g　板蓝根 30g

草河车 15g　土茯苓 15g　生薏苡仁 30g　赤芍 15g

随证加减：以上两证，如脓疱多者加紫花地丁、草河车、白花蛇舌草，瘙痒甚者加白鲜皮、地肤子，有潮热盗汗者加地骨皮、青蒿，睡眠不实者加首乌藤、珍珠母、炒枣仁，乏力明显者加西洋参。

2.局限性脓疱型银屑病

（1）湿毒内蕴证

[主证] 掌跖或肢端皮损颜色淡红或暗红，其上积聚多数粟粒大小脓疱，自觉胀痛；身体其他部位可见散在淡红或暗红斑片，上覆白色鳞屑，可伴咽痛、咽痒或大便黏而不爽等症。舌质淡红或暗红，苔白腻，脉弦滑。

[辨证] 湿毒互结，聚于肌肤。

[治法] 除湿解毒，导滞破瘀。

[处方] 土茯苓 15g　槐花 30g　　赤芍 15g　　草河车 15g

猪苓 15g　　生薏苡仁 30g　焦槟榔 10g　枳壳 10g

蒲公英 15g　连翘 15g

（2）气虚毒恋证

[主证] 病程日久，反复不愈，掌跖或肢端皮损色淡红，时有散在脓疱发生。可伴有面色萎黄，气短，自汗，食欲不振，腹胀，便溏等。舌质淡红，苔白，脉沉缓。

[辨证] 脾气虚弱，余毒未尽。

[治法] 健脾益气，清解余毒。

[处方] 生黄芪 30g　白术 10g　　生薏苡仁 30g　茯苓皮 15g

芡实 10g　　山药 15g　　土茯苓 15g　　猪苓 15g

蒲公英 15g　连翘 15g

随证加减：以上两证，如手掌皮疹重者加片姜黄，足跖皮疹重者加木瓜、牛膝，皮疹鲜红者加生地、白茅根，腹胀明显者加厚朴、陈皮。

（四）关节病型银屑病

关节病型银屑病又称银屑病关节炎，患者具有银屑病皮损的同时伴有多个或单个关节炎损害，且类风湿因子检查阴性。银屑病皮损症状多数先于关节炎症状出现，约10%的病例银屑病皮损出现在关节炎表现之后。临床常分为远端型、不对称性少关节型、残毁型、类风湿关节炎样型和累及脊柱型等多个类型。

本型多由血热炽盛，风湿毒热或寒湿外袭，痹阻于经络、关节，致关节红肿疼痛，活动受限；熏蒸肌肤，致全身皮肤弥漫潮红，或有脓疱，可伴发热。病程日久，缠绵不愈，肝肾不足则筋骨失养，故关节畸形，僵硬肿大，并伴形瘦神疲、畏寒肢冷、腰膝酸软等。

1. 毒热阻络证

[主证] 多见于急性期。发病急，表现为关节红肿疼痛，活动受限，皮损泛发，潮红，浸润肿胀，弥漫脱屑。舌红，苔黄，脉滑数。

[辨证] 风湿毒热，痹阻经络。

[治法] 清热除湿解毒，疏风通络。

[处方] 羚羊角粉0.6g 或生玳瑁面6g（冲）　生　　地15g
牡丹皮10g　紫草根10g　茜草根10g　白茅根30g
板蓝根30g　秦艽15g　　木瓜10g　　羌活10g
独活10g　　赤芍10g

2. 寒湿阻络证

[主证] 多见于缓解期及迁延期。关节疼痛，疼痛遇寒加重，筋脉拘紧，活动受限，红肿轻微，或关节变形明显，主要侵犯手足小关节，严重者膝、踝、脊椎等大关节亦可受累，关节症状与皮肤表现常同时加重或减轻，皮疹色淡红，脱屑明显，伴乏力，畏寒。舌淡，苔白腻，脉弦滑。

[辨证] 风寒湿邪，痹阻经络。

[治法] 温经通络，除湿解毒。

[处方] 羌活10g　　独活10g　　鸡血藤30g　秦艽15g
紫根草15g　茜草根15g　板蓝根30g　大青叶30g
青风藤15g　络石藤15g　乌蛇10g　　桂枝10g
土茯苓30g　生薏苡仁30g　木瓜10g

3. 肝肾亏损证

[主证] 病程日久，皮损暗红或淡红，形瘦神疲，少气懒言，畏寒肢冷，腰膝酸软，关节肿痛，局部不热或畸形僵硬肿大。舌质淡，苔白，脉沉细。

[辨证] 肝肾不足,经络阻隔。

[治法] 滋补肝肾,通经活络。

[处方] 杜仲 10g   菟丝子 10g   桑寄生 10g   牛膝 10g

          鸡血藤 30g   乌蛇 10g   延胡索 10g   全蝎 10g

          川芎 10g   党参 10g   白术 10g   当归 10g

随证加减: 以上三证,如关节肿大明显者,加炒皂角刺;关节疼痛明显者,加桑枝、忍冬藤、延胡索;发热口渴者,加生石膏;若伴有肝肾阴虚,加熟地、桑寄生、枸杞子;皮损色暗红,鳞屑多,肥厚较重,加白芍、丹参、桃仁、红花、三棱、莪术、三七粉;若阳虚畏寒明显,加制川乌、制草乌;上肢疼痛显著,加片姜黄。

三、临证经验

(一) 辨证施治特点

张志礼将寻常型银屑病分为血热证、血燥证、血瘀证、湿热证和热毒证 5个基本证型,其中血热证的皮损基本特点为鲜红斑;血燥证的皮损特点为淡红斑;血瘀证的皮损特点为暗红斑;湿热证的皮损特点多呈钱币状,上覆黏腻鳞屑,好发于头皮和胸背等;热毒证则多具有上呼吸道感染诱因,病程急,皮损呈点滴状。

他强调"毒邪"是重要的发病因素,"血热夹毒"是银屑病发病的主要病因病机。血热是指气血津液辨证中的"血分"有热,热邪使营血充斥于脉络,故皮疹色鲜红,大多压之可以褪色,可见点状出血,与温病中的"血分"病邪热迫血妄行、营血溢于脉外的斑疹不同。对于血热证,结合西医学认为部分银屑病是由感染诱发的,故在用药时注意运用既有凉血又有解毒作用的中药,如紫草根、赤芍、牡丹皮、大青叶、板蓝根、玄参、金银花等。对于急性泛发型点滴状银屑病,特别是发病前有上呼吸道感染、急性扁桃体炎病史者,采用清热解毒药疗效很好,单纯服药即可消退皮损。血燥证与血分蕴热有着密切关系,血热郁久,内不得疏泄,外不得透达,耗津伤液,肌肤失养,形成血燥。对于此型,用药时注意选择少量既有滋阴润燥,又有清热凉血作用的中药,如生地、白茅根、玄参、麦冬、天冬。血瘀证与血热亦有着密切的关系,血热稽留,血受热则煎熬成瘀,瘀热不化而成瘀血之证,故形成热结血瘀。对于此证,用药时注意选择少量既有活血又有凉血作用的中药,如牡丹皮、赤芍、茜草根、紫草根等。辨证与辨药相结合是张志礼中西医结合特色之一,由于银屑病有表皮细胞增殖过速的特点,故对每一证常常加少量现代研究证明对表皮细胞增殖有抑制作用的中药,如白花蛇舌草、土茯苓、生薏苡仁、大青叶、板蓝根等,提高了治疗效果。

此外，对大面积、斑块状、肥厚浸润型银屑病，使用活血化瘀药效果好；对皮损色淡、浸润较薄者，以散风养血润肤药效果好；对皮损基底淡红，舌淡体胖嫩有齿痕，或妇女白带多者，以除湿健脾药治疗效果好；对有红皮病倾向，皮损潮红，舌质红绛者，则以凉血活血解毒为主。

红皮病型银屑病初期，多由于血热偏盛，复受外界毒邪侵扰所致，或外涂刺激性较强的药物，或其他不适当的治疗，致血热沸腾，壅郁肌肤，治以清热凉血、化斑解毒，同时注意顾护阴液，外用宜安抚，常使用香蜡膏和清凉膏。后期热势渐退，阴液亏耗，气血两伤，应治以补血养血，益气养阴。

关节病型银屑病多系风、寒、湿三气杂至，痹阻经络。急性期多为风湿毒热所致，治宜凉血解毒为主。缓解期或迁延日久多表现为寒湿痹阻或肝肾阴虚，治宜温经通络，滋补肝肾。若皮屑多时可加重养血药如当归、赤白芍、首乌藤等以润肤止痒，也可配合秦艽丸内服。对重症寒证关节病型患者，则常制川乌、制草乌同用，豨莶草、老鹳草同用。此外，张志礼认为乌蛇、全蝎等虫类药对缓解关节疼痛有效，但热证明显时不宜使用，否则有可能加重银屑病皮损。

（二）张志礼治疗银屑病用药特点及常用对药配伍

1. 用药特点　我们在跟随张志礼学习过程中，注意收集整理了数千张治疗银屑病临床经验处方，总结出一些辨证规律及用药特点。

（1）按药物功效分类，使用最多的是清热解毒类，其他依次为清热凉血类、凉血止血类、清热泻火类、养血活血祛瘀类、利水渗湿类、疏风通络类及健脾益气类。

（2）按药物在处方中使用频率高低统计，使用次数多（90% 以上）的药物是紫草根、茜草根、板蓝根、大青叶、土茯苓、槐花、玄参、北豆根，其他依次为天花粉、生薏苡仁、羚羊角粉、白鲜皮、生地、锦灯笼、丹参、苦参、赤芍、金银花、连翘、莪术、熟大黄、全瓜蒌、白茅根、三七粉、红花、青风藤、海风藤、草河车等。其中，金银花、连翘、蒲公英、败酱草、草河车、白花蛇舌草等清热解毒消斑；锦灯笼、山豆根、板蓝根、大青叶等清热解毒利咽；白茅根、玄参、紫草根、茜草根等凉血活血消斑。此外，方中草河车、金银花、连翘、玄参、山豆根、白花蛇舌草经现代药理研究发现，除抗炎作用外，还有抗肿瘤的细胞毒作用，对抑制银屑病的角质细胞过度增殖有治疗效果。

（3）按中医证型分类，血热证最常用的药物是紫草根、茜草根、板蓝根、大青叶、玄参、山豆根、羚羊角粉、白茅根、生地、牡丹皮；若合并扁桃体炎、上呼吸道感染者，常加用金银花、连翘、锦灯笼、鱼腥草。血瘀证常用桃仁、红花、三棱、莪术、丹参、三七粉。风湿痹阻证常用药物有青风藤、海风藤、络石藤、羌独活、秦艽、乌蛇；夹寒邪者加制川乌、制草乌、桂枝；脾虚湿盛者加生白术、生枳壳、茯苓、生薏苡仁。毒热入营证多见于红皮病型银屑病急进期，用羚羊角粉或生玳瑁、生地炭、银花炭等清热解毒、清营凉血之品，同时重用白茅根30～60g；伴水肿明显者，用冬瓜皮、桑白皮、大腹皮、车前子、泽泻等消肿利水之品。久病伤阴者，用麦冬、天花粉、生地、玄参、太子参等；气血虚，加用黄芪、白术、当归、首乌藤。

2. 常用对药配伍

（1）紫草根　茜草根

功效：清热凉血，活血解毒。

常用量：紫草根10～15g　茜草根10～15g

［按语］紫草根属清热凉血类药物，具有凉血活血、解毒透疹之功效；茜草根属凉血止血类药物，《本草纲目》记载，具有活血行血、化瘀通经之功效。两药合用，凉血活血之功更强，并可化瘀消斑。

（2）大青叶　板蓝根

功效：清热解毒，凉血消斑。

常用量：大青叶15～30g　板蓝根15～30g

［按语］大青叶清热解毒，凉血消斑，作用偏于全身；板蓝根清热凉血，解毒利咽，作用偏于局部。板蓝根利咽喉，治大头瘟的作用超过大青叶，而大青叶凉血消斑作用胜于板蓝根。两药配伍，则全身毒热能解。板蓝根与白茅根、紫草根、茜草根、瓜蒌根组成凉血五根汤，对下肢红斑结节性皮肤病有满意疗效，如银屑病、多形红斑、结节性红斑、过敏性紫癜、下肢丹毒初起等。张志礼在凉血五根汤基础上加入苦参组成六根煎，治疗进行期银屑病效果更佳。

（3）山豆根　玄参

功效：清热解毒，清利咽喉，滋阴降火。

常用量：山豆根6～10g　玄参10～15g

［按语］山豆根大苦大寒，清热解毒，消肿止痛，专利咽喉；玄参质润性寒，滋阴泻火，善除头面浮游之火，又能解毒散结。两药配伍，一清一养，清热利咽作用加强，对阴虚蕴毒之咽喉肿痛有效，可用于治疗因咽炎、扁桃体炎诱发的银屑病患者。

（4）土茯苓　槐花

功效：清热除湿解毒，凉血消斑。

常用量：土茯苓15～30g　槐花15～30g

［按语］本配伍来源于赵炳南治疗银屑病的经验方"土槐饮"。土茯苓甘淡性平，为利湿解毒要药；生槐花味苦，性微寒，入肝、大肠经，《药品化义》载"此凉血之功独在大肠也，大肠与肺为表里，能疏皮肤风热，是泄肺金之气也"，故槐花能泻热凉血，疏皮肤风热。槐花生用清热解毒力强，尤以槐花蕊效力更强，炒用力虽缓，但易于保存。两药配伍，除湿解毒、清热凉血作用强，佐以

生甘草，组成"土槐饮"，可以煎煮服用，也可泡水代茶饮。治疗银屑病时可以单独使用，也可与其他方剂加减同伍。张志礼常用此两药与凉血活血汤配伍使用。

（5）金银花　连翘

功效：清热解毒

常用量：金银花 10～30g　连翘 10～15g

［按语］金银花性寒味甘，气味芳香，既可清风温之热，又可解血中之毒，偏于透上半身之热；连翘味苦性凉，轻清而浮，善清心而去上焦诸热，为治疮之要药，散结消肿，偏于透达全身体表之热。两药配伍，清热解毒力强，为治温病之要药。配蒲公英、赤芍用于毒热过盛之痈、疖、疮、丹毒、脓疱疮等一切化脓感染性疾患，用连翘心可清心火，用于自身免疫性疾病邪入心包、烦热神昏等症。临床常用于治疗进行期银屑病伴咽喉肿痛患者。

（6）生地　白茅根

功效：清热凉血，透邪消斑。

常用量：生地 10～30g　白茅根 15～30g（鲜品 30～60g，以鲜品为佳）

［按语］生地属清热凉血类药物，鲜生地清热凉血，生地炭能止血，干生地有滋阴凉血的效用；白茅根甘寒入血分，凉血透邪，功擅凉血止血。两药合用，凉而不滞，清热凉血，透邪外出，对热入营血诸症用之适宜。

（7）羚羊角粉　牡丹皮

功效：清肝泻火解毒，凉血活血，消斑。

常用量：羚羊角粉 0.3～0.6g　牡丹皮 10～15g

［按语］羚羊角粉入肝、心经，平肝息风，清热解毒；牡丹皮泻血分郁热，凉血活血，使血流畅而不留瘀。两药配伍，清营凉血，用于血热入营、毒热炽盛所致之进行期银屑病、红皮病型银屑病、脓疱型银屑病。

（8）羚羊角粉　玳瑁面

功效：清心肝经火，清热解毒。

常用量：羚羊角粉 0.3～0.6g　玳瑁面 3～6g

［按语］羚羊角粉、玳瑁面入心、肝经，两药配伍具有平肝息风、清热解毒的功效，可用于毒热炽盛，邪入营血所致急性进展期银屑病、红皮病、脓疱型银屑病、毛发红糠疹等疾病。

（9）桃仁　红花

功效：活血化瘀，养血润肤。

常用量：桃仁 10g　红花 10g

［按语］桃仁少用养血，多用破血，功效破血散瘀，润燥滑肠，治瘀血偏于局部有形，或在下腹部者；红花走而不守，迅速四达，活瘀血，生新血，治瘀血

偏于散在全身无定处者。两药合用,活血化瘀作用增强。此外,藏红花性寒,除活血外尚有凉血解毒之功,尤宜于斑疹大热、疹色不鲜活及温病热入营血之证。张志礼常用于经络阻隔、气血凝滞所引起的皮肤病,如银屑病血瘀证。

(10)三棱 莪术

功效:破血行气,活血化瘀。

常用量:三棱 10g 莪术 10g

[按语]三棱苦平,破血中之气,破血作用强,适用于血瘀气滞之证;莪术苦辛温,破气中之血,破气作用强,适用于气滞而后血瘀之证。两药配伍,破血行气作用增强,多用于气血瘀滞引起的肿物,以及一些浸润较深、颜色紫暗的斑块,如血瘀证银屑病。

(11)丹参 三七粉

功效:活血化瘀,通络止痛。

常用量:丹参 15～30g 三七粉 3～6g

[按语]丹参活血凉血,祛瘀甚佳,兼有养血;三七粉祛瘀活血,通络止痛。两药配伍,养血活血,化瘀止痛作用增强。张志礼常用于治疗关节病型银屑病血瘀证。

(12)青风藤 海风藤

功效:祛风寒湿,活血止痛。

常用量:青风藤 10～15g 海风藤 10～15g

[按语]青风藤辛苦温,能通经络,善治风疾。海风藤通络利水,又有清热解毒作用,配海风藤可治风寒湿痹,肢节酸痛,关节不利,筋脉拘挛。如对血虚风湿入络,肩臂疼痛,可配当归、赤白芍、黄芪、鸡血藤、桂枝等同用。张志礼常用于治疗关节病型银屑病。

(13)羌活 独活

功效:疏风胜湿,通络止痛。

常用量:羌活 10g 独活 10g

[按语]羌活辛温能散,可散肌表之风邪,善治上半身之痛;独活性缓,偏于下部风湿,长于治疗筋骨之间风湿痹痛,善治下半身痛。两药合用,一上一下,可治风寒湿痹型银屑病。

(14)当归 赤芍

功效:养血活血,凉血和营。

常用量:当归 10g 赤芍 10～15g

[按语]当归有养血活血之功,治一切血虚诸症。血以通为补,因其具有活血之力,故能显示补血之效。赤芍凉血清热,活血破血,消散血中之浮热。两药合用,能养血活血,凉血和营,治疗血虚血瘀所致之皮肤病有效。

（三）银屑病的中医外治经验

张志礼十分重视银屑病的外治，正确运用好外治疗法可缩短疗程、提高疗效，若运用失当，则可诱使疾病加重，或导致病情反跳。中医外治时一定要辨证施治，正确选择药味，合理选择适宜的剂型，严格掌握操作方法和注意事项。

1.中药软膏治疗　银屑病的中药软膏治疗，注意分期、分型施治，需遵循以下原则：进行期（血热证）适用缓和、刺激性小的外用药，静止期和消退期（血燥证和血瘀证）视皮损情况可使用中等作用程度或浓度较高的外用药促进皮损软化、变薄以至消退。芩柏软膏、清凉膏常用于进行期银屑病。静止期及消退期，张志礼喜用黑豆馏油软膏治疗，认为其具有刺激性小、可软化角质、抑制炎症反应、促进浸润消退的特点和作用，临床上常根据皮损的不同选择不同浓度的药膏进行治疗，如急性红斑、丘疹可选择 2%～5% 浓度软膏治疗，慢性肥厚皮损可选 5%～10% 浓度治疗，顽固且肥厚、苔藓化严重的皮损可选择 20%～30% 浓度软膏治疗，甚至可配合电吹风局部加热治疗，以促进药物吸收。

2.中药药浴疗法　中药药浴疗法是指按照中医辨证施治的原则，根据病症的不同选择相应的中药，加入沐浴水中，用以治疗疾病的方法。本疗法是通过药物与物理治疗效果相协同，达到清热解毒、养血润肤、软坚散结、杀虫止痒等作用。一般来讲，可分为全身药浴和局部药浴。全身药浴又可分为擦洗、淋洗、浸洗、熏洗等；局部药浴可分为擦洗、淋洗、浸洗、熏洗外，还有荡洗、头面浴、手足浴、坐浴、目浴等多种。张志礼常用于银屑病治疗的药浴方如下：

侧柏水剂（药浴一号）：生侧柏叶 100g，苦参 50g，楮实子 50g，大皂角 25g，透骨草 25g。煎水适量，稀释后全身浸浴，每日 1 次或隔日 1 次，每次浸浴或泡洗 30 分钟左右。适用于除进行期外的各型银屑病。

（四）凉血活血法治疗进行期银屑病的研究

张志礼带领北京中医医院皮肤科及北京市中医研究所同道对以凉血活血汤（白茅根、生地、紫草根、茜草根、板蓝根、大黄等）为代表的凉血活血法治疗进行期银屑病（血热证）进行了大量的临床及实验研究，并取得了一系列研究成果。

1974 年，张志礼就在《中华医学杂志》第 4 期发表了《200 例银屑病中医辨证论治的体会》。1992—2000 年间，开展了凉血活血汤治疗进行期银屑病 211 例临床研究，取得总显效率 86.73%，总有效率 97.63% 的满意疗效。并从活血化瘀指标和微循环检测、免疫学、分子生物学等方面，包括对血浆血栓素 B_2（TXB_2）和 6- 酮 - 前列腺素 F1α（6-Keto-PGF1α）和甲皱毛细血管微循环检测、血清白介素 -8（IL-8）、血清肿瘤坏死因子 -α（TNF-α）、人角质形成细胞等实验指标观察，用现代免疫学和细胞生物学的方法，证实本病的中医辨证分型与患者血浆 TXB$_2$ 和 6-Keto-PGF1α 水平和微循环异常改变有关；表明凉血活血汤对与银屑病的发病密切相关的血清 IL-8 和 TNF-α 有调节作用；并揭示凉血活血汤治疗进行期银屑病的机制可能在于抑制了银屑病患者淋巴细胞促角质细胞的增殖作用。张志礼团队采用的银屑病患者淋巴细胞与角质细胞共培养作为银屑病实验模型，在中药治疗银屑病机制的研究中尚属首次。此后，研究团队继续对凉血活血法治疗银屑病进行深入研究，形成了北京中医医院院内制剂凉血活血胶囊，并对凉血活血法治疗血热证进行持续优化研究，形成了一系列研究成果。

总之，张志礼开创的从临床和基础研究多方面验证和阐释中医药治疗银屑病的作用机制的研究，至今影响着我们的研究思路。

四、典型病案

病例1：李某，男，28岁。1999年10月9日初诊。

患者2年前无明显诱因躯干出现点状红色丘疹，曾于外院诊为"银屑病"，曾外用激素软膏，皮疹可消退，但停药皮疹复发。3周前患者因劳累后导致急性扁桃体炎发作，进而皮疹泛发全身。刻下症见：周身皮疹，瘙痒，口干心烦，大便干，两日一行，小便赤。检查：躯干四肢多发鲜红色丘疹、小斑块，米粒至甲盖大小，表面附着多层银白色鳞屑，鳞屑不能覆盖红斑，刮除后可见薄膜现象及点状出血。舌红，苔黄，脉数。

［中医诊断］白疕。

［西医诊断］寻常型银屑病。

［辨证］血热证。

［治法］凉血活血，清热解毒。

［处方］凉血活血汤（白疕一号）加减。

紫草根10g	茜草根10g	大青叶15g	板蓝根15g
生槐花15g	白茅根30g	生地黄15g	牡丹皮15g
赤芍15g	金银花15g	鱼腥草30g	土茯苓15g
丹参15g	鸡血藤15g		

14剂，每日1剂，水煎服。

外用芩柏软膏外涂，每日2次。配合黄柏30g、马齿苋30g，水煎后冷湿敷。

［二诊］2周后部分皮疹已变平，颜色淡红，部分消退，大便每日一行，舌脉如前。原方去鱼腥草、白茅根。

［三诊］续服8周后，皮疹全部消退。

［按语］本例患者银屑病病史2年，由于扁桃体炎导致急性发作，张志礼

认为患者素体血分蕴热，外感毒邪为核心病机，故以凉血活血汤合土槐饮合方化裁，并重用大青叶、板蓝根、鱼腥草、金银花等清热解毒利咽、凉血消斑之品对因治疗。热盛多夹瘀、久病亦生瘀，患者鲜红色斑块不消退亦为瘀象，故凉血活血的同时，以丹参、鸡血藤活血化瘀。

病例 2：金某，男，38 岁。2000 年 3 月 2 日初诊。

患者 8 年前秋季无明显诱因，始于双手出现红色皮疹，脱屑，痒。在某院确诊为"银屑病"，外用"去万""肤乐"治疗，病情控制不理想，渐发展至躯干、四肢，后在外院服用双酮嗪 3 片 /d，共服药约 6 瓶，雷公藤片（用法不详）共服 2 瓶，皮疹控制不理想；其后又在某医院服中药治疗，皮损可减轻，但时有反复。入院前 1 个月无明显诱因皮疹加重，渐发展至全身，服皮肤病血毒丸，疗效不显，遂入我院治疗。入院见：疹痒、口渴喜饮，纳可，夜眠安，大便干，小便黄，心烦易急，双膝关节不适。

检查：体温 36.5℃，脉搏 84 次 /min，呼吸 18 次 /min，血压 120/90mmHg。躯干、四肢皮肤弥漫潮红，大量脱屑，面部、手足见红色浸润性斑块，上覆银白色鳞屑，见束状发，指趾甲顶针样改变。舌质红，苔白腻，脉滑略数。化验：血常规：白细胞计数 7.5×10^9/L（7 500/mm³），中性粒细胞 68%，中值细胞 6.7%。尿常规：尿糖（++）。胸透：心肺膈未见异常。

[中医诊断] 红皮。

[西医诊断] 红皮病型银屑病。

[辨证] 毒热炽盛。

[治法] 清热凉血解毒。

[处方] 解毒凉血汤加减。

羚羊角粉 0.6g（冲）	紫草根 15g	茜草根 15g	白茅根 30g
板蓝根 30g	牡丹皮 15g	生地 30g	北豆根 10g
赤芍 15g	玄参 15g	土茯苓 15g	槐花 30g

配合普连膏外用全身皮损。

[二诊] 服上方 21 剂，面部皮疹消退，躯干皮疹部分消退，色淡红，双上肢皮疹较红，被覆少量银白鳞屑，舌质红苔薄白，脉滑。方药以凉血活血，清热除湿，解毒利咽为法。方药如下：

羚羊角粉 0.6g（冲）	龙胆 10g	黄芩 10g	栀子 10g
生地炭 10g	金银花炭 10g	淡竹叶 10g	紫草根 15g
茜草根 15g	白茅根 30g	板蓝根 30g	北豆根 6g
丹参 15g	鸡血藤 15g	首乌藤 30g	当归 10g

每日 2 次，口服。

[三诊] 服上方 14 剂，患者皮损均匀消退，色淡，浸润薄，不痒，舌质红，

苔黄腻，脉弦。方药加强芳香化湿之力，前方去生地炭、金银花炭、淡竹叶，加藿香10g、佩兰10g。

[四诊] 服上方14剂，皮损稳定消退。色淡红，舌质红，苔白，脉弦。病情痊愈出院。

[按语] 本例患者就诊时毒热炽盛明显，故以解毒凉血汤加减口服。方中羚羊角粉咸寒，清肝凉血，清热解毒；生地、牡丹皮、赤芍、玄参清热养阴、凉血活血；紫草根、茜草根，凉血活血、解毒消斑；白茅根、槐花，凉血止血；板蓝根凉血消斑；北豆根凉血利咽；土茯苓除湿解毒。全方共奏凉血消斑、清热解毒之功。经治疗皮疹好转，根据患者病情变化，加减以清热除湿、解毒利咽之品，随证治之，终获痊愈。

病例3：回某，男，43岁。1986年3月28日初诊。

患者3个月前无明显诱因发现双掌起数个小黄疱，无明显不适，皮疹可自行消退，数日后双跖发生同样皮疹，时轻时重，未系统治疗。1个月后患感冒，咽痛，手掌皮损逐渐增多，在某医院诊断为"掌跖脓疱病"，治疗效果不明显。此后曾服用清热除湿之汤剂，并配合氨苯砜50mg/d，皮疹明显消退。氨苯砜服用25天后停服，引起皮疹渐加重，并发展至头顶部，伴痒痛，遂来我院就诊，见掌跖皮损干燥，掌指活动受限，头皮有红斑，纳可，口干，二便调。收住院治疗。

检查：精神弱，体温39.2℃，脉搏90次/min，呼吸20次/min，血压140/80mmHg。腋下可打及肿大淋巴结，压痛(-)，咽红，双侧扁桃体二度肿大。双手掌见粟粒大小脓疱边缘红晕，部分皮疹融合成片状，干燥，脱屑，手指活动受限；双足跖及足内侧少许小脓疱，脱屑明显，基底红，境界清；头顶见核桃大小淡红斑片，表面脱屑。舌红，苔白厚腻，脉弦滑数。化验检查：白细胞计数7.0×10^9/L（7 000/mm³），中性粒细胞58%，淋巴细胞42%，尿常规(-)。

[中医诊断] 登豆疮。

[西医诊断] 掌跖脓疱病型银屑病。

[辨证] 湿热内蕴，兼感毒邪。

[治法] 清热利湿，凉血解毒。

[处方] 丹参15g　　土茯苓30g　草河车20g　赤石脂10g
　　　　连翘15g　　金银花30g　牡丹皮10g　生薏苡仁30g
　　　　生枳壳10g　白茅根30g　茯苓皮30g　车前草15g
　　　　川草薢15g　白花蛇舌草30g

配合苍肤洗剂泡洗手足皮损，化毒散膏、去炎松尿素软膏、新脚气膏等量混匀外用手足部。克敏嗪25mg，日3次，头部皮损外用5%黑豆馏油软膏。

[二诊] 服药7剂，仍有少数新起脓疱，脱屑。舌红，苔白微黄，脉滑数。

中药加大清热解毒力量，处方如下：

金银花 30g	连翘 15g	大青叶 15g	板蓝根 30g
丹参 20g	牡丹皮 10g	白茅根 30g	白鲜皮 30g
土茯苓 30g	川萆薢 15g	生薏苡仁 30g	片姜黄 6g

另服羚翘解毒丸。

手部皮损以黄连膏、去炎松尿素软膏、鱼石脂混匀外用。

[三诊] 服药 7 剂，仍有新发脓疱，舌暗红，苔白厚腻，脉滑。前方减土茯苓、川萆薢、白鲜皮，加生白术 10g、茯苓 20g。

外用利凡诺软膏、化毒散膏。

[四诊] 服药 7 剂，新发脓疱减少，原发疹干燥，脱屑，舌红，苔白腻，脉滑。继服上方 7 剂，并以苍肤洗剂泡洗手足。

[五诊] 双掌跖脓疱部分消退，表面干燥，脱屑，舌红，苔白腻，脉弦滑数。方药以清热解毒利湿为法。处方：

忍冬藤 15g	连翘 15g	草河车 15g	北豆根 5g
土茯苓 30g	猪苓 30g	泽泻 10g	车前子 10g
川萆薢 10g	生枳壳 10g	生薏苡仁 30g	焦槟榔 10g

[六诊] 服药 14 剂，双手掌散在小脓疱，舌红，苔白，脉弦滑，加服氨苯砜 100mg/d，继服上方 14 剂，并以苍肤洗剂加龙葵 30g、马齿苋 30g 泡洗手足。

[七诊] 手足皮损部分干燥，消退，脱屑少，头部皮疹基本消退，舌红，苔白，脉滑，配合紫外线照射，外用雷夫诺尔软膏、京红粉软膏。中药继服上方 14 剂。

[八诊] 继服上方 42 剂，停服氨苯砜，皮损大部分消退，临床痊愈出院。

[按语] 本患者初诊时虽皮疹局限于双手足及头皮，但全身症状明显，伴有高热，湿热毒邪之象明显，故以清热利湿、凉血解毒为法。方中土茯苓、车前子除湿解毒；白茅根、牡丹皮、丹参清热凉血；金银花、连翘、草河车、白花蛇舌草清热解毒；生薏苡仁、茯苓皮健脾除湿；萆薢祛风除湿，生枳壳理气，共奏除湿之功；赤石脂甘酸涩温，能敛疮生肌，促进皮疹愈合、恢复。本病病势缠绵，临床随证加减，配合中药泡洗、药膏外涂、紫外线照射等多种外治方式综合治疗，治疗近 5 个月终获痊愈。

毛发红糠疹

毛发红糠疹是一种慢性鳞屑性角化性炎症性皮肤病。本病类似于中医文献中的"狐溺棘""狐尿刺""狐狸刺"，如《肘后备急方》称"狐溺棘"，《诸病源候论》称之为"狐尿刺"，此后诸医书多沿用此称谓。《医宗金鉴·外科心法要诀》曰："此证《大成》书名狐狸刺，《外台》《总录》二书名狐尿刺。"

一、疾病概述

目前认为，本病属于慢性炎症性皮肤病，其发病机制尚不清楚，可能与遗传因素、维生素 A 缺乏、角化障碍、内分泌功能障碍、肿瘤、感染等因素有关。皮损为红斑基础上毛囊性的丘疹，在颈部、四肢伸侧及指背，具有特征性棕红或黄红色毛囊角化性丘疹，丘疹融合成淡红色或橘红色的细鳞屑性斑块。头面部可见干性鳞屑性皮损，但常有正常皮岛。病情严重时，发展成干燥鳞屑性红皮病。

古代医家大多认为"盖恶毒气耳"是发病病因，对其临床表现、内外治疗论述亦多。如《普济方》述："夫狐尿刺者，云是野狐尿棘头上，人犯之者，则中多于人手指足指肿烘热。"又如《医宗金鉴》曰："狐尿刺生手足间，闷肿烘痛红紫斑，螳螂精尿流积毒，误触肌肤痛不眠。"并论述："内宜服黄连解毒汤，外以蒲公英连根浓煎，若得鲜蒲公英，捣汁涂患处更佳。"

张志礼认为本病大多因脾胃虚弱，中气不足，复感外邪，致使精微不化，气血生化失职，肌肤失养而发病；亦有因胎中遗毒而发为本病者。

二、辨证论治

（一）毒热炽盛证

[主证] 皮疹急性暴发，全身弥漫潮红，并伴有细碎鳞屑，掌跖角化过度。舌质红绛，苔少，脉细数。

[辨证] 毒热炽盛，蕴于血分。

[治法] 清营解毒，凉血护阴。

[处方] 犀角地黄汤合白虎汤或解毒清营汤加减。

羚羊角粉 0.6g（冲）	紫草根 15g	茜草根 15g	白茅根 30g
生地 30g	牡丹皮 15g	赤芍 15g	地骨皮 15g
冬瓜皮 15g	生石膏 30g（先煎）		知母 10g

（二）脾虚血燥证

[主证] 全身皮肤潮红干燥，有细碎鳞屑脱落，手足掌角化过度，指趾甲增厚，自觉痒轻微，或有皮肤发紫，少汗，口干，唇燥。舌质正常，苔白或微黄，脉弦微缓。

[辨证] 脾虚血燥，肌肤失养。

[治法] 健脾和胃，养血润肤。

[处方] 健脾润肤汤加减。

白术 10g	茯苓 10g	陈皮 10g	赤白芍各 15g
当归 10g	丹参 15g	鸡血藤 15g	胡麻仁 10g
白鲜皮 30g	刺蒺藜 30g	首乌藤 30g	

随证加减：如急性暴发，迅速发展为红皮者，加生玳瑁粉；肿胀明显者，加茯苓皮、桑白皮；病情缠绵，伴脘腹满闷、泄泻者，加苍术、厚朴；气虚者，加党参、太子参；皮损干燥、无汗者，加浮萍、麻黄；肾精亏虚者，加熟地、楮实子；疾病后期，掌跖红斑角化明显者，加桃仁、红花、夏枯草、僵蚕等。

三、临证经验

（一）谨守病机，脾虚感毒为本

张志礼认为本病的核心病机为脾虚感毒。本病多因脾胃虚弱，复感外邪，致使精微不化，气血生化失职，肌肤失养而发病，故治疗以健脾润肤为法。亦有因本病脾胃虚弱，外感毒邪，入里化热，热入营血，燔灼津血，外发皮肤而成红皮症，故治疗以清营解毒、凉血护阴、利水消肿为法。热象解除后，因毒热伤络，血脉瘀阻，气血凝滞，故在加用养血润肤药的同时，加入温经通络、解肌发表之品，以透达表里，活血软坚。后期红皮消退，毒热伤阴，气阴两伤，气虚血燥，肌肤失养，大量脱屑，治疗以健脾益气、养血活血为法。

（二）中医辨证治疗有良效

张志礼认为本病属慢性病程，一般不伴发脏器损伤，不直接威胁患者生命，且对糖皮质激素及免疫抑制剂疗效欠佳，停药后病情易加重，因此适宜中医辨证论治。

我们回顾了在张志礼指导下应用中医药治疗的 12 例毛发红糠疹住院患者，均取得较好疗效。中医辨证分为毒热炽盛证和肌肤失养证，分别以解毒清营汤和健脾润肤汤为基础方加减治疗。皮疹以外用普连膏、凡士林为主，角化过度处用 5% 水杨酸软膏、复方苯甲酸软膏。其中 5 例曾用过糖皮质激素及免疫抑制剂，疗效欠佳，且停药后病情加重。其中 1 例在外院用泼尼松 80mg/d，雷公藤多苷 60mg/d，病情不能控制，出现高血压、水肿、烦躁、兴奋、肝功能异常等副作用。入院后经采用中医药治疗，同时递减激素及雷公藤多苷，皮疹消退显著。

我们的体会：①急性暴发期多属毒热炽盛证，急则治其标，故常选用解毒清营汤、白虎汤、凉血五根汤、多皮饮加减以清营解毒，凉血护阴，利水消肿。②待毒热消退后，多数转化为肌肤失养证，则以健脾和胃、养血润肤为主线，多选用健脾润肤饮、养血解毒汤、当归饮子加减使用。对于病程日久，顽固不愈的患者，考虑为精血同源，因脾胃虚衰，气血生化无源，故而伤及肾精导致肾气亏虚，故常加入楮实子、熟地、胡麻子等滋补肾精。

（三）辨证施治，重视外用

本病毒热炽盛时，外用药物以安抚润肤为原则，可外用甘草油、清凉膏、普连膏等。脾虚血燥证，皮损见毛囊性丘疹、干燥、脱屑、部分皮损角化增厚时，外用药物以润肤通络止痒为原则，可选用大风子油、蛋黄油、甘草油，各等量混匀外用。手足角化严重时，也可选用维A酸软膏、水杨酸软膏、复方苯甲酸软膏或尿素软膏等。

扁平苔藓

扁平苔藓是一种发生于皮肤、毛囊、黏膜和指（趾）甲的病因不明的慢性炎症性疾病。本病类似于中医文献中的"紫癜风"，如《证治准绳》记载"夫紫癜者，由皮肤生紫点，搔之皮起"；发于口腔者称"口蕈""口糜""口疮"等。

一、疾病概述

目前认为，本病可能与自身免疫、遗传、感染、精神神经、药物、慢性病灶、代谢和内分泌等因素有关。临床表现多样，原发性损害为紫红色扁平丘疹，多角形或类圆形，边界清楚，表面有光泽并保留皮纹。可累及体表任何部位，但四肢多于躯干，四肢屈侧多于伸侧，常累及黏膜，其中以口腔黏膜损害最多见。

古籍记载本病病机为风湿邪气和血瘀。如《太平圣惠方》载："此（紫癜风）皆风湿邪气客于腠理，与血气相搏，致荣卫否塞，风冷在于肌肉之间，故令色紫也。"《医林改错》云："紫癜风，血瘀于肤里，治法照白癜风，无不应手取效。"

中医认为，本病因七情失调，五志化火，则血热生风，蕴于肌肤；或饮食失调，脾胃失和，湿热内生，外受风邪侵扰，则风湿热邪，阻于肌腠，壅滞经络，外发肌肤而致病。张志礼认为，本病病机在于素体阴血不足，脾失健运，湿蕴不化，复感风热，湿热凝滞，发于肌肤而成；或因肝肾不足，阴虚内热，虚火上炎于口而致。

二、辨证论治

（一）风湿蕴阻证

[主证] 皮损为紫暗色斑丘疹，或融合成浸润斑块，或条带状浸润，肥厚，表面紫红色，光滑，自觉剧痒，散发全身，伴夜寐难安，下肢沉重，关节僵硬，女子白带多。舌体胖，苔薄白微腻，脉缓。

[辨证] 风湿蕴阻，经络阻隔，血脉瘀滞。

[治法] 祛风除湿，活血化瘀，通络解毒。

[处方] 止痒合剂加减。

苦参15g　　白鲜皮30g　　防风10g　　僵蚕10g

鸡血藤15g　　丹参15g　　　赤芍10g　　首乌藤30g

当归10g　　刺蒺藜30g

（二）虚火上炎证（发于口腔为主者）

[主证]除皮肤丘疹外，出现口腔黏膜损害，可见乳白色斑，或者糜烂损害，有网状条纹。伴失眠盗汗，头晕，疲乏无力，腰膝酸软，牙龈肿痛、流脓或出血，口干舌燥或口臭，小便短赤，大便干结。舌质红，少苔，脉沉细或细数。

[辨证]肝肾阴虚，虚火上炎。

[治法]补益肝肾，滋阴降火。

[处方]　沙参 15g　　　石斛 15g　　　生地 15g　　玄参 15g

　　　　女贞子 15g　墨旱莲 15g　白芍 15g　　金莲花 10g

　　　　金果榄 10g　桃仁 10g　　　丹参 15g　　赤芍 15g

随证加减： 以上二证，如痒甚者，加荆芥、乌蛇、蝉蜕；食后腹胀者，加白术、茯苓、生薏苡仁、枳壳；舌质紫暗明显，皮损暗紫肥厚，不易消散者，加红花、莪术、鬼箭羽、三七粉；口干口渴者，加天冬、麦冬、熟地；心烦者，加莲子心、夏枯草、黄连；肝郁化火，血热生风者，加羚羊角粉。

三、临证经验

张志礼认为，本病素体阴血亏虚、肝肾不足为本，当养血滋阴，补益肝肾，在此基础上风、热、湿、瘀合而为病，应通过皮损和自觉症状加以明辨。如斑疹色红为热，色紫暗为瘀；皮损干燥为阴血不足，肌肤失养；伴随瘙痒又有风、湿、热、虫、血虚所致的区别，需分别论治。

口腔扁平苔藓患者多有阴阳不调的表现。头痛头晕，手足发凉，而手足心发热；或自觉畏寒，又有五心烦热；或出现心悸、心烦、健忘、头晕、耳鸣、腰酸腿软、潮热盗汗、多梦易惊等心肾不交、水火不济的症状；或见口舌生疮，而又出现腹胀、腹泻、腹痛等上热下寒、上实下虚的表现。阴阳失调的表现常贯穿疾病始终，治疗时需调和阴阳，以平为期。

我们对张志礼在 1987—2000 年间治疗本病的 52 张处方进行汇总分析后发现，使用频次由高到低的药物为生地、丹参、沙参、白术、茯苓、牡丹皮、薏苡仁、白鲜皮、赤芍、首乌藤、枳壳。以功效论，清热类药物应用占比为 32.9%，补虚类药物为 18.9%，活血化瘀药和利水渗湿药应用占比分别为 13.6% 和 12%。本病以阴血亏虚、肝肾不足为本，可呈阴虚内热之势或日久蕴毒，血分热盛，阻滞肌肤、脉络，故治疗方面常应用清热凉血、清热燥湿和清热解毒类药物。"治病必求其本"，故补阴药也常使用。经络阻隔，气血凝滞，日久成瘀，皮损常表现为颜色紫暗，肥厚明显，予活血化瘀药可疏通瘀滞，使邪有出路而疾病向愈。

中成药：湿热者宜用除湿丸；阴阳失调，肌肤失养者宜用秦艽丸、润肤丸；血瘀者宜用大黄䗪虫丸、活血消炎丸；阴虚火旺者宜用知柏地黄丸。

外用药：皮损色红者以黄连膏、普连膏外涂；肥厚者外用黑豆馏油软膏，或与糖皮质激素药膏混合外用。口腔黏膜损害可用金银花、金莲花煎水含漱，再以锡类散外涂或金莲花片含化。

四、典型案例

王某，女，17 岁。1971 年 10 月 1 日初诊。

患者 5 个月前无明显诱因舌面起疹，呈乳白色，孤立散在，外院注射维生素 B_{12} 但仍有发展，现已融合成片，如瓜子样大小，疼痛，近日来伴有腰部麻痛，就诊前未使用激素类药物治疗。皮科检查：颊黏膜呈紫红色树枝状纹，舌右侧缘、颊黏膜、牙龈处见糜烂面。舌质红，苔薄白，脉细缓。

[中医诊断] 紫癜风。

[西医诊断] 扁平苔藓。

[辨证] 肝肾阴虚，脾湿不运。

[治法] 滋补肝肾，健脾利湿。

[处方] 玄参 15g　　沙参 15g　　丹参 15g　　石斛 10g
　　　　麦冬 12g　　天冬 12g　　生地 15g　　藏青果 6g
　　　　金果榄 9g　　锦灯笼 9g　　生薏苡仁 30g

7 剂，水煎口服，外用锡类散涂患处。

[二诊] 10 月 8 日，服药 7 剂后自觉精神好转。间断服用养阴清肺膏、六味地黄丸，并予藏青果 30g，分次泡水含漱。

[三诊] 10 月 22 日，牙龈、双侧颊黏膜损害减轻，舌面损害未见明显改变，上方生地改为生地炭 10g，加金银花炭 10g。

[四诊] 10 月 30 日，上方服用 7 剂后疼痛减轻，舌面糜烂好转，但仍呈乳白色，间服丸药同前。

[五诊] 11 月 17 日，疼痛已止，皮损面积变小，上方去天冬、麦冬、藏青果、金果榄、锦灯笼、生薏苡仁，加生白术 15g、生黄柏 9g、橘红 6g、茯苓 6g、党参 15g，继服丸药同前，丁香每次口含 2 粒、日 2 次。

[六诊] 12 月 15 日，上方服用 10 剂，皮损已趋于消退，余无不适，至 1972 年 1 月 7 日复诊，皮损完全消退，舌面光滑，后仍用养阴清肺膏调理。

[按语] 患者病程 5 个月，素体脾虚，舌面起疹，口腔黏膜损害，伴腰部麻痛，属于肝肾阴虚、脾虚湿蕴，治以补益肝肾、健脾利湿之法。以玄参、沙参、麦冬、天冬、石斛、锦灯笼、藏青果、金果榄清热养阴；生地甘寒入肾，滋阴壮水，清热凉血；生薏苡仁健脾除湿；丹参活血通络。中期舌面皮损未见明显改变，加生地炭、金银花炭入血分清热凉血；后期皮损面积变小，用党参、白术、茯苓健脾益气，橘红理气健脾，使正气存内，邪不可干。患者服用中药煎剂的

同时,间断运用养阴清肺膏以滋阴润燥,清肺解毒;六味地黄丸以滋肾阴,补肝血。外用锡类散解毒化腐;配合藏青果口含清热生津,解毒利咽;丁香含挥发油,口含可消除局部炎症,达到临床治愈。

第六节　大疱性皮肤病

天疱疮

天疱疮是一组慢性复发性严重的表皮内棘刺松解性大疱性皮肤病。本病类似于中医文献中的"天疱疮""火赤疮""浸淫疮"。如《外科大成》记载:"天疱疮者,初起白色燎浆水疱,小如芡实,大如棋子,延及遍身,疼痛难忍。"

一、疾病概述

目前认为,天疱疮是一种自身免疫性疾病,患者体内存在针对 Ca^{2+} 依赖的细胞间粘连分子——钙黏蛋白的抗体,因此,在正常皮肤或黏膜上出现松弛性水疱,尼科利斯基征(Nikolsky 征)阳性。根据其临床表现可分为寻常型、增殖型、落叶型、红斑型。天疱疮平均发病年龄为 50~60 岁,男女发病率大致相等。

古代医家对本病早有描述,如"有皮肤起燎浆水疱,天行少阳相火为病,故名天泡"。时至明清时期,天泡疮、天疱疮、火赤疮等属于同一疾病,常常互称,且对该病的病因病机、证候辨治的认识逐渐成熟。《医宗金鉴·外科心法要诀·火赤疮》论述:"此证由心火妄动,或感酷暑时临,火邪入肺,伏结而成。初起小如芡实,大如棋子,燎浆水疱,色赤者为火赤疮;若顶白根赤,名天疱疮。俱延及遍身,焮热疼痛,未破不坚,疱破毒水津烂不臭。上体多生者,属风热盛,宜服解毒泻心汤;下体多生者,属湿热盛,宜服清脾除湿饮。"

张志礼认为,本病多因心火脾湿蕴蒸,兼感风热暑湿毒邪,以致火邪袭肺,不得疏泄,熏蒸不解,外越皮肤而发。湿邪蕴久化热,可郁于血分,热毒灼津耗气,故后期可出现气阴两伤。急性期辨证以脾虚湿盛为本,湿热、毒热、血热为标;在慢性期和后期,由于毒热或湿毒耗伤气血,可致气阴两伤,瘀血阻络。

二、辨证论治

(一)湿毒化热、郁于血分证

[主证]本型多见于急性发作期,发病急骤,以寻常型、红斑型、落叶型天疱疮多见。证见水疱迅速发展,甚至融合成片,口腔黏膜常被侵犯,自觉身热口渴,烦躁,小便黄赤,大便干。舌质红绛,苔薄黄或黄腻,脉弦滑或数。

[辨证] 湿毒化热，郁于血分。

[治法] 清热除湿，凉血解毒。

[处方] 解毒凉血汤加减。

羚羊角粉 0.6g（冲）　白茅根 30g　　　天花粉 15g

生石膏 30g（先煎）　莲子心 10g　　生栀子 10g　黄　连 10g

生地炭 15g　　　　　紫花地丁 10g　大青叶 30g　草河车 15g

车前子 15g（包煎）　白花蛇舌草 30g　冬瓜皮 15g　白鲜皮 30g

（二）心火炽盛、脾湿内蕴证

[主证] 本型亦见于急性发作期，证见遍身燎浆大疱，糜烂渗出面大，心烦身热口渴，口舌糜烂，大便秘结，小便短赤。舌质红，苔微黄，脉弦滑数。

[辨证] 心火炽盛，脾湿内蕴。

[治法] 泻心凉血，清脾除湿。

[处方] 清脾除湿饮加减。

茯苓皮 15g　　生白术 10g　黄芩 10g　　生栀子 10g

泽泻 10g　　　茵陈 10g　　枳壳 10g　　生地 15g

竹叶 10g　　　灯心草 6g　　黄连 10g　　莲子心 10g

（三）脾虚湿盛、兼感毒邪证

[主证] 多见于亚急性发作，或有继发感染者，常呈慢性迁延不愈，水疱反复出现，破溃津水浸淫成片，时轻时重，常见口腔糜烂，并有胸腹胀满，四肢沉重，大便溏泄或先干后溏，女性患者可见白带清稀。舌质微红，舌苔白或腻，脉沉缓或弦滑。

[辨证] 脾虚湿盛，兼感毒邪。

[治法] 健脾益气，除湿解毒。

[处方] 八生汤加减。

生白术 10g　　生枳壳 10g　生薏苡仁 30g　生芡实 15g

川萆薢 15g　　扁豆 10g　　茵陈 15g　　　金银花 15g

黄柏 15g　　　茯苓皮 15g　冬瓜皮 15g　　马齿苋 30g

泽泻 15g　　　车前子 15g（包煎）

（四）毒热伤津、气阴两伤证

[主证] 多见于疾病后期，各型的后期都可以出现此型症状。患者抵抗力下降，旧疱大部结痂，痂皮未能脱落，偶有新疱发生，自觉午后潮热，五心烦热，但体温不高，口渴不思饮，气短懒言，周身无力，大便少或数日不行。舌淡，苔白或见镜面舌，脉沉细微数。

[辨证] 毒热伤津，气阴两伤。

[治法] 益气养阴，清解余热。

[处方] 解毒养阴汤加减。

南沙参 15g　北沙参 15g　石斛 15g　麦冬 10g

玄参 15g　　黄芪 10g　　生地 15g　金银花 15g

蒲公英 15g　牡丹皮 15g　黄连 6g

随证加减：以上四证，如口腔糜烂者，加金莲花、藏青果、金果榄；低热不退者，加青蒿、地骨皮、银柴胡；瘙痒甚者，加苦参、白鲜皮；小便不利者，加六一散；腹胀者，加枳壳、厚朴、陈皮；乏力、便溏者，加炒白术、山药、陈皮；大便燥结者，加大黄。

三、临证经验

（一）中西医结合诊治

天疱疮属皮肤科疑难重病，严重时可危及生命。张志礼主张采取中西医结合疗法治疗天疱疮，多年来积累了丰富的临床经验。他认为在天疱疮急性暴发期时，糖皮质激素仍是首选药物，而且要及时足量，若能配合中药治疗，激素的用量可略低于单纯西药治疗。大剂量较长时间服用激素的副作用和合并症常为威胁患者生命的重要原因，配合中药可以减少激素用量和使激素减量速度加快，因而可以减少或避免由激素引起的合并症和副作用，降低死亡率。

张志礼运用中西医结合疗法治疗本病，使用激素的剂量较小。曾对 122 例住院患者进行临床观察，其中重症（≥40% 体表面积）患者 114 例，轻症（≤10% 体表面积）和中症（二者之间）患者 8 例。治疗方案分为以下步骤：开始给予中药（按以上辨证分型）及激素（寻常型、落叶型天疱疮，泼尼松 30～65mg/d；红斑型、疱疹样天疱疮，大疱性类天疱疮，泼尼松 20～45mg/d）观察 3 天；如效果不明显，激素不变，调整中药，观察 1 周；效果仍不明显，虽激素总剂量不变，但调整其品种（如泼尼松改用地塞米松等），同时继续调整中药，观察 1 周；效果还不明显，则激素加量（一般加 1/2 原量）或配合使用免疫抑制剂（环磷酰胺）。经治疗后，122 例的皮损全部得到控制，原有水疱干涸，糜烂面结痂。其中死亡 3 例，均为皮损控制后，死于激素的副作用。122 例中 72 例在 3～10 天内得到控制，25 例（调整激素品种）在 10～17 天得到控制，25 例在 3 周左右得到控制（其中激素加量 18 例，加用免疫抑制剂 7 例）。结果表明，在应用中药的基础上，寻常型、落叶型天疱疮用泼尼松 30～65mg/d，其他类型用 20～45mg/d，皮疹即可达到有效控制，充分发挥中药的作用，降低激素副作用和并发症，有助于减少激素用量。

（二）中医辨证治疗

张志礼继承了赵炳南先生"从湿论治"本病的经验，急性期辨证以脾虚湿盛为本，湿热、毒热、血热为标。急重症期时因皮损面积大，易继发皮肤感染，又因激素量大，易于并发呼吸道、消化道、泌尿道等感染，根据中医"急则治其标"的原则，他强调清热解毒药的应用对疗效起着关键作用。急性期治疗应放在清热除湿、清热解毒、凉血解毒上，如热重者，喜用大青叶、紫花地丁、草河车、白花蛇舌草等清热解毒；湿热重者，喜用泽泻、茵陈、萆薢、车前子、冬瓜皮等清热除湿；血热重者，喜用白茅根、天花粉、生地炭、银花炭等凉血解毒；心火炽盛者，喜用灯心草、莲子心、淡竹叶等解毒清心；病程久时，湿毒深窜肌肤，入血阻络，喜用秦艽丸加减。又"治病必求其本"，张志礼认为天疱疮病机之"本"在于脾虚湿盛，重点治在脾胃。《外科正宗》云天疱疮"乃心火妄动，脾湿随之"，所以在治疗中他喜用清脾除湿饮、八生汤等立足于健脾清脾利湿。本病在慢性期和后期，多由于毒热或湿毒耗伤气血，会出现气阴两伤的主证，故对此类病人应以养阴益气为主，佐以除湿解毒或清热解毒，这样灵活应用，则可收到良好效果。

总之，疾病发生、发展的过程，是正邪相争的过程，对于疾病的转归、预后起着决定性的作用，因而在疾病的不同阶段，根据正邪力量的对比情况，分清主次，决定扶正或祛邪的权重，或扶正祛邪的先后，以达"正盛邪自祛""邪祛正自安"之效。

（三）中医治疗天疱疮用药规律

我们对张志礼治疗天疱疮的 55 张处方进行了复习并分析，总结了其用药规律。具体如下：

1. 用药频次前三的药物类别分别为清热药、利水渗湿药、补虚药　55 张处方共用药 69 味，总频次 810 次。清热药 23 味，用药频次 338 次，占总用药频次的 41.73%（其中，清热解毒药 11 味，用药频次 144 次，占清热药总频次的42.6%；清热燥湿药 5 味，用药频次 62 次，占清热药总频次的 18.34%；清热凉血药 4 味，用药频次 97 次，占清热药总频次的 28.7%）；利水渗湿药 11 味，用药频次 194 次，占总用药频次的 23.95%；补虚药 14 味，用药频次 112 次，占总用药频次的 13.82%。

2. 用药频次前 20 的药物　依次为：草河车、白花蛇舌草、生白术、生薏苡仁、泽泻、车前子、玄参、生枳壳、天花粉、生地、沙参、石斛、羚羊角粉、牡丹皮、茯苓、女贞子、墨旱莲、白鲜皮、黄连、鱼腥草。其中 9 味为清热药，5 味为补虚药，4 味为利水渗湿药。

3. 常用对药

草河车、白花蛇舌草：二药配伍，应用于天疱疮的各个阶段，以清热解毒。现代研究证实，二药具有调节免疫、抗炎、抗菌之效。

车前子、泽泻：车前子偏行有形之水液，又泄肾浊且助肾气；泽泻淡渗能利脾中之水，水去则脾燥而助脾气。此二药配伍，应用于天疱疮症见水肿、糜烂、渗出、水疱及小便不利等,以清热利尿、利水渗湿。

生地、白茅根:二药配伍,凉而不滞,清热凉血,适用于本病热入营血、毒邪炽盛阶段。

女贞子、墨旱莲:二药配伍,又名"二至丸"。二药合用,相须为用,补益肝肾,应用于本病后期肝肾阴虚之证。现代研究发现,二药均可增强机体非特异性免疫功能,其中女贞子对异常的免疫功能具有双向调节作用。

生白术、生枳壳、生薏苡仁:天疱疮脾虚为本,湿邪为患,适用于以水疱、大疱、糜烂、渗出为主症时,三药配伍,清脾除湿、行气利水。

南北沙参、石斛:三药配伍,适用于治疗天疱疮后期,出现阴虚潮热、气阴两伤、口干咽干等症状时,以清肺胃热,养阴生津。

玄参、天花粉:二药配伍,适用于治疗天疱疮后期,热盛伤阴阶段,以滋阴生津、清解余毒。

黄连、黄芩:二药配伍,适用于治疗天疱疮湿热并重,心火炽盛阶段,以清上焦火热、燥湿解毒。

生地炭、金银花炭:二药配伍,适用于治疗天疱疮热毒入营血阶段,以清热解毒消斑、凉血止血。

白鲜皮、苦参:二药配伍,以治疗天疱疮湿热蕴于肌肤而致的瘙痒。

4. 通过用药规律的分析总结,印证了张志礼对本病的治疗法则为清热利湿、解毒通络、益气养阴,常用方药为解毒凉血汤、八生汤、解毒养阴汤;擅用清热解毒药,其应用贯穿本病治疗的始终,最常用的清热解毒对药为草河车、白花蛇舌草;在疾病后期,毒热内蕴,阻于经络,导致瘀血阻滞,故加强凉血化瘀通络药的使用,如牡丹皮、丹参、羚羊角粉、三七粉等。

(四)外治经验

天疱疮以皮肤红斑、水疱为主要临床表现,疱壁极薄,易破溃,疱破后湿烂渗出,极易继发感染,因此外治原则主要是消炎收敛,预防继发感染。一般来说,水疱未破时,可采用消毒针头把水疱内容抽出;若已破溃,渗出不多时,可用青黛面 10g、黄柏面 20g、化毒散 3g 混匀用甘草油调敷,或用 1% 氯霉素氧化锌油外用;若破溃后渗出较多时,可用高锰酸钾溶液(1∶8 000)浸浴或抗生素水纱条邮票贴敷法换药。总之,应保持创面干燥、清洁,采用暴露疗法为宜,切忌包扎。若已干燥,上皮恢复,应涂以保护性油膏,避免摩擦。厚痂皮损用化毒散软膏或黄连软膏厚涂,脱去厚痂再处理疮面。

综上所述,张志礼临床治疗天疱疮强调清热解毒除湿,并注重扶正与祛邪的辩证统一。在急性期的治疗中,中药协同激素,通过清热除湿,帮助激素控制病情。在亚急性期与慢性期中,发挥中药清热解毒、健脾养阴、除湿利水之功,在巩固疗效的同时调整体质,使激素递减顺利。

四、典型病案

吴某，男，60 岁。1999 年 3 月 23 日初诊。

患者 1998 年 9 月无明显诱因于躯干部出现散在孤立指甲大小水疱，就诊于当地某三甲医院，诊断为"寻常型天疱疮"，予口服中药治疗（具体不详），皮疹未消退且有少量新发皮疹。1998 年 10 月皮疹突然增多，皮疹形态同上，就诊另一家三甲医院，诊断同前，住院予静脉滴注地塞米松治疗，最大量用至每日 15mg，治疗 55 天后，皮疹基本消退，出院后口服泼尼松每日 40mg，病情稳定。1999 年 1 月起患者自行将泼尼松在 2 个月内减至每日 15mg，1 周前躯干、面部又出现水疱，泼尼松自行增至每日 25mg，皮疹未见好转，水疱逐渐增多，为求进一步诊治，来北京中医医院皮肤科门诊就诊。刻下症见水疱皮疹，瘙痒，伴口干、口渴，心烦而急，小便黄，大便干、日一行。皮科检查：面部、前胸、后背正常皮肤上可见密集分布黄豆大小水疱，疱壁松弛，尼科利斯基征阳性；前胸、后背散在糜烂面，少许渗液；口腔散在小溃疡。舌质红，苔白，脉滑。

［中医诊断］天疱疮。

［西医诊断］寻常型天疱疮。

［辨证］毒热炽盛证。

［治法］清热解毒，凉血清营。

［处方］解毒凉血汤加减。

白茅根 30g	牡丹皮 10g	地骨皮 15g	青蒿 15g
鱼腥草 30g	草河车 30g	白花蛇舌草 30g	败酱草 30g
生白术 15g	生枳壳 10g	生薏苡仁 30g	车前子 15g（包煎）
泽泻 10g	猪苓 10g	羚羊角粉 0.6g（冲）	

每日 1 剂，水煎服。

泼尼松，每日 60mg，口服。

［二诊］病情稳定，无新发水疱，原有皮疹大部分干涸结痂，瘙痒减轻，二便调，舌脉同前。前方减车前子、泽泻、猪苓、羚羊角粉，加苦参 15g、生地 15g，继服 14 剂。

［三诊］病情稳定，周身无新发皮疹，原有痂皮已大部分脱落，口干、口渴较前缓解，泼尼松逐步减至每日 40mg，前方去青蒿、地骨皮，加生芡实 20g、赤芍 10g。继服 7 剂。

［四诊］诸症稳定，原有痂皮全部脱落，无瘙痒等不适，泼尼松减至每日 30mg，巩固疗效。

［按语］本例患者发病急骤，水疱迅速扩展，口渴口干，心烦，便干尿黄，结合舌脉，中医辨证为毒热炽盛证，治以清热解毒、凉血清营，方用解毒凉血

汤加减。方中白茅根清热凉血解毒；牡丹皮、地骨皮、青蒿清热凉血、退虚热；鱼腥草、败酱草清热解毒排脓；草河车、白花蛇舌草清热解毒，调节免疫；生白术、生枳壳、生薏苡仁健脾益气除湿；车前子、泽泻、猪苓利水渗湿；羚羊角粉解热清肺。诸药合用，共奏清热解毒，凉血清营之功。服药 3 周后，病情稳定，无新发皮疹，泼尼松逐步减量，未出现不良反应。服药 4 周后，诸症稳定，无其他不适，予停用中药，泼尼松减量口服。本例患者急性发病，病情较重，激素足量使用，配合中药，有效控制病情后，激素的减量速度较快，避免了激素引起的副作用。秉持"治病必求其本"的原则，治疗时在清热解毒的同时，不能忽略健脾益气养阴等扶正之法。

第七节 血管性皮肤病

过敏性紫癜

过敏性紫癜是侵犯皮肤或其他器官的毛细血管及毛细血管后静脉的一种过敏性小血管炎。本病类似于中医文献中的"葡萄疫"。如《外科正宗》记载："葡萄疫，其患多生小儿，感受四时不正之气，郁于皮肤不散，结成大小青紫斑点，色若葡萄。"

一、疾病概述

病因不明，发病前多有上呼吸道感染（常见的是病毒或链球菌性咽炎），也可能与药物、食物、支原体感染、昆虫叮咬等有关。多发于儿童或青少年，好发于下肢，以小腿伸侧较多见，上肢、躯干亦可发生，对称分布。皮损为针尖至绿豆大小的瘀点、瘀斑或斑疹，色鲜红或暗红，压之不退色，约 1 周转为黄褐色，皮疹消退与新发皮疹伴发。严重者可出现风团、红斑、水肿、血疱、溃疡等。或伴有关节疼痛、腹部症状及肾损害。

古代医家对该病早有记载，论述了其病因病机、症状及治疗。如《诸病源候论》："凡斑毒之病，是热气入胃……其热夹毒蕴积于胃，毒气蒸发于肌肉……"《外科证治全书》记载："葡萄疫，此症多生于小儿，盖感四时不正之气，郁于肌肤不发，发成大小青紫斑点，色若葡萄，头面遍身随处可发，身热口渴者羚角化斑汤主之，不渴倦怠者补中益气汤加生地主之。有邪毒传胃，牙根腐烂出血者，内用羚角化斑汤去苍术加升麻、葛根服之，外搽珍珠散。"

张志礼认为本病多因禀赋不耐，或血热壅盛兼感风邪，风热与血热相搏，壅盛聚毒，迫血妄行，血不循经，溢于脉络，凝滞成斑；病程日久或反复发作，脾气不足，脾不统血，气虚不摄，血不归经，亦可外溢而致紫癜。

二、辨证论治

（一）血热证

[主证] 发病突然，紫癜色鲜红，且不断成批出现，自觉痒痛，可伴身热，口干咽痛，亦可有关节疼痛或腹痛或血尿等症状。舌质红，苔白或薄黄，脉弦滑或细数。

[辨证] 血热壅盛，兼感风邪。

[治法] 清热凉血，活血散风。

[处方] 凉血五根汤加减。

板蓝根 30g	白茅根 30g	紫草根 15g	茜草根 15g
生地炭 15g	金银花炭 15g	牡丹皮 15g	赤芍 10g
槐花 30g	荆芥 10g	防风 10g	

（二）脾虚证

[主证] 病程日久或反复发作，皮疹色暗红，面色萎黄，倦怠乏力或腹胀，便溏。舌质淡，苔白，脉沉细。

[辨证] 中气不足，脾不统血。

[治法] 健脾益气，养血止血。

[处方] 归脾汤加减。

黄芪 15g	白术 10g	党参 10g	茯苓 10g	当归 15g
白芍 15g	龙眼肉 10g	丹参 15g	阿胶 10g（烊化）	
蒲黄炭 10g	地榆炭 10g	枳壳 10g		

随证加减：若咽部不适者加锦灯笼、玄参，关节疼痛者加豨莶草、络石藤，腹痛者加延胡索、五灵脂、木香，血尿加小蓟、蒲黄炭、藕节。

三、临证经验

张志礼认为，过敏性紫癜起病大多为禀赋不耐，外感毒邪，毒邪或与血热搏结，或郁而化热，热迫血行，血不循经，溢出血脉。出血在皮肤表现为紫癜；在胃肠表现为腹痛、呕吐、便血；毒热灼伤肾脉表现为尿血。患者病程日久或者病情反复，往往累及脾肾。脾胃受损，脾气不足，统摄无权，则血外渗出经脉；病久及肾，肾不藏精，精微外渗，则可见尿中蛋白。

分析张志礼晚年治疗过敏性紫癜的用药思路，我们发现对于发病初期，毒热内盛，热迫血行的病例，习惯使用凉血五根汤配合地榆炭、藕节炭、生地炭凉血止血。但他对本病治疗并不是一味地见血止血，对于病程缠绵，迁延不愈的患者，多顾及脾胃，在凉血活血的基础上加用黄芪、白术、茯苓、大枣健脾和胃，益气摄血。有肾损害的患者则加用女贞子、菟丝子、墨旱莲、枸杞子等扶正益肾。对于久病成瘀者常用丹参、鸡血藤，尤其喜用三七粉活血止血，祛瘀血、生新血。三七甘苦微温，能活血止血，祛瘀血生新血。《本草纲目拾遗》记载："人参补气第一，三七补血第一，味同而功亦等。"现代研究证明，三七中人参皂苷含量甚至超过人参，说明三七有很好的补益身体，改善机体免疫能力的作用。而过敏性紫癜的本质为累及小血管的血管炎，临床表现为出血和瘀血，这正是他喜用三七的原因所在。

四、典型病例

马某，女，59 岁。1999 年 4 月 15 日初诊。

患者 5 天前发热，伴咽部疼痛。自服清热解毒中成药治疗。3 天前双下肢出现皮疹，逐渐增多而来诊。现无发热，自觉咽部疼痛，双下肢皮疹伴轻微瘙痒。皮肤科检查：下肢散在针尖至粟粒大鲜红斑点，压之不褪色。舌红，苔少，脉数。尿常规：阴性。

[中医诊断] 葡萄疫。

[西医诊断] 过敏性紫癜。

[辨证] 血热壅盛，兼感风邪。

[治法] 清热凉血，活血散风。

[处方] 紫草根 15g　茜草根 15g　丹参 15g　赤芍 15g
　　　　白茅根 30g　板蓝根 15g　锦灯笼 10g　玄参 15g
　　　　石斛 10g　　生地炭 15g　地榆炭 15g　三七粉 3g（冲服）

[二诊] 患者服药 1 周后皮疹新出减少，无咽痛等不适，再服 2 周后皮疹无新出，皮疹色暗。舌淡，苔白，脉沉。

　　　　紫草根 15g　茜草根 15g　板蓝根 15g　生地 30g
　　　　玄参 15g　　天花粉 15g　赤芍 10g　　丹参 10g
　　　　地榆炭 15g　藕节炭 15g　白术 10g　　茯苓 10g
　　　　大枣 10 枚　三七粉 3g（冲）

患者服药 7 剂，皮疹基本消退，遂停药。半年后随访无复发。

[按语] 患者初诊时由于发热咽痛引发本病发作，发病急，皮疹色鲜红，舌红苔少脉数，证属中医葡萄疫之血热壅盛兼感风邪，一派毒热内蕴、热迫血行之象。所以，方用紫草根、茜草根、丹参、赤芍、板蓝根、白茅根凉血活血；锦灯笼、玄参清热解毒利咽；舌红苔少为毒热伤阴，故用石斛、生地炭、地榆炭养阴凉血止血；三七粉活血止血化瘀。服药 3 周后患者皮疹无新出，舌淡苔白，脉沉，为毒热将尽，又恐病久伤及脾胃，故仍以凉血活血、解毒止血为法，巩固疗效，同时加入白术、茯苓、大枣顾护脾胃。这个案例反映了张志礼治疗过敏性紫癜血热证患者的思路，提示我们在治疗过程中并不仅仅注重凉血解

毒活血,而是时刻关注患者脾胃功能,体现出脾为后天之本及整体观念。

结 节 性 红 斑

结节性红斑是常见的炎症性脂膜炎,对称发生于下肢伸侧的疼痛性红斑、结节,好发于中青年女性,春秋季好发,有自限性。本病类似于中医文献中的"湿毒流注""瓜藤缠"。如《医宗金鉴·外科心法要诀》:"此证(湿毒流注)生于腿胫,流行不定,或发一二处,疮顶形似牛眼,根脚散漫……若绕胫而发,即名瓜藤缠,结核数枚,日久肿痛。"

一、疾病概述

西医学认为,微生物感染、溴剂、碘剂、磺胺类药物、口服避孕药、雌激素等均可引起本病;也可见于某些系统性疾病,如自身免疫病、白塞病、结节病、炎症性肠病、恶性肿瘤等;其中链球菌性咽炎、结节病和药物为本病最常见的促发因素。本病起病突然,发病前多有轻重不等的前驱症状,如低热、全身不适、关节痛等。皮损为对称性、鲜红色、略高出皮肤表面的结节,大小不一,境界明显,颜色可从鲜红逐渐变为暗红,不破溃。局部灼热疼痛,触之尤甚。

中医认为本病由于素体蕴湿,郁久化热,湿热搏结下注经络之中,致使气血运行不畅,气滞则血瘀,经络阻隔,不通则痛;或饮食不节,恣食肥甘厚味,脾胃失于运化,脾虚湿蕴,复感寒邪,寒湿凝滞,阻于经络肌肤而发本病。正如《血证论》所言:"疮者,血所凝结而成者也。或者寒凝,或者热结,或者风肿,或者湿郁,总是凝聚其血而成。"

张志礼认为湿、瘀贯穿本病始终,急性期多因湿热下注,凝滞血脉,气血运行不畅,经络阻滞;慢性期多因脾虚湿盛,阳气不足,腠理不固,以致寒湿之邪乘虚而入,流注经络,致使气血运行不畅。

二、辨证论治

(一)湿热证

[主证] 皮损灼热红肿,病起急骤,有头痛、咽痛、纳差、微热及关节疼痛,口渴、大便干、小便黄。舌质微红,苔白或腻,脉滑微数。

[辨证] 湿热感毒,气隔血聚。

[治法] 清热除湿解毒,调理气血。

[处方] 凉血五根汤加减。

紫草根 10g	茜草根 10g	白茅根 15g	忍冬藤 30g
黄柏 10g	防己 10g	鸡血藤 15g	赤芍 15g
红花 6g	木瓜 12g	伸筋草 15g	

（二）湿寒证

[主证] 结节反复发作，经久不消，色深红，关节疼痛，遇寒加重。舌质淡，苔薄白或腻，脉沉迟或缓。

[辨证] 脾虚湿热，兼感风寒。

[治法] 健脾燥湿，疏风散寒。

[处方] 苍术 10g　白术 10g　茯苓 10g　薏苡仁 15g
　　　 桂枝 6g　　秦艽 15g　木瓜 10g　独活 10g
　　　 当归 10g　鸡血藤 15g

随证加减：以上二证，如关节痛重者，加威灵仙、络石藤、豨莶草；咽痛者，加玄参、山豆根；热盛伤阴者，加沙参、石斛；结节坚硬，久不消退者，加土贝母、鬼箭羽；结节压痛者，加制乳香、制没药。

三、临证经验

张志礼治疗本病经验丰富，急性期湿热瘀结，凝滞血脉，气血运行失畅，致气隔血聚而发病，当祛邪为主，以清热除湿、凉血活血、化瘀软坚为治法。处方也常在赵炳南先生"四藤"的基础上灵活加减运用，以调和阴阳，调和气血。病程日久反复发作者属阴证、寒湿证，当扶助阳气为主，以温经散寒、健脾燥湿、活血散结为治法。处方中常配合应用桂枝、独活类辛温之品，温经通阳，得以使寒湿消散。此时用桂枝之妙，正如《本经疏证》所云"其用之道有六：曰和营，曰通阳，曰利水，曰下气，曰行瘀，曰补中。其功最大，施之最广……"

我们对张志礼用中医治疗的 14 例结节性红斑医案进行了分析：14 例患者中，13 例均为女性患者，女性发病率占 92.8%。1 例年龄为 15 岁，3 例 41～50 岁，10 例患者年龄分布于 20～40 岁，占 71.4%，以青年女性为主。10 例患者采用中药口服治疗为主，辨证为湿热下注、兼感毒邪，气血隔聚，主要治法为清热除湿解毒、调理气血。方以凉血五根汤、凉血活血汤为主方，合用健脾利湿、清热解毒、活血通络等药。健脾利湿药为车前草、泽泻、白术、茯苓、猪苓、枳壳、薏苡仁、黄柏等；解毒药为草河车、白花蛇舌草、大青叶、蒲公英、连翘、紫花地丁、金银花等；凉血药为牡丹皮、赤芍、生地等；活血化瘀通络药为忍冬藤、丹参、桃仁、红花、夏枯草、三棱、莪术、鬼箭羽；调和气血阴阳，擅用四藤；引药下行，药用牛膝；黄芪、防己、陈皮行气利水；秦艽、木瓜、威灵仙祛风胜湿；当归补血活血止痛。外治经验：疾病初期热毒重，选铁箍散膏，或铁箍散膏和化毒散膏混合或芙蓉膏外用；后期结节寒凝血瘀重，选紫色消肿膏。

四、典型病案

周某，女，28 岁。1988 年 9 月 2 日初诊。

患者 20 天前无明显诱因双下肢起疹，疼痛，无发热，无口腔溃疡，伴膝关节疼痛，就诊外院诊为"结节性红斑"，予青霉素肌内注射，每日 2 次，口服活血消炎丸，用药 5 天后部分皮疹渐消，现仍存新起皮疹，疼痛，为求进一步治疗，故来诊。纳可，眠安，二便调。皮科检查：双小腿从膝以下可见蚕豆至核桃大红色结节，触痛，局部皮温高。舌质红，苔黄，脉弦滑。

［中医诊断］瓜藤缠。

［西医诊断］结节性红斑。

［辨证］湿热下注，兼感毒邪。

［治法］清热利湿，解毒通络。

［处方］凉血五根汤加减。

板蓝根 15g　　紫草根 15g　　白茅根 15g　　天花粉 15g

茜草根 15g　　赤芍 15g　　　牡丹皮 15g　　蒲公英 30g

钩藤 30g　　　木瓜 15g　　　忍冬藤 15g　　天仙藤 10g

薏苡仁 30g　　车前草 15g　　玄参 15g　　　连翘 15g

7 剂，水煎服，早晚饭后温服。

［二诊］原有皮疹均变暗，轻度浸润，疼痛减轻，无明显新疹出现。舌质红，苔黄，脉弦滑。前方减牡丹皮、车前草，加牛膝 10g、夏枯草 15g。7 剂，水煎服，早晚饭后温服。化毒散膏外用，每天 2 次。

［三诊］药后原有皮疹变软，浸润减轻，疼痛不明显，关节疼痛明显减轻。舌质红，苔薄黄，脉细滑。前方减蒲公英、连翘，加首乌藤 15g、鸡血藤 15g，继续服药，巩固疗效。

［按语］本例患者为青年女性，急性病程，出现双下肢红斑结节、触痛等症状，结合舌脉辨证为湿热下注，凝滞血脉，兼感毒邪，治以清热利湿、解毒通络，方以凉血五根汤合除湿通络药。凉血五根汤是张志礼治疗结节性红斑湿热型的常用方，功能凉血活血，解毒化斑。方中薏苡仁、车前草清热利水渗湿；木瓜祛风胜湿、舒筋活络；赤芍、牡丹皮清热凉血消斑；玄参清热解毒养阴；蒲公英、连翘清热解毒；忍冬藤解毒通络；天仙藤活血利水通络；钩藤清热舒筋。诸药合用，共奏清热利湿、解毒通络之功。二诊症状明显减轻，加牛膝引药下行，夏枯草清热软坚散结，外用化毒散膏，加强清热解毒之效。三诊诸症进一步减轻，减苦寒药，加首乌藤、鸡血藤，与钩藤、天仙藤，以调和阴阳气血，兼以解毒通络。

白塞病

白塞病又称眼 - 口 - 生殖器综合征，可伴多系统损害。本病呈慢性、复发与缓解病程，严重者可危及生命。发病人群以成年

张志礼讲解
白塞病

人为主，男性高于女性。本病类似于中医文献中的"狐惑""口疳""口疮""阴蚀疮""下疳"等。"狐惑"首见于《金匮要略·百合狐惑阴阳毒病脉证治》："狐惑之为病，状如伤寒，默默欲眠，目不得闭，卧起不安，蚀于喉为惑，蚀于阴为狐……"

一、疾病概述

一般认为本病的发病与感染、自身免疫及遗传相关，但病因尚不明确。临床表现以口腔阿弗他溃疡、外生殖器溃疡和虹膜炎为主，也可侵犯皮肤、关节、血管、神经系统及其他系统而出现相应症状。发病人群以成年人为主，男性高于女性。主要参照 1987 年日本白塞病研究委员会修订的分类诊断标准及 1990 年国际白塞病研究组织白塞病诊断标准，可分为完全型、不完全型及疑诊。本病在诊断前还需排除其他有口腔溃疡的疾病，结合白塞病反复发作、皮肤针刺同形反应阳性及全身多系统症状鉴别。

《金匮要略》中形象地描述了狐惑的症状体征及内外治法："……蚀于上部则声喝，甘草泻心汤主之。""蚀于下部则咽干，苦参汤洗之。""……初得之三四日，目赤如鸠眼……若能食者，脓已成也，赤豆当归散主之。"此后，诸医家对此类疾病论述颇多。如《疡医大全》论口疳的临床表现为"令人满口糜烂"。《严氏济生方》："口疮者，脾气凝滞，风热加之而然。"《外科精义》："阴蚀疮者，由肾脏虚邪，热结下焦，经络痞涩，气血不行……或经十数日，溃烂血脓，肌肉侵蚀，或血出不止，以成下疳。"分别分析了口疮、阴蚀疮的发病机制。

中医认为本病是先天禀赋不足，肝肾阴虚，脾失健运，加之后天失养，兼感毒邪，致使阴阳不调，气血失和而发病。张志礼认为肝脾肾三脏虚损为本病的发病基础，湿热瘀毒是病机变化的主要因素。

二、辨证论治

（一）脾湿化热，毒热内攻证

[主证] 见于急性期或活动期，症见口舌生疮，时有高热，皮肤红斑肿胀，下肢结节红斑，淋巴结肿大，目赤肿痛，口渴思饮，大便燥结。舌红苔黄或黄腻，脉弦滑或数。

[辨证] 脾虚湿盛，蕴湿化热，毒热内攻。

[治法] 清热除湿，凉血解毒。

[处方]

金银花 15g	连翘 15g	蒲公英 30g	黄芩 10g
黄连 10g	黄柏 10g	生地 30g	牡丹皮 15g
赤芍 15g	白茅根 30g	玄参 15g	木通 6g
车前子 15g（包）	马蔺子 10g	锦灯笼 10g	金莲花 10g

（二）肝肾阴虚，湿热内蕴证

[主证] 长期反复发作，低热缠绵，头昏目眩，口干咽燥，五心烦热，失眠健忘，腰膝酸软，视物模糊，遗精盗汗，目赤肿痛或口舌生疮或下肢红斑结节，小便短赤，大便燥结。舌红少津，或有裂纹或光剥，脉沉细或数。

[辨证] 肝肾阴虚，湿热内蕴。

[治法] 滋补肝肾，清热除湿。

[处方] 南北沙参各15g　熟地10g　　山药10g　　山茱萸10g
　　　　女贞子15g　　　菟丝子15g　枸杞子10g　生地炭30g
　　　　牡丹皮15g　　　石斛10g　　天花粉15g　玄参30g
　　　　泽泻10g　　　　黄柏15g　　苦参15g

（三）脾肾阴虚，阴阳不调证

[主证] 低热缠绵，五心烦热，头昏耳鸣，乏力纳差，腰腿足跟痛，口渴不欲饮，口舌生疮但色淡或如常，红肿灼痛不明显，外阴溃疡常于月经前后反复发作，女子经量减少，白带多，大便溏泄。舌淡，苔白或花剥，脉寸关弦滑，双尺沉细虚弱。

[辨证] 脾肾阴虚，阴阳不调。

[治法] 健脾益肾，调和阴阳。

[处方] 黄芪20g　　党参15g　　白术10g　　　茯苓10g
　　　　女贞子30g　菟丝子15g　沙参15g　　　麦冬10g
　　　　石斛10g　　元参15g　　生熟地各15g　鸡血藤15g
　　　　首乌藤15g　钩藤10g　　天仙藤10g

（四）脾肾阳虚，气血失和证

[主证] 全身乏力，少气懒言，手足不温，畏寒肢冷，下肢浮肿，食欲不振，大便溏泄或五更泄泻，女子带下清稀，经血不调，口舌生疮或外阴溃疡此起彼伏，迁延不愈。舌淡，苔白，脉沉细。

[辨证] 脾肾阳虚，气血失和。

[治法] 健脾益肾，引火归原，中和气血。

[处方] 肉桂3g　　　附片10g（先煎）　仙灵脾10g　白术10g
　　　　茯苓10g　　车前子15g（包）　赤石脂10g　女贞子30g
　　　　菟丝子15g　枸杞子10g　　　黄精10g　　当归10g
　　　　丹参15g　　补骨脂10g　　　黄柏10g　　牡丹皮15g

（五）脾湿蕴结证

[主证] 头昏头沉，下肢肿胀或有红斑，胸腹痞满或胀闷，女子带下黄而臭，阴部溃烂或口舌生疮，目赤肿痛，心烦不眠，小便黄赤，大便干。舌淡，苔腻，脉弦滑或缓。

[辨证] 脾湿蕴结，湿热下注或上蒸。

[治法] 清脾除湿，清热解毒。

[处方] 生白术 10g　　生枳壳 10g　　生薏苡仁 30g　　萆薢 10g

　　　　苦参 15g　　　滑石 30g　　　车前子 15g　　　茯苓 10g

　　　　金银花 10g　　连翘 10g　　　龙胆 10g　　　　黄柏 10g

　　　　栀子 10g　　　板蓝根 30g　　锦灯笼 10g　　　马蔺子 10g

随证加减：以上五证，高热不退重者，加生地炭、银花炭、白茅根、牡丹皮，亦可加羚羊角粉 0.5g 或牛黄散 0.5～0.9g 冲服，或生玳瑁 10g 煎服；低热者，加地骨皮、银柴胡、秦艽、青蒿；若兼有寒热错杂，湿热毒结证者，宜清热除湿、泻火解毒，合用甘草泻心汤加减；若溃烂而化脓者，宜合当归赤小豆散；眼部症状明显者，加谷精草、青葙子、草决明；如口腔溃疡疼痛者，加锦灯笼、藏青果、金果榄、金莲花；外阴溃疡者，加黄柏、土茯苓、茵陈、厚朴；下肢红斑结节疼痛明显者，加防己、牛膝；大便秘结者，加大黄或全瓜蒌。

三、临证经验

（一）本病错综复杂，当标本兼治

张志礼经过多年临床实践，对该病认识逐渐深化，深感仅用甘草泻心汤、当归赤小豆散这两个方剂解决不了复杂的病情。即使早期或急性期，虽有毒热炽盛的标象，仍脱离不了正虚邪实的本质，常出现阴虚阳亢、虚火上炎、上实下虚、上火下寒等错综复杂的证候。因此，扶正祛邪、调和阴阳是治疗本病的根本法则。

张志礼强调本病与肝脾肾密切相关，三脏虚损为本病发病基础，湿热瘀毒是病机演化的主要因素。因此，始终坚持以滋补肝肾、健脾益气为主，佐以清热解毒除湿的治法。

（二）中医、西医治疗各有所长

张志礼认为中医强调整体辨证治疗，标本兼顾，具有毒副作用小、疗效肯定、复发率低等优势。西医认为本病是免疫异常性疾病，根据病情轻重选用药物。糖皮质激素能迅速有效地控制病情，但长期应用会引起不良反应，适用于严重及有脏器损害者；对糖皮质激素治疗疗效欠佳者可联合免疫抑制剂。对于急性重症患者，如溃疡面积大而深、疼痛剧烈者，急性伴眼部、中枢神经系统病变，或伴高热、全身中毒症状严重者，以西医治疗为主，中药治疗为辅，急性期多宜清热解毒除湿。

随着病情的缓解，逐渐递减激素的同时，继续中医中药治疗，并逐渐上升到主导地位。采用中西医结合方法，可以提高疗效，减少激素和免疫抑制剂的不良反应。另外，中药免疫抑制剂如雷公藤、昆明山海棠、火把花根，也可用于急性发作期。对于大部分轻中度或缓解期患者，一般可以单独应用中药治疗，必要时联合非甾体抗炎药、免疫调节剂、维生素类；或选择氨苯砜或沙利度胺等。

（三）采用中西医结合疗法，取得较好疗效

张志礼主张采用中西医结合疗法，发挥中医辨证论治的优越性，标本兼治，着眼于滋补肝肾、健脾益气、除湿解毒，可改善机体免疫功能，抑制自身免疫反应，减轻组织损伤，延长缓解期，疗效确切，复发率低，无戒断反应，复发时再用药仍然有效等，是治疗本病的正确途径。经他接诊的许多患者都是长期反复发作、已用过糖皮质激素在内的多种疗法未能理想控制，而经采用中西医结合疗法取得了较好的疗效。

1987年，张志礼报告了"狐惑病（白塞病）辨证论治的体会"，并附142例治疗临床分析。患者随机分为单纯中药组、单纯西药组和中西医结合治疗组。

1. 治疗结果　经治疗30天，中药组、西药组、结合组外阴病变消退率分别为75%、61.5%、95%；3组口腔病变消退率分别为87%、50%、91.2%；3组眼症状消退率分别为50%、50%和80%；3组皮肤损害消退率分别为75%、72%、89.6%。结果表明，除口腔溃疡外，中药组和西药组疗效接近，而结合组明显优于其他两组，统计学有显著差异（$P<0.05$），对口腔溃疡的疗效中药组和结合组均明显优于西药组，有极显著差异（$P<0.01$）。

2. 远期疗效　对77例患者做1~7年追踪观察，结合组复发率31.8%、中药组40.5%、西药组76.9%，前两组复发率明显低于西药组，有极显著差异（$P<0.01$）。经中医药治愈后，不仅复发率低，复发的间隔时间延长，复发后症状也较前减轻。

（四）其他经验

针对顽固不愈的口腔溃疡，古人曾用当归赤小豆散治疗，张志礼改良为丹参赤小豆散，即丹参60g（研面）、赤小豆30g（经发芽后晾干研面）混匀，每服6g，日2次，有渗湿清热、凉血解毒之功，可长期服用；或可选用西瓜霜、锡类散、珠黄散、冰硼散等药，或冰片0.6g、人工牛黄粉0.6g、珍珠0.3g共研细末外用，日数次；也可服金莲花片口含，每日6~10片。

阴部溃疡者可用蛇床子水剂，即威灵仙、蛇床子、归尾、土大黄、苦参各15g，缩砂壳9g，老葱头7个，上药碾碎装纱布袋煎水外洗或用热气熏蒸；或苦参汤熏洗；或1‰黄连素溶液，外洗；有坏死组织时用阴蚀黄连膏，即黄连10g、青黛面10g、乳香50g、蜂蜡100g、香油250g制膏；坏死组织脱落须生肌长肉者可用甘乳膏外用或做成纱条外用，亦可加0.5%珍珠粉混匀外用，效果更好。

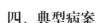

四、典型病案

病案1：李某，女，36岁。1999年9月9日初诊。

患者8年前开始口腔溃疡，后逐渐发展到阴部溃疡，双眼发红，曾于外院诊为白塞病。现时有低热，自觉乏力，腰膝酸软，心烦失眠，头昏耳鸣，白带多，盗汗。诊查：双眼结膜充血，咽红，口腔黏膜可见数个绿豆大溃疡，女阴数个溃疡，有较多脓性分泌物。舌红，少苔，脉细数。

[中医诊断] 狐惑。

[西医诊断] 白塞病。

[辨证] 肝肾阴虚，湿热内蕴。

[治法] 滋补肝肾，清热除湿。

[处方]

南沙参30g	北沙参30g	石斛15g	玄参15g
生地15g	天花粉15g	女贞子15g	墨旱莲15g
青蒿15g	地骨皮15g	草河车15g	白花蛇舌草30g
黄连10g	黄芩10g	茯苓10g	白术10g

[二诊] 服上方14剂后，无自觉发热，体温正常，部分溃疡面愈合，无新起溃疡。上方去青蒿、地骨皮，加枸杞子15g。

[三诊] 再服1个月，患者症状基本消失，临床治愈。

[按语] 本例患者疾病反复发作8年，时有低热，头昏耳鸣，腰膝酸软，心烦失眠，带下盗汗。舌质红，少苔，脉细数。证属肝肾阴虚，湿热内蕴。治当以滋补肝肾为主，兼清湿热。方中以南北沙参、石斛、玄参、生地、天花粉、女贞子、墨旱莲滋阴降火；青蒿、地骨皮清虚热；草河车、白花蛇舌草清热解毒而不伤阴；黄连、黄芩清热燥湿；白术、茯苓健脾除湿。诸药配合，使滋补而不滋腻，清热而不伤正，取得良效。

病案2：刘某，女，28岁。1990年6月7日初诊。

患者11年前开始口腔、外阴溃疡，经常多发，并逐渐出现腹胀、腹痛、腹泻稀便，每日10余次。曾被诊为"慢性肠炎"，并因肠穿孔多次手术。3年前确诊为"白塞病"，予服泼尼松每日30mg，病情时轻时重，一直未愈。自觉乏力，食欲不振，畏寒肢冷，大便溏泄，白带清稀而多，近半年又出现五更泄泻，大、小阴唇间糜烂溃疡3处。舌质淡，苔白，边有齿痕，脉沉细。

[中医诊断] 狐惑。

[西医诊断] 白塞病。

[辨证] 脾肾阳虚，气血失和。

[治法] 健脾益肾，中和气血。

　　[处方] 黄芪 15g　　　党参 15g　　　白术 10g　　　茯苓 15g
　　　　　木香 10g　　　　陈皮 10g　　　白扁豆 10g　　厚朴 10g
　　　　　藿香 10g　　　　薏苡仁 30g　　黄连 10g　　　黄柏 10g
　　　　　附片 6g（先煎）　仙灵脾 10g　　赤石脂 10g　　诃子 10g

　　[二诊] 服上方 14 剂，腹痛已除，五更泻好转。前方去诃子、黄柏、陈皮、厚朴，加女贞子 30g，菟丝子 15g、车前子 15g、沙参 15g。又服 1 个月，症状基本消失，溃疡面缩小。此后，曾随证加减过枳壳、玄参、延胡索、大黄炭，治疗 4 个月，病情稳定，溃疡愈合，激素已停用。带人参健脾丸、八珍益母丸回原籍调理。

　　[三诊] 1991 年 7 月 4 日又来诊，诉近 2 周病情突然加重，头昏、头重如裹，口苦咽干，胸腹胀满，眼、鼻、口腔及外阴先后出现大小不等的溃疡，外阴红肿疼痛，行走困难。诊查：体温 37.9℃，眼结膜充血，小片浅糜烂，口、鼻腔黏膜散布数个溃疡，周围充血，会阴部大、小阴唇有数个绿豆大溃疡，表面有脓性分泌物，尿道口及阴蒂红肿。舌质淡，苔白腻，脉滑数。辨证为脾湿蕴结，湿热下注。治以清脾除湿，清热解毒。

　　[处方] 白术 10g　　　枳壳 10g　　　薏苡仁 30g　　萆薢 10g
　　　　　苦参 15g　　　　车前草 15g　　泽泻 15g　　　车前子 15g
　　　　　茵陈 10g　　　　土茯苓 30g　　黄柏 10g　　　赤小豆 30g
　　　　　锦灯笼 10g　　　金银花 10g　　连翘 10g　　　板蓝根 30g

　　局部先用 1‰黄连液冲洗后，外用氯氧油。

　　[四诊] 按上法内、外兼治 10 日后体温恢复正常，外阴部溃疡面开始缩小，脓性分泌物减少。上方白术、薏苡仁、枳壳、黄柏改为炒用，去金银花、连翘、板蓝根、茵陈，加黄芪 10g、党参 10g、茯苓 15g，按一诊治法巩固治疗，2 个月后临床痊愈。

　　[按语] 本例患者病程较长，渐伤及脾肾，脾阳不足则自觉乏力，食欲不振，畏寒肢冷；肾阳不足，不能温养脾胃，故大便溏泄，并出现五更泻，腹中隐痛；水湿不能运化，则白带稀而多。治疗时以健脾益肾、中和气血为法。方中附片、仙灵脾温补肾阳、引火归原；黄芪、党参、白术、茯苓健脾益气；木香、陈皮、白扁豆、厚朴、藿香温中行气除湿；黄连、黄柏清虚热，使全方不致过于温燥；诃子、赤石脂收涩止泻。诸药配合，共奏健脾益肾之功。之后随证加减，治疗 4 个月获显效。三诊时又因脾虚感受外邪，湿热蕴结，上蒸下注，目赤肿痛，外阴红肿溃烂溢脓，此时先以除湿胃苓汤加减清解湿毒，待湿热化解后再改生为炒，健脾利湿，遂再次痊愈。

第八节 皮肤附属器疾病

寻常痤疮

寻常痤疮是一种慢性炎症性毛囊皮脂腺疾病，好发于青春期人群，男性略多于女性，皮损主要发生于颜面、胸背部，临床上以粉刺、炎性丘疹、脓疱或结节囊肿为特征，易反复发作。本病类似于中医文献中的"痤""肺风粉刺""粉刺"等。病名记载最早见于《素问·生气通天论》："汗出见湿，乃生痤痱……劳汗当风，寒薄为皶。郁乃痤。"

一、疾病概述

本病是一种多因素的疾病，其发病主要与雄激素水平、皮脂大量分泌、痤疮丙酸杆菌增殖、毛囊皮脂腺导管角化异常及炎症因素有关。初起皮损为散在的毛囊性丘疹，有白头粉刺、黑头粉刺，可挤出白色或淡黄色脂栓。或为炎症性丘疹、小脓疱，严重者会出现紫红色结节、脓肿、囊肿，甚至破溃形成窦道、瘢痕，愈合留有色素沉着及萎缩性瘢痕。

中医古籍中有关本病病机、治疗的论述很多。如《黄帝内经》提到："诸痛痒疮，皆属于心。"《外科正宗》曰："肺风、粉刺、酒渣鼻三名同种，粉刺属肺、酒渣鼻属脾，总皆血热郁滞不散所致。"清代《医宗金鉴·外科心法要诀·肺风粉刺》记载："此证由于肺经血热而成，每发于面鼻，起碎疙瘩，形如黍屑，色赤肿痛，破出白粉汁。宜内服枇杷清肺饮，外敷颠倒散，缓缓自收功也。"

中医认为本病多因饮食不节，过食肥甘厚味，致肺胃湿热或饮食自倍，伤及脾胃，脾虚湿蕴，复感风邪而发病。亦有日久煎熬津液，湿聚成痰，血行不畅，痰瘀互结或肾阴不足，相火过旺，冲任失调而成本病。

张志礼认为本病有虚实之异，治疗时应加以详辨。青春期患者，饮食多不节制，生活亦不规律，初发本病，体质较为壮实，呈现生机勃勃之象，常以实证、热证为主。病久反复发作，耗伤津液，阴虚火旺或情志因素致肝失疏泄，冲任失调，则以虚中有实，虚实夹杂为主。在治疗中，应根据具体辨证，结合患者兼证表现，实证宜泻、热证宜清、痰湿宜化、瘀结宜散，以平衡脏腑，协调阴阳为要，达到邪去正安的目的。

二、辨证论治

（一）肺胃湿热证

[主证] 皮疹以红色丘疹为主，面色红且出油较多，可自觉瘙痒，伴纳食

多,口臭,喜冷饮,大便干燥。舌质红,苔白或黄腻,脉弦滑。

[辨证] 肺胃湿热,外感毒邪。

[治法] 清肺胃热,除湿解毒。

[处方] 枇杷清肺饮加减。

枇杷叶 10g　桑白皮 15g　黄芩 10g　栀子 10g

黄连 10g　熟大黄 10g　牡丹皮 15g　金银花 15g

连翘 15g　蒲公英 30g　薏苡仁 30g　车前子 15g(包)

(二)脾虚湿盛证

[主证] 皮疹以粉刺为主,面部油腻,多伴纳差,腹胀,便溏。舌质淡,边有齿痕,苔白或腻,脉滑。

[辨证] 脾虚湿盛。

[治法] 健脾除湿。

[处方] 生白术 10g　生枳壳 10g　生薏苡仁 30g　芡实 10g

生扁豆 10g　茯苓 10g　川萆薢 10g　黄柏 10g

金银花 15g　连翘 15g

(三)痰瘀互结证

[主证] 皮疹除粟粒大小丘疹外,常发生黄豆大或樱桃大之结节或囊肿,皮色暗红,颜面皮肤出油较多。舌质淡暗或有瘀点瘀斑,苔白或白腻,脉滑或沉涩。

[辨证] 痰瘀互结。

[治法] 活血化瘀,软坚散结。

[处方] 海藻玉壶汤合桃红四物汤加减。

浙贝母 15g　海藻 10g　陈皮 10g　连翘 15g

川芎 10g　赤芍 15g　当归 10g　桃仁 10g

红花 10g　夏枯草 15g　金银花 15g　大黄 5g

(四)冲任不调证

[主证] 患者为成年女性,皮疹多发于口周或下颌,月经前皮疹加重,或伴月经先后不定期,经前乳房、小腹胀痛,心烦易怒,身倦乏力。舌质淡或嫩红,苔白,脉细或弦。

[辨证] 冲任不调,内有蕴热。

[治法] 调补冲任,清热化瘀。

[处方] 金菊香方加减。

益母草 10g　香附 10g　生地 15g　牡丹皮 15g

地骨皮 15g　桑白皮 15g　黄芩 10g　栀子 10g

金银花 15g　野菊花 15g　熟大黄 10g

随证加减：以上四证，如胃热炽盛，口渴便秘明显者，加生石膏、知母；皮疹疼痛明显，加野菊花、苦地丁、蒲公英；皮肤油腻者，加侧柏叶、生山楂、泽泻；腹胀，便溏明显者，加炒白术、厚朴、木香；囊肿硬结难消者，加三棱、莪术；月经不调者，加当归、白芍；乳房胀痛者，加枳壳、全瓜蒌、玫瑰花；下颌及下颏部反复起疹，属阴虚火旺者，加黄柏、知母等。

三、临证经验

本病的发生与肺胃湿热关系密切，凡脾胃素虚，或饮食不节伤及脾胃，均可导致运化失常；过饮茶酒，恣食油腻鱼腥之品，亦可助湿化热，湿热互结，熏蒸头面，致使皮脂分泌过盛，皮肤油腻，复感毒邪，阻塞毛窍，使气血壅滞，外发肌肤而生脓疱。日久血瘀气滞，形成囊肿结节。现将张志礼治疗痤疮临床经验总结如下。

（一）内治经验

张志礼认为，本病的治疗，应抓住"湿盛热重，日久则血瘀气滞"这一病机主线，在临诊时，常给予清肺胃湿热的桑白皮、黄芩、生栀子。同时又针对不同的证型，结合兼证表现，给予配伍应用。不同年龄阶段和不同性别的痤疮患者，因其自身特点的差异，常有不同临床表现，亦应因人而异，辨证施治。血气方刚的年轻人，素体健壮，阳热偏盛，在治疗时宜应用大量清热解毒的金银花、连翘、蒲公英、野菊花等。阳明腑实，大便秘结者，宜应用熟大黄、全瓜蒌、决明子以达到通腑泄热的功效。中年女性患者，病情常与情志有关，肝主疏泄，助脾运化；脾主运化，若气机通畅，又有助于肝气的疏泄。如肝失疏泄，气机不利，导致脾失健运，气滞于中，湿阻于内，可表现为肝脾失调、冲任不调的症状，因此在清热利湿、健脾益气的基础上，常配伍香附、益母草、赤白芍等，取其调和冲任、理气活血之意，使气机调顺，血流通畅，冲任调和，症状消除。对于病程日久，皮疹肿硬结聚不易消散者，临床治疗较为棘手，痰湿与瘀血凝结不散，形成结节、囊肿皮损，甚则瘢痕，在治疗上常应用活血软坚散结的药物，如夏枯草、生牡蛎、红花、当归等，并以野菊花引经于上，共奏奇效。

痤疮煎是张志礼治疗肺胃湿热型痤疮、脂溢性皮炎的常用方剂。方中主要药物有金银花、连翘、苦参、当归、桑白皮、枇杷叶、丹参、黄芩、栀子、瓜蒌等。功效为清热除湿解毒。方中以金银花、连翘清热解毒；黄芩、桑白皮、枇杷叶清泻肺热，并配伍苦参清热燥湿，栀子清三焦实火，瓜蒌清热散结、润肠通便；当归、丹参养血活血、补血调经。本方应用当归甘温之品，既可调女性经带异常，又有防大量苦寒药长期服用伤及脾胃之意，这与古方枇杷清肺饮中应用人参治疗痤疮有异曲同工之妙。全方配伍使用，药专力宏，湿热毒邪兼顾治之，可取得良好的效果。现代药理证明，黄芩、连翘可以降低毛细血管的通透性,减少炎性渗出;黄芩可以降低垂体分泌促性腺激素;丹参有较强的抗炎作用,可调节内分泌紊乱。在临床治疗时以中医基础理论为依据,结合现代病因学和药理研究遣方用药,是他组方用药的原则,也是取得良好疗效的原因之一。

在中成药使用上,根据患者病情,辨证选用栀子金花丸、归参丸、枇杷叶膏、小败毒膏、连翘败毒丸、散结灵、大黄䗪虫丸等。

(二)外治经验

张志礼在痤疮的外治方面,常根据具体皮损选用合适的剂型和功效的药物治疗。皮肤脂溢明显,颜面油腻光亮,常选用大皂角 30g、透骨草 30g,水煎外洗。毛囊性炎性丘疹及粉刺常外用颠倒散洗剂或硫雷洗剂。脓疱及红色炎性丘疹明显者,可外用颠倒散 15g、百部酒 100ml,混匀外擦。结节或囊肿者,可用黑布药膏及复方化毒膏各等量混匀,2～4 粒梅花点舌丹研细混匀厚敷。在治疗时,要嘱患者局部小面积试用,避免发生局部刺激或过敏反应。

(三)辨病辨证,论治要点

张志礼指出,头面部常见的 3 种疾病,即寻常痤疮、脂溢性皮炎、酒渣鼻(玫瑰痤疮)都与内分泌紊乱、消化功能障碍有关,常同时并存。但具体到每位患者,应当认真诊查,辨证分析,明确哪种病症为主。一般来说,脂溢性皮炎以红色斑片、油性脱屑为主,而诊断寻常痤疮必须具备丘疹、粉刺或结节,酒渣鼻则以毛细血管扩张、毛囊口扩张、五点分布为特点。中医辨此三者虽均与肺胃蕴热或湿热有关,但脂溢性皮炎多为湿重于热,以清脾除湿汤为主方;寻常痤疮有粉刺、囊肿,以枇杷清肺饮、栀子金花汤为主或用桃红二陈汤加减;而酒渣鼻常有血热血瘀,常用枇杷清肺饮与凉血五花汤合方治之。

(四)用药分析

我们对张志礼在 1990—2000 年间用中医治疗寻常痤疮的部分处方进行了用药规律、特点分析,结果如下:从中药使用频次统计,前 15 位依次是黄芩、野菊花、地骨皮、生栀子、桑白皮、牡丹皮、金银花、生地、赤芍、全瓜蒌、香附、益母草、熟大黄、羚羊角粉、连翘。从药物功效分析,清热类药物应用最多,其次常佐以养血活血调经、除湿散结功效的药物。女性患者最常应用香附、益母草,使用频率超过 95%。清热类药物中,清肺胃热、清热解毒药物应用频率近 100%。在具有除湿功效的药物中,常应用生薏苡仁、苦参、白鲜皮、车前子、冬瓜皮,并注意顾护脾胃,避免寒凉药物伤及脾胃,常配伍白术、茯苓、陈皮。

四、典型病案

孙某,男,20 岁。1988 年 9 月 20 日初诊。

患者自 15 岁开始,面部反复出现红丘疹,未予重视。近 1 年红色丘疹、脓疱有所加重,自觉痒痛,纳眠可,二便调。皮科检查:前额、双颊、下颏及颈部多见米粒至黄豆大小的红色丘疹,部分黑头粉刺,散在色素沉着斑点。舌尖红,苔黄腻,脉弦滑。

[中医诊断] 肺风粉刺。

[西医诊断] 痤疮。

[辨证] 肺胃湿热,外感毒邪。

[治法] 清肺胃热,除湿解毒。

[处方] 枇杷叶 10g　桑白皮 10g　地骨皮 10g　黄芩 10g
　　　　金银花 15g　连翘 10g　夏枯草 10g　赤芍 10g
　　　　生薏苡仁 20g　枳壳 10g　陈皮 10g　红花 10g

配合颠倒散外用。

[二诊] 服前方 14 剂,面部皮疹未见新出,但仍较红,痒痛略减,舌质红苔薄白,脉弦滑。上方去金银花、赤芍、生薏苡仁、枳壳、陈皮、红花,加炒栀子 10g、生石膏 15g、天花粉 10g、白茅根 10g、蒲公英 30g、川萆薢 10g,加强清热凉血、解毒除湿之功,同时外用硫雷洗剂。

[三诊] 服用前方 14 剂,面部红疹部分消退,见色素沉着斑点,舌质红苔薄白,脉滑。前方去白茅根、天花粉、生石膏,加野菊花 10g、红花 10g、马齿苋 20g,以巩固疗效。

[四诊] 前方继服 7 剂,患者面部皮疹明显消退,颈部散在少数丘疹,舌尖红苔白略腻,脉滑。病情好转,停服中药汤剂,改为除湿丸、连翘败毒丸口服,维持治疗,并嘱其少食辛辣、油煎及糖食。

[按语] 患者年轻男性,素体健壮,阳热偏盛,皮疹主要表现为炎性丘疹、脓疱,结合舌脉表现,辨证为肺胃湿热证,治以清肺胃热、除湿解毒之法。方中枇杷叶、桑白皮、地骨皮、黄芩清肺热泻火;金银花、连翘、夏枯草清热解毒散结;赤芍、红花活血;生薏苡仁、枳壳、陈皮理气健脾。用药后皮疹仍色红,兼痒痛,方药加强清热凉血解毒力量,病情稳定后,加强活血化瘀之力,以助淡化炎症后印痕,并服用中成药巩固疗效。

酒渣鼻

酒渣鼻又称玫瑰痤疮,是一种发生于鼻及鼻周的慢性炎症性疾病。本病类似于中医文献中的"鼻赤""酒渣鼻""酒糟鼻""酒皶鼻"。如《素问•刺热》记载:"脾热病者鼻先赤。"《诸病源候论》酒皶候记载:"……鼻面生皶,赤疱匝匝然也。"

一、疾病概述

目前，本病的确切病因及发病机制尚不十分清楚，多倾向于综合性因素所致，局部血管舒缩神经失调，毛细血管长期扩张是主要因素。毛囊虫及局部反复感染是发病的重要因素。嗜酒、辛辣食物、高温及寒冷刺激、情绪激动及精神紧张、内分泌障碍等均为促使发病和加重的因素。酒渣鼻多见于30～50岁的中年人，女性多于男性，好发于颜面中部，以鼻、颊、额、颏部为典型的5点分布，损害特征为皮肤潮红，伴发丘疹、脓疱及毛细血管扩张等。临床多分为3期——红斑与毛细血管扩张期、丘疹脓疱期、鼻赘期。

中医认为本病多由肺经血热熏蒸面部，外感寒邪，直折血分，血瘀凝滞而成；或饮食不节，过食肥甘厚味，饮酒过量，胃肠湿热，熏蒸肺经，外感寒邪而成。正如古籍记载，如《诸病源候论》云："此由饮酒，热势冲面，而遇风冷之气相搏所生，故令鼻面生皶……"《外科大成》云："酒齄鼻者，先由肺经血热内蒸，次遇风寒外束，血瘀凝结而成。"《医宗金鉴·外科心法要诀》云："酒齄鼻生准及边，胃火熏肺外受寒，血凝初红久紫黑。"张志礼认为本病的发生与饮食失节或情志不遂等因素相关，其根本病机为热和瘀。

二、辨证论治

（一）肺胃热盛证

[主证] 皮损多发于鼻尖或两翼，红斑、丘疹、脓疱，毛细血管扩张，压之褪色，口干口渴，常伴有大便秘结；女子常月经不调。舌质红，苔薄黄，脉弦滑。多见于红斑期、丘疹脓疱期。

[辨证] 肺胃蕴热，郁结血分。

[治法] 清肺胃热，凉血解毒。

[处方] 枇杷清肺饮合凉血五花汤加减。

　　　　枇杷叶 10g　桑白皮 15g　生栀子 6g　黄芩 10g
　　　　生地 15g　　牡丹皮 15g　生槐花 15g　鸡冠花 10g
　　　　凌霄花 10g　玫瑰花 10g

（二）气滞血瘀证

[主证] 鼻部组织增生，有丘疹、脓疱，鼻尖部呈结节状增生，毛孔扩大，胸闷不适，烦躁，大便干燥，女子月经不调，舌质略红，脉沉缓。多见于鼻赘期。

[辨证] 气滞血瘀，冲任不调。

[治法] 理气活血，调和冲任。

[处方] 活血散瘀汤加减。

　　　　红花 10g　　桃仁 10g　　香附 10g　郁金 10g

鬼箭羽 15g   夏枯草 15g   赤芍 10g   益母草 10g

当归 10g   连翘 15g   木香 10g   陈皮 10g

丹参 15g

随证加减：以上二证，如胃热炽盛，口干口渴者，加石膏、黄连；大便秘结明显者，加全瓜蒌、熟大黄；红斑色鲜红者，加白茅根、羚羊角粉；脓疱重者，加金银花、野菊花清热解毒；女子月经持续不调者，加香附、益母草。

三、临证经验

（一）谨守病机，热瘀为本

张志礼认为，酒渣鼻的发生是由于过食肥甘厚味、辛辣之品而致肺胃热盛，肺合皮毛，肺热外蒸于皮毛而致；或情志不遂而致肝气不疏、郁而生热，热邪循经上达头面，外受风寒而致热邪闭郁，导致气血瘀滞，发为本病。本病初期热入血分，蒸灼血脉，故见红斑；热邪受到风寒闭郁，蕴而化毒，故见丘疹、脓疱；热邪煎灼血中津液，血液黏稠运行不畅而热郁成瘀；血液瘀阻，气行不畅，水湿停运，热邪炼液成痰，痰瘀互阻，故见鼻部赘生物。他认为本病在发生、发展、变化中虽然出现了热、风、寒、瘀、痰等多种病机，但热和瘀是本病的根本病机，故以清热凉血化瘀为治疗法则。

（二）内治经验

张志礼多采用枇杷清肺饮合凉血五花汤加减治疗，以清肺胃之热、凉血活血化瘀。枇杷叶、桑白皮、黄芩清解肺热、泻大肠之火，清上泻下，使热邪上下分消；生栀子清泻三焦湿热、凉血解毒；生槐花、鸡冠花、凌霄花、玫瑰花清热凉血，化瘀消斑。并重视本病的"瘀滞"与"气机"的密切关系，认为多种病因均可致"瘀"，而"瘀"又可以导致多种病理物质的产生。气血相依相用，气机郁滞是血瘀发生的重要因素，相反，血瘀也会导致气机的阻滞。因此，临床喜用红花、桃仁活血祛瘀。如皮损呈结节、鼻赘，则喜用鬼箭羽以破瘀散结。同时，治疗常加入行气活血之品，如玫瑰花行气解郁、活血化瘀；凌霄花行气祛瘀、凉血祛风。如伴有月经不调、胸闷不适，则加入香附、郁金、益母草以疏肝理气，调和冲任；气机郁滞，郁而生热，伴有性情急躁、心烦、口干者，加入牡丹皮、栀子以清解肝经郁热；如湿热相合而致肝胆湿热，伴有口苦口干、性急易怒、舌红、苔黄腻者，加龙胆清利湿热；血脉凝滞，气行不畅，水湿停运聚而成痰，痰瘀互阻者，则加入夏枯草、连翘、陈皮、木香以理气化痰、软坚散结。

我们对张志礼治疗的 26 例酒渣鼻患者进行了辨证论治及用药规律、特点分析，结果如下：26 例均辨证为肺胃热盛证，同时有 17 例兼有冲任不调证，9例兼有胃肠实热证，5 例兼有肝胆湿热证，1 例兼有脾虚湿蕴证。用药频率最高的为桑白皮、地骨皮、黄芩、生地、牡丹皮、野菊花、生槐花、凌霄花、鸡冠花。治疗以清泻肺胃之火、凉血解毒、活血化瘀为主。

（三）辨证施治，酌用外治

张志礼认为本病与毛囊虫感染密切相关，同时，皮脂溢出也是本病发病的重要因素，故外用治疗常选用颠倒散、硫雷洗剂外涂。颠倒散主要成分为硫黄、大黄；硫雷洗剂主要成分为硫黄、雷琐辛（间苯二酚）、氧化锌等。两药均具有除湿脱脂、杀虫止痒的功效。由于长期使用硫黄外用会引起皮肤干燥脱屑，故常配合维生素 E 霜共同使用。他巧妙地将传统颠倒散制成颠倒散洗剂，即颠倒散 10g 中加入甘油 5ml、滑石面 10g，然后加水至 100ml，用于外搽红斑、丘疹处。该剂型的转化，使之药性缓和，作用发挥持久，使用更加方便。对于丘疹、脓疱、结节皮损，常选用复方化毒膏、黑布药膏以清热解毒、拔脓散结。

同时，要重视指导患者生活调护，应禁忌辛辣、刺激性食物，尤其是饮酒。注意胃部症状，如伴有胃部不适，应进行幽门螺杆菌的检查，除外幽门螺杆菌感染对本病的影响。注意避免面部受到冷、热频繁交替的刺激，减少风吹、日晒，尤其冬季要注意口、鼻周围皮肤的保暖。

四、典型病案

赵某，女，40 岁。1988 年 5 月 5 日初诊。

患者 3 年前鼻尖及鼻翼两侧出现潮红，逐渐发展扩大延至双颊、前额，并在红斑处出现米粒大红色结节，鼻尖伴有毛细血管扩张，自觉灼热、瘙痒，遇热加重，平素大便干燥。皮科检查：鼻部潮红，并伴有明显毛细血管扩张和毛囊口扩大，鼻周围散在高粱米大小红色丘疹、脓疱及稍大之坚硬结节。舌质红，苔薄白，脉沉弦。

[中医诊断] 酒渣鼻。

[西医诊断] 酒渣鼻。

[辨证] 肺胃积热，血瘀蕴结。

[治法] 清肺胃热，凉血活血化瘀。

[处方] 枇杷叶 15g　桑白皮 15g　生栀子 12g　黄芩 10g
　　　　生地 10g　　丹参 12g　　赤芍 10g　　天花粉 12g
　　　　苦地丁 6g　　红花 5g　　紫草根 10g　茜草根 10g
　　　　生白术 15g

[二诊] 服药 10 剂后，鼻部红斑颜色转淡，原坚硬结节变软，红斑上脓疱吸收，瘙痒感减轻，大便通畅。继服上方，配合栀子金花丸、大黄䗪虫丸交替服用，外用颠倒散水调外敷。

[三诊] 4 周后，鼻部红斑明显好转，颜色渐趋正常，鼻尖部毛细血管扩张

已基本消退,再予以养阴清肺膏、栀子金花丸口服,外用普榆膏继续治疗 1 个月后,皮损基本消退。

[按语] 张志礼认为本例患者属肺胃热盛,兼有脾虚证,其病机在于脾虚失运,脾气虚弱不能运化水谷精微,故重用生白术以健脾助运,促进糟粕传导,同时将肺胃之火从大肠清泻。清上运下,使热邪上下分消,脾胃恢复运化。服药 10 剂后红斑、结节减轻,脓疱消退,配合栀子金花丸、大黄䗪虫丸交替服用以增强清肺胃火、活血破瘀消结之功。同时外用颠倒散洗剂以去油脂、杀虫止痒。用药 4 周后皮损明显减轻,予养阴清肺膏、栀子金花丸养肺阴、清肺胃热收功。

脱 发

脱发是以头发脱落,数量减少为临床表现的一类疾病。本病类似于中医文献中的"鬼舐头""油风""蛀发癣"等。"鬼舐头""油风"相当于西医学之斑秃。"蛀发癣"与雄激素性脱发相似。赵炳南先生称脂溢性脱发为"发蛀脱发"。

一、疾病概述

本病与遗传、免疫、情志因素、药物等相关。西医学将脱发分为斑秃、雄激素性脱发(脂溢性脱发)、症状性(休止期)脱发等多种。斑秃是突然发生头发成片脱落、无明显自觉症状的局限性、非瘢痕性脱发。如头发全部脱落则称为"全秃";同时伴有全身体毛脱落,则称"普秃"。雄激素性脱发发生于青春期后,男性的脱发先从前额两侧的鬓角部开始,通常发展缓慢。头发逐渐稀疏、细软、脱落,发际线后移,枕部及两侧颞部仍可保留正常的头发。女性患者及部分男性患者,表现为顶部头发稀疏,但前额部的发际线并不后移。雄激素性脱发常常伴有头皮油腻、脱屑、瘙痒等。症状性(休止期)脱发缓慢进行,常不被患者注意,患者注意到秃发症状前已有脱落增多现象,此类脱发一般不会波及 50% 以上的头发。

中医古籍经典对脱发的论述很多。如《诸病源候论》曰:"人有风邪在头,有偏虚处,则发秃落,肌肉枯死,或如钱大,或如指大,发不生,亦不痒,故为鬼舐头。"《外科正宗》曰:"油风乃血虚不能随气荣养肌肤,故毛发根空,脱落成片,皮肤光亮,痒如虫行,此皆风热乘虚攻注而然。"《外科证治全书》所载蛀发癣:"头上渐生秃斑,久则运开,干枯作痒,由阴虚热盛,剃发时风邪袭入孔腠,抟聚不散,血气不潮而成。"《医宗金鉴·外科心法要诀》述油风:"此证毛发干焦,成片脱落,皮红光亮,痒如虫行,俗名鬼剃头。"

总之,中医认为油风多因肝肾亏虚,阴血不足,腠理不固,毛孔开泄失和,风邪乘虚侵入,风盛血燥;或因情志抑郁,肝气郁结,气血失调,气血不能荣养皮肤,发失所养所致。此外,瘀血、痰饮、湿热等亦可为本病原因。张志礼认为引起脱发的原因很多,有肾虚、脾虚、气血两虚致毛发失养,亦有血热生风、湿热上蒸而成,故当详辨虚实。

二、辨证论治

(一)肝肾亏损证

[主证]本证型多见于斑秃、全秃、普秃患者。突然脱发,呈圆形或椭圆形,重时毛发全部脱落,常伴有头晕、心悸、失眠、五心烦热,女子月经不调,男子遗精盗汗,成年人常有腰膝酸软。舌质淡红,少苔,脉象弦细或缓。

[辨证]肝肾阴虚,风盛血燥。

[治法]滋补肝肾,养血祛风生发。

[处方]神应养真丹加减。

熟地 15g　山茱萸 10g　菟丝子 15g　枸杞子 15g
当归 10g　川芎 10g　首乌藤 30g　桑椹 15g
羌活 10g　柏子仁 10g

(二)气血两虚证

[主证]本证型多因产后或久病,气血两伤所致。脱发突然发生,常常逐渐加重,毛发不固,轻轻触摸即有脱发,毛发松软,常伴有心悸,气短,唇白,语微,昏眩,嗜睡,倦怠无力。舌淡,苔薄白,脉沉细缓。

[辨证]气血两虚,血不养发。

[治法]补益气血,养血生发。

[处方]八珍汤加减。

当归 10g　白芍 10g　川芎 10g　熟地 15g
白术 10g　茯苓 10g　党参 10g　丹参 15g
陈皮 10g　女贞子 15g　墨旱莲 15g　首乌藤 30g

(三)血热生风证

[主证]突然发病,毛发大把脱落,严重者毛发全部脱落,多发生于青壮年,伴急躁易怒,神志不安,夜不能眠。舌红,苔白,脉弦滑。

[辨证]血热生风。

[治法]凉血息风,养阴生发。

[处方]当归 10g　生地 10g　牡丹皮 10g　赤芍 15g
女贞子 15g　墨旱莲 15g　钩藤 10g　石菖蒲 10g
合欢皮 10g　五味子 10g　首乌藤 30g

(四)湿热上蒸证

[主证]早期头发油脂分泌多,头皮痒,头皮脱发明显,伴急躁易怒,胁痛口苦,尿赤。舌质红,苔白,脉弦滑。

［辨证］湿热内蕴,熏蒸肌肤。

［治法］清热除湿,护发生发。

［处方］龙胆泻肝汤加减。

　　　　龙胆 10g　　黄芩 10g　　生栀子 10g　　白鲜皮 30g

　　　　苦参 15g　　牡丹皮 15g　　泽泻 15g　　　生地 15g

　　　　车前子 15g(包煎)

(五)脾虚湿滞证

［主证］头皮瘙痒,脱皮屑,毛发稀疏,脱落,头油多,大便不干,小便清长。舌淡,苔白,脉弦滑。

［辨证］脾虚湿盛,湿热互结。

［治法］健脾除湿,清利湿热。

［处方］祛湿健发汤加减。

　　　　白术 10g　　泽泻 15g　　猪苓 15g　　　川萆薢 15g

　　　　枳壳 10g　　车前子 15g　薏苡仁 30g　　川芎 10g

　　　　赤石脂 12g　首乌藤 30g　当归 10g　　　苦参 10g

　　　　白鲜皮 15g

随证加减:如头皮局部疼痛或病程久,舌质紫暗者,加红花、丹参、三七粉;惊悸,头晕明显者,加钩藤、天麻;烦躁易怒者,加羚羊角粉、珍珠母;遗尿、崩漏者,加金樱子、锁阳;失眠者,加酸枣仁、远志、合欢花;疲乏、便溏、尿频者,加芡实、生薏苡仁、川萆薢、扁豆;情志不舒,脘腹胀满者,加木香、香附、厚朴;纳差,加砂仁、枳壳;月经不调者,加香附、益母草。

三、临证经验

张志礼指出,首先可以通过观察毛发的外在表现探知机体的状态与气血的盛衰。如肾藏五脏六腑之精华,若精虚不能化阴血,则可致使毛发生化少源,因而可见脱发或发过早花白;若气血虚弱,经脉虚竭,不能荣润毛发,故有须秃发落;若营血虚损,冲任脉衰,也可出现毛发枯而不润,萎黄稀少,乃至脱落;如果过食辛热、炙煿之品,或者情志抑郁化火,或者血热生风,风热随气上窜于巅顶,毛根得不到阴血的滋养,头发便会突然脱落或焦黄。另外,局部的表现,又是整体的反映,因此,需要结合疾病发生、演变的过程,及身体功能的各种反应和状态,全面分析包括病因、病位、病性、病势以及正邪关系等信息的辨证内容,为准确治疗打好基础。

治疗方向主要包括养血、益肾、健脾除湿、疏肝及息风。养血,因"发为血之余",主要用药有当归、芍药、川芎、首乌藤、丹参、山茱萸、枸杞子等;益肾,因"肾主藏精,其华在发",主要用药有熟地、菟丝子、女贞子、墨旱莲、桑椹等;

健脾除湿，因"脾主运化"，主要用药有黄芪、党参、白术、茯苓、扁豆、龙胆、苦参、石菖蒲、萆薢、泽泻等；疏肝，因"肝主情志，百病之生于气也"，主要用药有香附、郁金等；息风，因"伤于风者，上先受之"，主要用药有钩藤、珍珠母、野菊花、羚羊角粉等。此外，天麻、羌活、防风、川芎常用于祛风通络，引药上行巅顶；远志、酸枣仁常用于安神定志等等。

生发健发酊是张志礼自行研制用于治疗斑秃、雄激素性脱发的有效外用制剂，由当归、川芎、生姜、灵芝、蜂王浆、仙灵脾、女贞子、辣椒、酒精组成。秉承"外治之理即内治之理"的原则，以仙灵脾、女贞子、蜂王浆补益肝肾之精气；灵芝补气安神；当归、川芎辛温香散，养血活血，通达气血，上行祛风；外用药之制，"必得通经走络、开窍透骨、拔病外出之品为引"，故以生姜、辣椒、酒精（基质）辛辣宣透，助药物直达病所，扶正祛邪，两擅其功。

颜面播散性粟粒性狼疮

颜面播散性粟粒性狼疮是以颜面部结节性损害，愈后留有凹状萎缩性瘢痕为特征，病程慢性的一种疾病。本病类似于中医文献中的"流皮漏"。

一、疾病概述

本病最初被认为与结核感染有关，是一种血行播散性皮肤结核。但结核菌素试验常阴性，病损中亦找不到结核杆菌，抗结核治疗无效，故目前观点认为与结核分枝杆菌感染无关，其真正病因有待确定。本病临床表现与肉芽肿型酒糟鼻有所重叠。张志礼认为本病多因素体虚弱，气血不足，外感毒邪，痰湿凝滞血脉而成。

二、辨证论治

（一）湿毒蕴结，瘀阻血脉证

[主证] 见于发病早期，颜面、眉间、眼睑有深红色，粟米至高粱大小柔软结节，无明显自觉症状，大便干。舌质红绛，舌苔白腻，脉沉缓。

[辨证] 湿毒蕴结，瘀阻血脉。

[治法] 除湿解毒，活血化瘀软坚。

[处方] 白术 10g　　茯苓 10g　　枳壳 10g　　厚朴 10g
　　　　薏苡仁 15g　丹参 15g　牡丹皮 15g　鬼箭羽 15g
　　　　金银花 15g　连翘 15g　夏枯草 15g　野菊花 15g
　　　　生牡蛎 15g（先煎）

（二）肺胃蕴热，兼感毒邪证

[主证] 颜面、口周、鼻侧发生红色丘疹，光亮柔软，或见顶端有小脓头，玻

片压诊可呈苹果酱色，口干舌燥，大便秘结。舌质红，苔黄腻，脉滑数或弦滑。

[辨证] 肺胃蕴热，兼感毒邪。

[治法] 清肺胃热，活血解毒。

[处方] 黄芩10g　　黄连10g　　生栀子10g　　桑白皮15g
　　　　苦地丁15g　连翘15g　　丹参15g　　　赤芍15g
　　　　夏枯草15g　鬼箭羽15g　野菊花15g　　土贝母10g

（三）气血瘀滞，痰湿瘀阻证

[主证] 病程日久，眼睑、颊部紫红色丘疹，小结节，表面光滑，部分丘疹顶端有少量痂皮，夹杂萎缩瘢痕。舌淡红，苔薄白，脉弦滑。

[辨证] 气血瘀滞，痰湿瘀阻。

[治法] 活血化瘀，软坚散结。

[处方] 当归10g　　丹参15g　　鸡血藤15g　　红花10g
　　　　玫瑰花10g　鸡冠花10g　赤芍10g　　　鬼箭羽15g
　　　　紫草根15g　莪术10g　　僵蚕10g　　　连翘15g
　　　　夏枯草15g

（四）气血不足，痰结湿阻证

[主证] 病程日久，皮疹色较暗淡，伴低热，盗汗，乏力，纳差。舌淡红，苔薄白，脉沉细。

[辨证] 气血不足，痰结湿阻。

[治法] 益气养血，软坚化痰。

[处方] 生黄芪15g　党参15g　　当归10g　白术10g
　　　　茯苓10g　　鸡血藤15g　红花10g　夏枯草15g
　　　　土贝母10g　连翘10g　　陈皮6g　　生甘草10g

随证加减：以上四证，若新生皮疹迅速增多，颜色鲜红者，加羚羊角粉；皮疹暗红，午后潮热者，加青蒿、秦艽；油脂分泌较旺者，加茵陈、生薏苡仁；冲任失调者，加香附、益母草；大便秘结者，加全瓜蒌、莱菔子、熟大黄；病程日久，阴血不足者，加女贞子、墨旱莲。

三、临证经验

张志礼认为综观其病因，湿、毒、痰、瘀、虚五邪为其主要致病因素。疾病早期，以湿毒阻滞、气滞血瘀为主；若毒热炽盛则表现为毒从热化、肺胃蕴热；病程日久，邪留经脉，气血阻隔，则见痰瘀互结之证；疾病如果迁延不愈，会损伤气血。在治疗时，活血解毒、软坚散结是贯彻始终的治疗法则；热毒蕴结者，喜用金银花、连翘、夏枯草、苦地丁；脾虚湿盛者，喜用茯苓、白术、生薏苡仁、枳壳；气血瘀滞者，喜用当归、丹参、鸡血藤、红花、赤芍、鬼箭羽；痰湿凝滞者，喜用僵蚕、生牡蛎、土贝母。

外治以除湿解毒、活血软坚为主。外用药常选用复方黄连膏、黑布药膏、去炎松尿素乳膏、迪维霜（维A酸乳膏）等。也可配合中药熏洗疗法，如败酱草30g、蒲公英30g、赤芍15g、薄荷15g加水800ml，煎20分钟，先趁热熏蒸面部，放凉后湿敷面部，每日2次，每次15～20分钟为宜。

在临床护理方面，避免过度治疗或外用刺激性外用药，调节好情绪，尽量作息规律，忌酒、浓咖啡和辛辣刺激性食物。

第九节　色素障碍性皮肤病

白癜风

白癜风是一种原发性、局限性或泛发性的皮肤黏膜色素脱失性皮肤病。本病类似于中医文献记载的"白驳风""白癜""白癜风""白斑""白点风""斑驳"等。如《诸病源候论》记载："白癜者，面及颈项、身体皮肉色变白，与肉色不同，亦不痒痛，谓之白癜。"

一、疾病概述

本病为多因性疾病，可能与遗传、神经精神、黑素细胞自毁、自体免疫异常、细胞因子、自由基、微量元素相对缺乏等因素有关。一般认为，其发病是具有遗传素质的个体，在多种内外因子的激发下表现为免疫功能、神经精神及内分泌、代谢功能等各方面的紊乱，导致酶系统的抑制或黑素细胞的破坏，使黑素体的生成或黑化障碍，致使色素脱失。本病全身皮肤均可发病，好发于易受摩擦及阳光照晒的暴露及褶皱部位，掌跖、黏膜及视网膜亦可累及，表现为皮肤颜色减退、变白。临床常分为两型（寻常型、节段型）、两类（完全性白斑、不完全性白斑）和两期（进展期、稳定期）。

中医对其病机及辨治的论述很多。如《诸病源候论》曰："白癜者……亦是风邪搏于皮肤，血气不和所生也。"《圣济总录》："论曰：白驳之病……皆由风热搏于肤腠，脾肺二经不利也。"《医宗金鉴》指出："施治宜早，若因循日久，甚者延及遍身。初服浮萍丸，次服苍耳膏。"《医林改错》认为病机在于"血瘀于肤里"，首创通窍活血汤治疗。

张志礼认为，少数患者由于先天不足，多数患者与七情内伤、五志不遂、劳倦、惊恐等因素相关。这些因素导致气血运行不畅，气滞血瘀，络脉瘀阻，肌肤失养。肝肾阴虚、心脾两虚、冲任不调、肝郁气滞等为病之本；而外界环境因素，风邪客于肌表或邪毒所乘，搏于肌肤，致气血失和，运行失畅为病之标。

二、辨证论治

(一) 肝肾阴虚证

[主证] 此证与西医学所谓的自身免疫功能紊乱有关。皮损多发无定处，可发生于任何年龄，任何部位，病程较长，且不断有新皮损出现，患者多素体虚弱，常伴头痛头晕、口舌生疮、手足不温等上热下寒、上实下虚、水火不济、阴阳不调的症状。舌淡红，苔白，脉沉细。

[辨证] 肝肾阴虚，气血失和，气滞血瘀。

[治法] 滋补肝肾，养血益气，中和气血。

[处方] 生地10g　熟地10g　女贞子15g　菟丝子15g
枸杞子15g　首乌藤30g　白术10g　赤芍10g
白芍10g　当归10g　红花10g　川芎10g
丹参15g　补骨脂15g　桑椹30g　桂枝10g

(二) 心肾不交, 心脾两虚证

[主证] 此证与神经精神因素有关。白斑常沿一定神经分布区域发生，皮损多按皮节分布，多发生于青壮年，发病常突然，病程较短，而发展快。发病前常有一定的精神神经诱因，患者易激动，常有惊惕失眠，心悸怔忡，盗汗，自汗，倦怠乏力，妇女多伴有月经失调。舌质多红，或边有齿痕，苔少，脉多弦滑或沉细。

[辨证] 心肾不交，心脾两虚，气血失调。

[治法] 补益心脾，交通心肾，调和气血。

[处方] 当归10g　川芎10g　红花10g　黄芪10g
党参10g　白术10g　茯神10g　钩藤10g
石菖蒲10g　丹参15g　补骨脂15g　刺蒺藜30g
木香10g　桑椹30g

(三) 肝郁气滞, 气血失和证

[主证] 皮肤白斑，发病前常有心情不畅等精神因素。伴胸闷气短，胃脘胀气、泄泻等，女性多伴有月经不调。舌质红，苔白，脉弦滑或弦细。

[辨证] 肝郁气滞，气血失和。

[治法] 疏肝理气，调和气血。

[处方] 当归10g　白芍15g　柴胡10g　枳壳10g　香附10g
郁金10g　白术10g　桑椹30g　刺蒺藜30g　白芷10g
丹参15g　益母草10g　浮萍10g

随证加减：以上三证，如肝阳上亢者加珍珠母、龙骨、牡蛎，肝郁化火者加黄芩，血瘀甚者加三七粉，失眠者加远志、炒枣仁，胃胀者加陈皮、枳壳，发于上肢用片姜黄。

三、临证经验

（一）以补益、调肝、调理气血为重

张志礼认为本病病因病机在于脏腑亏虚、脏腑失调，包括肝肾亏虚、心脾两虚、心肾不交、肝郁气滞、冲任不调，导致气血失和，运行失畅。因此，针对本病的主要治法包括补益肝肾、健脾养心、交通心肾、疏肝理气、调理冲任，从而达到调理气血的目的。治疗上注重疏肝理气解郁，用药首选柴胡、香附、枳壳、白芍、陈皮、木香等疏肝柔肝、理气解郁之品；配合当归、丹参、川芎、红花、赤芍、三七粉等，在行气通络的同时活血散瘀通络。此外，针对肝郁日久生风，常应用刺蒺藜、钩藤等疏散风邪。

（二）擅用白驳丸方加减调和气血

白驳丸是赵炳南先生经验方，主要功效为调和阴阳、补益气血，可养血活血、通经络、退白斑，其中当归、赤芍、红花养血活血；鸡血藤、首乌藤养血通络，取"四藤"方义，以调和阴阳；防风、刺蒺藜疏风；黑豆皮、补骨脂补肾乌须，陈皮理气和中。张志礼针对白癜风不同的病机，在脏腑辨证的基础上，灵活应用白驳丸加减，肝肾阴虚证合六味地黄丸加减滋补肝肾之阴；心肾不交、心脾两虚证合归脾汤加减健脾养心；肝郁气滞、气血失和证合逍遥散加减疏肝健脾。

（三）用药类别、性味归经的特点

我们探讨了1990—2000年张志礼用中医辨证论治白癜风50例处方的用药规律，并分析用药类别、性味归经。经过统计，当归、桑椹、木香的使用频数居于首位，用药频数为49；其次为补骨脂、黑芝麻、川芎、丹参、刺蒺藜、白芷、女贞子。对药物类别进行分析，发现最常使用补虚药，使用比例为44.67%，其中以补阴药和补阳药为主，体现了他调和阴阳、以平为期的学术思想（其中桑椹、补骨脂、女贞子、菟丝子、枸杞子、杜仲等可补益肾精肾阳；首乌藤、黑芝麻、熟地等滋补肝肾，使阴充风息，营卫和调，悦泽肌肤；茯苓、白术等健脾益气）；其次是活血化瘀药和理气药，使用比例分别为16.56%和10.54%，活血化瘀药以当归、川芎、丹参、红花、赤芍、白芍、三七粉为主，可补血活血化瘀，理气药如木香、陈皮、枳壳、香附可条达气机，理气行血；再次是疏风药和平肝息风药，使用比例分别为6.65%和5.90%，如浮萍、刺蒺藜等。药味多属甘、辛，分别占32.79%和31.15%，辛味药发散，行气行血，疏利气机；甘味药"能补能和能缓，可滋补和中"，用之益气养阴。药性多属温，占42.50%，血得温则行，用之活血散瘀。药物归经多归肝、脾、肾经，分别占32.05%、15.53%和14.56%，"肝主藏血，主疏泄，调节气血运行"，且阴阳之道，脾肾为本，因此用药中多选择归肝脾肾经的药物，俾肝肾精血足，气血通畅，病灶皮肤得以濡润，从而达到祛白斑的目的。

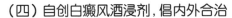

（四）自创白癜风酒浸剂，倡内外合治

白癜风酒浸剂是张志礼治疗白癜风常用外治经验方，其中补骨脂 15g、白芷 10g、墨旱莲 15g、生栀子 10g、红花 10g，共研粗末，用 10% 百部酒浸泡后外搽，中药内外合用，有效率 50%～70%，无明显不良反应。张志礼根据中医理论"色白为寒"，使用了补骨脂、白芷、百部等温性药物，"寒者热之"，以达阴阳调和；并用补骨脂、墨旱莲、栀子、红花等颜色深的药物，"以色治色"，以期白斑复色。且现代研究证实，深色类中药（黑色、紫色、红色等）对酪氨酸酶活性的激活作用更明显，又可增强光感性，促进皮肤色素新生。该组方体现出张志礼的中医、中西医结合思维。

四、典型病案

朱某，女，33 岁。1998 年 9 月 15 日初诊。

患者因与邻居争吵致心情不快，近 1 周右额头部突然出现白斑，伴头晕、心烦、目涩，时有叹息，纳差，饭后易腹胀，眠欠安，大便稀。既往有乳腺增生、乳腺纤维瘤病史，月经周期规律，经量少，色黑，经前乳房胀痛明显。其母患有"白癜风"。皮科诊查：右额头部有 3 处芸豆大小白色斑片，边界清楚，边缘色素加深。舌质暗红，苔薄白，脉沉弦。

[中医诊断] 白驳风。

[西医诊断] 白癜风。

[辨证] 肝郁气滞，气血失和。

[治法] 疏肝理气，调和气血。

[处方] 柴胡 10g　枳壳 10g　香附 10g　郁金 10g
石菖蒲 10g　钩藤 10g　女贞子 10g　墨旱莲 10g
木香 10g　红花 10g　川芎 10g　丹参 15g
赤芍 10g　鸡血藤 10g　首乌藤 30g　刺蒺藜 10g

[二诊] 服药 14 剂，自觉心情舒畅，饭后腹胀渐减轻，多梦，大便成形。未见新发皮损，原有白斑淡红，面积无扩大，舌红，苔薄白，脉沉弦。前方去丹参，加桑椹 15g。

[三诊] 服药 14 剂，情绪调畅，纳可，偶有饭后腹胀，睡眠情况好转，二便调。皮损面积无扩大，白斑处淡红，其间散在色素岛，舌红苔，薄白，脉沉。前方去柴胡、枳壳、石菖蒲、钩藤、木香，加白术 10g、茯苓 15g、防风 10g、当归 10g、陈皮 10g，鸡血藤加至 30g，外用白癜风酒浸剂。

[四诊] 白斑继续好转，色素岛增加，睡眠明显改善，纳可，二便调，效不更方。续服 14 剂。

[五诊] 白斑大部分复色，精神可，眠安，二便调。给予口服白驳丸 6g，每

日2次，外用白癜风酒浸剂巩固疗效。

[按语] 患者白癜风家族史，既往乳腺增生病史，素体肝肾阴虚，肝郁气滞，血行不畅可见月经量少，色黑，经前乳胀；此次情志过激，气机不畅出现叹息；肝郁化火，肝阳上亢而头晕、心烦、眠欠安；肝血虚，目失于荣养而干涩；木旺克土则食后腹胀，便稀；局部皮肤气血失和，肌肤失养可见白斑。张志礼在应用白驳丸养血活血、通经络、退白斑的基础上，详辨"肝郁气滞"或"肝郁脾虚"的本质，前者多用柴胡疏肝散加减，后者多选逍遥散加减。该患者先投以疏肝解郁之品，谨防"肝病传脾"，三诊酌加白术、茯苓以健脾实脾，以助气血生化之源。应用柴胡、枳壳、赤芍疏肝养肝，理气解郁；香附、郁金、川芎、丹参、红花行气通络，活血散瘀；防风、刺蒺藜疏风散邪；女贞子、墨旱莲、桑椹滋补肝肾，滋水涵木；钩藤平肝潜阳息风。诸药合用，共奏疏肝理气，调和气血、疏风散邪之功。

黄褐斑

黄褐斑是面部的黄褐色色素沉着斑，因肝病患者多有之，故本病又名肝斑；多对称发生于面颊部，状似蝴蝶，故又有蝴蝶斑之称。本病类似于中医文献中的"面尘""黧黯""面黑皯""黧黑斑""黧黑皯黯"。如"面尘"一名见于《素问·至真要大论》："民病喜呕，呕有苦，善太息，心胁痛不能反侧，甚则嗌干面尘，身无膏泽，足外反热。"

一、疾病概述

病因尚不清楚，一般认为与血中雌孕激素水平、自身慢性疾病、自身免疫性甲状腺疾病、日晒、药物诱发及遗传相关。多发于女性，从青春期到绝经期妇女均可发生。典型皮疹位于颧骨的突出部和前额，亦可累及眉弓、眼周、鼻背、鼻翼以及上唇、下颏等部位，偶可发生于前臂，表现为淡黄褐色、暗褐色或深咖啡色斑，深浅不定，斑片形状不一，可呈圆形、条形或蝴蝶形，通常无自觉症状。

中医古籍对本病论述很多。如《外科证治全书》对其症状进行了明确描述："面尘（又名黧黑斑，又名黧黑皯黯），面色如尘垢，日久煤黑，形枯不泽。或起大小黑斑，与面肤相平。"《外科正宗》论述："黧黑斑者，水亏不能制火，血弱不能华肉，以致火燥，结成斑黑，色枯不泽，朝服肾气丸以滋化源，早晚以玉容丸洗之，兼戒忧思、动火、劳伤，日久渐退。"又《医宗金鉴·外科心法要诀》记载："黧黯如尘久食暗，原于忧思抑郁成，大如莲子小赤豆，玉容久洗自然平。"上述论述分析了本病的病因病机，提出内外治疗及调护。

张志礼认为，此病多因忧思抑郁，伤及肝脾，脾虚肝郁，血弱不荣；或因肝肾阴虚，血气瘀滞所致。部分患者属冲任失调，经络阻隔，气血瘀滞。

二、辨证论治

（一）脾虚肝郁证

[主证]面部黄褐斑，患者心烦易怒，胸胁胀满，喜叹息，夜寐不安，有时腹胀，白带多，饮食欠佳，大便时干时稀。舌暗红，苔白，脉弦滑。

[辨证]脾虚肝郁，血气瘀滞。

[治法]健脾疏肝，理气活血。

[处方]柴胡 10g　枳壳 10g　香附 10g　郁金 10g

　　　当归 10g　白芍 10g　白术 10g　茯苓 15g

　　　丹参 15g　川芎 10g　牡丹皮 10g　木香 10g

（二）肝肾阴虚证

[主证]面部黄褐斑，患者常有腰膝酸软，手足心发热，失眠多梦，月经量少。或常伴有慢性消耗性疾病，身体羸瘦。舌质淡，苔少，脉沉细。

[辨证]肝肾阴虚，血不荣华。

[治法]滋补肝肾，养血活血。

[处方]熟地 10g　山药 15g　山茱萸 15g　女贞子 15g

　　　菟丝子 15g　牡丹皮 15g　丹参 15g　白芍 15g

　　　首乌藤 30g　木香 10g　白术 10g　茯苓 15g

　　　菊花 10g　陈皮 10g

（三）冲任不调证

[主证]面部黄褐斑，月经不调，或有血块痛经，烦躁易怒，胸胁胀满，肢体沉重，腹胀满，大便燥结。舌质暗红，脉象弦细。

[辨证]冲任不调，经脉阻隔，气滞血瘀。

[治法]调和冲任，活血理气。

[处方]当归 10g　红花 10g　益母草 10g　白术 10g

　　　香附 10g　瓜蒌 15g　熟大黄 10g　赤芍 10g

　　　丹参 15g　茯苓 10g　鸡冠花 10g　泽兰 10g

随证加减：以上三证，如因日晒后色斑加重者，加青蒿、地骨皮；睡眠欠佳者，加炒枣仁、珍珠母；腰膝无力、肢冷者，加仙灵脾；色斑面积大、色深者，加白附子；月经量多者，加牡蛎、牡丹皮；合并痤疮者，加野菊花；引经药常用菊花。

三、临证经验

（一）病位在肝脾肾，治以疏肝健脾滋肾

张志礼认为本病虽发于颜面，但主要是机体内的失调所致。黄褐斑的病机

多为脾虚肝郁，血弱不荣，或肝肾阴虚，血气瘀滞，病位在肝、脾、肾，故治疗以疏肝健脾滋肾为主。如《医碥》所述："面尘，阳气郁滞则无光，水涸则不润，故晦暗如蒙尘土，宜疏肝、清肺、滋肾。"

总结张志礼临证医案，发现脾虚肝郁证较为常见。肝藏血，主疏泄，若肝失条达，则气血郁结；脾统血，主运化，为后天之本，肝郁克伐脾土，则脾失健运，不能输布水谷精微，气血生化乏源，气血亏虚而不能上荣于面，故治疗以疏肝健脾为主，以逍遥散为基础方随证加减施治（柴胡、香附、郁金疏肝理气；白芍养血柔肝；茯苓、白术、黄芪健脾益气）。

肾为水火之脏，肾阴亏虚不能制火，肾水不能上承，火燥结而发斑；肝藏血，肾藏精，精血同源，肝肾阴虚，精血乏源，面失荣养而生黑斑。故临证常用女贞子、墨旱莲滋补肾阴，调节免疫；菟丝子、仙灵脾补益肾阳；黄精补肾益精。

（二）活血化瘀法及花类药的应用

中医多认为"有斑必有瘀，无瘀不成斑"。张志礼亦认为黄褐斑发病与血瘀不无关系，正如《难经》所述"脉不通则血不流，血不流则色泽去，故面黑如黧，此血先死"，故治疗上也秉持"治斑不离血"的原则，临床多辅以当归、丹参、牡丹皮、桃仁、红花、益母草、鸡血藤等活血化瘀药，以活血通络、化瘀消斑。气为血之帅，血为气之母，气行则血行，气虚则血滞，故常在大队活血药中配以行气理气药，如川芎、枳壳、陈皮、木香等。

张志礼认为花类药物多具有活血消斑之功，并且花性轻扬，质轻清上浮，如中医文献所载"诸花皆升"，可引药上达头面，直达病所。临床喜用菊花、鸡冠花、凌霄花、玫瑰花、红花等药，以凉血活血，疏风解毒消斑。

（三）中成药使用及调护

关于中成药的使用经验，脾虚肝郁证可选加味逍遥丸、七制香附丸、香砂六君子丸。肝肾亏损证可选六味地黄丸、金匮肾气丸、滋补肝肾丸合丹参丸。冲任不调证可选八珍益母丸、坤宝丸、得生丹。

此外，其他因素的影响也不可忽视，患有慢性病者应同时治疗，患者应尽量避免日光暴晒，注意劳逸结合、规律作息，保持心情舒畅。

第十节　光敏性皮肤病

日光性皮炎

日光性皮炎又称日晒伤、晒斑或日光红斑，为正常皮肤过度接受中波紫外线（UVB）后产生的一种急性炎症反应，表现为红斑、水肿、水疱和色素沉着、脱屑。本病类似于中医文献中的"日晒疮"。

一、疾病概述

西医认为本病由于皮肤接受了过量的紫外线引起，以 UVB 为主。一方面可因日光过强，暴露时间过长，另一方面可因个体皮肤的易晒伤因素，产生一系列复杂的光生物化学反应，造成表皮细胞坏死，释放多种活性介质，引起真皮血管扩张、组织水肿等。临床表现上，本病春夏季较为多见，一般日晒后数小时内，暴露部位出现弥漫性红斑，呈鲜红色，边界清楚，皮损较重时可出现水肿、水疱，数日后红斑消退，脱屑，并留有色素沉着。局部可自觉灼痛。泛发时可伴有高热寒战等全身症状。

清代陈士铎《洞天奥旨·日晒疮》论述了其病因病机："日晒疮，乃夏天酷烈之日曝而成者也，必先疼后破，乃外热所伤，非内热所损也。大约皆奔走劳役之人，与耕田晒腴之农夫居多，若安闲之客，安得生此疮乎。"

张志礼认为日光暴晒，毒热之邪侵袭，郁于肌肤，不得宣泄而发，因而暴露部位出现焮红、漫肿、灼热。盛夏酷暑，毒热常加暑湿之邪浸淫肌肤，故出现水疱、大疱或糜烂。

二、辨证论治

（一）毒热证

[主证] 暴露部位皮肤弥漫性潮红，表面紧张光亮，自觉灼痛。可伴身热，口渴，小便短赤。舌红，苔黄，脉滑数。

[辨证] 外感毒热，灼伤肌肤。

[治法] 清热凉血，解毒消肿。

[处方] 生石膏 30g（先煎）　知母 10g　青蒿 30g　牡丹皮 10g
　　　　生地 10g　　　　　赤芍 10g　大青叶 15g　黄连 10g
　　　　白鲜皮 15g　　　　龙胆 10g　菊花 10g

（二）湿热证

[主证] 日晒处皮肤红肿明显，有水疱或大疱，疱壁紧张，破后有黄色液体渗出，自觉胀痛或瘙痒。可伴身热，口渴不欲多饮。舌红，苔黄腻，脉滑数。

[辨证] 湿热内蕴，兼感毒邪。

[治法] 凉血解毒，清热利湿。

[处方] 白茅根 30g　生地 15g　牡丹皮 10g　生石膏 15g（先煎）
　　　　龙胆 10g　　连翘 15g　大青叶 15g　车前子 15g（包煎）
　　　　薏苡仁 30g　六一散 15g　天花粉 10g　金银花 15g

随证加减：以上二证，如面部红斑灼热著者，加鸡冠花、凌霄花、野菊花、槐花；心烦、口渴者，加栀子、知母、天花粉；头身困重者，加藿香、佩兰、茵陈；

糜烂、渗液多者,加茵陈、土茯苓、茯苓、车前草等。

三、临证经验

张志礼认为本病多由外感光毒而发,病情急骤,位在肌表,日光暴晒,毒热袭肤,故可见肌肤红肿、灼热;邪毒引动体内之湿热外发于肌肤,故见肿胀水疱、糜烂渗出。应注重急则治标、缓则治本,把握好治疗原则,治疗时当先清热解毒,清热除湿,同时也应顾护阴液,并且随证加减。

抗敏合剂是张志礼组创的治疗光敏性皮肤病的经验方,主要组成有青蒿、苦参、龙葵、牡丹皮、赤芍等。中医古籍《外科启玄》述:"内宜服香薷饮加黄连之类,外搽金黄散制柏散青黛等药治之则自安矣。"《洞天奥旨》所述"故只须消暑热之药,如青蒿一味饮之,外用末药敷之即安",是以青蒿为主治疗光敏性皮肤病的记载。张志礼在治疗本病时十分重视青蒿的使用。光毒热邪久郁可伤阴,而青蒿可清其虚热。现代研究成果显示,青蒿及其提取物,既有清热解暑之功,又具抗光敏感反应之效,可以抑制紫外线照射所致的色素沉着、氧化反应、免疫炎症反应等,故临床治疗中重用青蒿可取得较好疗效。

张志礼指出,日光暴晒,毒热袭肤,肌肤红肿、灼热,为热入血分,则"入血就恐耗血动血,直须凉血散血",因此治疗时常用牡丹皮、赤芍、鸡冠花、凌霄花等清热凉血之品。他将赵炳南先生凉血五花汤合生槐花组成六花煎,后者清大肠、清肝热,六花合用凉血活血、清热解毒,且以花入药其性轻扬,可引药上达于头面。

此外,需注意到夏季为日光性皮肤病的多发季节,暑乃夏季之主气,暑多夹湿,多伴有舌苔黄腻、脉滑数等湿热蕴结之征象,此时可应用清热燥湿之品,如龙葵、苦参等。

外治经验:早期,无论有无水疱,湿敷法均是最佳选择。可用马齿苋水剂;马齿苋、黄柏各30g;蒲公英、生地榆、生石膏、生甘草等煎水冷湿敷以清热消肿解毒。轻度红斑者,涂甘草油后扑止痒粉。恢复期肿胀消失,面部皮损处大量脱屑、瘙痒者,嘱患者勿搔抓皮损处,可予凉茶水调祛湿散加化毒散外用,结痂处可外用黄连膏或硅霜外涂。

另外,张志礼在1993—1996年临床治疗中诊治光敏性皮肤病百余例,其中完成治疗疗程、资料完整的89例,并对其中医治疗的临床疗效进行了观察。在张志礼的临床治疗中,多以凉血解毒、清热除湿为法,常用青蒿、茵陈、栀子、地骨皮、白茅根、赤芍、苦参、槐花、秦艽、丹参等药,外治法多用中药冷湿敷或炉甘石洗剂,并嘱病人遮光防晒。在89例患者之中,经过治疗显效48例(53.9%),有效35例(39.3%),总有效率93.2%。其中73例多形性日光疹(PSE)显效率57.5%,总有效率95.9%;16例慢性光化性皮炎(CAD)显效率37.5%,总有效率81.3%。暴露部位皮损93.2%消退或部分消退,光敏感72.5%减轻,最小红斑量(UVA-MED)83.8%恢复或接近正常(47/64)。24例做病理组织检查复查,22例改善(91.7%),嗜酸细胞增高的12例治疗后均恢复正常,未发现网织细胞减少或肝功能异常。有4例服药中偶感恶心,很快消失,未见毒副反应。经对其中44例进行平均2年的随访,27例治愈后第2年春季未复发,13例复发但较轻,4例复发再治疗仍有效。

第三章 医理发微 经验辑要

皮肤病的中医药治疗

皮肤病虽发于体表，但皮肤也是全身的一部分，内脏病可以影响体表，体表的病又可以波及内脏，因此治疗时就应该从整体出发，内外兼治，效果才能理想。

一、内治法

（一）止痒法

痒是皮肤病最突出的症状之一，也是最难解决的问题。中药没有专门的止痒药，因此只能从中医辨证来论治。一般痒最常见的是风痒与湿痒，如湿疹、荨麻疹、慢性单纯性苔藓、痒疹、皮肤淀粉样变等；老年人及妇女常见血虚痒，如老年性皮肤瘙痒症、泛发性慢性单纯性苔藓、慢性湿疹等。所以治疗可从以下两方面着手。

1. 祛风除湿止痒　多用于急性瘙痒性皮肤病及渗出性皮肤病。风湿证的特点为皮肤常红斑水肿，瘙痒无度，或见丘疹水疱，糜烂渗出，抓痕，血痂等，舌苔薄白，脉象浮数或浮缓。在临床上又区分为风热或风寒，故又有清热祛风除湿止痒、凉血祛风除湿止痒、散寒祛风除湿止痒、搜风除湿止痒之别，分述于后。

（1）清热祛风，除湿止痒：用于由风热、湿引起的皮肤病，脉浮数。常用方以荆防方加减，药用白鲜皮、浮萍、薄荷、蝉蜕、苦参、桑叶、金银花、僵蚕、荆芥、防风等。

（2）凉血祛风，除湿止痒：风湿之邪入于血分，脉浮数。前方的基础上加用生地、牡丹皮、紫草根、赤芍等。

（3）散寒祛风，除湿止痒：用于感受风寒兼有蕴湿而引起的皮肤病，脉浮缓。常用方以麻黄方加减，药用麻黄、荆芥、防风、干姜皮、陈皮、桂枝、浮萍、蝉蜕、白鲜皮、苦参等。

（4）搜风除湿止痒：用于风湿蕴于肌肤，久治不愈的顽固性瘙痒，脉沉缓。

可用全虫方加减，药用全虫、皂角刺、皂角、僵蚕、苦参、刺蒺藜、威灵仙、白鲜皮、秦艽、乌蛇等。

2. 养血润肤止痒 多用于血虚风燥或血燥肌肤失养所引起的慢性瘙痒性皮肤病，临床上有血虚、血燥的特点，皮肤表现干燥、脱屑、肥厚、角化、皲裂等，多见于老年体弱者或妇女，如慢性瘙痒性皮肤病、慢性湿疹、慢性单纯性苔藓、皮肤淀粉样变等。常用方以养血润肤饮加减，常用药物有首乌藤、当归、黄芪、刺蒺藜、川芎、熟地、桃仁、红花、赤芍、白芍、天冬、麦冬、白鲜皮、苦参等。

（二）清热凉血泻火法

急性皮肤病多与火热之邪有关。此法用于急性热性皮肤病，临床上有火热的见证，皮肤常表现潮红水肿、灼热瘙痒、红斑丘疹、水疱、出血斑等现象，如急性湿疹皮炎、接触性皮炎、药疹、红皮病、系统性红斑狼疮、皮肌炎等，可分成下列几种：

1. 热在气分 常用急性湿疹皮炎类疾患，多见肝胆湿热，热重于湿者。可用石蓝草合剂，药用生石膏、板蓝根、龙胆、黄芩、生地、车前草、牡丹皮、赤芍、马齿苋、六一散等。三焦热盛者可用黄连解毒汤加减，药用黄连、黄芩、黄柏、栀子、生地、牡丹皮；亦可用龙胆泻肝汤加减，药用龙胆、黄芩、生栀子、泽泻、木通、车前子、生地、当归、苦参等。

2. 热入营血，气血两燔 用于全身性重症而发的皮肤病。可用解毒凉血汤加减，药用生玳瑁、生地炭、牡丹皮、赤芍、金银花炭、白茅根、生栀子、生石膏、黄连、莲子心、草河车等。

3. 血热发斑 用于血热而引起的红斑、血斑等皮肤病。可用凉血活血汤加减，药用紫草根、茜草根、白茅根、赤芍、生地、生槐花、丹参、鸡血藤、板蓝根等。

4. 热在上 用于颜面红斑皮肤病，可用凉血六花汤，药用凌霄花、玫瑰花、鸡冠花、生槐花、野菊花、红花等。

5. 热在下 用于下肢红斑结节性皮肤病。可用凉血六根汤，药用紫草根、板蓝根、天花粉、茜草根、白茅根、苦参等。

（三）活血破瘀，软坚内消法

此法用于经络阻隔、气血瘀滞所引起的皮肤病。临床上有血瘀气滞的特征，皮肤常见慢性肥厚角化、斑块、有形肿物等，常用于银屑病血瘀型、结节性硬化性皮肤病、瘢痕疙瘩、盘状红斑狼疮、结节病、淋巴结核、各种血管炎等。常用活血散瘀汤加减，药用桃仁、红花、三棱、莪术、鬼箭羽、丹参、赤芍、夏枯草、僵蚕、土贝母、苏木、大黄、牡蛎等。

（四）温经散寒，养血通络法

本法用于阳气衰微、寒凝气滞引起的皮肤病，常见四肢厥冷、皮肤冷硬、或疮疡破溃久不收口，或形成窦道瘘管，舌质常淡、苔薄白，脉象沉细。常用于治疗硬皮病、穿孔性溃疡、肢端静脉痉挛症、瘀血性红斑、慢性瘘管、小腿溃疡等。常以当归四逆汤及阳和汤加减，药用当归、桂枝、芍药、细辛、大枣、炙甘草、白芥子、麻黄、鹿角胶、干姜、黄芪、姜黄等。

（五）健脾除湿利水法

本法用于内湿或外湿引起的皮肤病。采用此法时须辨清湿在上下内外的不同部位和寒热虚实的不同性质。湿邪在上宜微汗之，湿邪在下宜行水利之，湿从寒化宜温燥之，湿从热化宜清利之，实证逐攻，虚证扶正健脾或温阳。脾虚则运化失职，水湿停滞；肾虚则气化不利，水湿泛滥；肺气不宣则膀胱不利，小便不通。皮肤病很多与湿邪密切相关，常表现为水疱、糜烂、水肿、渗出，亦可有皮肤增厚，病情常缠绵不愈，舌质淡，舌体胖大、边有齿痕，脉象多沉缓或弦滑。常见病有湿疹、天疱疮、带状疱疹（脾虚湿盛型）、女阴溃疡、脂溢性皮炎、小腿溃疡等。临床上常分以下4型辨证用药。

1. 脾虚湿盛　宜健脾燥湿，方用健脾除湿汤加减，药用苍术、厚朴、山药、扁豆、猪苓、茯苓、泽泻、薏苡仁、白术、枳壳等。

2. 水湿壅盛，小便不利　宜利水化湿，方用五苓散、五皮饮加减，药用茯苓、猪苓、车前子、泽泻、冬瓜皮、大腹皮、桑白皮、白术等。

3. 湿从热化，湿重于热　宜利湿清热，方用八正散、茵陈蒿汤加减，药用茵陈、栀子、萹蓄、瞿麦、滑石、甘草、车前子、木通、黄芩、大黄等。

4. 湿从寒化　宜温化寒湿，方用苓桂术甘汤及实脾饮加减，常用茯苓、桂枝、白术、厚朴、木香、甘草、大枣、干姜、附片等。

（六）清热解毒杀虫法

本法用于毒热过盛的皮肤病，主要包括感染性、化脓性皮肤病，常表现有皮肤潮红、肿胀、疼痛、脓疱，以及一些疾病继发感染，伴有发热恶寒、大便燥结、小便赤少、口干而渴思冷饮等全身症状。常用于治疗痈、疖、丹毒、蜂窝织炎、淋巴管炎、多发性毛囊炎、脓疱病及一些严重的继发感染等。常用消痈汤加减，药用金银花、连翘、蒲公英、赤芍、天花粉、贝母、陈皮、生地、草河车、龙葵等；或用解毒清热汤加减，药用蒲公英、野菊花、大青叶、紫花地丁、天花粉、草河车等；病情严重高热者，可加用牛黄粉、羚羊角粉，如中成药可用西黄丸、梅花点舌丹等。

（七）补益肝肾，强筋壮骨法

本法用于治疗肝肾不足，体弱羸瘦，面容憔悴，虚烦不眠，骨蒸潮热，低热缠绵，腰膝酸软，手足不温，舌红少苔或舌淡体胖，脉细无力等症，属肝肾阴虚或阴阳两虚者。有两种情况，一是素体虚弱，另外是严重的全身性疾病或全身性、发热性皮肤病后期，有肝肾阴虚或阴阳两虚见证者。常用于治疗系统性红斑狼疮、天疱疮、白塞病、剥脱性皮炎、重症药疹的后期；亦常用于色素性及内分泌紊乱引起的皮肤病如黑变病、黄褐斑。一般肝肾阴虚常用左归饮、六味地黄汤加减，药用熟地、山药、山茱萸、沙参、麦冬、女贞子、枸杞子、牡丹皮、茯苓、泽泻等；肾阳虚常用右归饮、金匮肾气汤加减，药用附片、肉桂、桂枝、熟地、杜仲、枸杞子、菟丝子、山茱萸、仙茅、仙灵脾等；阴阳两虚者常以上诸药合并加减使用。

（八）调和阴阳，补益气血扶正法

本法适用于气血虚衰，或久病耗伤气血者，临床常见严重皮肤病后期或慢性皮肤病久治不愈，或见于感染性皮肤病恢复期。常出现阴阳不调，气血失和；上热下寒，上实下虚；水火不济，心肾不交等不调和症状。气血两虚者常用八珍丸、十全大补丸加减；阴阳不调者可用冲和汤、八珍益母丸加减，常用药有黄芪、党参、白术、茯苓、当归、熟地、川芎、白芍、首乌藤、鸡血藤、天仙藤、钩藤、黄精、丹参、太子参、益母草等。气虚重者可用人参；血虚重者可用阿胶；阳虚重者可用肉桂。

以上8个治则，不是孤立的，它们之间存在着密切的关系，有时一个病可几个治则合用，亦有时前一阶段用一个治则，到后期又用另一个治则，也有同时几个治则交替用，总之在临床上要根据辨证灵活使用，才能取得满意的疗效。

二、外治法

外治法是用药物或其他手段直接作用于皮损或体表，以达到治疗目的。中医外治法包括药物、针灸、火罐、放血等。皮肤病的局部治疗很重要，使用得当可缩短疗程，加速治疗；但若使用不当，不仅会延误病情，还会加重病情，给患者带来不必要的痛苦和经济损失。因此，在应用外治法时，一定要根据皮损的部位、范围、性质，以及患者皮肤的耐受能力，全面地辨证论治，合理地选择有针对性的药物、剂型和方法，才能取得满意的疗效。现将外治法分述如下。

药物治疗

中医历来十分重视外用药物的作用和用药剂型。如元代齐德之《外科精义》记载："夫疮肿之生于外者，由热毒之气蕴结于内也。盖肿于外，有生头者，有漫肿者，有皮厚者，有皮薄者，有毒气深者，有毒气浅者；有宜用温药贴熁者，有宜用凉药贴熁者，有可以干换其药者，有可以湿换其药者，深浅不同，用药亦异，是以不可不辨也。"又有记载："夫溻渍疮肿之法，宣通行表，发散邪气，使疮内消也，盖汤水有荡涤之功。……此谓疏导腠理，通调血脉，使无凝滞也。且如药二两，用水二升为则，煎取一升半，以净帛或新绵蘸药水，稍热溻其患处，渐渐喜溻淋浴之……"这些都说明了外用药的治疗也要辨证论治。

　　外用药通常分两部分，即主药和基础剂型，由于基础剂型的不同，在临床的治疗作用会有明显差异。基础剂型即外用药的基本形态，如水剂、油剂、软膏剂等均属之。主药是指有积极治疗作用的药物，如有消炎、杀菌、止痒、收敛等作用的药物。主药决定它的药理性质，但也与浓度、配伍有密切关系。主药的作用强度与浓度成正比。现就外用药的剂型分述于后。

　　1. 粉剂（散剂）　粉剂是用单一或多种药物研成极细末，如黄连面、黄芩面、炉甘石面等均属单一粉，化毒散、如意金黄散、祛湿散等均属复合粉剂。粉剂的作用可吸收水分，使皮肤干燥，减少外界对皮肤的摩擦，可保护皮肤，利于局部散热，而达清凉、消炎、镇静、止痒的效果。粉剂使用简便，可大面积扑撒，但因其与分泌物易结成痂皮，有利于细菌生长繁殖，故对渗出多或有菌创面不适合应用。常用的金黄散、二妙散、三妙散等均属此类。

　　2. 混合振荡剂（洗剂）　混合振荡剂是用水和不溶性的粉剂混合而成，整个剂型的含粉量约为30%，用时须摇匀，如炉甘石洗剂、雄黄解毒散洗剂、颠倒散洗剂等均属之。洗剂可借助水分的蒸发而有清热、凉爽、止痒的作用。此剂型属水性不油腻，适合较大面积的皮损使用，但由于渗透性不强，故不适用于深在性皮损，还因为水粉混合，亦不适用于毛发部位。

　　3. 软膏（古代亦称油膏）　即用固体油类作为基质的一种剂型。常用的基质可有矿物性基质（凡士林类）、动物性基质（羊毛脂、蜂蜡）和植物性基质（花生油、香油等），有时单一使用，有时亦可混合使用。此种剂型渗透性强，可局部保湿，可润泽皮肤，软化痂皮，对疮面有保护作用，并可刺激肉芽生长，适合于深在性、肥厚性皮肤损害。因不吸收分泌物，故在渗出多的皮损面不适合应用。本剂型为中医传统剂型之一，常用的清凉软膏、黄连软膏、黑豆馏油软膏，均属此类。

　　4. 油剂（药油）　油剂可分为两种，一种是用中药本身提炼成油，如大风子油（玉树油）、蛋黄油等；另一种是用植物油炸炼中药后去渣而得，如甘草油、紫草油等。油剂一般渗透性弱、刺激性小，可清洁皮肤或疮面，亦可润泽皮肤、软化痂皮，同时还可以用来调药面外用。

　　5. 水剂　即用中药煎煮后滤过备用。可以直接用作冷敷、热湿敷、沐浴，亦可浓缩后直接外涂。湿敷适用于急性、渗出性、糜烂性或肿胀性皮肤病。湿敷的作用主要是通过皮肤血管的收缩或扩张而达到清热、消炎、消肿、抑制渗出的作用，又可以通过冷热刺激而减少末梢神经的冲动，从而达到镇静止痒的目的。一般作湿敷时应注意，湿敷的敷料要有一定的厚度（4～6层纱布）；湿敷液应保持一定的温度（冷敷10℃左右，热湿敷40～50℃左右）；湿敷垫应保持一定的温度（一般冷湿敷宜20～30分钟更换1次，热湿敷宜1～2小时更换1次）；湿敷的敷料要密切接触皮肤。每次用完的敷料一定要清洗干净，消毒后再用，每次湿敷间隔休息的时间，局部应涂一些油剂，以免皮肤干裂。中药水剂沐浴适用于慢性皮肤病，或广泛性皮肤病基本治愈时作为后续疗法，直接涂擦适用于亚急性或慢性皮肤病，常用的如马齿苋水剂、苦参水剂、苍肤水剂、龙胆水剂、龙葵水剂等。

6. 熏剂 熏剂是用中药点燃后用烟熏局部皮损，以达治疗目的，可止痒、消炎、软化浸润，适用于慢性肥厚性皮损，可以直接把药撒在炭火盆上使其点燃后用烟熏，亦可用草纸把药卷成纸卷熏。熏的距离以不觉灼热为宜，每次15～20分钟，每日1～2次，熏完后局部表面有一层黄色油烟，不应擦掉。一般来说，根据中药的不同成分还可有特殊的作用，如癣证熏药就可有除湿祛风、杀虫止痒的效果，常用于慢性肥厚性皮损。回阳熏药就可有益气养血、回阳生肌的作用，常用于慢性瘘管及疮疡久不收口者。

7. 硬膏剂（膏药） 硬膏剂是用脂肪、蜂蜡、树胶等物质，加入药粉和炸过中药的药油，混合熬炼而成。硬膏剂的深入渗透作用较强，作用较持久，贴在皮肤上可借助肤温变软，可完全阻碍皮肤水分的蒸发，有软化角质、软化浸润结节和保温的作用。常随熬炼时所用的药物而有特殊的作用，如拔毒膏、独角莲膏、拔膏棍等，均属此类。

8. 药酒（浸剂） 此剂型可以内服，亦可以外用，是用中药浸泡在白酒（内服）或是75%乙醇溶液（外用）内，经过一定时间后内服或外用。此剂型使用方便，清洁、渗透性较水剂强，有杀虫止痒、活血通络、消肿止痛的作用，常随浸泡药物的不同而有不同的作用。如百部酒、红花酒、复方土槿皮酒。

9. 药捻 药捻又称药线，是用棉纸、棉花、丝线等裹药或蘸药制成线状，或直接用药粉加水搓成细条而成。药捻因其形状细长，适合把药直接用到疮口上，伤面深的部位，使其引流通畅，又不损伤新鲜疮面，防止疮口假愈合。随所含药物的不同而有化腐提毒、生肌长肉、收敛伤口、回阳生肌等作用。多用于窦道、瘘管、疮疡溃后而不收口者。常用的代表方剂如甲字提毒药捻等。

三、针灸疗法

针灸疗法是一项很重要的治疗手段，早在晋代《针灸甲乙经》一书中，就有针灸治疗皮肤病的记载。近年来，采用针灸治疗皮肤病有很大的进展，且此疗法见效快、安全可靠、易于推广。我们曾用针灸方法治疗过多种皮肤病，近期疗效非常显著。根据现有资料，应用针灸疗法有确切疗效的病种可达200余种。特别是针灸可以调节机体免疫功能，已引起国内外学者的重视。针和灸是两种不同的治法，针法是应用金属毫针，刺入人体一定的穴位，采用不同的手法，通过经络的感传发挥治疗作用；灸法是使用艾绒制成的艾条点燃后，在穴位上炙烤，通过温热刺激和药物作用于穴位上，再通过经络感传而发挥治疗作用。在治疗不同疾病时,根据不同疾病的辨证特点,选用不同的穴位,采取不同的方法进行治疗。

（一）取穴原则

取穴通常是根据病变的不同性质、皮损的部位与脏腑经络的关系,选用不同的穴位。常用取穴法如下:

1. 辨证取穴　以脏腑作为病位,结合病因病机,辨明证候,选取相应的穴位。如疏肝取太冲;宣肺取列缺、合谷;化痰取丰隆;利湿取阳陵泉;止痒取曲池等。

2. 循经取穴　按经络循行的区域选取相应的穴位。辨明疾病与脏腑、经络的关系,选用不同的穴位。如少商治汗,尺泽治咳嗽,大迎治项痛。面部口鼻周围病选肺胃经穴,侧面部耳周围病选胆经穴,下肢屈侧选膀胱经穴,下肢内侧选肾经穴等。

3. 视病配穴　根据疾病的部位,选用相应的配穴。如口面部疾病,取曲池、合谷、足三里;躯干部疾病,取血海、曲池、三阴交;腹部阴部疾病,取公孙、三阴交、会阴等穴。

4. 俞募配穴　募穴在前,俞穴在后,两者相互配合,亦称前后配穴。一般主张与五脏有关的病以俞穴为主,配以募穴,如与肾经有关的病以肾俞为主穴、与肺经有关的病以肺俞为主穴。与六腑有关的病取募穴为主,配以俞穴,如与胃经有关的病取中脘为主穴、与大肠经有关的病取天枢为主穴等。

5. 远近配穴　是采用病变周围的穴位,配以远部位的穴位以达到调节整体功能,缓解局部病灶的作用。如肛门湿疹取长强配百会;酒渣鼻取迎香配足三里;小腿病变取阳陵泉配曲池等。

6. 表里经取穴　根据病变与脏腑经络的关系,选用表里经穴位。如肺经病选用大肠经穴位和肺经穴位同用;肾经病选用膀胱经穴位和肾经穴位同用。

7. 局部选穴　取病变部位或周围的穴位进行治疗。

（二）针刺手法

根据"虚者补之,实者泻之"的原则,分别施用补泻手法。一般急性病、实证、痛痒剧烈、发展快的病多采用泻法;一般虚证、慢性病、自觉症状轻微的病多采用补法。在临床上,常用的补泻手法有提插、捻转及开合3种。

此外,穴位照射及穴位氦-氖激光照射等方法,亦可以治疗很多皮肤病。

皮肤科中西医结合五十年

中国医药学是一个伟大的宝库,是中国人民和疾病作斗争的经验总结,也是中华民族的传统医学,对中华民族的繁衍作出了不可磨灭的贡献。中国医药学不单纯是一种经验医学,经过了数千年的发展,它已经成为一种具有独特和完整理论体系的为人类防病治病的重要手段。中西医结合工作是我国医疗卫生工作的方针之一,中西医结合事业在近半个世纪虽历经风雨、几经动荡,仍取得了举世瞩目的成绩。尤其是改革开放以来,更以其深入人心的卓越疗效,大踏步地走向世界,显示了强大的生命力。中西医结合不单提高了临床疗效及防病治病的水平,推动了我国卫生保健事业的发展,提高了我国人民的健康水平,而且中医药走向世界,沟通中国医药学与世界医学的联系,大大丰富了现代医学的内容,为全世界人类作出了贡献。

早在 20 世纪 50 年代中期,毛泽东同志就提出要西医学习中医,培养中西医结合的高级医生。他倡导中西医结合,主张把中医中药的知识和西医西药的知识结合起来,创造我国统一的新医学、新药学,使中医药学术思想能在保持自己特色的基础上不断有所发展。中央领导曾不止一次地指出,我们的政策是中西医并重,中医与西医相结合、传统医学与现代医学相结合。中西医结合事业是医学科学客观规律发展的必然结果,新中国成立 50 年来,我国先后培养了上万名西医学习中医或中医学习西医的中西医结合高级人才,现在中西医结合学会已有 4 万多名中西医结合的会员,他(她)们在不同的岗位上做出了突出的成绩。如针刺镇痛、藏象、血瘀的原理研究,以及中西医结合治疗急腹症、中西医结合治疗骨折等,都跃居世界领先地位,为世界医学作出了贡献。皮肤科工作和其他方面一样,同样在不断发展,取得了不少成绩。

一、皮肤科 50 年来中西医结合的回顾

20 世纪 50 年代,中医中药在防治麻风、性病方面发挥了重大作用,大大加速了防治工作的进展,丰富了研究工作的内容。在其他皮肤病方面亦如此。如应用中医中药治疗湿疹、白癜风、脱发、带状疱疹等,以及用熏药疗法治疗慢性单纯性苔藓、黑布药膏治疗瘢痕疙瘩、针刺治疗荨麻疹、中药治疗头癣等,均有很好的疗效。特别是中药黑布药膏治疗瘢痕疙瘩,曾在国际皮肤科会议上作过报告,获得好评。由 70 年代开始,采用中医辨证与西医辨病的中西医结合方法,对多种皮肤病进行了中西医结合的治疗研究,取得了很好的临床效果。近 10 年来,皮肤科中西医结合的研究工作发展很快,不单是在治疗多发病、常见病方面取得了很好的疗效,而且在一些疑难病症如系统性红斑狼疮、天疱疮、剥脱性皮炎等危重病的防治方面也取得了一些进展。特别是在基础研究方面亦开始进行了广泛的研究,并取得了一些成绩。研究方法主要采用临床实践和实验研究相结合、中医辨证与西医辨病相结合,用现代医学的诊断技术和方法与中医的“证”(包括病因、病机、标、本等)相结合,进行同病异治、异病同治等,找出了很多规律性的治疗法则,并进一步从现代药

理学、药化学、病理学、病理生理学、生物化学、免疫学及荧光技术和电镜分子生物学等方面，探讨其疗效机制、病因病机，使中西医结合的内容更加深化。如中药雷公藤开始只用于治疗麻风反应的神经疼痛，昆明山海棠开始只用于治疗类风湿关节炎，通过实验研究和临床观察，证明此二药均有免疫抑制、免疫调节和非特异性抗炎作用，进而扩大应用于一些自身免疫性疾病，如系统性红斑狼疮、皮肌炎、白塞病等，均取得了很好的疗效，目前在某种程度上可取代糖皮质激素。又如西医学的免疫生化、免疫病理、微循环、微量元素、单克隆抗体、电子显微镜超微结构、分子生物学检测等都已陆续应用于皮肤病的中西医结合研究中，使皮肤科领域的中西医结合研究逐步地迈进了先进的分子生物学的领域，这是非常可喜的进步。

二、近年来皮肤科中西医结合的情况

近年来皮肤科中西医结合工作，又有较大的进展。特别是对一些皮肤科的顽症、久治不愈的疾患和急性病及一些危害健康较大、甚至影响生命的疾病，如急性皮炎湿疹类疾病、银屑病、硬皮病、系统性红斑狼疮、天疱疮、剥脱性皮炎（红皮病）等，不只在治疗上找到了一些中西医结合的治疗规律，提高了疗效，降低了死亡率，而且对中西医结合的治疗原理、药理、药化、病理生理、免疫学变化、免疫荧光病理及电镜学观察等方面都做了大量的工作，取得了可喜的成绩。这些对我国皮肤科学的发展，起到了一定的推进作用，分述于后：

1. 急性皮炎湿疹　过去中医治疗只停留在一般疗效观察上。近年来，北京中医医院皮肤科用中药石蓝草煎剂治疗急性皮炎、湿疹类疾患，系统观察 440 例（大部分为住院患者）。不仅治愈率达 90.1%，较西药对照组治愈率 75.5% 有显著差异，平均治疗时间为 7.3 天，较西药对照组缩短 43.9%；而且通过药理、药效学检测及动物实验，进一步证明了该药有显著的抗炎、抗过敏作用，可对抗由组胺、5-羟色胺和前列腺素引起的炎性渗出，明显降低炎性组织中前列腺素含量。并证明该药有抑制 I 型和 II 型变态反应、调节免疫功能、改善巨噬细胞吞噬功能、减轻炎性毛细血管通透性增加等作用，且毒性小、安全性大。这些，就对中医中药、中西医结合治疗急性皮肤病提供了重要的途径。

2. 银屑病　是皮肤科发病率高、容易复发的一种顽固性难治性疾病。近年来对银屑病中医中药和中西医结合治疗的报道很多。从 50 篇论文中的 5 000 多例分析来看，多数停留在一般治疗研究上，都有不同程度的疗效，显效率在 50%～80% 以上。归纳起来，中医辨证分型多分为血热、血燥、血瘀、湿热、毒热、冲任不调等，所以多数用清热凉血、养血润燥、活血化瘀、除湿解毒及调和冲任等法则治疗。广安门医院皮肤科用克银丸方治疗 100 例银屑病，治愈率 65.75%，总有效率 94.4%，并经过电子显微镜观察治疗前后皮损的超微结构,证实在治疗后表皮棘细胞恢复为正常的角朊细胞。大连医学院皮肤科用中药喜树提取物喜树碱配成酊剂外用,治疗银屑病 101 例,结果完全消退者占 28.7%,消退一半者占 32%,无明显毒副反应。并以两种动物模型——小鼠的阴道上皮和鼠尾鳞片表皮进行研究,证明喜树碱能抑制表皮细胞分裂和促进颗粒层表皮细胞形成,从而使银屑病表皮异常增生与角化不全的病变得到纠正。江苏谢氏用抗表皮细胞增殖的中药,治疗 84 例银屑病,结果痊愈率 32.3%,总有效率 78.4%。南京地区皮肤科协作组用山豆根、菝葜、丹参治疗银屑病 65 例,也取得了相应的疗效。不少学者采用中药加光化疗法治疗银屑病;重庆第三军医大学采用 8- 甲氧基补骨脂素(8-MOP)配合黑光治疗,产生光化反应,抑制表皮细胞 DNA 的合成,可治疗银屑病;重庆银屑病协作组又用中药白芷加黑光治疗银屑病,有效率提高到 94% 以上,近期治愈率提高到 70%;亦有用肌内注射补骨脂或外用 30% 白芷酊加黑光治疗银屑病,取得相似的疗效,而较内服 8-MOP 副作用小。天津用抗感染清热解毒凉血药治疗 225 例银屑病,近期疗效满意。上海用活血化瘀疗法治疗银屑病,并观察微循环、血液流变学等指标,通过 245 例治疗前后的观察,证实随着皮损的好转,甲皱皮肤毛细血管变化明显好转或恢复正常,并有 24 例患者的全血黏度、红细胞电泳时间、血细胞比容等均有显著改变。亦有用环苷酸测定检测银屑病患者治疗前后环磷酸腺苷及环磷酸鸟苷的比值,观察到治疗后比值明显下降,经中医药治疗后基本恢复正常,说明代谢失常得到纠正,进一步阐明中医药治疗的机制。近年来,有上海学者对黄芩苷治疗银屑病的机制进行了研究,发现黄芩苷降低了多形核白细胞对白三烯 B_4 的趋化作用。吴氏通过实验研究,发现丹参素能明显抑制银屑病患者外周血单个核细胞(PBMC)与人脐静脉内皮细胞的黏附,并降低 PBMC 表面细胞间黏附分子 -1 的表达,推测丹参治疗银屑病的机制与降低黏附分子的表达有关。对复方青黛胶囊的研究,表明其对银屑病皮损角朊细胞中的原癌基因 *c-Myc* 的表达有抑制作用,其水浸液在体外可抑制人表皮角朊细胞的增殖。林熙然等使用结晶紫染色光吸收、氨基己糖酯酶测定、氚标记胸腺嘧啶掺入、细胞直接计数及细胞分化过程形态学定量等方法研究了 N- 异靛甲对培养人角朊细胞增殖及分化的影响,结果显示 N- 异靛甲既抑制表皮增生,又促进其分化,以促进分化为主,其作用机制不同于一般细胞毒化疗药物。北京中医医院近年来对中药凉血活血汤进行了分子生物学研究,证实中药凉血活血汤有抑制银屑病患者淋巴细胞促人角朊细胞增殖的作用。这些都说明目前在皮肤科领域对银屑病的研究已达到分子生物学的水平。

3. **硬皮病** 中医用益气活血化瘀、温经通络的治则,开辟了治疗的新途径。经实验证明,中医中药治疗可改善局部微循环和结缔组织代谢两个环节,而自主神经系统和内分泌方面则可能是起到调节作用。有的病人配合用低分子右旋糖酐、烟酸、维生素治疗，效果更好，一般有效率在90%以上，显效率可达30%～40%。亦有报告中药积雪草提取物积雪苷治疗系统性硬皮病45例、局限性硬皮病45例，前者有效率77.8%，后者有效率85%，并能改善免疫功能。

4. 系统性红斑狼疮　近年来对本病的中西医结合治疗研究很多。根据全国54篇论文828例的初步分析，采用辨证与辨病相结合的方法，认为本病属虚证。按扶正固本、活血解毒的法则，急性期以西药糖皮质激素为主，辅以中药治疗，先控制急性症状，然后逐渐以中药为主，减少或停用激素。实践证明，长期坚持中西医结合治疗，较单纯中药或单纯西药治疗疗效好、死亡率低、并发症少、存活时间明显延长，具有统计学意义。北京张氏系统观察1 029例本病，治疗3个月，显效率中西医结合组36.1%，中药组21.4%，西药组23.1%；死亡率中西医结合组5.2%，中药组13.1%，西药组12.0%。并对308例进行1～17年（平均6.2年）的追踪观察，缓解率中西医结合组77.8%，中药组52.1%，西药组51.9%；死亡率中西医结合组21.4%，中药组35.4%，西药组42.6%。存活时间1年的3组接近，存活10年的中西医结合组60%，西药组和中药组则明显低。治疗过程中的并发症，中西医结合组明显低于西药组，有统计学意义。特别是经治疗后血浆皮质醇测定正常的95例中，结合组49例，平均激素维持量10.55mg/d；而在西药组46例中，激素维持量则是25.15mg/d，有显著差异。并经动物实验研究证明，所配制的狼疮合剂可减少脾肾两虚型SLE小鼠的抗核抗体（ANA）形成及肾组织免疫球蛋白G（IgG）、补体成分3（C_3）的沉积，并能减少尿蛋白。上海张氏治疗103例本病，显效率18%，有效率66%，死亡率14%；而对照组（西药）52例显效10%，有效率57%，死亡率29%。湖南治疗70例，中西医结合组32例，有效率71.2%；西药对照组38例，有效率52.6%。除此之外，近年来临床药物研究者陆续发现很多具有免疫抑制和抗炎作用的中药，如雷公藤、昆明山海棠、青蒿素等，都是很有效的药物，对治疗红斑狼疮很有意义。

5. 天疱疮　近年来，对天疱疮的治疗有不少报告，证明采用健脾除湿、养阴益气解毒的中药配合激素治疗，可以大大减少激素的用量，减少并发症的产生及由于大量使用激素而引起的副作用，并可以延缓复发。张氏报告30例，18例临床痊愈，9例显效。袁氏报告22例，显效17例，其中7例控制在4年以上未复发。林氏报告病例，停用激素后5年未见复发。

三、中西医结合是我国医学发展的方向

中西医结合工作50年来所经历的道路是不平坦的，但它有着强大的生命力，就是因为它具有独特的优势。它是广大人民所需要的，是世界医学所不可

缺少的一部分。正如领导人指出的，"要把中医和西医摆在同等重要的地位。一方面，中医药是我国医疗卫生事业所独具的特点和优势，中医不能丢，必须保存和发展；另一方面，中医必须积极利用先进的科学技术和现代化手段，促进中医药事业的发展。要坚持中西医结合的方针，中医、西医互相配合，取长补短，努力发挥各自的优势"。这就说明中西医结合事业是何等重要。为了使中西医结合工作不断发展壮大，我辈中西医结合工作者，必须加倍努力，不能仅停止在中医之长和西医之长的结合，而是运用现代医学中已知的理论和方法去进行深入研究，把中医和西医都提到现代科学的高水平上去结合。

我们坚信中西医结合是我国医学发展的必由之路，是大势所趋，我们皮肤科工作者亦不能等闲视之。

总的看来，50年来我国皮肤科中西医结合工作也和其他科学一样取得了很大进展和成绩。概括起来可分为几个阶段，自20世纪50年代由一方一药、对号入座的结合；到60年代中医辨证论治的广泛应用，探讨对常见病、多发病中西医结合的治疗规律；到70年代后在辨证论治的基础上，深入进行中医理论和西医理论的结合，对一些疑难病症进行中西医结合诊疗规律的深入研究；以至到80年代后期及90年代所进行的运用现代科学先进手段，深入探讨中医理论辨证论治的实质，同时从分子生物学角度深入研究中西医结合的原理。这是一个艰难和不断深入的过程，相信将来会有更大的突破，取得更大的成绩。

皮肤病中西医结合研究中应注意的几个问题

中西医是两种不同的医疗体系，把二者很好地结合起来并不是一件轻而易举的事，就我个人从事中西医结合工作多年的经验，我认为首先应对这两种医学都有较深刻的了解。对于中医应重视其理论基础的研究，并用之指导临床实践，不可以求得一方一药能解决一两个临床问题而满足；对于西医不但要有系统

音频13　张志礼解读科学研究
音频14　中西医结合不是简单的中药加西药

的医学知识，还要不断地学习近代医学的新进展，使之更好地为研究中医学服务。因此，对一位中西医结合工作者来说，需要花费加倍的努力和时间去学习与工作。下面就个人的粗浅体会谈几点看法，供同道们参考。

一、临床研究中应注意的问题

（一）辨证与辨病的关系

辨证是中医治病的重要手段，是体现中医整体观念的重要部分；而西医诊疗疾病，诊断是先决条件，诊断不清就谈不上有目的地治疗，这就是辨病。

这二者目标是一致的，对象也是一致的，结果也应该是一致的。但是，中医的一个证可以在西医很多不同疾病中出现，而西医的一个病，又可以同时包括中医很多不同的证。二者如何能统一起来，这对于中西医结合工作者是困难的。因此在进行临床研究时，首先必须根据中医理论，对疾病进行详细准确的辨证以分清证型，在此同时又必须应用西医学的方法，对每个证进行全面分析，力求能用现代科学方法找出客观的指标，结合西医学明确病名诊断，把二者结合起来，从病理、生理、生化等各个方面找出规律，使之客观化、标准化，这样最后得出的结论才能有价值、有意义。过去我们皮肤科的诊断，较长时间停留在肉眼形态学和皮肤组织病理学的水平上，这些都有一定的局限性。因为很多皮肤病可有同样的皮疹表现，一个病又可出现多种不同的皮疹。组织病理学的变化更是如此，单独能用组织病理学确诊的皮肤病太少了，很多病可出现相同的病理变化，在一个病的不同发展过程中又可见多种形态的病理组织像，单靠这些就不能满足临床研究的要求。近年来随着电镜、免疫荧光技术、同位素标记、生化免疫指标等新技术的发展，使皮肤病的诊断也提高到一个新的水平。所以在进行皮肤病的中西医结合研究时，就应该根据西医诊断，结合现代先进的技术，与中医的每一个证或证型结合起来，找出相互的关系，把局部微观结构的变化和整个机体功能上的改变结合起来，找出客观的规律，才能说明问题，才有价值和意义。另外，过去中医辨证很多是依靠病人的主诉或医生直观肉眼看到的现象，很少能用仪表或实验室判断，这就很难避免一些主观因素的影响。如对皮损的颜色、光泽、软硬度、皮温、水疱壁的紧张度等等，如能用仪器测出数据，来反映抗体的反应性，从而进一步说明中医的寒热虚实等属性，就更有意义。我想只要我们从这方面努力，将来是可以实现的。

（二）客观指标的标准化和资料的完整性

现在我们有很多的临床研究，费了很大功夫，做了不少工作，疗效也很好。但往往是因为资料中的诊断标准和疗效判断标准不统一或不够标准化，而使得整个材料很难令人信服。近年来性病有所泛滥，报告用中药或中西医结合治疗尖锐湿疣的文章很多，都是说疗效很好。不可否认，中药在治疗性传播疾病中确实有很大潜力，但仔细分析一些文章的内容，就会发现很多问题，从其描述和治疗速度之快，使人很难相信就是尖锐湿疣，再加上没有用特殊检查方法或未做组织病理检查，则更难说明问题。有的甚至用中药外洗比用激光烧灼治疗的疗程还短，有的干脆没有疗程，只说治愈，究竟多长时间治愈也没有统计，这样的报道又有什么意义？又如有人用中药治疗银屑病，既不辨证，也无疗效标准，一个方子吃到底。我曾遇到一个医生，他告诉我用中药外洗治疗银屑病效果很好，几天就治愈了，我问他治愈的标准时，他告诉我不起皮就是好了。我审稿时看到过一篇文章，内容是中西医结合治疗带状疱疹，治疗结果 3 天内治愈 80%，总有效率 100%。试想一个烫伤引起的水疱从发生到消退 3 天也不一定痊愈，何况一个病毒感染所引起的疱疹呢？根据我数十年的经验，即使用最好的疗法 3 天内痊愈也是极少数。这样的文章并不一定是作者弄虚作假，多数是属于判断疗效的标准不正确而造成的。因此，在临床研究时一定要有明确的客观指标和标准，这样的临床研究才有意义。

（三）对照组的问题

一个完整的研究必须有对照组，也就是俗话说的"不怕不识货，就怕货比货"，通过对比才能说明其优越性。我们在中医或中西医结合研究时一定要设对照组。对照组可以是空白对照，也可以用已经被公认的有效药物或方法作对照。国外讲究用双盲法，而我们的国情，对一些危重病人从人道主义出发也不允许用空白双盲对照。在设置对照组时，必须注意两组病例条件的可比性，如病情的轻重、年龄、性别、证型等，此外，应注意做好统计学的处理。

（四）中西药并用问题

中西医结合不等于都必须中西药并用。目前有些人错误地理解，只有中西药并用才叫中西医结合，这是不对的，至少是不全面的。中药加西药如果是作用相同，只能是用药的重复，这样不单是药物的浪费，而且也很难进行深入的研究。一个好的中西医结合科研设计应该是：确切掌握各种中西医药的特性，有针对性、有目的地配合使用，从中找到它的规律性，总结出一套完整的，在科学上有理论根据，又有疗效的疗法。比如中西医结合治疗系统性红斑狼疮（SLE），目前经过大量资料证明在急性发作期或暴发期，仍应首选肾上腺皮质激素治疗，因为在此时期体内免疫抗体很高，如果不很快地进行免疫抑制，由于免疫复合物的沉积，就会造成严重的组织损伤，如果此时单用中药治疗，从实践证明是不理想的，因此要尽快使用激素来改善预后。当急性病情控制后，病人体质消耗，证属阴虚火旺，正不胜邪，气血瘀滞，脏腑损伤，就应及时采用扶正祛邪、益气养阴、活血通络解毒的中药，逐步减少激素用量，甚而停用激素，使机体得以恢复，减少因使用激素所引起的副作用和并发症。这样的用药才充分体现中西医结合的优越性。

二、科研中如何选题

搞科研选题很重要。我们在临床工作中可选的题很多，最好是结合自己的工作选；最好是选前人没有研究过、在日常工作中又难以解决的问题，通过理论学习和查阅文献，提出一些新的设想进行实践（包括动物试验），也可以选前人已做过的研究，进行重复验证，可以进行纯基础理论的研究，也可以进行临床的观察。选题时首先应考虑在现有条件下能够实现的，如要想用一种新的疗法治疗某一种病而进行动物试验，首先应想到是否能建立起这样的模型，否则就是空想。在皮肤科领域内如果想开展用活血化瘀的方法治疗血管炎一类疾病的研究，首先就应想到是否能检测血瘀证指标，如血液流变学、微循环等；如果对脾虚引起的皮肤病进行研究，那就应有检测脾虚证的客观指标和实验的条件，不然就谈不上深入研究。我想这些并不难。一方面可以把自己的选题纳入全医院总的选题中，比如医院研究虚证，你就可以选择一些由虚证引起的皮肤病，如脱发与血虚、肾虚有关，湿疹一类疾病与脾虚有关，黑变病、黄褐斑等与肝肾阴虚有关等，这样你就可以借助他人的指标；另一方面可以和别的单位搞协作，共同研究。临床工作者以临床为主，首先应选择有疗效的病进行研究。因为目前有很多皮肤病没有很理想的治疗方法，如果我们在临床上发现中医或中西医结合对某些病有较好或突出的疗效，就应抓住苗头，有计划地积累大量资料，并通过一些实验室指标来进行研究。其次，对一些疑难病、少见病，即使是个别有效病例也应该研究；一些从中医理论能解释通，而西医又原因不明的皮肤病，如沿经络走向发生的皮肤病，也可以深入研究，阐明医理，就可能有新的突破。总之，中西医结合研究皮肤病还是一个新的阵地或空白，需要研究和可以研究的问题很多，只要大家共同努力，一定能做出更大的成绩。

从银屑病的治疗谈皮肤病防治中的几个问题

银屑病（牛皮癣），中医有"白疕""松皮癣"等不同的名称，是一种难治的皮肤病，真正的发病原因目前尚不十分清楚。随着社会工业化大生产和市场经济的影响，使人的竞争激烈，生活节奏快，人际关系更加紧张复杂，以致银屑病这一心身疾病明显增加。1984 年国内文献报告，城市患银屑病者是农村的 2～3 倍；1996 年文献报告，银屑病的病人数，比 1984 年又增加了 1 倍，旧的治不好，新的又不断发生，而且重症银屑病、红皮病型银屑病及脓疱型银屑病明显增多，这说明过去的 10 年中对银屑病的彻底治疗，总体上是缺乏成功的经验。这些年来，国内外很多学者对银屑病的发病原因进行了多方面的研究，如免疫功能、生化代谢、细胞凋亡、遗传基因等等，但依然未能阐明其真正的发病机制，所以在治疗上仍然甩不脱局部细胞病理学的观点，从抑制表皮角朊细胞增殖角度去追求近期效果。从 20 世纪 60 年代的免疫抑制药物白血宁到 70 年代的乙亚胺、乙双吗啉，直到今日的环孢菌素 A、维 A 酸等，都是一脉相承，治标不治本。正是由于这些药物的应用，近年来由寻常型银屑病引发红皮病型或脓疱型银屑病的比例增大，更有甚者由于不适当使用这些药物而诱发皮肤癌、白血病的病例已屡有报道，最重者造成死亡。银屑病本来是一种良性病，一般不会危及生命，而由于不恰当的治疗，使之造成死亡，是多么不值得。因此，个人认为对银屑病的治疗，应着重从心身医学、调整机体平衡因素去寻找治疗的办法，可能更好一些。中国传统医学虽无银屑病的名称，但从古籍记载中描述类似银屑病表现的确有记载，治疗上也有一些成功的经验。近年来，不少学者根据中医理论去辨证论治，已有不少报道取得了较好的疗效，也探索出不少的治疗规律，但由于客观条件所限，投入的人力和物力上的不足，未能进行高层次的深入研究，到目前为止也只能停留在一般疗效的追求上。以现有经验证明，采用中医辨证论治内服中药治疗，疗效是肯定的，毒副作用也明显少，更值得重视。凡是经中医内服中药治疗的患者，复发间隔时间延长，部分患者有 10 余年不发作的，也有的复发后较原来轻，再经中药治疗依然有效。因此，我认为有必要投入一定的人力物力，有计划地从中医中药方面进行系统深入的研究。这种从整体出发调理配合心身医学生理学的治疗，可能会比单纯从细胞病理学角度追求疗效更有前途。

下面谈一谈目前有关皮肤病治疗中的几个问题。

一、正确认识皮肤病及皮肤病的治疗问题

皮肤是人体最大的器官，铺开来看有 $1.5 \sim 2m^2$，内连脏腑、肌肉、骨骼，外接自然环境，因此其发病原因相当复杂，临床表现多种多样。就现今医学记载，能说上病名的皮肤病有 1 300 多种，但真正能找到明确病因的不足 500 种，只占 1/3 多一点，约有 2/3 的皮肤病其发病原因尚不十分清楚，这就给治疗带来很大困难。这些不明原因的病，不是没有原因，只是目前的科学发展水平还认识不到而已。

西医学对皮肤病的认识，除了病因十分清楚的疾病外，多数是从局部表现和组织病理所见，采取对症治疗，多数是治标不治本的。祖国传统医学对皮肤病的认识多从整体出发，不管病因是否明确，首先从整体宏观上调理，同时配合局部病变的处理。二者的不同点是，西医对局部微观的认识较清楚，宏观的整体调理显不足，中医对宏观的整体调理较重视，而对局部微观的细胞变化认识尚不足。两者在治疗手段上各有所长，又各有不足。因此，在目前的条件下，对这一类病因不清的皮肤病，应取中西医结合的治疗手段，取长补短，可能对一些疑难病的治疗会有所突破。不论中医、西医，如果认识不到这一点，只是各持己见，老子天下第一，不吸取他人之长处，恐怕对医学的发展、对病人健康的恢复都是不利的。

二、中医理论应当力求和现代科学接轨

中医治病是通过辨证论治，这种法则是很符合辩证法的，其治疗从整体

出发，主导思想无疑是先进的，几千年来中医治疗皮肤病积累了丰富的经验，对很多疑难杂症有很多有效的方药。在认识疾病方面，中医虽然有一套独特的理论体系，但是这些理论又如何和现代科学接轨，如何能用客观的指标说明，却存在一定的难度。比如对皮肤病的病因病机认识，依然停留在风、湿、热、血热、血燥等方面，这些理论又如何能用现代科学的方法去客观说明，尚有一定的困难。在现今科学高度发展的今天，中药的药理、药化、药效动力学等方面研究早已不只停留在神农尝百草的阶段，而中医理论如果依然停留在风、湿、热、血热、血燥上，恐怕就不能适应了。如果能在这方面深入研究，用现代科学的方法去客观地说明什么是"风"、什么是"热"、什么是"血热"等，这不仅对皮肤病的治疗上会发挥具大作用，而且对医学发展也是很大的突破，所以我们必须向这方面去努力。

三、有关"根治"的问题

在日常工作中常听到人询问，此病能"去根"吗？甚至人常说"中医去根、西医治表"。这些说法都是不全面的。疾病的发生，有内在因素，也有外在的因素，有的病因清楚，有的病因迄今不明，有的病是后天所致，有的与先天遗传基因有关。此外，人是生活在一个大自然中，大自然在不断地变化着，人随着年龄的增长，生理功能、组织器官也在不断地变化和老化，这一切与疾病的发生都有密切的关系。因此，对一些原因很清楚的疾病，尚难说治好后不再复发，何况那些病因不清楚的疾病呢？所以说"根治"这句话是很不客观的，也是不符合辩证法的。

四、有关祖传秘方问题

中医学几千年来和疾病作斗争，有很丰富的宝藏，对很多疑难病也确有不少有效的偏方、验方、经验方，这是很可贵的，应当努力发掘。可是社会上现在有少数人打着中医的幌子专治疑难病，说什么祖传秘方等等，越是难治的病，越是原因不清楚的病，越有人"专治""根治"。有一些疾病，在古代医籍中都查找不到记载，随着近代科学的发展，人们对这些病才有所认识，真正的原因还不清楚，也就是说他们的祖先还不知道这个病，从哪来的祖传秘方呢？这不是无稽之谈吗？这值得深思，避免上当受骗，延误病情。

五、正确对待中西药物

中西药物都是治病救人的药物，其应用必须根据中西医的理论，有的放矢。比如采用西医西药治疗，首先应该按照西医诊疗程序，有明确的诊断，然后根据西药的药理、药效动力学、药化、副作用及适应证和禁忌证等去选择用药。如果用中药，就应该根据中医的理论去辨证施治，处方用药必须理法方药吻合，这样才能取得应有的疗效，而不致把病治坏。现今在治疗中有几种倾向，一是盲目地用中西药大包围，另一种则是用中药就不让用西药，或用西药就不准用中药，这些都是不客观的。目前，有的疾病是单纯中西药都能治愈，这样就不必中西药大包围；也有很多疾病是中西医都不能解决，或说不能很好地解决，这就应该根据具体情况，有选择地各取所长，或者同时用药使之发挥协同作用，使疾病达到痊愈。比如系统性红斑狼疮，目前尚没有很好的治疗方法，急性暴发期糖皮质激素仍应为首选药物，能使多数病例缓解。但是激素的长期大剂量应用，必然会带来很多的合并症和副作用，很多患者常死于这些合并症和副作用。中医在急性期虽也有一些治疗方法，但很快控制病情的发展则很困难，可是配合激素应用中药，不但有利于控制病情发展，还可顺利地减少激素用量，大大减少由应用激素而引起的副作用和合并症，这对病人是很有利的。据我们的经验，采用激素等免疫抑制剂和中医辨证分型，有机地配合中药使用，可明显提高治愈率，降低死亡率，延长病情缓解时间，提高患者生存质量。这又有什么不好呢？所以我不主张乱用，更不主张对立起来。

值得一提的是，现今社会上有一种不良现象，就是有一些对中西医都一知半解的人，盲目地把中西药物掺在一起，也不告诉病人，长期给病人服用，以致造成药疹或中毒，最重的导致死亡，这是很不应该的。我曾遇到不少的银屑病患者因服用广告上宣传"快治""根治"的药物，而发生白血病、重症肝炎、白细胞计数降低甚至砷中毒等严重后果。据了解，他们服用的药物名曰中药，实际上掺有白血宁、氨甲蝶呤、乙双吗啉、雄黄等不同的药物。还有，曾遇到不少红斑狼疮患者，因服用所谓"中药面"，因有副作用而停用后，病情发生严重反跳，使病情恶化，甚至死亡。据了解，其所服中药掺有激素，也不知多少剂量，致使患者突然停药后病情恶化。这都是很不道德的行为，应当坚决打击制止这种行为。

六、正确使用外用药问题

外用药物可以直接在皮损处发挥作用，是治疗皮肤病的重要手段。外用药的使用有一定规程，使用得当可提高疗效、加速治愈，使用不当不但效果不好，还可以把病治坏。外用药分主要治疗成分和基质两大部分，主要治疗部分是直接起作用的主药，基质是协助药物发挥作用的。主药选择不合适，难以发挥治疗效果，基质选择不合适则治疗作用发挥不好。如表浅性皮肤病（如皮炎、湿疹）用霜剂基质好，深在性浸润肥厚的病（如银屑病）用软膏基质易深入。目前有一种倾向，激素类药膏盲目使用。激素的作用是抗炎、抗过敏，多数基质是霜剂，缺点是停药后易复发，长期应用有很多副作用，如皮肤色素沉着、皮肤萎缩、多毛痤疮样反应等，长期大面积应用还会出现与内服激素同样的全身副作用。另外，对化脓感染、病毒感染、真菌感染一类的皮肤病不宜应用，如果病情非用不可也必须和抗感染的药同时使用，否则易使病情恶化发展。这一类药物对过敏性皮肤病、急性皮炎、湿疹类疾患效果很好，用之得当，可"立竿见影"。现在市面上售的激素类软膏，有强有弱，有的含氟，有的不含氟，应用时必须选择。强效的就不宜用在皮肤细薄的面部或儿童，弱效的用在肥厚的皮损效果就稍差，含氟的易引起皮肤色素沉着。如果不掌握这些，乱用激素类外用药，不但不能收到理想效果，常常会引起不良后果。尽管如此，激素类药膏确是一种有效的、好的外用药，绝不可因为有些副作用而拒绝使用。只要使用好，优点还是很多的，绝不可因噎废食。但需要提醒大家不可乱用，不分青红皂白地什么皮肤病都用，否则危害不浅。

总之，皮肤病多数发生在表面，看得见摸得着，治疗得当效果明显，治疗不当也同样是效果"明显"，所以就有"外不治癣"的谚语。其实不然，尽管皮肤病种类繁多，很多目前还找不到其真正原因，治疗起来困难较多，但随着近年来科学的发展，中医学备受重视，加上中西医结合，很多病还是有办法治疗的。尽管有些疾病原因还不清楚，目前尚无彻底治疗的方法，但对症治疗绝不会治坏。千万不可有病乱投医，相信那些虚假的广告宣传，使自己经济上、肉体上受到不应有的损失。有了皮肤病还是应到正规医院，找受过专门训练的皮肤科医生去治疗为好。同时也呼吁我们皮肤科医生，应努力钻研业务，加强学习责任心，以认真负责的态度去对待每一个就诊病人，进一步提高治疗效果，解除病人的痛苦。

中医治疗大面积烧伤的体会

（1971 年张志礼在西北医疗队讲义节选）

中医学把烧伤叫做"烫火伤"。古代文献记载有小面积烫伤的治疗方法，而且以外治为主。现就本人参加抢救大面积烧伤治疗工作谈几点体会，供同志们研究讨论。

一、治疗方法

（一）休克期

大面积烧伤病人是在短时间内遭受外界烈火烧身，使皮肤灼伤，大量的津液水分丢失，热毒内攻脏腑，气血两伤，故在伤后 48 小时内，临床上表现为体倦、口渴、气短、脉来虚弱，甚则表现精神萎靡、呼吸短促、出汗、手足厥逆或精神恍惚烦躁、汗出喘息、脉微欲绝等症状。此乃热伤元气、阴液大耗、阳气暴脱、阴阳两虚之征，此为休克期，故在治疗时宜益气生津、回阳护阴。因此，建议可以人参三钱、麦冬三钱、五味子三钱益气养阴生津，以白茅根一两、生地一两、天花粉五钱凉血解毒，生津利尿；若发生阳气暴脱、严重休克时，宜单用人参四钱、附子三钱急煎灌入来回阳益气救脱。

（二）抗感染期

由于烧伤，创面体液的渗出，组织水肿，坏死组织残留，机体抵抗力减弱，所以自伤后开始，直到创面愈合为止，时刻均有感染的可能。因此，在休克期过后，紧接着最重要的任务就是抗感染，防止并发症的产生。此期除了采取早期切痂植皮、大量应用抗生素等措施外，同时配合中医辨证论治。

1. 病人临床上表现为高热、自汗、口渴思冷饮、烦躁，舌质红绛而干、唇焦、脉数，乃热入营分、血分之故。治疗时宜清营血解毒、泄热护阴，常用金银花一两、连翘五钱、蒲公英一两、赤芍五钱清热解毒，生地一两、牡丹皮三钱、天花粉五钱凉血泄热，玄参五钱、麦冬三钱养阴清热。

2. 若病人高热不退、大热烦躁、口大渴干呕、剧烈头痛、大汗不止、神昏谵语、甚至发斑（出血点）、舌绛唇焦、白细胞计数升高、疮面分泌物多，脉沉细而数，或浮大而数，可诊为热毒之邪侵扰气分与血分而形成"气血两燔"，也就是临床所说的合并败血症。此时宜用大量的清热解毒、凉血救阴之剂。可用犀角（现为禁用品，可用水牛角代。下同）、生石膏、知母、生地、牡丹皮、黄芩、黄连、栀子等药清热凉血，金银花、连翘、蒲公英、赤芍、地丁清热解毒，玄参、麦冬、天花粉救阴清热。

3. 病人体温被控制，口渴减，此时虽然仍有热象，但可出现不思食欲，或喜热饮食，有恶寒，有时有恶心呕吐、腹胀满等脾胃不和、阴寒证候。这主要是由于大面积烧伤后本身阳气衰微，加之热盛内侵，毒热是主要矛盾，使用的寒凉药品较多，经过治疗后毒热有所控制，而阴寒转化为主要矛盾，这在临床上常表现为外热内寒证，千万不可忽视。治疗时宜养胃阴、温胃寒、调理脾胃，用陈皮、厚朴、枳壳行气宽中，藿香、砂仁、干姜温中散寒、和胃止呕，白术、茯苓、白扁豆、鸡内金健脾开胃，石斛、麦冬、天花粉养胃阴、生津液。如果在此时期仍有轻度热邪，可少佐清热解毒药物，如金银花、蒲公英清热解毒。

4. 大面积烧伤常合并肝损害，临床上常出现肝功能不正常，严重者常可出现黄疸。

（三）恢复期

此期创面感染基本控制，开始修复或大部愈合，热象已不明显，白细胞、体温接近正常范围或稍偏高，全身情况及脾胃功能均好转。治疗则宜补益气血，生长肌肉，常用药物有黄芪、当归、党参、白术、茯苓、川芎、熟地（胃口不好时不用)、白芍、甘草等药。用补药时最好加入理气药、活血药，如陈皮、枳壳、丹参、赤芍、桃仁等收效更好。此外，若一般情况好，只是创面肉芽生长较慢，或颜色暗淡时，可加入少量肉桂，温血养气(用肉桂面五分冲服)。若温补过程中出现热象时，如口苦、舌苔黄等，应仔细辨证，认真处理，预防合并症产生。

二、几点体会

1. 治疗大面积烧伤采用中西医结合治疗能够取得较好的疗效，中西药物二者不可偏废，亦不可机械地分家，应采取互相协作、密切配合的办法，可以取得满意效果。

2. 中医学强调人体的完整统一性，故于治疗过程中，一定要考虑到病人的全身情况，即正气的盛衰、邪气的虚实，恰如其分地采用"扶正祛邪"和"祛邪扶正"的辨证法则，掌握好"正虚邪实不可攻、正实邪微不可补"的方法。此外，目前中医治疗尚以复方配伍为主，在具体治疗中一定要掌握好方剂配伍的原则。

3. 大面积烧伤时，人体内所受的影响较大，各个脏腑都可以出现变化和并发症，在治疗过程中就必须密切观察病人的变化，随时根据辨证灵活地加减化裁方药，如在补虚的时候，常出现一些虚火上炎，如口苦、舌苔黄等症状时，就必须认清是虚、是实，采取补药中少佐寒凉药品，以达补虚而不致引起内热。千万不可一见有点热象就大施寒凉泻火之品，而虚其虚。又如在烧伤后期，由于各种因素，又可出现食欲不振、呕吐，虽然还存在一些表面热象，如身热口渴等，但这是表面现象，是真寒假热的假象，千万不可误以热证处理。一定要仔细分析，透过现象看到本质，及时投以温药，才能达到药到病除的目的。

4. 大面积烧伤病人在治疗过程中，寒热情况常可反复出现，而这些反复在临床常有相当的意义。认真找出原因，及时更正治疗原则，大胆投药，对预防并发症的产生是很有意义的。万不可拘泥常规，忽视一些寒热变化的现象。

下肢红斑结节性皮肤病的辨证论治体会

下肢红斑结节性皮肤病包括结节性红斑、硬节性红斑、结节性血管炎、结节性脂膜炎、结节性动脉周围炎、结节性静脉炎等，是一类比较常见的皮肤病，中医辨证多属于湿毒流注之"瓜藤缠"的范畴。如清代吴谦等著《医宗金鉴·外科心法要诀·湿毒流注 附瓜藤缠》记载："此证生于腿胫，流行不定，或发一二处，疮顶形似牛眼，根脚漫肿，轻则色紫，重则色黑，破溃脓水浸渍……

若绕胫而发，即名瓜藤缠，结核数枚，日久肿痛……"但是，湿毒流注所载"重则色黑，破溃脓水"这一点不同于结节性红斑，则类似于硬红斑或血管炎一类疾病。明代《证治准绳·疡医·瓜藤缠》又把瓜藤缠与湿毒流注分别加以论述，可见古人把这一类疾病，都归纳在这两个疾病中。我在临床上治疗此类疾病，多从下列几个方面入手。

一、辨证论治

（一）湿热下注，郁于血分

[主证] 此型多见于结节性红斑、结节性血管炎等急性发作期。下肢结节发红、疼痛、漫肿或关节疼痛，全身困倦乏力、口渴、便干、小便黄，舌质红，苔黄腻，脉象滑或数。

[辨证] 湿热下注，郁于血分，气血凝滞。

[治法] 清热利湿，凉血活血，软坚散结。

[处方]

白茅根 30g	板蓝根 30g	紫草根 15g	茜草根 15g
忍冬藤 30g	牡丹皮 15g	赤芍 15g	车前子 15g
川萆薢 15g	夏枯草 15g	丹参 15g	黄柏 15g
木瓜 10g	牛膝 10g		

[加减] 有关节痛时加用鸡血藤 30g、桑枝 15g。

（二）寒湿凝聚，气血瘀滞

[主证] 此型多见于体虚，气血不足之硬红斑、结节性静脉炎的患者。下肢结节紫暗或暗红，结节反复发作、经久不消，关节酸痛，遇寒冷加重，手足厥冷，舌质淡或有齿痕，脉沉细缓。

[辨证] 寒湿凝聚，阻隔经脉，气血瘀滞。

[治法] 健脾燥湿，活血化瘀，软坚散结。

[处方]

苍术 10g	白术 10g	薏苡仁 30g	桂枝 10g
秦艽 10g	茯苓 10g	鸡血藤 30g	红花 10g
丹参 10g	木瓜 10g	当归 10g	夏枯草 15g
牡蛎 15g	黄芪 10g		

（三）脾肾不足，气血瘀滞

[主证] 此型多见于硬红斑破溃、血管炎破溃等。下肢红斑紫暗，或有出血斑、自觉疼痛，或结节破溃、流溢清稀津水，缠绵不尽，有时午后低热不退，舌质淡，脉细数。

[辨证] 脾肾两虚，气血瘀滞。

[治法] 健脾益肾，活血软坚。

[处方]

黄芪 10g	白术 10g	女贞子 15g	菟丝子 10g

| 丹参 15g | 鸡血藤 15g | 牡蛎 15g | 茯苓 10g |
| 薏苡仁 15g | 夏枯草 15g | 木瓜 10g | 牛膝 10g |

二、体会

西医学认为,下肢红斑结节性皮肤病的病因不同,其诊断亦不相同,但临床表现多有相似之处。中医学认为,其症状有相似之处,都有气血瘀滞的外在表现,然其本则不同,但概括起来不外乎寒热虚实。第一种证型多为疾病初起或急性发作,如结节性红斑、急性血管炎等,多红肿明显、疼痛明显,或伴有发热,此时多为实证,治宜清热利湿、凉血活血为主;第二种证型多为体虚、卫外不固、寒湿之邪凝聚,如硬结性红斑、结节性静脉炎等,故治疗宜健脾益气燥湿、温经散寒,正气得复,邪气可去;第三种证型多见于疾病后期,缠绵不尽,或破溃久不收敛,如硬结性红斑、复发性血管炎、坏死性血管炎等,为脾肾两虚,脾为后天之本,肾为先天之本,故补益脾肾、固摄元气,正气得复,邪自可除。中医药治疗疾病最重要的是辨证施治,这几种病虽然由不同病因所引起,但只要抓住它们的主要矛盾,既要从病因上去论治,又必须从它表现出来的主证"气血瘀滞"着手,用活血化瘀、软坚散结的方法,这样标本同治,才能收到良好效果。此外,在疾病发展的不同阶段,应随证应变,不可拘泥于一法,否则会延误病情。

老年皮肤病的中西医结合治疗与防治

随着人民生活水平的不断提高,卫生保健事业的逐步完善,人类寿命也逐渐延长,老年性疾病也日益增多。老年皮肤病是老年病学中的一个组成部分。皮肤与皮肤附属器官的变化与年龄有密切关系。老年皮肤病的发生也与皮肤的老化有着很重要的关系。皮肤老化的速度和人的生活环境、营养状况、职业、遗传体质、内分泌等很多因素有关。我们从门诊患者就诊率来看,60岁以上的病人明显较过去多,所以对老年皮肤病的防治应引起重视。

一、中医学对老年医学和老年病的认识

中医古籍对老年医学和老年病的记载有着悠久的历史和丰富的内容,不仅对老化的认识及养生的方法有独到之处,而且对老年病的防治也有一套传统的方法。如《素问•上古天真论》记载:"女子七岁,肾气盛,齿更发长……五七,阳明脉衰,面始焦,发始堕。六七,三阳脉衰于上,面皆焦,发始白……""丈夫八岁,肾气实,发长齿更……五八,肾气衰,发堕齿槁。六八,阳气衰竭于上,面焦,发鬓颁白。七八,肝气衰,筋不能动,天癸竭,精少,肾脏衰,形体

皆极。"由此可知,古人早已认识到人的老化过程。当然由于社会的发展,人的生活条件、物质条件及卫生保健事业的发展,使人的老化过程有所延长。

对于养生抗衰老方面,古人也有一些经验,如"上古有真人者,提挈天地,把握阴阳,呼吸精气,独立守神,肌肉若一,故能寿敝天地,无有终时……";又"有贤人者,法则天地,象似日月,辩列星辰,逆从阴阳,分别四时……亦可使益寿而有极时"。从这些记载可知,古人早已认识到,生活调理得当,可延长衰老、防止老化。反之亦有记载:"以酒为浆,以妄为常……不知持满,不时御神,务快其心,逆于生乐,起居无节,故半百而衰也。"古代医家叶天士认为,机体的衰老多与阴阳脉衰、下元虚损有关,所以他主张防治老年疾病应以自身调养为主、药物治疗为辅。总的说来,老年病虚多五脏衰惫,调补以脾胃为主;积多气血瘀滞,用药以疏通为贵;病多虚实夹杂,治宜攻补相配。防治老年皮肤病亦应以整体调理出发,通过人与自然的关系进行调理,不可妄施攻伐,重投寒凉,应以保养肾精、以固其根,强健脏腑、以益其元,调摄阴阳、以强其用。更应告诫患者在日常生活中注意节饮食、强脾胃、和喜怒、慎起居、顺四时、适寒暑,这样对于防治老年皮肤病大有益处。

二、老年皮肤的特点

老年人皮肤病的范围很广,在了解老年人皮肤病之前,必须知道老年人皮肤的特点,才能知道什么是生理特征、哪些是皮肤病理变化。老年人皮肤有以下特点:

1. 皮肤老化,表皮变薄,真皮也萎缩,其中以弹力纤维的变化较大,因此弹性很差,皮肤的沟纹比较深,有明显或大的皱纹,如面部表现为放射状的沟纹。

2. 老年人皮肤常出现干燥、光泽消失、色素加深、松弛、皱纹多。有时出现龟裂,或表面有糠秕状脱屑。皮肤上的毛孔也变得开大,特别是露出部位尤为明显。

3. 由于老年人皮肤色素沉着,皮肤的颜色也加深。

4. 皮肤血管随年龄增长而减少,毛细血管管壁变薄、脆性增加,因而可出现不同程度的毛细血管扩张、紫癜及毛细血管瘤等病变。

5. 皮下脂肪萎缩,汗腺萎缩,小汗腺分布的范围、数量和功能均减少,使皮脂和汗液分泌减少,再加上皮肤干燥,因此,老年人皮肤对碱的中和能力降低,容易引起皮肤瘙痒症和慢性皮肤炎症。

6. 老年人的毛发生长周期缩短,再生能力降低。头发灰白是年老的标记,毛发固着力也较差。

7. 老年人指甲也有改变,甲板变薄,失去正常光泽而呈混浊。表面有纵嵴，可以变弯曲而形成钩状甲。

总之，随着老年皮肤结构的改变，可引起一系列功能的改变，老年人皮肤的屏障功能、抵御感染的能力、创伤修复的能力、细胞免疫功能及炎症反应均减低，皮肤感觉也减退，体温调节也较差，从而容易引起相应的疾病。

三、老年人常见皮肤病的病因病机、辨证治疗(节选)

(一)老年性皮肤瘙痒症

老年人患此病者甚为普遍。瘙痒症的特点是在没有任何原发性皮肤损害的情况下，自己感觉皮肤瘙痒，搔抓后在皮肤上残留很多抓痕、血痂和色素沉着斑等继发性损害，中医称为"痒风""瘾疹"。有不少患者用指甲搔不能解痒，借助于"老头乐"、木梳甚至铁器搔刮止痒，引起皮肤极度肥厚，抓痕血痂累累。患病日久，一年到头持续瘙痒，寝食不安，痛苦不堪，甚至"痒"不欲生。所以说，老年性皮肤瘙痒症不是一种无足轻重的疾病，它严重地影响老人们的生活和健康，值得高度重视和积极防治。

1. 病因病机　引起老年性皮肤瘙痒症的原因可能是多方面的。老年人皮肤干燥，皮脂减少，缺乏弹性，容易遭受外界刺激而致病，这是主要原因。为此，有人称之为"老年性干性皮肤瘙痒症"。除皮肤干燥外，过多的洗涤，或加上维生素摄入与利用不好，或神经精神活动的变化等等，也都是重要因素。尤其是冬春季节，气候干燥，更为好发。另外，还有其他原因，如来自体外的化学物质、灰尘、动物及人造纤维、细菌、真菌、虱蚤昆虫叮咬等也是引起全身或局部瘙痒的常见原因。再如，有些系统性疾病也可伴有皮肤瘙痒。这方面常见的如糖尿病、慢性肾病、缺铁性贫血、胆汁性肝硬化、白血病和某些肿瘤及肠寄生虫病等。所以，如果老年人突然发生皮肤瘙痒时，应予以警惕，及时就医诊断，加以鉴别。

2. 治疗　对于老年性皮肤瘙痒症的治疗，西医至今尚无较好的治疗方法，主要是对症处理，给一些维生素类药物，局部用一些止痒润肤药水或药膏。

中医学认为，血虚风燥、肌肤失养，或风湿蕴于肌肤不能宣泄是瘙痒症的发病原因，治宜养血祛风、除湿安神。

方药：当归 9g　　川芎 6g　　白芍 9g　　熟地 9g
　　　鸡血藤 9g　何首乌 6g　防风 9g　　荆芥 9g
　　　五味子 9g　酸枣仁 9g　柏子仁 9g　甘草 6g
　　　薏苡仁 15g

阴囊瘙痒症和女阴瘙痒症多以湿热下注论治，选用龙胆泻肝汤内服，局部以蛇床子水剂坐浴。

熏洗方：苦参、蛇床子、地肤子、百部、威灵仙、防风、野菊花各 20g，加水

2 000～3 000ml，煎后熏洗或泡浴，有很好的止痒效果。

针灸治疗：针刺选合谷、曲池、血海、委中、足三里、三阴交；耳针选肺、肾上腺、皮质下、神门等穴位，有镇静止痒之效。

另外，矿泉浴、糠浴、淀粉浴也都有肯定的止痒效果，方法是将谷糠或淀粉装在纱布缝制的袋内，加水煎沸 30 分钟，趁热熏洗或泡浴。也可持糠袋或淀粉袋擦洗患处，但水温不宜过高。

（二）老年细菌感染性皮肤病

老年细菌感染性皮肤病较多见的是慢性脓疱病、臁疮、毛囊炎、疔病肿毒等。因老年人抵抗力低，如果卫生条件不佳、不注意皮肤清洁，则易患此类皮肤病。

1. 辨证治疗　中医学认为此属湿热内蕴，兼感毒邪所致，治宜清热解毒利湿，佐以扶正，以解毒清热汤加减。

方药：金银花 10g　连翘 6g　蒲公英 10g　野菊花 10g

大青叶 10g　黄芪 6g　赤芍 6g　　六一散 10g（包煎）

加减：大便燥结伴食滞者加焦槟榔、熟大黄、枳壳或焦三仙；口舌生疮者加黄连、栀子；小便短赤者加灯心草、淡竹叶。

或用五味消毒饮：紫背天葵、紫花地丁、金银花、野菊花、蒲公英。

若全身症状明显、高热者，可配合西药抗生素治疗。

2. 局部治疗

（1）若脓性分泌物较多，可先用黄柏、生地榆煎水外洗；或者 0.1% 利凡诺（乳酸依沙吖啶），1∶8 000 高锰酸钾溶液外洗。

（2）外用 2% 甲紫溶液或脓痂疹糊膏或新霉素、红霉素、卡那霉素等抗生素软膏或青黛散。

（3）丹毒可用如意金黄散适量，用鲜马齿苋或鲜绿豆芽菜捣烂，调敷患处，每日更换 2～3 次。

（三）大疱性皮肤病

老年人多见的是大疱性类天疱疮，多发生于 60～70 岁的老人，皮损为张力性大疱，疱壁紧张，好发生在皱褶部位及四肢。中医认为本病证属心火脾湿、蕴毒不化，故治疗以清心凉血、解毒除湿，佐以养阴益气。药用沙参、麦冬、莲子心、生栀子、白茅根、生地、牡丹皮、薏苡仁、车前子、泽泻、金银花、草河车、白术、茯苓、白鲜皮等，同时可给予高蛋白饮食及补充维生素等支持疗法。

局部可用青黛散（青黛 100g、石膏 200g、滑石 200g、黄柏 100g，各研细末，和匀）。渗出多者，用青黛散加煅海螵蛸粉、煅牡蛎粉等份，在患处先用麻油湿润后，干扑或麻油调搽，每日 4～5 次。亦可用 2% 氯霉素氧化锌油膏外用。

（四）皮肤癌

最常见的皮肤癌是鳞状细胞癌及基底细胞癌，中医古籍中对此病虽有记载，但无特效的治疗方法，故一旦确诊，仍以手术切除，或用放射治疗、激光治疗、冷冻治疗之方法为主，尽早治疗。中医可给予扶正祛邪、健脾益肾的中药辅助治疗，切不可延误病情。

（五）老年湿疹

特别是慢性湿疹，多见于下肢或手背。下肢慢性湿疹多并发下肢静脉曲张，有时还可有下肢溃疡，除用弹力绷带改善下肢局部循环外，可服用健脾除湿、活血化瘀的中药，如白术、茯苓、苍术、薏苡仁、车前子、泽泻、丹参、红花、鸡血藤、当归、木瓜、牛膝等为主，体弱者可加用党参、黄芪。对于有下肢溃疡久不收口者，可用三棱针点刺溃疡边缘，采用引血疗法，放去瘀血后，外敷化腐生肌药膏、湿疹外用药（可参考成人湿疹治法），应避免刺激，以消炎、止痒为主。

四、老年皮肤的护养与皮肤病的预防

老年人的生理变化所导致的皮肤老化是不可避免的。但是，我们可以努力采取一些保养、维护措施，推迟或减轻其皮肤的老化，可以防止和减少一些皮肤病的发生，维护皮肤健康和一定的青春活力。

1. 首先应该注意维护身体的健康，没有健康的身体，就很难有健康的皮肤。及时防治一些慢性病，维护身体的健康乃是保养皮肤的首要任务。如有的老年人患有失眠、神经症，有的患慢性消化道疾病，睡不好、吃不好、消化不良，甚至患胃病、肝病，这些病症都会影响到皮肤，呈现疲劳倦怠的容貌，或使皮肤枯萎发黄。有些慢性肾病、糖尿病或结核，也可使面色㿠白、晦暗或黧黑。因此应注意及时治疗这些慢性病或其他系统疾病。

2. 坚持锻炼身体。运动是预防和治疗老年皮肤血管疾病的重要方法之一。长期坚持适量运动，对全身的组织器官都有好处。运动不但能防治心血管疾病，也可增加皮肤的血液循环，使皮肤血管老化推迟，有利于防治皮肤血管疾病。积极参加一些适合老年人的体育锻炼，如打太极拳、跳老年迪斯科舞、慢跑、散步及定期做皮肤按摩等，都可改善皮肤的供血及营养，增加皮肤的活力，对防止皮肤的过早老化大有益处。由于过度暴晒可促使皮肤老化，而且也是老年人发生皮肤癌的重要因素之一，夏日锻炼宜在上午9点以前或下午3点以后，并选择空气清新，有树木花草和溪水、河湖之处。

3. 饮食有节，不可过量，少吃鱼、虾、蟹等食物。饮食宜清淡，多吃些牛奶、蛋类、瘦肉及豆制品等（含有丰富的蛋白质），以及一些富含维生素的新鲜蔬菜和水果。应结合自己的具体情况及爱好，多吃些这类食品。到了冬季，也可以适当吃些维生素C、维生素A、维生素E类及复合维生素B类药物，以补充摄入的不足。

4. 调理肠胃，经常保持大便通畅，注意保证饮水供给，促进体内代谢产物随尿液排出体外。

5. 保护皮肤更为直接的是要注意皮肤卫生，要经常保持皮肤的清洁、干燥及通风，定期洗澡（但不宜过勤，水温不宜过高）。注意老年人的生活环境，居室要求明亮、卫生、简洁、舒适，宜选择朝南方位、光照充足为好，使老年人感到冬暖夏凉。老年人的衣着不宜过瘦过小，以宽松些为好。衣服的质料以棉、麻、丝绸的较好。合成纤维的多不吸水、透气性差，不宜贴着身体作内衣裤穿着。有的还有一定的刺激性，会使个别人产生皮肤过敏反应及皮炎。洗澡不宜过勤，冬季一般1周1次即可，夏天出汗多，可多洗些。洗时宜用中性肥皂或市售的各种香波，避免使用碱性太大的劣质肥皂。洗时水温也不宜过高，洗涤时间也不宜过长。洗后可用护肤霜之类的滋润保护剂，外用以滋润皮肤，避免产生浴后皮肤瘙痒，对干燥的皮肤也有一定保护作用。老人留长发的应注意头皮的卫生。有头皮瘙痒、头屑多或其他头皮的异常变化时，应及早去医院检查，不宜过度搔抓或用硬密的梳子梳头。每晚应坚持用较热的水洗脚或浸泡，以改善外周血液循环，还要预防足癣的发生。

6. 要及时治疗某些皮肤初患的"小病"，以防微杜渐，避免发生较为严重的后果。患瘙痒性皮肤病应及时就医，在皮肤科医师指导下治疗，不可滥用药物，不宜强力搔抓或热水烫洗。

7. 某些皮肤的黑痣忽然增大、加黑、自觉疼痒，或四周出现小黑点或痛痒出血，或是某些皮肤角化赘生物突然增大或有痒痛感等，可能是产生了黑色素瘤或皮肤癌的早期改变，诸如此类，都应及时去医院检查，以免延误病情，产生不良后果。

8. 注意劳逸结合，生活要有规律，不要过度操劳。注意调节中枢神经系统的功能紊乱，适当延长睡眠时间。应禁烟，勿酗酒。

9. 精神方面力求心胸开阔、豁达、舒畅，努力进行精神修养方面的锻炼，正确对待疾病和一些环境、地位的变化，加强自我调适，避免气急恼怒等，也要注意及时克服消极抑郁等不良情绪，树立积极的乐观主义精神，保持身心健康，祛病延年。

10. 在防护皮肤上保持适宜的体温，这也是重要的养护措施。老年人的体温不宜过高，可采取诸如外界气温的调节、刺激饮食的节制等以降低体温的措施，不仅有利于皮肤之养护，而且可以延长老人的身体健康与寿命。

第四章　特色外治　传承创新

　　赵炳南先生是我国著名的中医皮外科泰斗，在广泛汲取前人经验的基础上，结合多年的临床实践，研发了独具特色的中医外治疗法，包括黑布药膏疗法、拔膏疗法、熏药疗法、引血疗法等，并创立了中医皮肤科疾病辨证论治体系和诸多疗效显著的经验方，一直在临床上广泛应用。张志礼早年师从于赵炳南先生，他谦逊好学，勤学苦练，深得老师的真传。先生把行医 65 年的经验和珍藏的资料毫无保留地贡献出来，师徒共同研究探讨，合作著书立说，整理出版了《赵炳南临床经验集》《简明中医皮肤病学》，成为当代中医皮肤科学的扛鼎之作。

　　张志礼被誉为我国中西医结合皮肤性病科学的首创者和开拓者之一。他毕业于"西北医学院"，早年曾从师德高望重的刘蔚同，西医功底非常扎实。在近半个世纪的悬壶生涯中，他博览群书，刻苦钻研，勇于创新，提倡中西医互相学习，取长补短，优势互补，致力于中西医理论和技术的有机结合，创新应用了中药热罨包、邮票贴敷等技法，具有良好的治疗效果。

　　本章主要阐述赵炳南先生的黑布药膏疗法、拔膏疗法、熏药疗法、引血疗法和张志礼传承创新的中药热罨包疗法、邮票贴敷疗法等特色疗法。

黑布药膏疗法

（一）概念

　　黑布药膏是我国著名的中医皮外科泰斗赵炳南医生在行医过程中收集到的一个有效的祖传秘方，用以治疗"背痈""疖肿"等化脓性疾病。本疗法是把黑布药膏外敷患处，借助老黑醋的软坚解毒和破瘀攻毒，配合五倍子的收敛解毒及冰片的镇痛止痒解毒，蜈蚣破瘀散结、以毒攻毒的作用，达到破瘀软坚、解毒、镇痛的功效。其特点是：无论皮损的面积多大，即或是很深的疮面治愈后瘢痕都很小。

（二）药物组成

　　老黑醋五斤，五倍子一斤十二两，金头蜈蚣十条，蜂蜜六两，梅花冰片一钱。

制法：将黑醋放于砂锅内煎开 30 分钟，再加蜂蜜煮沸，然后用铁筛将五倍子粉慢慢均匀筛入，边撒边按同一方向搅拌，撒完后改用文火煎成膏状离火，最后兑入蜈蚣面和梅花冰片粉搅拌均匀即可，制成的黑布药膏质地黑润有光泽。本品需储存在瓷罐或玻璃罐中备用（勿用金属器皿储存）。

（三）功效

活血软坚，解毒止痛。

（四）操作方法

患处清洁后，将黑布药膏厚敷（约 2～3mm）于皮损处，然后用干净的黑布或厚布覆盖，胶布粘贴或敷料包扎。每 2～7 天换药 1 次，换药前用茶水清洁皮肤。在临床上，常用黑布药膏与复方化毒膏各半混合均匀后外涂。对于化脓性皮肤病可每日换药 1 次。

（五）适应证

1．慢性肥厚、增生性皮肤病，如瘢痕疙瘩、皮肤淀粉样变、慢性皮炎、乳头状皮炎等。

2．疖、痈、毛囊炎等。

3．真菌性皮肤病，如角化过度型手足癣等。

（六）注意事项

1．黑布药膏需储存在瓷罐或玻璃罐内，涂药时不可用金属器械。

2．外敷黑布药膏后应注意有无刺激或过敏反应，一般需观察 72 小时，若发生刺激或过敏反应必须及时停药。

3．在使用过程中，往往病人求治心切，每日换药 1～2 次，结果反而较差。应根据病情和患者耐受情况，隔 2～3 天或较长时间（如 1 周）换药 1 次，如在秋冬等气候凉爽、干燥的季节，可 3～7 天换药 1 次。由于药膏干硬后与皮肤粘连更为紧密，使肥厚增生、苔藓化皮损出现成层的剥脱，效果会好一些。

（七）操作要点

1．涂药厚度视皮损肥厚程度而定，皮损越厚涂药越厚。

2．敷药时间视皮损肥厚程度及反应情况而定。若局部皮疹无不良反应，则皮损越厚敷药时间应越长，如慢性皮炎可 3 天换药 1 次，瘢痕疙瘩可 3～7 天换药 1 次。

（八）禁忌证

1．急性皮肤炎症和亚急性皮肤损害禁用。

2．糜烂、渗出、溃疡皮损禁用。

3．孕妇慎用。

4．皮肤薄嫩者、皱褶部位处的皮损慎用或禁用。

5．对该药成分过敏者禁用。

(九)传承研究

北京中医医院皮肤科于 2009 年承担了北京市财政局关于"赵炳南中医外治特色疗法的应用研究"的课题,对黑布药膏治疗瘢痕疙瘩进行的初步临床研究显示,黑布药膏对瘢痕疙瘩有一定疗效,与治疗时间呈正相关,即坚持治疗时间越长则疗效越好;对于皮损瘙痒和疼痛感觉的缓解效果明显,在应用黑布药膏治疗 2 周左右症状均有减轻,部分病例症状完全消退;瘢痕疙瘩颜色的改善效果优于其硬度和体积的变化。需要指出的是,在研究过程中,部分患者用药时出现刺激和过敏反应,出现时间在用药 1～7 天左右,其表现为瘙痒加重,局部红斑、丘疹,严重者形成水疱,停用或对症处理后可缓解,这与药物本身的作用和瘢痕疙瘩的异常组织结构有关,应与患者及时沟通,指导正确用药,以获得满意的效果。

此外,开展了黑布药膏在瘢痕疙瘩治疗的具体应用和黑布药膏的实验研究。《黑布药膏对兔耳瘢痕疙瘩模型瘢痕增生指数及成纤维细胞数密度和胶原纤维面密度的影响》一文发表于 2010 年的《中国中医基础医学杂志》。研究显示,黑布药膏可以明显减小兔耳瘢痕增生指数、成纤维细胞数密度及胶原纤维面积密度,故证实黑布药膏可以有效抑制皮肤瘢痕。

拔 膏 疗 法

(一)概念

拔膏疗法是赵炳南医生根据临床的实际需要,吸取了前人的经验,不断摸索,不断改进,逐渐形成的一种独特疗法。本疗法是将拔膏(包括黑色拔膏棍、脱色拔膏棍及稀释拔膏)温热后外贴皮损的一种治疗方法。拔膏的药物组成和剂型源于古代的黑膏药,但有不同。其特点是使用方便,易于保存,价格低廉,疗效较好。拔膏除具有一般黑膏药的功效外,还有如下特点:

1. 由于制成棍状,故可根据皮损的大小和形状,临证随意摊涂,并可有热滴、蘸烙等多种方法,因而使用灵活。

2. 由于拔膏可熔化后根据需要加入其他药物,因而针对性更强,可使疗效大大增加。

3. 拔膏有黑色及脱色等不同颜色,因此特别适合于皮肤科外用药的需要。如脱色拔膏棍用于面部等暴露部位就比传统黑膏药易为患者接受。

(二)药物组成及制法(详见常用外用代表方剂)

(三)功效

总的功效是杀虫、除湿、止痒、软化浸润、拔毒消肿、通经止痛和破瘀软坚。黑色拔膏棍作用较强;脱色拔膏棍作用与之相同,因脱去黑色,外贴时比较美观；稀释拔膏作用缓和。

（四）操作方法

1. 摊贴法 取略大于皮损的干净厚布一块，将已熔化的拔膏摊于布上，约1～2枚5分硬币厚，面积略小于皮损面，然后热贴于患处。

2. 滴药法 用胶布保护正常皮肤，将黑色拔膏棍一端在火上烧熔成滴，然后直接滴于皮肤面，至布满为止。

3. 蘸烙法 用胶布保护正常皮肤，将黑色拔膏棍加热软化，并捏成截面与皮损面相同，然后将截面在火上加热，随即快速用截面对准患处一烙即起。

4. 加药法 将拔膏放入小铁碗中，然后将此碗放入沸水中（水浴），待碗内拔膏完全融化，随即兑入遇热性质稳定的药物。若属遇热不稳定的药物则需待凉至半凝状态再兑入。

使用方法：将拔膏加温外贴患处，一般3～5天更换1次，清拭时需要用植物油或挥发性油类才能擦净。

（五）适应证

1. 皮肤浸润、肥厚、增生性病变类，如慢性湿疹皮炎、局限性慢性单纯性苔藓、瘢痕疙瘩、盘状红斑狼疮、乳头状皮炎、穿掘性毛囊炎、结节性痒疹、皮肤淀粉样变等。

2. 皮肤角化性病变类，如胼胝、鸡眼、寻常疣、跖疣、老年疣、角化过度型手足癣、甲癣、皮角、掌跖角化病等。

3. 皮肤干燥皲裂性病变类，如手足皲裂等。

4. 皮肤湿热毒类，如多发性毛囊炎、疖肿、须疮、聚合性痤疮、鼻赘期酒渣鼻、掌跖脓疱病、带状疱疹后遗神经痛等。

5. 其他，如斑秃、睑黄疣、白癜风、黄褐斑、局限性硬皮病等。

（六）注意事项

1. 拔膏疗法是将药物加热后摊涂于皮损处，应注意避免温度过高而导致皮肤烫伤。

2. 拔膏的药物组成中含有毒性的药物，因此在治疗中应避免较大面积和较长时间使用。

（七）操作要点

1. 摊涂厚度约5分硬币厚，依据皮损角化肥厚程度而定，皮损角化肥厚越明显，摊涂越厚。

2. 摊涂方法

（1）黑色拔膏棍直接在火上烤，待熔化欲滴时摊涂于厚布上。

（2）脱色拔膏棍需在热水中（80～90℃）浸软，待软化后迅速将水拭净，即刻用手捏成要求的大小与厚度，再摊于布上。

（3）稀释拔膏放在温暖处约 5 分钟,然后用竹板取药摊涂在布上。

（八）禁忌证

1. 对该药成分过敏者禁用。

2. 糜烂、渗出皮损禁用。

3. 严重内分泌、心血管、血液、肝肾等系统疾病以及免疫功能低下者禁用。

4. 小儿、孕妇及哺乳期妇女禁用。

5. 皮损分布于皱褶部位,如外阴、肛周等处禁用。

（九）传承研究

黑色拔膏棍治疗瘢痕疙瘩是赵炳南医生的特色疗法之一。其破瘀软坚之功,使久聚之结块渐消缓散,方中不乏虫类药物,攻毒逐邪之力峻猛,使顽疾得愈。临证使用时,要注意药物的毒性和刺激作用,避免应用于破损的疮面。如天气转热,不宜长时间敷药时,可适当缩短用药时间,贵在坚持,可获良效。

北京中医医院对拔膏疗法开展了进一步研究,应用黑色拔膏棍治疗瘢痕疙瘩、慢性单纯性苔藓、慢性湿疹、寻常疣和跖疣、甲癣,取得了一定效果。结果显示,92 例局限性慢性单纯性苔藓、慢性局限性湿疹组总有效率为 84.8%,其中,皮损改善总有效率为 73.9%,瘙痒改善总有效率为 70.7%;69 例寻常疣、跖疣组总有效率 59.4%。说明黑色拔膏棍治疗局限性慢性单纯性苔藓、慢性局限性湿疹、寻常疣、跖疣有较好的疗效,个别患者出现局部瘙痒、红斑、水疱,应加以注意。《赵氏拔膏疗法治疗增生性皮肤病的临床观察》一文发表于 2016 年的《中华中医药杂志》。

熏 药 疗 法

（一）概念

熏药疗法是我国劳动人民在长期临床实践中,在灸法的基础上发展起来的治疗外科、皮肤科疾病的一种外治法,是在群众中流传用桑枝、谷糠、草纸等各种中药配方点燃后烟熏治疗疾病的方法。赵炳南医生在早年行医时,曾看到一位老太太用草纸熏治顽癣(相当于慢性单纯性苔藓)疗效很好,引起他的注意,在古中医书中也有不少类似这方面的记载,于是,赵老加以总结完善,在临床上应用了这一独特的疗法。

熏药疗法是使熏药(多用药卷,也可用药粉、药饼、药丸等)缓慢地进行不全燃烧,利用其所产生的烟雾熏治皮损的方法。本疗法是用中药碾压成粗末,制成纸卷或药香,亦可直接撒在炭火上,点燃后用烟熏,是中医独特疗法之一。其温热作用可疏通气血,温经回阳;药烟的烟油可杀虫止痒,润肤软坚。临床上多用于慢性肥厚性皮损,有消炎止痒、软化浸润、促进炎症吸收之效。

用温热药物组成的熏药有回阳生肌、促进溃疡愈合的作用，多用于慢性溃疡、久不收口的阴疮寒证、久不愈合的手术后窦道等。

（二）药物组成（详见常用外用代表方剂）

1．癣症熏药方　苍术、黄柏、苦参、防风、大风子、白鲜皮、松香、鹤虱草、五倍子。

2．子油熏药方　大风子、地肤子、蓖麻子、蛇床子、蕲艾、苏子、苦杏仁、银杏、苦参子。

3．回阳熏药方　肉桂、炮姜、人参芦、川芎、当归、白芥子、蕲艾、白蔹、黄芪。

（三）功效

癣症熏药方：除湿祛风，杀虫止痒，软化浸润。

子油熏药方：软坚润肤，杀虫止痒。

回阳熏药方：回阳生肌，助气养血。

（四）操作方法

1．制法　熏药的制作方法是将药物共研成粗末，用较厚草纸卷药末成纸卷备用。

2．用法

（1）熏药卷法：将药卷一端点燃，用其所产生的药烟对准皮损面，距离一般以患者感觉温热而舒服为度（约15cm）。每次15～30分钟，每日1～2次。熏毕，需将药卷燃端压灭。

（2）其他熏药法：直接用粗药末撒在炭火盆上燃烧发烟而熏患处，对准皮损熏用，距离适当，温度以病人能够耐受为宜。每日1～2次，每次15～30分钟。

（五）适应证

1．癣症熏药方：适用于慢性单纯性苔藓、慢性湿疹、皮肤淀粉样变、结节性痒疹，以及其他慢性、肥厚性、瘙痒性皮肤病。

2．子油熏药方：适用于银屑病、鱼鳞病、皮肤淀粉样变等。

3．回阳熏药方：适用于久不收口的阴疮寒证，如顽固性瘘管、顽固性溃疡、结核性溃疡等。

（六）注意事项

1．对慢性、顽固性皮损的治疗需要有信心，坚持治疗，避免半途而废，影响疗效。

2．熏药完毕后，必须将熏药熄灭，以防引起火灾。

3．皮损粗糙肥厚者，熏药时宜浓烟高温，一般50～70℃为宜，但应注意避免烧烫伤。

4. 熏药完毕后,在皮损的表面往往有一层油脂(烟油),不要立即擦掉,保持时间越久,疗效越好。

5. 夏季熏治时应注意避免温度过高,以免引起不适,并应通风换气。

(七)操作要点

1. 熏药时,为使药烟充分作用于患处,可用铁漏斗或厚纸筒把熏药罩住,使烟从漏斗或纸筒口冒出,并直接对准患处。

2. 皮损越粗糙肥厚者,熏药距离应越近,这样可增加疗效,但应避免发生烫伤。其方法是随时观察患者反应,以患处感觉温热且舒适为度,不能有疼痛感。一般不应超过50~70℃,以免引起烧伤。

(八)禁忌证

1. 急性炎症性皮肤病和亚急性皮肤损害禁用。

2. 严重高血压、心脏病、哮喘和体质虚弱、高龄患者慎用或禁用。

3. 孕妇禁用。

4. 不习惯闻烟味者,宜慎用或禁用。

引 血 疗 法

(一)概念

引血疗法又称刺血、刺络,是根据"血实宜决之""宛陈则除之""其受邪气,蓄则肿热,砭射之也"的治疗原则而直接针刺于络脉使之出血,达到通其经脉、调其气血的一种外治法。

赵炳南先生早年行医时采用此疗法治疗丹毒、急性淋巴管炎、下肢静脉曲张、带状疱疹等时毒瘀血壅盛的实证。晚年独用于本属阴证、虚证、寒证的锁口疮(慢性下肢溃疡)。

锁口疮是由于湿热下注,经络阻隔,气血凝滞,脉道不通,日久耗气伤阴,营卫失和,肌肤失养所致。因此气滞、寒凝、血瘀的存在为溃疡经久不愈的主要原因,引血疗法刺其局部郁积之留血,以"通其经脉,调其气血",激活慢性溃疡的僵化状态,变静为动,变瘀为通,达到"经脉流行,营复阴阳",回阳化腐,生肌长肉固皮的功效。

(二)功效

清锁口皮,祛除瘀血,引导新血,生肌长肉固皮。

(三)操作方法

1. 根据皮损部位协助病人摆好体位,暴露患处。

2. 以生理盐水棉球清洁患处周围健康皮肤,再用碘制剂等消毒伤口周围皮肤。

3. 用镊子去除疮口边缘的锁口。

4. 取三棱针沿疮面周围快速垂直啄刺,针距 1～3 分,以拔针见血如珠为度。待出血停止后,用无菌干棉球擦净血迹,再用碘伏、酒精消毒疮面周围皮肤。

5. 按外科换药法疮面换药。

(四) 适应证

疮面经久不愈属阴证、虚证、寒证的锁口疮(慢性下肢溃疡)。

(五) 注意事项

1. 针刺时以拔针见血如珠为度。

2. 每周 2～3 次,待疮周转至红色为止。

3. 禁忌 引血疗法有三不用原则,即无锁口皮不用;疮面塌陷者不用;疮周无紫色瘀斑者不用。

(六) 操作要点

1. 去除锁口皮一定要从外向里剥离,因为这样不会损伤正常皮肤,若从里向外剥离,很容易撕破皮肤。

2. 三棱针点刺的密度和深度应随瘀血程度而定,瘀血越严重(表现为皮损越紫黑)则针刺越密且刺入越深。

3. 针刺后若不出血,可用鲜姜断面擦局部,或用手轻轻挤压,以促进瘀血外出。针刺后若出血不止,可用干棉球或止血棉压迫止血。

(七) 禁忌证

1. 有出血性疾病者(如血小板减少等)禁用。

2. 有发热等全身症状者禁用。

3. 孕妇禁用。

4. 有严重心、脑疾病的患者慎用。

(八) 传承研究

张志礼、陈凯对赵炳南先生引血疗法进行了临床应用研究,1995 年在《中国针灸》发表论文《赵氏引血疗法治疗下肢慢性溃疡 74 例》。此法与古籍文献记载不尽相同,但大体属于局部点刺和循经刺血的范畴。主要用于慢性下肢溃疡,是赵炳南先生"提脓祛腐""煨脓长肉""回阳化腐生肌""祛瘀生新"学术思想的体现,是治疗下肢慢性溃疡的一种简便廉效的好方法。

中药热罨包疗法

(一) 概念

热罨包疗法属于封闭式冷热交替湿敷的范围。但其用法则略有差异,亦不同于外科的热敷。西安医学院皮肤科在刘蔚同指导下应用本法多年,并在国内皮肤科推广。张志礼从师刘蔚同,将导师的蒸发罨包疗法与中药水剂相结合,形成"中药热罨包",扩大了适应证,成为具有消除渗液、消炎、消肿、收敛止痒作用的一种中医外治方法。

（二）药物组成

马齿苋水剂:马齿苋 30g,水 1 000ml 煎煮 15 分钟备用。

清热消肿洗剂:为北京中医医院院内制剂,成分为黄柏、马齿苋,使用时将药液按 1∶30 加水稀释。

中药常选择马齿苋、黄连、黄柏、地榆、龙胆、枇杷叶等。将上述药物按每30g 加水 1 000ml 比例煎煮 15 分钟后备用。

（三）功效

1. 罨包初敷时,由于热的作用可抑制皮肤末梢神经冲动,故止痒效果良好。热可使局部血管扩张,促进血液循环,改善充血状,促进局部炎性浸润的消散。

2. 罨包敷用一定时间后,逐渐变冷,其冷热交替作用,可改善末梢血管的舒缩功能,有助于炎症的减轻与消散。

3. 由于热的蒸发和棉花纤维的引流作用,可吸附创面渗液及分泌物。

4. 由于罨包绷带的加压作用,可促使药物易于透入皮肤。

5. 保护疮面,隔绝外界刺激,防止继发感染。

6. 随所选用药物不同,可达到清热解毒、除湿止痒、收敛消炎的作用。

（四）操作方法

1. 将预制的脱脂棉垫,放入药液,加热煮沸,然后取出,略加绞拧,趁热敷于患部。注意绞拧勿过干,须保持一定湿度。以药液不溢流为度。同时,亦不宜过热,可以用手试之,以皮肤能耐受为好。

2. 棉花上可盖以有针刺小孔的塑料薄膜或油纸(可以缝衣针刺若干小孔),外加绷带,每 2～3 小时交换 1 次。绷带包扎勿过紧,以免妨碍局部血流。

（五）适应证

1. 急性湿疹或其他急性炎症性皮肤病,渗出显著,瘙痒剧烈时。

2. 亚急性皮肤炎症,局部血行不畅,且有瘀血情况时。

3. 慢性溃疡,有脓性分泌物、肉芽不新鲜者。

4. 可用于有皮下刺激性炎症浸润硬结的患者。

5. 婴幼儿或冷湿敷效果欠佳的皮损,急性、亚急性、慢性均可。

（六）注意事项

1. 药液的温度为 50℃左右,不宜过热,避免烫伤患者,老年人及幼儿对热的耐受性差,温度宜偏低。

2．操作时要先用温度计测试温度，操作者再用手测试温度。拧干棉垫后，用棉垫触及患者皮肤，询问患者是否能够耐受。更换棉垫时要重新加热，敷垫要紧密贴于皮损处，最后用带孔的塑料薄膜包裹绷带固定。

3．绷带固定时注意勿过紧，以免妨碍局部血液循环。

4．棉垫粘着皮损面时，不可强行剥取，可于垫上滴注药液，使其浸透，再轻轻取下。

5．操作中注意局部皮肤变化，如出现苍白、红斑、水疱、痒痛或破溃等症状时，应立即停止治疗，并做相应处理。

（七）操作要点

1．交换时间。必须定时交换，视局部炎症轻重程度，一般每隔2～3小时交换1次。若炎症渗出显著时，敷料交换时间可缩短为1～2小时，否则不仅效果减低，且可使敷料粘着糜烂的皮损面，增加对糜烂面的刺激。

2．对于耳后、颜面、肛周、外阴、指趾间等部位，罨包时应以棉花浸湿润药液垫于凹陷部使敷料紧密贴敷于皮损面。对颈胸等部位应用时，裹包绷带的松紧度应适宜，以患者感到舒适为度。

3．蒸发罨包所用棉花的厚度应适宜。过薄则药液易于蒸发，湿度不易保持，一般所用棉花厚度以3～4cm为宜（挤拧后约2cm厚）。

4．如皮损有糜烂，在交换敷料时应徐徐取下，如发现有粘着皮面情况，可以先于敷料上滴注药液，使其渗透，然后轻轻取下，切勿强行剥取，以防损伤皮损表面。如皮损炎症显著，渗出过多时，也可于糜烂面先涂布0.05%硝酸银溶液，然后再用蒸发罨包。

5．如脱脂棉不易备办时，也可用清洁柔软毛巾折叠为4～6层，代替脱脂棉（有新毛巾更好，因其吸水力较强），但其效果稍逊于脱脂棉。或使用8层厚的纱布敷料代替。

（八）禁忌证

疮疡脓肿迅速扩散者禁用。

邮票贴敷疗法

（一）概念

邮票贴敷疗法是按皮损面积大小，将单层纱布蘸取药液后，直接贴敷于渗出裸露的创面的一种方法。又因操作方法类似于贴邮票，故称之为邮票贴敷疗法。

邮票贴敷疗法是皮肤科常用的一项非常独特有效的换药技术。本疗法是在张志礼的指导下，科室医护人员在以往临床经验基础上经过反复临床实践探索，创新形成的一种系统规范化的操作技法，主要应用于天疱疮、带状疱疹、重症药疹等的皮损治疗，具有保护疮面、促进表皮修复的优点。

（二）常用药物

可选用无菌生理盐水、1:2 000 黄连素溶液、0.1% 利凡诺溶液，还可根据疮面细菌培养和药敏试验选用药物，如庆大霉素 8 万 U 加生理盐水 100ml。

（三）功效

燥湿收敛，护疮生皮。

（四）操作方法

1. 根据皮损部位协助患者取合理、舒适体位。暴露换药部位，下垫隔离单。注意保护隐私及保暖。

2. 清洁创面，用无菌盐水或药液浸湿的棉球将皮损处清洁干净。必要时先行分泌物培养。皮损处若有疱液清的水疱可用注射器将疱液抽出。脓疱或血疱则需用无菌剪刀沿疱壁底部剪开，将疱壁完全清除干净，暴露出基底部的疮面，用棉球将脓液及血液清洁干净。

3. 用无菌剪刀将纱布剪成邮票大小，并用药液浸湿，然后用镊子将单层纱布平整贴敷于暴露的疮面上。

4. 再次换药时，贴好的药物纱布如附着牢固，原则上不轻易取下，只需用棉球蘸取药液将纱布浸湿即可。如纱布下有脓液溢出（按压纱块有浮木感）或附着不牢，同时伴有周围红晕者，说明皮损处有继发感染，应将纱布浸湿后轻轻揭下，更换新纱布。

5. 纱布干燥后边缘翘起，可用无菌剪将边缘部分剪掉。随皮损逐步干燥缩小，疮面愈合，纱布自然脱落。

6. 操作过程中注意询问患者有无不适。贴敷完成后，协助患者取舒适体位。皮损严重者，使用支被架将被单与皮损分开，以利于患处干燥，并防止摩擦。

（五）适应证

适用于大疱、糜烂、渗出和局部表皮剥蚀的皮损。如天疱疮、带状疱疹、重症药疹、脓疱性银屑病等。

（六）注意事项

1. 换药次数可根据病变情况而定，一般每日 1 次，病情严重者可每日 2 次。

2. 操作前注意调节室温，室温以 25～28℃ 为宜；操作中注意给患者保暖。

3. 在贴敷操作中，注意严格执行无菌操作技术，所用物品每人一套，防止交叉感染。

4. 严格遵守操作规程，疮面要清洗干净，纱布要浸透才能揭掉，勿损伤新生肉芽组织。

5. 对皮损面积过大者，可用支被架防护，并按时协助患者翻身，勿使局部长期受压。

（七）操作要点

1. 换药时动作要轻，对疮面的痂皮等不要硬揭，以避免出血或加重感染。

2. 必须仔细判断已经干燥的药液纱布下面有无感染。

3. 外用药液要现用现配，避免反复使用，以免影响疗效。

4. 如果疮面愈合不良，应进行疮面细菌培养和药敏试验，根据其结果选用适当药物配成水纱布贴敷。

（八）禁忌证

有上述药物过敏的患者禁用。

中药浸浴疗法

（一）概念

中药浸浴疗法作为治疗皮肤病的特色疗法之一，是将中药煎汤进行全身性泡洗、浸渍的方法。本疗法可清洁皮肤，浸浴的温热作用亦可镇静、止痒、安抚。浸浴时加入适当药物还可起到相应药物的治疗作用，以达到疏通腠理、调和气血、祛秽解毒、安抚止痒的作用。

（二）张志礼特色药浴方

药浴 1 号（侧柏水剂）：主要由侧柏叶、苦参、楮实子、大皂角、透骨草等组成，适用于银屑病、慢性肥厚角化性皮肤病。

药浴 2 号（白苦水剂）：主要由白鲜皮、苦参、地肤子、川椒、丹参、马齿苋、藁本等组成，适用于瘙痒性皮肤病。

药浴 3 号（三子水剂）：主要由苍耳子、地肤子、蛇床子、苦参、川椒、防风、败酱草等组成，适用于慢性湿疹、女阴湿疹、女阴瘙痒等皮肤病。

（三）功效

疏通腠理，调和气血，祛秽解毒，安抚止痒。

（四）操作方法

1. 将配制中药煎煮后的药液放至浴盆，加入适量温热水，水温调至 40℃左右。

2. 患者将躯体及四肢浸泡于药液中，浴时可用软布或毛巾拭洗，禁用肥皂。浸浴时间 15～30 分钟，每日或隔日 1 次。

（五）适应证

1. 全身慢性瘙痒性皮肤病，如皮肤瘙痒症、泛发性慢性单纯性苔藓、异位性皮炎等。

2．全身肥厚浸润性皮肤病，如硬皮病、皮肤硬肿病、银屑病静止期等。

3．全身表皮感染性皮肤病，如天疱疮及类天疱疮继发感染等。

（六）注意事项

1．药浴室应通风良好，避免对流风，谨防患者受凉感冒。

2．药浴时室温、水温均应适宜，药浴温度以 40℃左右为宜，防止烫伤或受凉。

3．药浴液的水位不宜过高，以胸部以下不感胸闷为宜。

4．药浴时应用软毛巾或软布，禁用刷子等强力搓擦。药浴后不用清水冲洗。

5．洗浴过程中，如患者感觉不适，应立即停止洗浴，并给予相应处理。

6．注意浴盆的清洁，浴袋一次性使用，避免交叉感染。

（七）操作要点

1．浴液温度可根据治疗需要及患者耐受度灵活掌握，一般温水浴 30～37℃，热水浴 38～42℃。

2．体质虚弱者进行热水浴时，头部应给予冷敷。

3．药浴时间可根据治疗需要及患者耐受度灵活掌握。一般为 30 分钟，短者可 10 分钟，最长不要超过 1 小时。

4．为预防感冒，浴室的室温以 22～24℃为宜。

（八）禁忌证

1．严重的心血管系统疾患、肺部疾患、脑血管系统疾患、神经精神系统疾患、出血倾向及体质虚弱的患者不宜全身药浴。

2．月经期妇女、孕妇禁用全身药浴。

3．饥饿、年老、儿童、精神欠佳者应慎用。

第五章　常用中药　中西解析

第一节　止痒类

祛风除湿止痒药

1. **荆芥**　味辛、微苦,性微温。归肺、肝经。功能祛风解表,理血透疹。荆芥可祛皮里膜外之风,以疏散在表之风邪为主。荆芥穗效用更强,为血中之风药,可清血中风热;炒炭可止血。一般用量3~10g。皮肤科取其祛风解表之功,可达止痒之效。本品配防风能入肌肤,宣散风邪,止痒之效更强,常用于治疗急性荨麻疹、皮肤瘙痒症等;皮肤科还取其炒炭能止血的功效,常用以治疗一些出血性皮肤病,如皮肤瘀斑、过敏性紫癜等。亦有报道用荆芥穗30g,研细装纱布袋内,直接揉搓皮肤瘙痒处,有止痒疗效。**荆防败毒散**(《医学正传》):荆芥、防风、人参、羌活、独活、柴胡、前胡、枳壳、茯苓、桔梗、川芎、甘草各一钱。祛风止痒、清热解毒、消疮肿,用于治疗荨麻疹、皮肤瘙痒症、疖等多种皮肤病。

现代研究:荆芥含有挥发油,主要成分为右旋薄荷酮、消旋薄荷酮等成分。本品水煎剂可增强皮肤血液循环,增加汗腺分泌,有微弱解热作用;对金黄色葡萄球菌有较强的抑制作用。荆芥炭能使出血时间缩短,起到止血作用。荆芥对醋酸引起的炎症有明显抗炎作用。

2. **防风**　味辛、甘,性微温。归膀胱、肝、脾、肺经。功能祛风解表胜湿,为风药中之润剂。可通治一切风邪,祛风之力强于荆芥,能入骨肉,善搜筋骨之风,故诸风之证皆可配用。一般用量3~10g。皮肤科取其祛风胜湿之功,可达止痒、止痛之效。本品配蝉蜕、皂角、天麻,用荆芥水送下,治风、疥、癣、疮、皮肤瘙痒症、荨麻疹等瘙痒性皮肤病;配黄芪、白术治自汗,预防荨麻疹;配羌活、白芷祛上半身之风,用于头面部湿疹、皮炎等症;配独活祛下半身之风,用于下肢湿疹、皮炎;配当归、牡丹皮可祛血风,用于玫瑰糠疹、多形红斑;配紫苏叶、麻黄可祛风寒,用于寒冷型荨麻疹;配黄芩、黄连、桑叶可祛风热,用于风热型荨麻疹。**防风通圣散**(《宣明论方》):防风半两,川芎半两,当归半两,芍药半两,大黄半两,薄荷半两,麻黄半两,连翘半两,芒硝半两,石膏一两,黄芩一两,桔梗一两,滑石三两,甘草二两,荆芥穗二钱半,白术二钱半,栀子二钱半。为粗末,每服一两,加生姜,水煎服,日2次。祛风止痒、通里解表,用于治疗瘙痒性皮肤病。

现代研究:本品含有挥发油、甘露醇、β-谷甾醇、苦味苷、酚类、多糖类及有机酸等成分。本品对金黄色葡萄球菌、铜绿假单胞菌有一定抗菌作用;煎剂对溶血性链球菌有不同程度的抑制作用;并且具有解热、抗炎、镇静、镇痛、抗过敏的作用。

3. 羌活　味辛、苦,性温。归膀胱、肾经。功能祛风胜湿,散表寒,并可通畅血脉,托里排脓,发溃生肌。治疗由风寒湿引起的皮肤瘙痒、疼痛、风水浮肿及痈疽疮毒不溃等。一般用量3~10g。本品配防风、荆芥治疗荨麻疹、皮肤瘙痒症等;配赤芍、金银花、蒲公英治疗疖、痈等感染性皮肤病;配独活、苍术、鸡血藤等治疗银屑病型关节炎;配当归、白芍、菟丝子、天麻等治疗脱发、头皮瘙痒等症。**神应养真丹**(《医宗金鉴·外科心法要诀》):羌活、木瓜、天麻、白芍、当归、菟丝子、熟地(酒蒸,捣膏)、川芎,等份为末,入地黄膏,加蜜丸桐子大。每服百丸,温煮酒或盐汤任下。用于治疗毛发干枯、头皮瘙痒、脱发等症。

现代研究:本品含挥发油、β-谷甾醇、香豆素类化合物、酚类化合物、有机酸等成分。本品具有抗炎、镇痛、解热、抗过敏等作用;对皮肤真菌有抑制作用;对小鼠迟发型过敏反应有抑制作用。

4. 麻黄　味辛、微苦,性温。归肺、膀胱经。功能发汗平喘,利水,散风寒。治疗风水浮肿、小便不利、风邪顽痹、皮肤不仁、风疹瘙痒等症,可使客于皮毛间的风、寒、湿邪从表散。一般用量1~6g。本品配防风、荆芥、薄荷等可治疗荨麻疹、痒疹等;配干姜可治寒凝气滞而引起的手足发凉、破津流水、久不收口等;配石膏、甘草、苦杏仁又可治风水引起的皮肤肿胀伴有热象者,以及由于肺气不宣而引起的皮肤肿胀和过敏性哮喘等。**麻黄汤**(《伤寒论》):麻黄三两(去节),桂枝二两(去皮),甘草一两(炙),杏仁七十个(去皮尖)。发汗解表,宣肺平喘。用于治疗外感风寒表实证所致的以皮肤瘙痒、风团、肥厚斑块、结节为特征的皮肤病。

现代研究:本品含有麻黄碱、挥发油等成分。本品具有发汗、解热、抗病原微生物、抗炎、抗过敏等作用;麻黄碱有显著的利尿作用,可消皮肤水肿;另外还具有兴奋中枢神经系统、强心、升高血压等作用。

5. 菊花　味辛、甘、苦,性微寒。归肺、肝经。功能疏风散热,明目解毒,并可平肝益肝。本品可分为白菊花、黄菊花。疏散风热多用黄菊花,平肝益肝多用白菊花。一般用量为10g。本品配桑叶、防风、薄荷可治一身游风、皮肤瘙痒，如急性荨麻疹、皮肤瘙痒症等；配龙胆、石膏可治目赤面肿，如头面部急性湿疹、过敏性皮炎等；配熟地、山药、山茱萸等可治肝肾不足引起的眼、口溃烂生疮，如白塞病。**桑菊饮**（《温病条辨》）：桑叶二钱五分，菊花一钱，薄荷八分，连翘一钱五分，杏仁二钱，苦梗二钱，甘草八分，苇根二钱。散风清热解表，用于治疗风热所引起的瘙痒性皮肤病、激素依赖性皮炎等。

现代研究：本品含有挥发油、菊苷、黄酮、腺嘌呤、胆碱、维生素、氨基酸等成分。本品水浸剂或煎剂对金黄色葡萄球菌、多种致病性杆菌、皮肤真菌等有一定的抗菌作用；本品对流感病毒和钩端螺旋体也有抑制作用；还具有解热、抗炎、镇静等作用。

6. 桑叶　味甘、苦，性寒。归肺、肝经。功能祛风清热，凉血明目。一般用量10g。《本草纲目》记载，桑叶"治劳热咳嗽，明目，长发"。皮肤科取其发散风热作用，治疗由风热引起的荨麻疹、皮炎、湿疹、皮肤瘙痒症等疾病。本品配白茅根、生地可清热凉血，治疗急性皮炎、过敏性紫癜；配防风、荆芥可疏风，加强止痒之功效；配伍黑芝麻用于肝肾精血不足之眼目昏花、脱发等。

现代研究：本品含有蜕皮甾醇、芸香碱、桑苷等成分。本品煎剂体外试验对金黄色葡萄球菌、乙型溶血性链球菌等多种致病菌有抑制作用；煎剂有抑制钩端螺旋体的作用。

7. 浮萍　味辛，性寒。归肺、膀胱经。功能祛风发汗，行水透疹。治疗斑疹不透、皮肤瘙痒、风热瘾疹、皮肤水肿等。一般用量5～10g，鲜品可用30g。皮肤科临床取其发汗透表之功，可将皮里膜外之风透于肌表，而达止痒之效。本品常配防风、荆芥治疗荨麻疹；配防己、车前子、茯苓皮消皮肤水肿，治疗急性皮炎、湿疹、血管神经性水肿；配黄芩、赤芍、白芍、熟地、当归、川芎治血虚引起的皮肤瘙痒症；配牛蒡子、薄荷治风热引起的皮肤瘙痒症。因浮萍入气分而兼清血热，既善清火，又能导热下行，故皮肤科亦常用其调和气血。**浮萍丸**（《医宗金鉴·外科心法要诀》）：紫背浮萍取大者洗净，晒干，研细末，炼蜜为丸，如弹子大。每服一丸。用于白驳风初期的治疗。

现代研究：本品含有黄酮类化合物、醋酸钾及氯化钾等成分；具有解热、抑菌和利尿的作用。

8. 蝉蜕　又名蝉衣，味甘，性寒。归肺、肝经。功能祛风宣肺，透疹利咽，息风止痉。一般用量3～6g。皮肤科临床常用其治风热痘疹。本品配芍药、川木通、紫草根、甘草治痘疹不出；配地骨皮、桑白皮治肺热皮肤瘙痒；配薄荷可治风邪客于皮肤之瘙痒。皮肤科还取其以皮达皮的作用，配全虫治疗一些顽固性的皮肤瘙痒，如慢性单纯性苔藓等。《中药大辞典》用蝉蜕2份、蒺藜1份，蜂蜜适量，制成丸剂，每丸均重9g。每日服2～3次，每次1丸，用于治疗慢性荨麻疹。

现代研究：本品含有甲壳质、异黄质蝶呤、赤蝶呤、蛋白质、氨基酸、有机酸、酚类化合物等成分。本品具有抗惊厥、镇静解热等作用。

9. 乌梢蛇　味甘，性平。归肝经。功能祛风湿止痒，通经络止痛。治疗风湿顽痹、肌肤不仁、风痒癣疥、皮肤生疮等。一般用量 5～12g。《开宝本草》记载，乌梢蛇主治诸风瘙瘾疹，疥癣，皮肤不仁，顽痹诸风。本品配苦参用于止痒，治疗慢性单纯性苔藓、荨麻疹等；配秦艽用于通络止痛，治疗红斑狼疮所引起的关节疼痛；配当归、黄芪用于治疗硬皮病。

现代研究：本品含有赖氨酸、亮氨酸、谷氨酸等多种氨基酸成分。本品水煎液和醇提取液有抗炎、镇静、镇痛作用。

10. 秦艽　味辛、苦，性平。归胃、肝、胆经。功能祛风除湿止痒，养血舒筋止痛，利小便。治疗皮肤瘙痒、骨节疼痛。一般用量 15～30g。本品配全虫、苦参祛顽固风邪，止痒，治疗慢性皮肤瘙痒如慢性单纯性苔藓等；配乌梢蛇、鸡血藤养血通络止痛，治疗红斑狼疮、皮肌炎等引起的关节痛、肌肉痛等。
秦艽丸（《医宗金鉴·外科心法要诀》）：秦艽、苦参、大黄（酒蒸）、黄芪各二两，防风、漏芦、黄连各一两五钱，乌蛇肉（酒浸，焙干）五钱。共为细末，炼蜜为丸，如梧桐子大。每服 30 丸，食后温酒送下，用于治疗脓窠疥。张志礼在赵炳南先生的影响下，常用秦艽丸加减治疗盘状红斑狼疮、系统性红斑狼疮、皮肌炎、慢性单纯性苔藓、皮肤瘙痒症等疾病，以达散风止痒、调和气血之功效。

现代研究：本品含有龙胆苦苷、挥发油和糖类等成分。本品具有抗炎、镇痛、解热、镇静、抗过敏、利尿等作用，对病毒、细菌、真菌均有一定抑制作用。

11. 柴胡　味苦、辛，性微寒。归肝、胆经。功能解表退热，疏肝解郁，升举阳气。用于治疗表证发热，寒热往来，胸胁胀痛，月经不调，子宫脱垂等。一般用量 3～10g。皮肤科临床配其他理气理血药治疗由内分泌障碍引起的皮肤病，如配白芍、香附治疗肝郁不舒所致的黄褐斑、脱发等。**逍遥散**（《太平惠民和剂局方》）：柴胡、炒当归、白芍药、白术、茯苓各一两，炙甘草五钱。为粗末，每服二钱。加煨姜一块，薄荷少许，水煎。不拘时服。疏肝解郁，健脾养血。用于治疗肝郁血虚所致的两胁作痛、头痛眩晕等症。

现代研究：本品含有柴胡皂苷、甾醇、挥发油、脂肪油、多糖等成分。本品具有解热、抗病原微生物、抗炎、促进免疫、镇静、镇痛、镇咳、保肝利胆等作用。

养血润肤止痒药

1. 何首乌　味苦、甘、涩，性微温。归肝、肾经。功能（制用）养血祛风，补益肝肾，乌须黑发。一般用量 10～15g。本品配天冬、麦冬、赤芍、白芍养血润肤；配牛膝治腰膝痛、遍身瘙痒；配防风、苦参、薄荷，煎水外洗治皮肤瘙痒、疼痛。**七宝美髯丹**（《积善堂经验方》）：赤白何首乌各一斤，赤白茯苓各一斤，牛膝八两，当归八两，枸杞子八两，菟丝子八两，补骨脂四两。炼蜜和丸弹子大 150 丸。每日 3 丸，清晨温酒下，午时姜汤下，卧时盐汤下。其余并丸梧子大，每日空心酒服 100 丸。乌须生发，壮筋骨，固精气。用于治疗斑秃等病，需久服。近年来，何首乌的不良反应时有报道，尤其是药物性肝损害备受关注，其发生的原因多与不合理应用、炮制不规范、服用未经炮制的生品，以及患者特异体质等有关。因此，要避免长期过量服用，对于需要长期服药者，应定期监测肝功能。

现代研究：主要含磷脂、蒽醌类、葡萄糖苷类成分。本品具有促进造血功能、提高机体免疫功能、延缓衰老、影响内分泌功能、润肠通便等作用。

2. 首乌藤　又名夜交藤。味甘，性平。归心、肝经。功能养血安神，祛风通络止痒。治疗失眠、多汗、血虚身痛、皮肤瘙痒。一般用量 15～30g。《本草纲目》记载：首乌藤煎汤洗浴，用于治疗风疮疥癣作痒。本品配苦参、白鲜皮除湿止痒；配珍珠母镇静安神止痒；配鸡血藤、天仙藤、钩藤调和阴阳气血，治疗因皮肤病而长期服用皮质激素所引起的气血不和，如头痛头晕、自汗失眠等症；配丹参、赤芍通血脉治疗皮肤血管炎。因长期大剂量服用具有肝毒性，应引起注意，必要时需定期监测肝功能。

现代研究：主要含蒽醌类化合物、β- 谷甾醇等成分。本品有镇静催眠、促进免疫功能等作用。

3. 芍药　有白芍、赤芍之分。白芍，味酸、苦，性微寒；归肝、脾经；功能养血柔肝，止痛敛汗；治疗血虚引起的自汗、盗汗及腹痛。赤芍，味苦，性微寒；归肝经；活血凉血，消肿解毒止痛。一般用量 10～15g。皮肤科临床上白芍配当归、熟地用于血虚引起的皮肤瘙痒等疾病或出血性皮肤病，如老年性皮肤瘙痒症或产后皮肤瘙痒症，亦用于血小板减少性紫癜。赤芍配牡丹皮、生地多用于血热引起的皮肤病，如过敏性紫癜、玫瑰糠疹、环状红斑等。赤芍、白芍二者合用可养血润肤、活血止痒，用于血燥型银屑病、老年性皮肤瘙痒症；配柴胡、郁金可治疗由肝气郁滞而引起的黄褐斑、荨麻疹等。**当归芍药散**（《金匮要略》）：当归三两，芍药一斤，茯苓四两，白术四两，泽泻半斤，川芎半斤（一作三两）。上六味，杵为散，取方寸匕，酒和，日三服。调和肝脾。用于治疗脾气虚弱、肝气不调所致的以黄褐斑、结节、紫癜或麻木、疼痛为特征的皮肤病。

现代研究：白芍含有芍药苷、羟基芍药苷、芍药内酯苷、苯甲酰芍药苷、芍药花苷、牡丹酚等成分。芍药苷（《银屑病的中医研究》）通过抑制 Th17 细胞介导的免疫反应减轻银屑病皮损炎症浸润。白芍具有保肝、镇痛、镇静、解痉、抗炎、抗血栓、增强免疫功能、抗应激等作用。赤芍含有芍药苷、芍药内酯苷、氧化芍药苷等成分。赤芍有镇静、抗炎、止痛、抗惊厥、解痉等作用；对多种病原微生物有较强的抑制作用。

4.鸡血藤　味苦、微甘，性温。归肝、肾经。功能养血活血，舒筋止痛，祛瘀血，生新血，为强壮性活血补血药。一般用量为15～30g。本品配丹参治疗血燥、血瘀引起的肌肤甲错、皮肤肥厚斑片、瘙痒；配秦艽治疗由经络阻隔，气血瘀滞引起的肢体麻木、关节疼痛，如红斑狼疮、麻风病、硬皮病的关节痛等。**鸡血藤膏**（《中药制剂手册》）：鸡血藤5kg，冰糖2.5kg。将鸡血藤水煎三四次，取汁过滤，浓缩，再加冰糖制成稠膏，每服15～24g，用温开水冲服。养血和血。用于治疗血不养筋所致筋骨酸痛，手足麻木，以及月经衰少。

现代研究：本品主要成分为异黄酮类化合物、三萜类化合物、甾体类化合物等成分。本品具有抑制血小板聚集、抗炎、调节免疫功能、镇静催眠等作用。

第二节　清　热　类

清热泻火药

1.石膏　味辛、甘，性大寒。归肺、胃经。功能清热泻火，除烦止渴，长于清气分实热及清肺胃之热。一般用量15～30g。本品在皮肤科临床用于急性发热性皮肤病。本品配牡丹皮、玄参清热凉血，用于过敏性皮炎、药疹、重症多形红斑等气血两燔、高热发斑等病；配大青叶、金银花用于疱疹样脓疱病、深脓疱疮、掌跖脓疱病、疖等化脓性皮肤病；配生地、黄芩用于面部红斑、酒渣鼻等肺胃火热亢盛的疾病；配知母可退热；配玄参、锦灯笼用于口舌生疮。石膏煅后研面配青黛、黄柏外用治疗脓皮病。**白虎汤**（《伤寒论》）：知母六两，石膏一斤（碎），甘草二两（炙），粳米六合。上四味，以水一斗，煮米熟汤成，去滓，温服一升，日三服。清热生津。用于治疗阳明气分热盛，外达卫分或内入营血所致之皮肤病。

现代研究：本品的主要成分为含水硫酸钙。本品具有退热、利尿、缩短凝血时间的作用。

2.知母　味甘、苦，性寒。归肺、胃、肾经。功能清热泻火，滋阴润燥；清热除烦，泻肺止渴，长于清肺胃气分之热，并可滋肾。一般用量10g。本品配石膏、竹叶用于皮肤病伴高热者，以清邪热；配黄柏用于皮肤病伴低热者，以滋阴降火；配玄参、石斛用于阴虚火旺、口舌生疮。**知柏地黄汤**（《医宗金鉴·幼科杂病心法要诀》）：知母（炒）、黄柏（盐炒）、干生地黄、山药（炒）、山茱萸肉、茯苓、牡丹皮、泽泻。用于治疗阴虚火旺、潮热骨蒸、口舌生疮等病。

现代研究：本品含有多种甾体皂苷、黄酮类等成分。本品具有抗病原微生物的作用，对多种细菌及皮肤真菌等有不同程度的抑制作用；有显著抗单纯疱疹病毒作用；另外还具有解热、抗炎作用。

3. 栀子　味苦，性寒。归心、肝、肺、胃、三焦经。功能清热泻火，除烦利湿，并凉血解毒，炒炭可以止血；长于清心火、泻三焦之湿热。一般用量 5～10g。本品在皮肤科临床配黄连、连翘、黄芩、生地、牡丹皮凉血解毒、清热泻火，治疗火毒炽盛、气血两燔引起的皮肤病，如过敏性皮炎、药疹、丹毒、红皮症等；配菊花、甘草治头面部红斑类皮肤病，特别是眼周围皮炎或红眼病等；配白茅根、生地、牡丹皮凉血止血，治疗出血性皮肤病，如过敏性紫癜、血管炎等。**栀子金花丸**（《中华人民共和国药典》）：栀子、大黄各 116g，黄连 4.8g，黄芩 192g，黄柏、天花粉各 60g，金银花、知母各 40g。为细末，水泛为丸。每服 9g，一日 1 次。清热泻火，凉血解毒。用于治疗由火热毒邪充斥体肤所致之皮肤病。

现代研究：本品含栀子苷、去羟栀子苷、β- 谷甾醇等成分。本品具有抗病原体作用，对多种皮肤致病菌有抑制作用；另外本品还具有抗炎、镇静、镇痛、解热等作用。

清热凉血药

1. 紫草　又名紫草根。味甘、咸，性寒。归肝、心经。功能凉血活血，清热解毒透疹。长于清理血分之热，治疗一切血热妄行之实火病。一般用量 10～15g。本品在皮肤科临床主要用于清血分热。本品配赤芍、槐花、白茅根、生地，更加强凉血之功效，常用于血热型银屑病、结节性红斑、过敏性紫癜、玫瑰糠疹等红斑出血性疾患；配大青叶、板蓝根治扁平疣；配金银花、连翘、蒲公英凉血解毒，用于疮、痈、疖、丹毒等皮肤感染性疾患；配山豆根、牛蒡子治疗咽喉肿痛。紫草根用植物油炸或浸泡后滤过取汁可外用于烧烫伤、虫咬伤等，有消炎、止痛、止痒之效。**润肌膏**（《外科正宗》）：麻油四两，当归五钱，紫草一钱。同熬，药枯滤清，将油再熬，加黄蜡五钱，溶化待冷搽患处。治秃疮干枯、白斑作痒、发脱等。

现代研究：本品含紫草素、紫草烷、乙酰紫草素、去氧紫草素等成分。紫草素（《银屑病的中医研究》）抑制 IL-17A 诱导的角质形成细胞增殖。本品具有抗菌、抗炎、解热、抗肿瘤、避孕等作用。

2. 茜草　又名茜草根。味苦，性寒。归心、肝经。功能凉血止血，活血祛瘀，通经活络。一般用量 10～15g。本品配紫草根、白茅根治疗血热引起的皮肤病；配大蓟、小蓟、牡丹皮重在凉血止血，治疗出血性皮肤病、血管炎等；配桃仁、红花、赤芍活血通络，治疗跌打损伤、关节疼痛、皮肤肿痛及结节性红斑、风湿性红斑等。**十灰散**（《十药神书》）：茜草根、白茅根、大蓟、小蓟、牡丹皮、大黄、荷叶、棕榈皮、栀子、侧柏叶各等份，各烧灰存性，为细末，用纸包，碗盖地上一夕，出火毒，藕汁或萝卜汁磨京墨半碗，食后调下。凉血止血，用于治疗一切出血证。

现代研究：主要含水溶性成分环六肽系列物、脂溶性成分蒽醌、还原奈醌等成分。本品具有明显的促进血液凝固的作用；其水提取液对多种细菌和皮肤真菌均有一定的抑制作用。

3. 牡丹皮 味辛、苦，性微寒。归心、肝、肾经。功能清热凉血，活血消瘀。长于凉血热、行血滞。一般用量10～15g。本品配水牛角、赤芍、生地治疗血热炽盛，皮肤发斑的疾病如红皮症、药疹、红斑狼疮、皮肌炎等；配青蒿、地骨皮治热伏血分，夜热早凉或低热缠绵的皮肤病，如白塞病、红斑狼疮的后期等；配桂枝、桃仁、茯苓活血行瘀，用于血管炎、结节性红斑、硬红斑等；配制乳香、制没药、赤芍治跌打损伤疼痛。**牡丹汤**（《圣济总录》）：牡丹皮、山栀仁、黄芩、大黄、木香、麻黄各等份煎煮。内服可治伤寒热毒，发疱如豌豆。

现代研究：本品含有牡丹酚、牡丹酚苷、牡丹酚原苷、芍药苷等成分。丹皮酚（《银屑病的中医研究》）抑制IL-17A诱导的角质形成细胞增殖。本品具有抗菌作用，对多种皮肤致病菌有抑制作用；另外还具有抗炎、抗过敏及免疫调节、镇静、解热、镇痛、利尿等作用。

4. 生地黄 味甘、苦，性寒。归心、肝、肾经。功能清热凉血，养阴生津。鲜地黄清热凉血作用大，干地黄滋阴凉血作用大，生地炭可凉血止血，并清血分毒热。一般用量15～30g。皮肤科临床取鲜生地黄配金银花、连翘等清热凉血解毒，治疗痈、疖、丹毒等感染性皮肤病。取干地黄配青蒿、地骨皮等滋阴凉血，清血分毒热，用于严重皮肤病后低热不退；配侧柏叶、生荷叶凉血止血，用于血热毒盛、皮肤发斑；配黄芩、牡丹皮用于急性湿疹、急性皮炎等红斑类皮肤病；配玄参、麦冬用于热盛伤阴引起的肠燥便秘。**犀角地黄汤**（《备急千金要方》）：犀角一两，生地黄八两，芍药三两，牡丹皮二两。清热凉血、解毒散瘀，专清血分之热。用于治疗血热炽盛的皮肤病。

现代研究：本品含梓醇、二氢梓醇、单密力特苷、乙酰梓醇、地黄苷、葡萄糖、多种微量元素、多种氨基酸等成分。本品水提液有镇静、消炎、抗过敏作用；其流浸膏有强心利尿作用；乙醇提取物有缩短凝血时间的作用。本品还可抑制地塞米松对垂体-肾上腺皮质系统的作用，促进肾上腺皮质激素的合成。

5. 槐花 味苦，性微寒。归肝、大肠经。功能清热凉血止血，长于清大肠热。一般用量15～30g。清热泻火宜生用，止血宜炒炭用。本品配生地、紫草根可加强清热凉血作用，多用于血热性皮肤病，如血热型银屑病、过敏性紫癜、多形红斑、玫瑰糠疹等；配黄芩可清肺经之热，治疗急性皮炎、急性湿疹等；配荆芥穗治大肠下血。**槐花散**（《普济本事方》）：炒槐花、侧柏叶（捣焙）、荆芥穗、枳壳（麸炒）各等份，为细末，每服二钱，空腹食前米汤调下。清肠止血、疏风利气。用于治疗肠风下血、便后出血，并可治皮肤瘀斑以及其他出血性皮肤病。

现代研究：本品含芸香碱、槲皮素、鞣质等成分。本品水煎剂能明显缩短出血和凝血时间，制炭后促进凝血作用更强；另外，本品对多种皮肤真菌有不同程度的抑制作用。

6. 凌霄花　味辛，性微寒。归肝、心包经。功能凉血祛瘀。能祛血中之伏火，可治疗血热生风之瘙痒。一般用量5～10g。凉血五花汤是赵炳南先生的经典经验方，由凌霄花、红花、鸡冠花、玫瑰花、野菊花组成，适用于血热发斑、热毒阻络所引起的皮肤病，方中凌霄花凉血活血泻热为君药。本品在皮肤科临床配鸡冠花、玫瑰花凉血活血、泻血热，治疗玫瑰痤疮及颜面红斑类皮肤病；配白茅根、紫草根加强凉血之效，治疗玫瑰糠疹、日光性皮炎等；配羊蹄根与其等量，酌加白矾研末外擦患处，治疗皮肤湿癣。《是斋百一选方》中凌霄花、栀子各等份，为细末，每服二钱，食后茶水调下，用于治疗酒渣鼻及皮肤瘙痒症。

现代研究：本品含芹菜素、β-谷甾醇、辣红素、水杨酸、阿魏酸等成分。本品煎剂对福氏痢疾杆菌、伤寒杆菌有不同程度的抑制作用；对平滑肌有中度解痉作用，并具有抗溃疡及抗炎作用。

7. 鸡冠花　味甘、涩，性凉。归肝、大肠经。功能凉血止血，清热收敛。一般用量6～10g。《玉楸药解》记载，鸡冠花可"消风退热，止衄敛营"。本品配地榆、槐花，治便血；配血余炭、棕榈炭、党参、黄芪、白术、炙甘草、升麻等，治脾虚气弱之崩漏久不止者。皮肤科临床主要取其凉血清热之功，常用于血热发斑的皮肤病，如酒渣鼻、日光性皮炎、多形红斑等。

现代研究：本品含有山奈苷、苋菜红苷、松醇及多量硝酸钾等成分。本品水煎剂对人阴道滴虫有良好的杀灭作用。

清热燥湿药

1. 黄芩　味苦，性寒。归肺、胆、胃、脾、大肠、小肠经。功能清热泻火，燥湿解毒，炒炭可止血。长于清肺，泻上焦之火。一般用量10g。皮肤科临床取其清肺泻火之功，常用于湿热引起的皮肤病，如湿疹、皮炎、红斑类疾病。本品配豆蔻、滑石、通草泻火解毒，治疗皮肤湿烂、瘙痒等症状；配桑白皮、地骨皮泻肺热，治疗红斑狼疮、皮肌炎引起的颜面红肿；配石膏、山栀子、金银花、连翘清气分实热及解毒，用于治疗丹毒、蜂窝织炎、皮肤感染引起的高热，并可治咽喉肿痛、扁桃体炎等。黄芩炭配白茅根、生地，凉血止血解毒，治疗毒热引起的出血发斑；配白蔹、黄芪、赤小豆治淋巴结结核、瘘管；配黄连解热中之湿；配白术安胎，治疗妊娠引起的皮肤病。黄芩研末外用，可消炎抑制渗出。**黄芩清肺饮**（《外科正宗》）：黄芩二钱，当归、川芎、赤芍、防风、生地、干葛、天花粉、连翘、红花各一钱，薄荷五分。疏风清肺，凉血和营。可用于治疗痤疮、酒渣鼻、脂溢性皮炎等。

现代研究：本品含黄酮类、β-谷甾醇、苯甲酸、葡萄糖醛酸、多种微量元素等成分。本品具有抗病原微生物作用，对多种细菌及皮肤真菌等有不同程度的抑制作用。本品还有解热、镇静、抗炎、调节免疫功能、促凝血等作用。

2．黄连　味苦，性寒。归心、脾、胃、大肠经。功能泻火解毒，清热燥湿。长于清胃火，清心经之热，清中焦之热，并可杀虫，一般用量5～10g。本品配黄芩、栀子清三焦之热，治湿热引起的皮肤痛、疔、急性湿疹、急性皮炎及颜面部红斑类疾病等，并可泻心经实火，治口舌生疮、咽喉肿痛；配阿胶、白芍、首乌藤清热养血安神，治疗慢性单纯性苔藓、皮肤瘙痒症等；配黄芩、大黄清血热，治疗多形红斑、环状红斑等；配黄柏治妇人阴中肿痛、阴痒等。黄连粉外用有收敛之效，治疗多种皮肤病。**黄连解毒汤**（《外台秘要》）：黄连三两，黄芩二两，黄柏二两，栀子十四枚。泻火解毒。用于治疗一切热毒引起的皮肤疮疡、热盛发斑等症。

现代研究：本品主要含生物碱，包括小檗碱（黄连素）、黄连碱等成分。本品具有抗病原微生物的作用，对多种细菌、结核杆菌及真菌等有抑制或杀灭作用。另外，本品还具有抗细菌毒素、抗腹泻、抗炎、解热、抗溃疡作用。

3．黄柏　味苦，性寒。归肾、膀胱、大肠经。功能清热泻火，燥湿解毒。长于清下焦实火，清肾中虚火。一般用量10～15g。本品在皮肤科临床配苍术、牛膝治足膝肿痛；配车前子、苦参、白果治白带、阴痒、阴肿、下肢湿疹、阴茎生疮等；配栀子、黄连、大黄清血分湿热，治皮肤发黄、瘙痒、湿疹、天疱疮等；配荆芥、苦参、防风治荨麻疹；配知母、玄参治疗肾阴不足、虚火妄动引起的口舌生疮。**二妙散**（《丹溪心法》）：炒黄柏、苍术（米泔浸炒）各等份。为末，每服二钱，水煎入姜汁调服。清热利湿。用于治疗一切由湿热引起的皮肤病。

现代研究：本品含生物碱、黄柏内酯、黄柏酮酸等成分。本品具有与黄连相似的抗病原微生物的作用，对一些皮肤真菌、钩端螺旋体等也有抑制作用；黄柏提取物具有抗溃疡、镇静等作用。

4．龙胆　味苦，性寒。归肝、胆、胃经。功能泻肝胆实火，清热燥湿。长于清下焦湿热。一般用量5～10g。本品配苦参、黄芩、黄柏、栀子用于治疗带状疱疹、急性湿疹、阴囊湿疹、外阴瘙痒、过敏性皮炎等；配黄连、菊花治疗头面风热引起的红肿、疼痛、瘙痒等；配生地、牡丹皮用于多形红斑、环状红斑等。龙胆单味水煎作冷敷，治疗急性渗出性皮肤病。**龙胆泻肝汤**（《医宗金鉴·外科心法要诀》）：龙胆、连翘（去心）、生地、泽泻各一钱，木通、车前子、黄芩、黄连、当归、栀子（生研）、甘草（生）各五分，生军（便秘加之）二钱。泻肝胆实火，清下焦湿热。用于治疗肝胆湿热所致的带状疱疹、急性湿疹、接触性皮炎、脂溢性皮炎等。

现代研究：本品含龙胆苦苷、龙胆黄碱、龙胆碱等成分。龙胆水浸剂对真菌、钩端螺旋体、铜绿假单胞菌等有不同程度的抑制作用。龙胆苦苷有抗炎、保肝作用；龙胆碱有镇静、肌肉松弛作用。

5. 苦参　味苦、性寒。归心、肝、胃、大肠、膀胱经。功能除湿止痒，清热杀虫，利尿。一般用量5～10g。因其以清利湿热为专长，又有除湿止痒杀虫的作用，故皮肤科临床常用其配白鲜皮、防风、刺蒺藜用于慢性单纯性苔藓、皮肤瘙痒症、慢性荨麻疹等疾病；配车前子、防己治湿热下注、腿足肿胀、湿烂；配牡丹皮、赤芍治玫瑰糠疹；配黄柏治下焦湿热、外阴湿烂，如外阴溃疡、阴囊湿疹等。苦参外洗或研细面外用均有较好的止痒杀虫效果。**苦参丸**（《太平惠民和剂局方》）：苦参三十二两，荆芥（去梗）十六两。上为细末，水糊为丸，如梧桐子大。每服30丸。用于治疗"心肺积热，肾脏风毒攻于皮肤，时生疥癞，瘙痒难忍，时出黄水，及大风手足烂坏，眉毛脱落，一切风疾"。

现代研究：本品含有苦参碱、氧化苦参碱、黄酮类化合物等成分。本品具有抗细菌、抗真菌、抗炎、利尿、抗过敏、解热、抗肿瘤等作用。

清热解毒药

1. 金银花　味甘，性寒。归肺、心、胃经。功能清热解毒。治疗诸疮痈肿、疖毒，外感风热引起的发热咳嗽。炒炭可清血分热毒，亦可止血。一般用量15～30g。本品配连翘、蒲公英、赤芍，治疗感染化脓性皮肤病，如丹毒、脓皮病、痈、疖、蜂窝织炎等；配苦地丁、败酱草，治疗小儿痱毒、汗腺炎等；配大青叶、野菊花，治疗腮腺炎等；配生地炭、白茅根，清解血分热毒，治疗败血症。鲜品捣烂外敷治疮肿。**四妙勇安汤**（《验方新编》）：金银花、玄参各三两，当归二两，甘草一两。清热解毒，活血止痛。主治热毒炽盛之脱疽者。本方化裁可治疗青斑血管病、血管炎、小腿静脉性溃疡、红斑性肢痛病等。

现代研究：本品含有绿原酸类化合物。本品具有抗病原微生物、抗内毒素、抗炎、解热、提高免疫功能等作用。

2. 连翘　味苦，性微寒。归心、肺、小肠经。功能清热解毒，散结消肿。善清心而散上焦之热，散诸经血结气聚，有排脓的作用。偏于治血分，又可透肌表，清热逐风，托毒外出。连翘心可清心火解毒。为疮家要药。一般用量10～15g。本品配金银花，与其用途相仿；唯其配黄连、黄芩消炎作用强；配蒲公英、贝母、夏枯草可软坚散结，治疗淋巴结结核、皮肤结核（寻常狼疮）、结节性红斑等病；配黄柏、甘草治口舌生疮。**连翘败毒散**（《证治准绳·疡医》）：羌活、独活、连翘、荆芥、防风、柴胡、升麻、桔梗、甘草、川芎、炒牛蒡子、当归尾（酒洗）、红花（酒洗）、苏木、天花粉。疏散风热，散瘀消肿。用于治疗风热邪毒上攻头面之发颐等证。

现代研究：本品含三萜皂苷，果皮含甾醇、连翘酚、生物碱、皂苷等成分。本品具有抗炎、解热、利尿、广谱抗菌作用等。

3. 蒲公英　味苦、甘，性寒。归肝、胃经。功能清热解毒，利湿散结，为解毒凉血之要药。一般用量 15～20g。本品配金银花、连翘，解毒之功更著，治疗感染化脓性皮肤病；配夏枯草、牡蛎、连翘软坚散结，治疗皮肤结核、淋巴结结核等；配板蓝根、玄参、锦灯笼，治疗咽喉肿痛；配赤芍、牡丹皮、大黄，治皮肤丹毒等；配青葙子、谷精草，治目赤肿痛；配茵陈治由湿热引起的皮肤病、湿疹继发感染、臁疮。**五味消毒饮**（《医宗金鉴·外科心法要诀》）：金银花三钱，野菊花一钱二分，蒲公英一钱二分，紫花地丁一钱二分，紫背天葵一钱二分。清热解毒。用于治疗痈肿、疔毒、丹毒以及其他化脓性皮肤病。

现代研究：本品含有蒲公英固醇、蒲公英素、蒲公英苦素、肌醇等成分。本品煎剂或浸剂对多种细菌、钩端螺旋体有抑制作用；另外还具有抗内毒素及利尿作用。

4. 紫花地丁　味苦、辛，性寒。归心、肝经。功能清热解毒，除湿消肿，并有凉血作用。善治诸疮毒症，痈疽发背，一切感染化脓性疾患。一般用量15～30g。鲜品可用 60～90g。紫花地丁为堇菜科植物紫花地丁的干燥全草。苦地丁为罂粟壳植物紫堇的干燥全草。两者植物来源不同，功效主治基本相同。本品配金银花、连翘、蒲公英，治疗化脓性皮肤病，如痈、疔疖、深脓疱病等；配野菊花、赤芍、大青叶，治疗丹毒、腮腺炎等。鲜紫花地丁加雄黄适量捣烂外敷可解蛇毒，治疗毒蛇咬伤。**紫花地丁散**（《普济方》）：紫花地丁、当归、大黄、赤芍药、金银花、黄芪各半两，甘草节二钱。为粗末。每服一两，水、酒各半煎服。清热解毒。用于治疗诸恶毒疮肿痛。

现代研究：本品含有苷类、黄酮类成分。本品具有抗细菌及真菌、抗病毒、解热、消炎、消肿等作用。

5. 败酱草　味辛、苦，性微寒。归肝、胃、大肠经。功能清热解毒，排脓破瘀，消痈散结止痛。治疗痈疖、肿毒、毒风顽痹等，并可利水消肿，宜用于实热之体，善排肠破血。一般用量 10～15g，鲜品用量 60～80g。本品配蒲公英、赤芍，解毒消炎，治疮痈疖未化脓者；配大青叶、紫草，治疗皮肤疣症；配薏苡仁、附子可治疮、痈已成脓者。用 20%～50% 的败酱草煎剂，每服 20～30ml 或代茶饮，可治腮腺炎、痈、疖、乳腺炎、淋巴管炎、丹毒等。用鲜败酱草适量加石膏 15～30g 共捣烂，用一个鸡蛋清调匀，敷于肿痛处，24 小时后取下，再敷第 2

次,治疗一般急性感染性皮肤炎症。**薏苡附子败酱散**(《金匮要略》):薏苡仁十分,败酱草五分,附子二分。排脓消肿。用于治疗感染化脓性皮肤病成脓期。

现代研究:本品含有齐墩果酸、常春藤皂苷元等多种皂苷、挥发油及生物碱等成分。本品对多种细菌有抑制作用。

6. 马齿苋 味酸,性寒。归大肠、肝经。功能清热解毒,散血消肿,最善解痈肿毒热。治疗痈肿疮毒、丹毒、瘰疬。一般用量15~30g。《新修本草》记载,马齿苋"主诸肿瘘疣目,捣揩之"。本品配蒲公英、赤芍、黄芩加强清热解毒之功,治疗痈疖、丹毒等感染性皮肤病;配白鲜皮、桑白皮、浮萍,止痒消肿,治疗急性荨麻疹、急性湿疹等;配黄连,治疗口腔溃疡。单味煎水(约3%~4%浓度)冷湿敷有明显的收敛、消炎、止痒作用,治疗急性渗出糜烂性皮肤病。鲜马齿苋捣烂外敷可治疗急性炎症、红肿热痛者;用鲜马齿苋揉搓皮肤,治疗皮肤瘙痒症。单用本品煎汤内服、外洗,亦可以鲜品捣烂为膏外敷。

现代研究:本品含有三萜醇类、黄酮类、氨基酸、有机酸及其盐等成分。本品乙醇提取物及水煎液对多种皮肤致病菌有一定的抑制作用。本品提取液具有较明显的抗氧化、延缓衰老和润肤美容的功效;此外还有利尿和降低胆固醇等作用。

7. 天花粉 味甘、微苦,性微寒。归肺、胃经。功能清热解毒,消肿排脓,亦能退五脏郁热,生津止渴,并有清肺热化痰作用。善治痈疮肿疔,解疮疡之毒。一般用量10~15g。本品配蒲公英、金银花、赤芍,解毒消肿排脓,治疗感染性皮肤病;配芦根、白茅根清热凉血,生津止渴,治疗由毒热引起的皮肤病伴有发热者;配生地、玄参、天冬、麦冬养阴解毒,生津止渴,治疗发热性皮肤病后期伤阴者,如天疱疮、皮肌炎、疱疹样脓疱病、红斑狼疮、药疹等,并可治口舌生疮。天花粉又常外用,配赤小豆和滑石共研面,用水调后涂抹局部,有消肿之效,可治痈肿未溃者。**仙方活命饮**(《校注妇人良方》):炙穿山甲、白芷、天花粉、炒皂角刺、当归尾、甘草、赤芍、乳香、没药、防风、贝母各一钱,陈皮、金银花各三钱。清热解毒,消肿溃坚,活血止痛。用于治疗化脓感染性皮肤病的初期。

现代研究:本品含有淀粉、皂苷、多糖类、氨基酸类、酶类和天花粉蛋白等成分。本品煎剂对多种致病菌有一定的抑制作用。本品还具有调节免疫、抗病毒的作用。本品有致流产作用,孕妇禁用。

8. 大青叶 味苦,性寒。归肝、心、肺、胃经。功能清热解毒,杀虫,凉血消斑,既能清心胃热毒,又能泻肝胆实火。治疗湿热疫毒、喉痛、丹毒等证。一般用量15~30g。《本草正》记载,大青叶"治瘟疫热毒发斑,风热斑疹,痈疡肿痛,除烦渴,止鼻衄,吐血……凡以热兼毒者,皆宜蓝叶捣汁用之"。本品配板蓝根、紫草根泻火解毒,治疗感染性皮肤病,如丹毒、深脓疱病、带状疱疹、单纯疱疹、腮腺炎、扁平疣、传染性软疣等；配生地、栀子、赤芍清火化斑，治疗紫癜、环状红斑、荨麻疹等；配玄参、山豆根，治疗口疮、咽喉肿痛、口唇糜烂等。鲜大青叶捣烂外敷局部，有消肿止痛之效，治疗急性炎性肿块。

现代研究：本品含有菘蓝苷、靛蓝、靛玉红、色胺酮、挥发油等成分。本品对细菌、病毒、钩端螺旋体、多种致病性皮肤真菌均有抑制作用。

9. 板蓝根　味苦，性寒。归心、胃经。功能清热解毒杀虫，凉血消斑，作用与大青叶相似，而更以解毒散结见长。一般用量 15～30g。本品在皮肤科临床常用于细菌感染性皮肤病及病毒性皮肤病。本品配白茅根、紫草根、茜草根凉血活血，化毒消斑，用于皮肤血管炎、结节性红斑、硬节性红斑病等；配赤芍、连翘、蒲公英清热解毒，治疗丹毒、痈、疖等；配大青叶、薏苡仁，治疗疣。单味板蓝根煎服，治疗喉痛、流感等。**普济消毒饮**（《医方集解》）：黄芩、黄连各五钱，陈皮、生甘草、玄参、柴胡、桔梗各二钱，板蓝根、马勃、连翘、牛蒡子、薄荷各一钱，僵蚕、升麻各七分。清热解毒，泻上焦之火。用于治疗头面红肿、目不得睁之症。

现代研究：本品含有靛蓝、靛玉红、β- 谷甾醇、棕榈酸等成分。本品对细菌、病毒、钩端螺旋体、真菌等多种病原微生物均有抑制作用，具有提高机体免疫功能的作用。

10. 土茯苓　味甘、淡，性平。归肝、胃经。功能解毒除湿，利关节，解汞毒。治疗梅毒、疔疮、痈肿、瘰疬等。一般用量 10～30g。本品配白茅根治疗血淋；配槐花、甘草除湿解毒，治疗亚急性湿疹、皮炎、脂溢性皮炎、银屑病等；配薏苡仁、车前子治疗天疱疮；配夏枯草、牡蛎治瘰疬；配天仙藤、鸡血藤治疗皮肤病伴关节痛者，如关节病型银屑病；配赤石脂、芡实治疗湿浊白带引起的外阴瘙痒及湿疹。《滇南本草》记载，土茯苓"治五淋、赤白浊，兼治杨梅疮毒"。

现代研究：本品含落新妇苷、异黄杞苷、胡萝卜苷、挥发油、多糖、淀粉等成分。落新妇苷（《银屑病的中医研究》）通过抑制 IL-7$^+$T 细胞活化减轻银屑病样模型的免疫紊乱。本品具有明显的利尿、抗菌、镇痛等作用。

11. 拳参　别名草河车、紫参。味苦、涩，性微寒。归肝、肺、大肠经。功能清热解毒，消肿，止血。用于治疗赤痢热泻，肺热咳嗽，痈肿瘰疬，口舌生疮，血热吐衄，痔疮出血，蛇虫咬伤等。一般用量 5～10g。本品捣烂敷于患处，或煎汤外洗，治疗疮痈肿痛、瘰疬、痔疮、水火烫伤、毒蛇咬伤等；配伍白茅根、大蓟、生地等凉血止血，用于治疗血热出血证；配伍金银花、连翘、蒲公英、赤芍等，常用于化脓性感染性皮肤病，如丹毒、深脓疱病、痈、疖、蜂窝织炎、淋巴结炎等。

现代研究：本品含鞣质、淀粉、糖类及果酸等成分。本品具有抗菌、抑制肿瘤生长、止血等作用。

12. 重楼　别名草河车、七叶一枝花、蚤休。味苦，性微寒，有小毒。归肝经。功能清热解毒，消肿止痛，凉肝定惊。用于治疗疔疮痈肿，咽喉肿痛，蛇虫咬伤，跌仆伤痛，惊风抽搐等。一般用量 3～9g。本品配金银花、连翘、蒲公英、赤芍等，用于治疗化脓性感染性皮肤病，如丹毒、深脓疱病、痈、疖、蜂窝织炎、淋巴结炎等；配钩藤、生地炭、金银花炭，治疗脓毒败血症。鲜药捣碎外敷，有消炎止痛作用。《中药大辞典》记载，重楼制成膏药，治肿伤中毒。

现代研究：本品含蚤休苷、薯蓣皂苷、单宁酸及多种氨基酸、生物碱、黄酮等成分。本品具有抗菌、镇静、镇痛、止血、抗蛇毒作用。

13. 白花蛇舌草　味微苦、甘，性寒。归胃、大肠、小肠经。功能清热解毒，利湿通淋。治疗痈肿疮毒，咽喉肿痛，毒蛇咬伤，热淋涩痛等。一般用量 15～60g。本品配金银花、连翘、野菊花等治疗痈肿疮毒等；配秦艽、鸡血藤等用于治疗红斑狼疮、银屑病等。单用鲜品捣烂外敷治疗痈肿疮毒。张志礼将白花蛇舌草、草河车配伍成"对药"，常用于治疗红斑狼疮、皮肌炎、白塞病、大疱病、脓疱型银屑病等疑难重症。

现代研究：本品全草含卅一烷、豆甾醇、熊果酸、齐墩果酸、β- 谷甾醇等。本品具有抗菌、抗炎、抗癌等作用。

14. 白鲜皮　味苦，性寒。归脾、胃、膀胱经。功能祛风燥湿，清热解毒。治疗风热湿疮、疥癣、皮肤痒疹等。该药为皮肤科治疗瘙痒性皮肤病之常用药。一般用量为 15～30g。皮肤科临床常用其止痒、消肿。本品配防风、人参、知母、沙参各 30g，黄芩 10g，研细为散，内服，一次 6g，日 1～2 次，可治疗肺经风热，外袭皮肤而致的皮肤瘙痒，胸膈不利。**白鲜皮汤**（《本草纲目》）：白鲜皮、茵陈各等分，水煎服，日 2 次。用于治湿热引起的皮肤瘙痒、水肿、发黄等症。因长期大量服用具有一定的肝毒性，应注意合理使用，必要时需要监测肝功能。

现代研究：本品含有白鲜碱、白鲜内酯、胡芦巴碱、胆碱、β- 谷甾醇等成分。本品水浸剂对多种致病性真菌有不同程度的抑制作用，并有解热作用。

清虚热药

1. 青蒿　味苦、辛，性寒。归肝、胆经。功能清透虚热，凉血除蒸，解暑截疟。《神农本草经》记载："主疥瘙痂痒，恶疮，杀虫，留热在骨节间，明目。生川泽。"一般用量 6～12g。本品配茵陈、地骨皮、生地、赤芍清热凉血解毒，用于治疗过敏性皮炎、日光性皮炎、脂溢性皮炎；配知母、银柴胡、鳖甲清退虚热，凉血除蒸；配黄芩、半夏清解肝胆之热邪，治疗湿热郁遏少阳三焦，气机不利所致胸痞满闷。本品煎水熏洗治疗皮肤瘙痒。**青蒿饮**（《洞天奥旨》）：青蒿一两，捣碎，以冷水冲之，取汁饮之，将渣敷疮上，数日即愈。如不愈，加用柏黛散敷之。治疗日晒疮。

现代研究：本品含有青蒿素、青蒿酸、青蒿醇、挥发油等成分。本品具有抗疟疾、抗动物血吸虫、抗菌、抗病毒、抗肿瘤、解热、镇痛、促进机体细胞的免疫等作用。

2. 地骨皮　味甘，性寒。归肺、肝、肾经。功能清热凉血，善清肺热，并能清骨中之热，泻火下行。一般用量10～15g。本品配白茅根、牡丹皮凉血止血，用于出血性皮肤病；配鸡冠花、凌霄花用于面部红斑；配青蒿、知母可清虚热、退低热；配桑白皮清肺经热，治疗皮肤发疹；配防风、甘草治骨蒸潮热、解一切烦躁；地骨皮煎水外洗治阴痒。**泻白散**（《小儿药证直诀》）：地骨皮、炒桑白皮各一两，炙甘草一钱。为粗末，加粳米一撮，水煎，食前服。泻肺清热。用于治疗由肺热所致的皮肤蒸热，日晡尤甚，咳喘等。

现代研究：本品含有桂皮酸和多量酚类物质等成分。本品的乙醇提取物及水提取物均有较强的解热作用；本品水煎剂有免疫调节、抗微生物作用，对伤寒杆菌、福氏痢疾杆菌有较强抑制作用。

第三节　活血化瘀软坚散结类

1. 红花　味辛，性温。归心、肝经。功能活血通经，祛瘀止痛，散结消斑。能通男子血脉，妇人经水。一般用量10g。皮肤科临床常用红花治疗气滞血瘀、经络阻隔凝聚肌肤血脉引起的皮肤病。本品配赤芍、紫草根、牛膝治疗结节性红斑、硬红斑；配苏木、桃仁、赤芍治结节性静脉炎、血管炎等；配桂枝、黄芪、丹参、茯苓治硬皮病；配三棱、莪术治血瘀型银屑病、皮肤肿块及肉芽肿等病；配桃仁、丹参、制乳香、制没药治跌打损伤的疼痛；1%红花酒外擦可促进皮肤血液循环，预防压疮。另外，番红花（藏红花）味甘，性微寒。归心、肝经。有与红花相似之活血祛瘀通经作用，而力量较强。两者临床应用也基本相同，唯番红花兼有凉血解毒作用，皮肤科常用于热入血分之火毒发斑如皮肌炎、红斑狼疮等急性发作期。用量1.5～3g。**当归红花饮**（《麻科活人全书》）：当归（酒炒）、红花、葛根、连翘、牛蒡子、甘草（一方有升麻；一方有白芍、桔梗）。水煎服。活血通脉，化滞消斑。用于治疗瘀热郁滞之色暗斑疹。

现代研究：本品含红花醌苷、新红花苷、红花苷、红花黄色素、红花多糖等成分。本品具有抗凝血、抗血栓形成、扩张血管、改善微循环、抗炎、免疫调节等作用。

2. 桃仁　味苦、甘，性平，有小毒。归心、肝、大肠经。功能活血破瘀，润肠通便。一般用量10g。本品配红花、当归、赤芍等，增强活血破瘀止痛的效果，用于治疗血热风燥引起的皮肤瘙痒；配红花、牡蛎、夏枯草软坚散结，治疗皮肤肿块及结节性皮肤病；配僵蚕、黄芪、丹参、桂枝、茯苓治疗硬皮病、血管炎等；配大黄、穿山甲、红花消痈肿，治疗跌打损伤的疼痛。**桂枝茯苓丸**（《金匮要略》）：桂枝、茯苓、牡丹皮（去心）、桃仁（去皮尖，熬）、芍药各等份，上五味末之，炼蜜和丸，如兔屎大，每日食前服1丸。活血化瘀、消肿块，治疗皮肤血管炎、结节性静脉炎、硬皮病、皮肤肿块等。

现代研究：本品含苦杏仁苷、挥发油、脂肪油等成分。本品具有抗血栓、镇痛、抗炎、抗过敏、抗氧化等作用。

3.三棱　味辛、苦，性平。归肝、脾经。功能行气破血，软坚止痛。破血中之气，治气血凝滞、癥瘕积聚、跌打损伤、疮肿坚硬等。一般用量5～10g。《本草经疏》记载："三棱，从血药则治血，从气药则治气，老癖癥瘕积聚结块，未有不由血瘀、气结、食停所致，苦能泄而辛能散，甘能和而入脾，血属阴而有形，此所以能治一切凝结停滞有形之坚积也。"本品配桃仁、红花、莪术用于一些气血瘀滞引起的皮肤硬块、瘢痕疙瘩、坚硬的无名肿毒、静脉炎、肥厚浸润的银屑病等；配黄芪、党参、白术调和气血、软坚散结，治疗硬皮病、蕈样肉芽肿、结节性血管炎等。三棱与莪术常共用，但活血之力三棱优于莪术，行气之力莪术优于三棱。

现代研究：本品含有挥发油，主要成分为苯乙醇、对苯二酚等。本品水提物能显著延长凝血酶对人纤维蛋白的凝聚时间；水煎剂能显著抑制血小板聚集，降低全血黏度，能抗体外血栓形成。

4.丹参　味苦，性微寒。归心、肝、心包经。功能活血祛瘀，安神宁心，排脓止痛。一般用量10～20g。《滇南本草》记载，丹参"补心定志，安神宁心。治健忘怔忡，惊悸不安"。本品配当归、泽兰、益母草可治气血凝滞所致的皮肤病，兼见闭经、关节疼痛，如红斑狼疮、皮肌炎等；配制乳香、制没药、当归治血栓闭塞性脉管炎；配桃仁、红花、黄芪治硬皮病；配金银花、连翘、制乳香、穿山甲清热解毒、活血消肿，治疗痈、疖等感染性皮肤病；配玄参、生地、黄连养阴、清血分之热，可治疗急性发热性皮肤病，如疱疹样脓疱病、红斑狼疮、剥脱性皮炎等引起的心烦不眠；配首乌藤、柏子仁、酸枣仁养血宁心，治疗痒疹、慢性单纯性苔藓、瘙痒症等神经精神障碍性皮肤病。配鸡血藤、鬼箭羽治疗银屑病血瘀证；丹参一味做成注射液静脉滴注或肌内注射，治疗湿疹、硬皮病、静脉炎等。

现代研究：本品含丹参酮Ⅰ、丹参酮ⅡA、丹参酮ⅡB、丹参酮Ⅴ、丹参酮Ⅵ、丹参酸A、丹参酸B、丹参酸C等成分。本品具有扩张冠脉、提高耐缺氧能力、扩张血管、改善微循环、抑制血小板聚集和凝血功能、对抗血栓形成、促进组织修复和再生、抗炎、抗过敏、抗肿瘤、镇静和镇痛等作用；另外，对金黄色葡萄球菌、多种杆菌、一些癣菌及钩端螺旋体等有不同程度的抑制作用。

5．大黄　味苦，性寒。归脾、胃、大肠、肝、心包经。功能活血化瘀，泻火凉血，攻积导滞通便，并可利胆退黄。一般用量3～12g。本品在皮肤科临床除用于清除胃肠实热、胃肠积滞和解除大便燥结外，还常配活血化瘀药藏红花、桃仁、土鳖虫、丹参、赤芍等，治疗由于血瘀阻滞而引起的结节、肿块、瘢痕疙瘩以及神经痛，如带状疱疹神经痛、跌打损伤的瘀阻疼痛等；配黄连、黄芩治咽喉肿痛、目赤口疮、牙痛等实火上炎证；配等量地榆，共研细末，油调外用，治疗急性湿疹。**大黄牡丹汤**（《金匮要略》）：大黄四两，牡丹皮一两，桃仁五十枚，冬瓜子半升，芒硝三合。泻热破瘀，散结消肿。用于治疗湿郁、气血凝滞、热结不散的痈、疖等皮肤病，并治肠痈。

现代研究：本品含有蒽醌衍生物，主要包括蒽醌苷、二蒽醌苷、大黄酚、大黄酸等成分。本品具有泻下、抗炎、利尿、免疫调节、抗过氧化及抗自由基、改善微循环等作用；具有抗感染作用，对多种致病菌均有抑制作用，对葡萄球菌、淋球菌、链球菌最为敏感。

6．姜黄　味辛、苦，性温。归脾、肝经。功能行气破血，通经止痛。其苦能泻热，辛能散结，可破血除风热，消痈肿。姜黄为姜科植物姜黄的根茎。片姜黄为姜科植物温郁金的干燥根茎。两者在植物来源上不同，但临床功效和主治基本相同。古人用姜黄治风寒湿气手臂痛，可兼理血中之气。一般用量10g。姜黄在皮肤科临床常作为治疗上肢皮肤病的引经药。本品配桃仁、红花、当归、川芎治疗带状疱疹引起的胸胁、腰部或上肢疼痛和后遗神经痛；配大黄、桃仁、制乳香、制没药等治疗跌打损伤疼痛；配白术、苍术、茯苓皮、黄柏等治疗手部湿疹及慢性皮炎；配当归、羌活、白术、秦艽舒筋活血止痛，治疗皮肤病合并关节痛，特别是肩臂疼痛。**姜黄散**（《赤水玄珠》）：姜黄、羌活、白术、甘草。主治臂痛，非风、非痰者，若腰以下痛可加海桐皮、芍药、当归。可治带状疱疹引起的神经痛。

现代研究：本品含有挥发油、姜黄素等成分。本品具有抑制血小板聚集、抗炎、抑制细菌和真菌、抗氧化、抗肿瘤等作用。

7．䗪虫　又名土鳖虫。味咸，性寒，有小毒。归肝经。功能活血破瘀消肿，力量较猛，可破一切血积，治跌打损伤、风湿筋骨疼痛。一般用量5～10g。本品配活血药大黄、桃仁等能活血软坚、散结止痛，治疗静脉炎、结节性红斑、结节性脂膜炎、瘢痕疙瘩及肉芽肿类疾病等。**大黄䗪虫丸**（《金匮要略》）：大黄十分（蒸），黄芩二两，甘草三两，桃仁一升，杏仁一升，芍药四两，干地黄十两，干漆一两，虻虫一升，水蛭百枚，蛴螬一升，䗪虫半升。上十二味，末之，炼蜜和丸小豆大，酒饮服5丸，日3服。活血破瘀，缓中补虚。用于治疗因瘀血内停所致的两目暗黑、肌肤甲错、结节、囊肿类皮肤病。

现代研究：本品含谷氨酸等17种氨基酸和砷等28种微量元素等成分。

本品提取液及水提醇沉液分别有抗血栓形成和溶解血栓的作用。

8. 乳香 味辛、苦，性温。归心、肝、脾经。功能活血调气止痛，消肿散结生肌。为治疗痈疽疮疡及心绞痛之要药。一般用量 3～10g。本品内服多制用。本品在皮肤科临床配制没药可增强活血能力，常用于治疗痈疽疮疡；配赤芍、丹参、红花、延胡索等治疗皮肤病引起的神经疼痛及跌打损伤引起的瘀血疼痛；配金银花、连翘、当归治疗急性皮肤感染，如痈疖、丹毒等；配秦艽、鸡血藤能增强活血止痛之效，用于皮肤病合并关节痛疼痛者；乳香研细末外用，可以化腐生肌，治疗溃疡破溃后久不收口。**犀黄丸**（《外科全生集》）：犀牛黄三分，乳香、没药（去油，研细）各一两，麝香一钱半，黄米饭一两。捣烂为丸，每服三钱，陈酒送下。主治乳岩、瘰疬、痰核、横痃、流注、肺痈、小肠痈等毒。现代用于治疗癌症（乳腺癌、皮肤肿瘤）、淋巴结炎、多发性脓肿、带状疱疹等，发挥其清热解毒、化痰散结、活血祛瘀之功效。

现代研究：本品主要含树脂、树胶和挥发油等成分。本品具有镇痛、消炎、升高白细胞的作用，并能加速炎症渗出排泄，促进伤口愈合；能减轻阿司匹林、保泰松、利血平所致胃黏膜损伤及应激性黏膜损伤。

9. 没药 味辛、苦，性平。归心、肝、脾经。功能散血祛瘀，散结消肿止痛。善破宿血，推陈出新，生肌长肉，为皮肤科治疮疡之要药。一般用量 3～10g。本品内服多制用。本品常与制乳香并用治疗皮肤疮疡、无名肿毒、跌打损伤的瘀血疼痛。其配伍主治大致与乳香相同。研面外用提毒化腐生肌。**海浮散**（《疮疡经验全书》）：制没药（去油）、制乳香（去油）各等份。为细末，敷患处。对于皮肤疮疡之毒未尽者可提脓外出，毒已尽者则有生肌收口之效。

现代研究：本品含没药树脂、挥发油、树胶等成分。本品水浸剂对多种真菌有抑制作用；挥发油能轻度抑制霉菌的作用。

10. 玫瑰花 味甘、微苦，性温。归肝、脾经。功能活血散瘀，理气解郁，柔肝醒胃。一般用量 5～10g。《本草正义》记载："玫瑰花，香气最浓，清而不浊，和而不猛，柔肝醒胃，流气活血。"本品配凌霄花、鸡冠花、野菊花治疗肝郁不疏、胃火炽盛、经脉阻滞所引起的头面部红斑类皮肤病，如玫瑰痤疮、环状红斑等；配夏枯草、牡蛎、连翘治淋巴结结核肿痛未溃者（瘰疬）；配当归、香附、丹参、柴胡治肝郁气滞、经血不调之颜面黄褐斑。

现代研究：本品含挥发油、槲皮苷、鞣质、脂肪油、有机酸等成分。本品对大鼠有促进胆汁分泌作用，对实验性动物心肌缺血有一定的保护作用。

11. 夏枯草 味辛、苦，性寒。归肝、胆经。功能清肝散结，补养血脉。一般用量 10～15g。皮肤科临床取其散结的作用，配活血药如当归、赤芍、牡蛎达软坚之效，能治疗淋巴结结核、硬皮病、结节性皮肤病及浸润较深的斑块和皮肤肿物如蕈样肉芽肿、盘状红斑狼疮、结节病等；配沙参、天冬治疗肺结核、皮肤结核；配菊花可治目疾；配清热解毒药治痈疔。《本草汇言》中夏枯草与蒲公英各等份，酒煎服，或作丸用。软坚散结，用于治疗皮肤感染性疾患如痈、疔、丹毒初起硬肿等。

现代研究：本品含三萜皂苷、芸香苷等成分。本品有抗炎作用；本品煎剂在体外对痢疾杆菌、伤寒杆菌、葡萄球菌及人型结核杆菌有一定的抑制作用。

12. 牡蛎 味咸，性微寒。归肝、胆、肾经。功能软坚散结，平肝潜阳，收敛固涩，亦可化痰软坚，清热除湿。一般用量 10～30g。本品配玄参、贝母治痰火郁结之淋巴结结核（瘰疬）；配丹参、赤芍、桃仁治血管炎；配黄芪、浮小麦、麻黄根可止汗，治疗多汗症；配夏枯草软坚散结治疗结节性皮肤病。**消瘰丸**（《医学心悟》）：煅牡蛎、玄参、贝母各四两。为末，炼蜜为丸，每服三钱，日2次。清热化痰，软坚散结。用于治疗淋巴结结核、结节性皮肤病等。

现代研究：本品含碳酸钙、磷酸钙、硫酸钙及多种微量元素和氨基酸等成分。本品具有镇静、镇痛、抗惊厥、抗凝血、抗血栓的作用。

13. 鬼箭羽 味苦，性寒。归肝经。功能行血通经，散瘀止痛，杀虫。一般用量 5～10g。本品配桃仁、红花等，活血散瘀止痛。用于血瘀型银屑病、血管炎、硬皮病等。**鬼箭羽散**（《太平圣惠方》）：鬼箭羽一两，白蔹一两，白蒺藜（微炒，去刺）一两，白矾（烧令汁尽）一两，防风（去芦头）二两，甘草（炙微赤，锉）一两。为散，温水服。治风瘾疹，累医不效者。

现代研究：本品含芹菜素、蒙花苷、柚皮苷、儿茶素、β-谷甾醇等成分。本品具有降血糖、降血脂、降血压、抗心肌缺血、保护肾小管上皮细胞、抗炎、抑菌、抗肿瘤、抗氧化等功效。

第四节　除湿利水类

健脾除湿药

1. 白术 味苦、甘，性温。归脾、胃经。功能健脾益气，燥湿利水，止汗安胎。可祛诸经之湿而理脾胃，主要用于脾胃气虚运化失常诸证。一般用量 6～12g。本品配党参、茯苓、黄芪补中益气、健脾燥湿，用于慢性湿疹、红斑狼疮、天疱疮、皮肌炎；配茯苓、猪苓、泽泻健脾除湿消肿，用于亚急性或慢性湿疹、汗疱疹、脂溢性皮炎、疱疹样皮炎等；配桂枝、茯苓温阳利水，治疗下肢肿胀或慢性皮炎、臁疮；配防风、黄芪固表止汗、抵御风邪侵袭，治疗气虚不固之荨麻疹；配薏苡仁、枳壳、萆薢可除湿解毒，治疗掌跖脓疱病、顽固性湿疹；配芡实、赤石脂可除湿止白带，治疗阴囊湿疹、外阴湿疹、阴痒等。**参苓白术散**（《太平惠民和剂局方》）：薏苡仁、砂仁、莲子肉、炒桔梗各一斤，白扁豆（姜汁浸，微炒）一斤半，茯苓、人参、炒甘草、白术、山药各二斤。为细末，每服二钱，枣汤调下。健脾益气，和胃渗湿。用于治疗由脾胃虚弱，湿邪内生所致疾病。

现代研究：本品含挥发油、果糖、白术多糖等成分。本品具有促进小肠蛋白质的合成，促进细胞免疫功能，利尿、抗血凝、抗菌、抗肿瘤、强壮、镇静等作用。

2. 苍术　味苦、辛，性温。归脾、胃、肝经。功能燥湿健脾，祛风散寒，明目。本品芳香燥烈，外可散风湿之邪，内能化湿浊之郁。凡湿邪为病，不论表里上下，皆可随证配用，但不宜用于有内热者。一般用量 3～9g。《珍珠囊》记载，苍术"健胃安脾，诸湿肿非此不能除"。本品配白术、茯苓、泽泻健脾燥湿，治疗湿蕴不化，下肢肿胀，脘腹胀满之病，如湿盛型天疱疮、慢性湿疹、脾湿型带状疱疹、寒湿型银屑病；配厚朴、陈皮、车前子可治脾为湿困的皮肤病，常伴有食欲不振、胸闷呕恶、腹胀泄泻、舌苔白腻，如湿疹、疱疹样皮炎等；配黄柏可清热燥湿，治疗湿热下注、女阴溃疡、下肢皮肤湿痒等。

现代研究：本品含有挥发油，主要成分为苍术醇、苍术酮、苍术素等成分。本品具有抑菌、抗缺氧、抗溃疡、抗肿瘤等作用。

3. 茯苓　味甘、淡，性平。归心、脾、肺、肾经。功能健脾宁心，渗湿利水。茯苓中心之木为茯神，可宁心安神。茯苓之皮名茯苓皮，利水作用更强。一般用量 10～15g。本品配白术健脾利水，治疗慢性湿疹、脂溢性皮炎；配猪苓、泽泻利湿行水，治疗湿疹等水疱性皮肤病；配黄芪、桂枝、防己，治水气在皮肤中，局部水肿或者一身尽肿，如皮肤硬肿病、荨麻疹等。茯神配远志、酸枣仁安神，治疗慢性单纯性苔藓。茯苓皮配桑白皮、冬瓜皮等多种皮类药物组成多皮饮，治荨麻疹、下肢水肿。**防己茯苓汤**（《金匮要略》）：防己三两，黄芪三两，茯苓六两，桂枝三两，甘草二两。治水气在皮肤中，四肢肿，如慢性荨麻疹、慢性湿疹等病。

现代研究：本品主要含 β-茯苓聚糖、三萜类茯苓酸、茯苓素、茯苓醇等成分。本品具有利尿、免疫调节、抗肿瘤、抗衰老、抗菌、镇静等作用。

4. 薏苡仁　味甘、淡，性凉。归脾、肺、胃经。功能健脾止泻，利水渗湿，除痹，排脓，解毒散结。一般用量 9～30g。本品单用一味煎煮可除湿健脾，治疗风湿引起的皮肤病，如湿疹、皮肤瘙痒症等，并可治疗扁平疣；配茯苓皮、冬瓜皮清热除湿、消水肿，治疗天疱疮、急性湿疹、皮炎等；配防己、川木通治湿热下注、下肢红斑肿胀、结节疼痛；配紫草、大青叶、板蓝根、赤芍、穿山甲治扁平疣、传染性软疣；配白术、茯苓、白扁豆健脾除湿止泻，治疗慢性湿疹、脾虚蕴湿不化的皮肤肥厚瘙痒等；配黄柏、滑石、芡实、赤石脂治女阴溃疡、女阴湿痒等；配蒲公英、败酱草清热解毒排脓，治皮肤疖、痈等；配豆蔻、杏仁、藿香治由暑湿引起的皮肤瘙痒等。**四妙丸**（《成方便读》）：黄柏、薏苡仁各八两，苍术、怀牛膝各四两。清热利湿，舒筋壮骨。用于治疗湿热下注所致两足麻木、痿软、下肢肿胀、湿疹等。

现代研究：本品含有脂肪油、薏苡仁酯、薏苡仁内酯、薏苡多糖 A、薏苡多糖 B、薏苡多糖 C 和氨基酸等成分。本品具有抗肿瘤、解热、镇静、镇痛等作用。

5. 白扁豆　味甘，性微温。归脾、胃经。功能健脾化湿，消暑和中。可止泄泻，消暑，健脾胃，除湿热。生用除湿养胃，炒用健脾止泻。一般用量 10～30g。《本草纲目》记载，扁豆"止泄泻，消暑，暖脾胃，除湿热，止消渴"。本品配白术、茯苓、山药健脾除湿，治慢性湿疹、皮炎等；配藿香、佩兰、厚朴，用于夏季因暑湿熏蒸而引起的皮肤病，如汗疹、日光性皮炎等。白扁豆衣配白术、薏苡仁，治因脾虚引起的泄泻、皮肤水肿及荨麻疹等。

现代研究：本品含碳水化合物、蛋白质、脂肪、维生素、微量元素等成分。本品具有抑菌、抗病毒、解毒等作用。

6. 陈皮　又名橘红。味苦、辛，性温。归肺、脾经。功能理气健脾，燥湿化痰。一般用量 3～10g。本品配伍茯苓、半夏燥湿化痰，治疗痰湿咳嗽；配伍生姜、竹茹理气和胃，治疗呕吐呃逆；配伍苍术、厚朴、白术、茯苓健脾燥湿，治疗脾虚湿盛所致的带状疱疹、慢性湿疹、皮肤瘙痒症等。**二陈汤**（《太平惠民和剂局方》）：半夏（汤洗七次）、橘红各五两，茯苓三两，炙甘草一两半。为粗末，每服四钱，加生姜七片，乌梅一个，水煎。燥湿化痰，理气和中。用于治疗痰湿咳嗽。本方化裁可治疗湿疹、荨麻疹、大疱病、银屑病等。

现代研究：本品含有川陈皮素、橙皮苷、橙皮素、黄酮化合物等成分。本品具有扩张气管、祛痰、清除氧自由基和抗脂质过氧化等作用。

清热利湿药

1. 茵陈　味苦、辛，性微寒。归肝、脾、胃、胆经。功能清热利湿，利胆退黄。一般用量 6～15g。本品配茯苓皮、冬瓜皮利水消肿，用于急性湿疹、天疱疮、疱疹样皮炎、脓疱疮等；配栀子、大黄，清热利湿作用更强，并可通便、退黄；配猪苓、泽泻利水清热，用于接触性皮炎、过敏性皮炎等。**茵陈蒿汤**（《伤寒论》）：茵陈六两，栀子（擘）十四枚，大黄（去皮）二两。清热利湿退黄。用于治疗湿热黄疸。本方化裁可用于治疗湿热所致的痤疮、毛囊炎、脂溢性皮炎、湿疹等。

现代研究：本品含有香豆素类、茵陈色原酮、茵陈黄酮、挥发油等成分。本品具有保肝利胆、利尿、解热、镇痛、抗炎、抗肿瘤、抗病原微生物等作用。

2. 防己　味苦，性寒。归膀胱、肺经。分为木防己、汉防己两种。木防己含有马兜铃酸，具有肾毒性，故临床应用汉防己。功能祛风止痛，利水消肿，专长于泻下焦湿热。治下肢水肿，湿热脚气，疥癣疮肿。一般用量5～10g。本品配黄芪、茯苓治疗皮肤水肿、四肢肿胀；配黄芪、白术、甘草治疗虚肿；配金银花、蒲公英清热解毒消肿，治疗下肢丹毒；配白茅根、紫草治疗结节性红斑。**防己黄芪汤**（《金匮要略》）：防己一两，黄芪一两一分，白术三分，甘草（炙）半两，生姜四片，枣一枚。益气健脾，利水消肿。本方化裁可治疗湿疹、荨麻疹、瘙痒症等。

现代研究：本品含有粉防己碱、防己诺林碱等成分。本品具有抗炎、抗过敏、免疫抑制、解热镇痛、抗肿瘤等作用。

3. 萆薢 味苦，性平。归肾、胃经。功能利湿去浊，祛风除湿。治风湿痹痛、小便不利、湿热疮疡。一般用量10～15g。本品配茯苓、薏苡仁、白扁豆健脾利湿，治疗亚急性和慢性湿疹、皮炎及水疱类皮肤病；配石菖蒲、黄柏、车前子清利膀胱湿热，去浊分清，治疗小便混浊、阴部湿疹、女阴溃疡、尿道炎等。**萆薢分清饮**（《医学心悟》）：萆薢二钱，炒黄柏五分，石菖蒲五分，茯苓一钱，白术一钱，车前子一钱五分，丹参一钱五分，莲子心七分。清利湿热，分清别浊。本方化裁用于治疗下焦湿热引起的皮肤病如女阴溃疡、阴部湿疹、臁疮等。

现代研究：本品含有薯蓣皂苷等多种甾体皂苷成分。本品具有抗真菌作用。

4. 地肤子 味苦、辛，性寒。归肾、膀胱经。功能利湿清热止痒。祛皮肤积热，除皮肤湿痒。治疗风疹疮毒、疥癣等。一般用量10～15g。《滇南本草》记载："利膀胱小便积热，洗皮肤之风，疗妇人诸经客热，清利胎热，妇人湿热带下用之良。"本品配猪苓、泽泻、车前子清利下焦湿热、利湿止痒，治疗湿疹、疱疹样皮炎、荨麻疹等；配白鲜皮、黄柏、苦参，治疗由湿热引起的皮肤瘙痒、亚急性湿疹、急性荨麻疹、慢性单纯性苔藓等；配苦参、土槿皮、百部、白矾煎水外洗，可治疗阴部瘙痒、湿疹、手足癣、皮肤瘙痒等。

现代研究：本品含有三萜皂苷、脂肪油、维生素A类物质等成分。本品水浸剂对多种皮肤真菌有不同程度的抑制作用，提取物能抑制单核巨噬系统的吞噬功能及迟发型超敏反应。

芳香化湿药

1. 藿香 味辛，性微温。归脾、胃、肺经。功能芳香化浊，和中止呕，发表解暑。一般用量3～10g。本品在皮肤科临床常用于暑湿引起的皮肤病，配茵陈、滑石、黄芩治疗日光性皮炎、亚急性湿疹、丘疹性荨麻疹、脓疱病等；配防己、木瓜、黄柏治疗臁疮、下肢湿疹急性发作；配薏苡仁、豆蔻、茯苓皮治疗暑湿郁于肌表所致的过敏性皮炎、汗疱疹等；配竹茹、黄连，治湿热引起的呕吐，同时伴有皮肤水肿；配干姜、豆蔻治疗寒湿引起的呕吐、皮肤水肿；配厚朴、陈皮、苏叶，外散表寒、内化湿滞，治疗暑日外受表寒、内伤湿滞而引起的皮肤发疹，如荨麻疹、过敏性皮炎等。**藿香正气散**（《太平惠民和剂局方》）：大腹皮、白芷、紫苏、茯苓各一两，厚朴（去皮，姜汁炙）、陈皮、白术、半夏曲、桔梗各二两，藿香三两，炙甘草二两半。为细末，每服二钱，加生姜三片、大枣一枚，水煎服。解表化湿，理气和中。皮肤科用于外感风寒，内伤湿滞而引起的夏季皮炎、日光性皮炎、丘疹性荨麻疹、胃肠型荨麻疹、湿疹等皮肤病。

现代研究：本品含有广藿香醇、广藿香酮、苯甲醛等成分。本品具有促进胃液分泌、抗病原微生物等作用。

2. **佩兰**　味辛，性平。归脾、胃、肺经。功能芳香化湿，醒脾开胃，发表解暑。一般用量3～10g。《神农本草经》记载："主利水道，杀蛊毒，辟不祥。久服，益气，轻身，不老，通神明。"本品配藿香用于因暑湿引起的皮肤病，如阳历五至十月因暑热湿邪侵袭肌肤、湿浊之气内蕴而发生的皮肤瘙痒、荨麻疹、环状红斑等，用之皆有效；配薏苡仁、豆蔻、厚朴治脾湿不运，中满痞闷，皮肤湿烂等症；配黄芩、茵陈、大豆黄卷，清利湿热，治疗手足汗疱疹、湿疹等。单味煎服可治疗脾经湿热，口臭多涎等。

现代研究：本品含有挥发油、三萜类化合物等成分。本品水煎剂对白喉杆菌、金黄色葡萄球菌等均有抑制作用。其挥发油对流感病毒有直接抑制作用。

3. **厚朴**　味苦、辛，性温。归脾、胃、肺、大肠经。功能燥湿消痰，下气除满。一般用量3～10g。本品配伍陈皮、苍术燥湿健脾，用于治疗湿阻中焦之脘腹胀满；配伍苏子、陈皮、半夏燥湿化痰，下气平喘，用于治疗痰湿咳嗽；配伍陈皮、枳壳、半夏、夏枯草等燥湿化痰散结，用于治疗痰凝气滞所致的囊肿、结节，如聚合性痤疮等。**半夏厚朴汤**（《金匮要略》）：半夏一升，厚朴三两，茯苓四两，生姜五两，干苏叶二两。行气开郁，降气化痰。用于治疗痰气郁结之梅核气、郁病等。

现代研究：本品含有挥发油、生物碱、木脂素类成分。本品具有抗溃疡、抗菌、保肝、抗病毒、抗炎、镇痛、调节胃肠道功能、促进消化液分泌等作用。

利水消肿药

1. **猪苓**　味甘、淡，性平。归肾、膀胱经。功能利水渗湿。善清脾胃之湿，入脾以通调水道。一般用量6～12g。《本草纲目》记载："猪苓淡渗，利小便与茯苓同功，但入补药，不如茯苓也。"本品配茯苓、泽泻、白术治脾虚引起的水肿，对慢性湿疹有效；配白鲜皮、冬瓜皮、滑石清热利水，用于急性渗出糜烂性皮肤病，如湿疹、带状疱疹、天疱疮等。

现代研究：本品含有猪苓多糖、猪苓酸A、猪苓酸C、角甾醇等成分。本品具有利尿、增强免疫功能、抗菌、抗肿瘤等作用。

2. 泽泻 味甘、淡，性寒。归肾、膀胱经。功能利水渗湿，泻热；有较强的利水湿作用（利湿而不伤阴，功长于利水）。一般用量 6～10g。本品配茯苓皮、猪苓、冬瓜皮，治疗水疱性皮肤病，如湿疹、天疱疮、疱疹样皮炎等；配白术、茯苓用于脾虚蕴湿不化所致诸证，如慢性湿疹、大疱性皮肤病后期；配薏苡仁、土茯苓清利下焦湿热，治疗下肢湿疹、阴部湿疹皮炎、女阴溃疡等；配桑白皮、茯苓治疗妊娠皮肤瘙痒症及水疱病。**五苓散**（《伤寒论》）：猪苓（去皮）十八铢，泽泻一两六铢，白术十八铢，茯苓十八铢，桂枝（去皮）半两。化气行水，健脾利湿。本方化裁可治疗湿疹、脂溢性皮炎、汗疱疹、大疱病、荨麻疹等。

现代研究：本品含有泽泻萜醇 A、泽泻萜醇 B、泽泻醇、泽泻素等成分。本品具有利尿、抗炎、降血脂、抗脂肪肝、抑制血小板聚集、抗血栓形成等作用。

3. 车前子 味甘，性寒。归肝、肾、肺、小肠经。功能清热利水通淋，渗湿止泻，明目祛痰。车前子为车前草之果实，车前草清热作用大于利水作用，车前子利水作用大于清热作用，两者均系利湿而不伤阴之品。一般用量 9～15g。本品配泽泻、滑石清热利水消肿；配白术、茯苓利湿止泻，用于治疗水疱性皮肤病、糜烂渗出性皮肤病，如湿疹、脂溢性皮炎、天疱疮、疱疹样皮炎等。**八正散**（《太平惠民和剂局方》）：车前子、萹蓄、木通、滑石、瞿麦、栀子仁、大黄、炙甘草各一斤。为粗末，每服二钱，加灯心草，水煎。清热泻火，利水通淋。用本方"治大人、小儿心经邪热，一切蕴毒"。

现代研究：本品含有黏液质、琥珀酸、车前子碱、脂肪油、腺嘌呤等成分。本品具有利尿、祛痰，对多种杆菌和葡萄球菌有抑制作用。

4. 桑白皮 味甘，性寒。归肺。功能泻肺平喘，利水消肿。用于肺热咳喘，水肿胀满，面目肌肤浮肿。一般用量 6～12g。临床配伍地骨皮泻肺平喘，治疗肺热咳喘、皮肤瘙痒；配伍茯苓皮、大腹皮、陈皮利水消肿，治疗面目肌肤浮肿；配伍枇杷叶、黄连等清肺泻火，治疗痤疮、酒渣鼻等。**枇杷清肺饮**（《医宗金鉴·外科心法要诀》）：人参三分，枇杷叶（刷去毛，蜜炙）二钱，甘草（生）三分，黄连一钱，桑白皮（鲜者佳）二钱，黄柏一钱。清宣肺热。用于治疗粉刺、酒渣鼻等。

现代研究：本品含有多种黄酮类衍生物、伞形花内酯、东莨菪素等成分。本品具有止咳、利尿、降压、镇静、镇痛、降温、抗菌、抑制癌细胞等作用。

第五节 温经散寒通络类

1. 附子 味辛、甘，性大热，有毒。归心、脾、肾经。功能温肾助阳，回阳救逆，祛寒止痛。治疗心腹冷痛，阴疽疮漏及一切沉寒痼冷疾患。一般用量

3～15g。本品根据加工炮制不同,分为盐附子、黑附片(黑顺片)、白附片、淡附片、炮附片。本品配肉桂、车前子、菟丝子,治疗狼疮肾炎,温肾利水消肿;配党参、白术、干姜益气温脾,治疗阴寒内盛、脾阳不振所引起的水湿不化,足膝水肿,四肢厥逆、青紫等,如顽固性下肢溃疡久不收口、结核性溃疡、硬皮病等;配茯苓、白术、桂枝温阳健脾利水,治疗由脾阳虚引起的皮肤水肿、冷硬、四肢不温,甚或末梢破溃及关节疼痛等,如雷诺病、硬皮病等。**甘草附子汤**(《伤寒论》):附子(炮,去皮,破)二枚,甘草(炙)二两,白术二两,桂枝(去皮)四两。治疗风湿相搏引起的关节疼痛、小便不利、恶风不欲去衣或身微肿者。皮肤科临床用于治疗硬皮病、皮肤硬肿病、关节病型银屑病等。

现代研究:本品含乌头碱、中乌头碱、次乌头碱等成分。本品有抗炎、镇痛、增强免疫、抗血栓形成、抗寒冷、增强机体抗氧化能力、抗衰老等作用。

2. 肉桂　味辛、甘,性大热。归心、脾、肝、肾经。功能温中补阳,散寒止痛。暖脾胃,除冷积。入血分通血脉,走而不守,引火归原,治疗阳虚火衰之阴疮及虚阳浮越、上热下寒等病。一般用量2～5g。本品配附片、山茱萸、泽泻,治疗狼疮肾炎的小便不利、足肿;配鹿角胶、白芥子、熟地,治元阳不足、脾肾虚寒的手足不温以及血脉不通引起的疼痛,如血栓闭塞性脉管炎、慢性瘘管、寒湿性下肢溃疡;配独活、桑寄生,治关节病型银屑病;配黄芪、当归、丹参,治疗硬皮病;配紫草根煎水热洗,治疗冻疮。**阳和汤**(《外科证治全生集》):肉桂一钱,熟地黄一两,鹿角胶三钱,白芥子二钱,麻黄五分,姜炭五分,生甘草一钱。温阳散寒,通脉止痛。治疗一切阴疽、痰核流注,皮外科常用于治疗血栓闭塞性脉管炎、结节性血管炎(属阴寒者)、结核性溃疡、慢性瘘管、乳中结核等。

现代研究:本品含有挥发油,主要成分为桂皮醛、桂皮酸等成分。本品具有抗菌、抗溃疡、抗血小板聚集、抗凝血、抗炎、镇痛、延缓衰老等作用。

3. 桂枝　味辛、甘,性温。归心、肺、膀胱经。功能温经通脉,发汗解肌,调和营卫,祛皮肤风湿,专行上臂肩部,能引药至痛处,除肢节间痰凝血滞,并可通心阳。一般用量5～10g。《本经疏证》记载,桂枝"其用之道有六:曰和营,曰通阳,曰利水,曰下气,曰行瘀,曰补中。其功最大,施之最广,无如桂枝汤,则和营其首功也"。本品配茯苓、白术、泽泻健脾利水,通心阳,温化水湿,治疗红斑狼疮肾炎水肿、营养不良性水肿、由阳气不足所致的下肢慢性湿疹水肿等;配桃仁、赤芍、丹参温阳活血通络,治疗雷诺病、肢端青紫症、血管炎、结节性静脉炎等;配黄芪、鸡血藤、秦艽祛风湿,散寒止痛,治疗关节病型银屑病、红斑性狼疮关节痛、皮肌炎肌痛、结节性脂膜炎等。

现代研究:本品含有挥发油,主要成分为桂皮醛、桂皮酸等。本品具有扩张血管促发汗、解热、镇痛、抗炎、抗过敏、抗病原微生物、利尿等作用。

4. **干姜** 味辛,性热。归脾、胃、肺、肾、心经。功能温中散寒,回阳通脉。生用可逐寒邪发表,炮用可除胃冷而守中,干用比生用辛热之力更强,专散里寒。干姜皮可散皮表之寒而行水。一般用量5~10g。皮肤科临床除将其与附子、肉桂同用温经散寒、通络止痛外,尚用干姜皮,既可温中散寒、回阳通脉,又能以皮达皮,散寒行水,用以治疗寒冷型荨麻疹及皮肤水肿等。**理中丸**(《伤寒论》):人参、干姜、甘草(炙)、白术各三两。温中散寒,补气健脾。可用于治疗脾胃虚弱,中有寒邪所致的皮肤病。

现代研究:本品含有挥发油,主要成分为姜烯、姜醇、姜烯酮等。本品具有抗炎、镇痛、抗血栓、抗缺氧、抗病原微生物、促进免疫等作用。

第六节 滋阴助阳类

滋阴药

1. **沙参** 味甘,性微寒。归肺、脾、肝经。功能养阴清肺,祛痰止咳。南沙参长于清肺泻火解毒,祛痰止咳效力较弱;北沙参长于养阴润肺,益胃生津,效力较强。一般用量10~30g。在皮肤科临床南北沙参常共用,配石斛、麦冬、玉竹,用于严重皮肤病后期、肺胃阴伤或阴虚内热者,如红斑狼疮、白塞病等;配天花粉、玄参、生地,用于急性发热性皮肤病阴分已伤,低热缠绵者,如疱疹样脓疱病、重症药疹、痈、蜂窝织炎等;配玄参、知母、贝母,治疗虚火上炎、口舌生疮等。**沙参麦冬汤**(《温病条辨》):沙参三钱,麦冬三钱,玉竹二钱,天花粉一钱五分,冬桑叶一钱五分,生扁豆一钱五分,生甘草一钱。养肺胃之阴,生津止渴。用于治疗急性发热性皮肤病后期有低热和咽干口渴者。

现代研究:北沙参含有多种香豆素类成分、多糖、生物碱和淀粉等。北沙参具有抑制免疫功能、解热等作用。南沙参含三萜类皂苷、黄酮类化合物、多种萜类和烃类混合物等成分。南沙参能提高细胞免疫和非特异性免疫,且可抑制体液免疫,具有调节免疫平衡的功能及抗真菌作用。

2. **石斛** 味甘,性微寒。归胃、肺、肾经。功能养阴清热,益胃生津。治疗热病伤津,病后虚热,阴伤目暗,口干烦渴,功长于养胃阴。一般用量10~20g。《神农本草经》记载,石斛"补五脏虚劳羸瘦,强阴,久服厚肠胃"。本品配玄参、生地,治疗胃阴不足,虚火上炎,口舌生疮,如白塞病之口腔溃疡;配麦冬、生地、天花粉,治疗急性发热性皮肤病后期有低热或口干舌燥者,如败血症、红斑狼疮、疱疹样脓疱病、重症药疹;配清热解毒药,对于治疗急性感染性疾病,可顾护阴液。

现代研究：本品含有石斛碱、石斛胺、石斛次胺等生物碱；具有一定镇痛解热、提高小鼠巨噬细胞吞噬功能等作用。

3. 女贞子 味甘、苦，性凉。归肝、肾经。功能补肝肾之阴，强腰脊，明目。一般用量 10～15g。本品配枸杞子、菟丝子滋补肝肾之阴，治红斑狼疮、白塞病；配熟地、桑椹补肝肾生发，治疗斑秃、白发病；配墨旱莲、白芍补肝肾，治疗黄褐斑、黑变病；配制何首乌、生地，治须发早白。**二至丸**（《医方集解》）：女贞子、墨旱莲。补肝肾之阴，强腰脊，壮筋骨，乌须发。皮肤科用于治疗红斑狼疮、白塞病、脱发、白发病等。

现代研究：本品含有齐墩果酸、乙酰齐墩果酸、熊果酸、甘露醇等成分。本品可增强非特异性免疫功能，对异常的免疫功能具有双向调节作用；能提高超氧化物歧化酶活性，具有一定抗衰老作用；并具有利尿、抗菌、抗肿瘤作用。

4. 枸杞子 味甘，性平。归肝、肾、肺经。功能滋肾润肺，补肝明目，补益精气。一般用量 10～15g。本品配熟地、天冬，治疗肝肾阴虚所致的皮肤枯槁、脱发、白发病等；配女贞子、菟丝子治疗狼疮肾炎；配黄芪、山药健脾肾益气，治疗皮肌炎及严重的皮肤病所引起的肝肾不足；配菊花、熟地，治疗肝肾阴虚所引起的视力障碍。**枸杞丸**（《普济方》）：枸杞子、黄精。补精气，益精血。可用于治疗精血亏虚引起的皮肤疾患。

现代研究：本品含有甜菜碱、枸杞多糖、莨菪亭、游离氨基酸、维生素等成分。本品具有增强免疫、延缓衰老等作用。

5. 黄精 味甘，性平。归脾、肺、肾经。功能补肾阴，益脾气，润心肺，强筋骨。治疗风湿痛痹，风癞癣疾。一般用量 10～30g。《本草纲目》记载，黄精"补诸虚……填精髓"。本品配南沙参、北沙参、麦冬、玉竹养阴润肺，清虚热，治疗红斑狼疮、白塞病、皮肌炎等引起的低热不退、口舌生疮等；配白及、丹参、百部，治疗皮肤结核；配枸杞子、当归、熟地，可作强壮剂，亦可治血虚所致皮肤瘙痒；配党参、山药健脾益气，治肌肤甲错。

现代研究：本品含有黄精多糖、低聚糖、黏液质、淀粉及多种氨基酸等成分。本品具有提高机体免疫功能、抗结核杆菌等作用；对多种致病性真菌、伤寒杆菌、金黄色葡萄球菌有抑制作用；捣碎用 95% 乙醇溶液浸 1～2 日，蒸馏去乙醇浓缩，外用可治表皮癣菌病；还具有抑制肾上腺皮质和抗衰老的作用。

6. 玄参 味苦、甘、咸，性微寒。归肺、胃、肾经。功能滋阴凉血，解毒散结。一般用量 10～30g。本品配生地、金银花、黄连，治疗热入营血所致皮肤发斑，如过敏性紫癜、环状红斑、药疹、红斑狼疮的皮疹明显时；配生地、麦冬、桔梗，治疗阴虚内热、虚火上炎、口舌生疮、咽喉肿痛；配生地滋阴润燥，治大便秘结；配贝母、僵蚕、牡蛎解毒软坚散结，治疗皮肤结核、淋巴结结核、硬皮病、皮肤结节病；配当归、红花，治疗血栓闭塞性脉管炎；配生地、大黄、竹叶，治疗三焦积热，解疮毒。**清营汤**（《温病条辨》）：玄参三钱，生地黄五钱，竹叶心一钱，金银花三钱，连翘（连心用）二钱，黄连一钱五分，丹参二钱，麦冬三钱，犀角三钱。清营解毒，凉血护阴。用于治疗毒热发斑，皮肤科常用于药疹、红斑狼疮等。

现代研究：本品含有哈巴苷、哈巴苷元、桃叶珊瑚苷、生物碱、植物甾醇、油酸等成分。本品对多种皮肤致病菌有抑制作用。此外，本品还有抗炎、镇静作用。

7. 麦冬　味甘、微苦，性微寒。归肺、胃、心经。功能养阴润肺，清心除烦，益胃生津，滋肾。专长于泻肺之伏火，清胃中之热邪，可益精强阴，美颜色，悦肌肤。一般用量10～30g。本品配生地、牡丹皮、白茅根，治疗出血性皮肤病，如瘀斑、紫癜样皮炎、多形红斑；配地骨皮、银柴胡，治疗阴虚发热及慢性消耗性皮肤病有低热者，如红斑狼疮、白塞病、皮肌炎等；配沙参、生地、玄参，治疗毒热性皮肤病发热后低热不退伤阴之证；配熟地、黄柏，治疗阴虚火旺、口舌生疮、梦遗失精；配玉竹、沙参、石斛，治疗燥伤胃阴、口干舌燥、肌肤甲错。**玉竹麦门冬汤**（《温病条辨》）：麦冬三钱，玉竹三钱，沙参二钱，生甘草一钱。治疗燥伤胃阴、口干舌燥，加生地、玄参、金银花，常用于皮肤科感染或高热性疾病后期，养阴生津、清热解毒。

现代研究：本品含有多种甾体皂苷、β-谷甾醇、黄酮类化合物等成分。本品具有增强免疫功能、抗过敏、平喘、镇静、抗氧化、延缓衰老、抗菌等作用。

助阳药

1. 补骨脂　味辛、苦，性温。归肾、脾经。功能补肾助阳，温脾止泻。一般用量10～15g。本品配菟丝子，治疗脾肾两虚引起的皮肤病，如黑变病、黄褐斑等；配当归、白芍、菟丝子，治脱发；配首乌藤、白鲜皮，治慢性单纯性苔藓证属血虚肾虚者。**四神丸**（《校注妇人良方》）：炒补骨脂、吴茱萸各四两，肉豆蔻、五味子各二两。为末，用大枣四十九枚、生姜四两，与水同煮，去姜取枣肉，和药为丸，梧桐子大，每服五十丸，空腹盐汤送下。温肾暖脾，固肠止泻。用于治疗脾肾虚寒之五更泄泻。有文献报道，长期或大剂量服用具有引发肝损伤的潜在危险，并有光毒性、肾毒性和生殖毒性，甚或常规剂量亦有发生毒性的可能，建议服用补骨脂期间应加强肝功能监测。

现代研究：本品含有香豆素类、黄酮类及单萜酚类成分。本品具有增强免疫和调节内分泌、抗衰老等作用。

2. 菟丝子　味辛、甘，性平。归肝、肾、脾经。功能补肝肾，益精髓，明目。既可以补肾阳，又可益阴精，养肌强阴，坚筋骨。一般用量10～15g。本品配枸杞子、女贞子、五味子益肾阳，强肾阴，治疗狼疮肾炎、黑变病等；配熟地、车前子、女贞子，治疗肾阴虚，两目昏花，皮肤色黑及维生素 A 缺乏类皮肤病；配当归、何首乌、白芍，治疗脱发、白发。**五子衍宗丸**（《摄生众妙方》）：菟丝子八两，枸杞子八两，五味子一两，车前子二两，覆盆子四两。滋补肾水，填精益髓。用于治疗红斑狼疮肾炎以及由神经衰弱引起的慢性单纯性苔藓、斑秃等。

现代研究：本品含有槲皮素、胆醇、皂类、淀粉等成分。本品对心肌过氧化氢酶及脑组织的乳酸脱氢酶和过氧化氢酶活性有增强趋势。

3. 蛇床子 味辛、苦，性温，有小毒。归肾经。功能温肾助阳，祛风燥湿杀虫。一般用量 5～10g。本品配菟丝子、五味子治疗阳痿不起，妇人阴中肿痛，男子茎中痛，阴部湿痒及恶疮；配苦参、百部、白矾，煎水外洗，治疗阴囊湿疹、外阴瘙痒及湿疹、表皮癣菌病等。蛇床子煎水冷湿敷，抑制渗出，消炎，治疗急性渗出性皮肤病。**蛇床子散**（《金匮要略》）：蛇床子仁。研细末，放入阴中，用于治疗寒湿引起的阴中作痒。

现代研究：本品含有挥发油、香豆精类等成分。本品对多种细菌及皮肤癣菌有抑制作用。另外，还具有抗炎、镇痛、延缓衰老等作用。

第七节 补益气血类

1. 黄芪 味甘，性微温。归脾、肺经。生用能益卫固表，利水消肿，托毒生肌；炙用补中益气升阳，为重要的补气药。一般用量 15～30g。本品配人参或党参，治疗严重的皮肤病后期气虚体弱，如痈、红斑狼疮后期；配附片、人参，治疗气虚阳衰，四肢发凉，畏冷多汗的狼疮肾炎、硬皮病及皮肤阴疮久不收口、慢性瘘管等；配白术，治疗脾胃虚弱，运化失职，水湿停滞，皮肤湿痒等，如天疱疮后期；配当归、白芍，治疗由于气血虚弱而致的脱发、慢性单纯性苔藓、皮肤瘙痒等；配防风、白术补益卫外阳气，固表止汗，治慢性寒冷性荨麻疹、皮肤瘙痒症等；配麻黄根、浮小麦固表止汗，治多汗证；配当归、穿山甲、皂角刺、川芎托毒排脓生肌，治疗痈疮脓成不溃或溃后久不收口；配白术、茯苓、车前子治疗气虚脾弱皮肤水肿，小便不利；配丹参、川芎、当归、桂枝补气活血，治疗静脉炎、皮肤血管炎、血栓闭塞性脉管炎；配金银花、连翘益气解毒，用于治疗体弱之人痈疮久不成脓、亦不消退者。**玉屏风散**（《究原方》）：防风一两，白术二两，黄芪（蜜炙）二两。为粗末，每服三钱，加大枣一枚，水煎，食后热服。益气固表止汗。用于治疗气虚卫表不固所致的荨麻疹。

现代研究：本品含有黄芪多糖、多种黄酮类化合物和三萜类、生物碱、葡萄糖醛酸及多种微量元素等成分。本品具有增强机体免疫、改善物质代谢、增强性腺功能、延缓衰老、抗溃疡等作用。

2. 党参 味甘,性平。归脾、肺经。功能补中益气生津,和脾胃,善于补脾肺之气,可代人参,一般用量15～30g。本品配茯苓、白术、黄芪健脾益气,治疗脾虚所致的皮肤病,如湿疹、慢性荨麻疹、天疱疮、疱疹样皮炎等,并可减少狼疮肾炎之蛋白尿;配黄芪、当归、熟地、白术补气血,治疗由气虚引起的皮肤病、严重皮肤病后期所致之气血两亏之证及出血性皮肤病,如皮肤血管炎、紫癜等。**四君子汤**(《太平惠民和剂局方》):人参(党参)、白术、茯苓、炙甘草。益气健脾,养胃。用于治疗一切气虚的疾患,皮肤病体弱气虚者均可用。

现代研究:本品含有葡萄糖、菊糖、多糖、党参苷、党参碱、挥发油、黄酮类等成分。本品具有抗溃疡、增强机体免疫功能、增强造血功能、抗应激、镇静、益智等作用。

3. 当归 味甘、辛,性温。归肝、心、脾经。功能补血和血,活血止痛,润肠通便。可破恶血养新血,补五脏,生肌肉,为常用之补血药。当归头止血,当归身和血,当归尾破血。一般用量5～10g。皮肤科临床常用其配白芍、熟地,用于血虚引起的皮肤病如紫癜、皮肤瘙痒症等;配党参、黄芪,用于红斑狼疮、皮肌炎等全身虚弱性皮肤疾患;配赤芍、红花、丹参活血化瘀止痛,治疗皮肤血管炎、静脉炎、血栓闭塞性脉管炎、带状疱疹等;配黄芪、黄连、瓜蒌、木香,治诸疮肿已破或未破、焮肿甚者。**当归补血汤**(《内外伤辨惑论》):当归(酒制)二钱,黄芪一两。补气生血。治劳倦内伤,肌热面赤,烦渴欲饮,血虚发热,皮肤科用于体质虚弱的皮肤病或皮肤严重感染性疾病的恢复期。

现代研究:本品含有挥发油,其主要成分是藁本内酯、正丁烯内酯、当归酮等成分。本品具有增强免疫、抗血栓、抗辐射、抗损伤、抗炎、抗氧化和清除自由基等作用。

4. 熟地黄 味甘,性微温。归肝、肾经。功能补血滋阴,通血脉,益气力,填精髓,长肌肉,生精血,补五脏。一般用量10～30g。本品配当归、白芍加强补血之效果,治疗红斑狼疮引起的贫血和白细胞、血小板减少等,还可治疗紫癜;配山药、山茱萸、枸杞子补肾阴,治疗肝肾阴虚的黑变病;配地骨皮、当归、秦艽、银柴胡、知母,治疗慢性皮肤病引起的低热不退;配当归、赤芍、丹参、夏枯草,治疗皮肤炎性肉芽肿。**六味地黄丸**(《小儿药证直诀》):熟地黄八钱,山药四钱,山茱萸肉四钱,泽泻三钱,茯苓(去皮)三钱,牡丹皮三钱。滋阴益肾补血,用于虚弱之证。用于治疗慢性消耗性皮肤病,如红斑狼疮、黑变病、皮肌炎、肉芽肿疾病等。

现代研究:本品含有梓醇、地黄素、桃叶珊瑚苷、地黄苷A、地黄苷B、地黄苷C、地黄苷D、益母草苷等成分。本品具有增强免疫、促凝血与促进造血、抗脂质过氧化、抗溃疡、抑制上皮细胞增生等作用。

第八节　平肝息风类

1. **羚羊角**　味咸，性寒。归肝、心经。功能平肝息风，清肝明目，散血解毒。一般用1～3g，宜另煎2小时以上；磨汁或研粉服，每次0.3～0.6g。《神农本草经》记载："主明目，益气，起阴……安心气，常不魇寐。"本品配玳瑁平肝息风，清热解毒，用于热入营血，热毒炽盛所致的进行期银屑病、脓疱型银屑病、红皮病、毛发红糠疹等。本品配石膏清热凉血、泻火解毒，用于治疗壮热神昏、热毒斑疹等。**羚角钩藤汤**（《重订通俗伤寒论》）：羚羊角一钱五分（先煎代水），桑叶二钱，川贝母四钱，鲜生地黄五钱，钩藤（后入）三钱，菊花三钱，茯神木三钱，白芍药三钱，生甘草八分，鲜竹茹五钱（先煎代水）。水煎服。凉肝息风，增液舒筋。用于治疗肝经热盛，热极动风所致的高热不退、烦闷躁扰、手足抽搐等。

现代研究：本品含角质蛋白，多种磷脂、微量元素等成分。本品具有镇痛、抗惊厥、解热、降压等作用。

2. **玳瑁**　味甘、咸，性寒。归心、肝经。功能清热息风，凉血解毒，平肝镇惊。一般用量3～6g。《本草纲目》记载："解痘毒，镇心神，急惊客忤，伤寒热结狂言。"本品用于治疗热病烦躁，神昏谵语，小儿惊痫，中风痰迷，热毒斑疹，痈肿疮毒。

现代研究：本品含有角蛋白及胶质。本品具有微弱的诱导T细胞作用。

3. **僵蚕**　味咸、辛，性平。归肝、肺、胃经。功能祛风解痉，化痰散结。可治瘰疬、风疹、瘾疹、丹毒、乳痈等。一般用量5～10g。皮肤科用其配浮萍、白鲜皮、蝉蜕等疏风止痒，治疗荨麻疹；配桑叶、菊花用于风热引起的皮肤瘙痒症、湿疹等；配红花、桃仁、赤芍等活血药治疗结节性红斑、结节性血管炎等；配黄芪、肉桂、白芥子温经散寒、祛风散结，治疗硬皮病；配蒲公英、金银花治疗丹毒、疖等。《太平圣惠方》记载，用僵蚕焙黄研细末，酒送服，用于治疗风邪引起的遍身瘾疹、瘙痒、疼痛成疮。

现代研究：本品主要含有蛋白质、脂肪和多种氨基酸、微量元素等成分。本品醇水浸出液有抗惊厥作用；其提取液在体内外均有较强的抗凝作用；体外试验对金黄色葡萄球菌、铜绿假单胞菌有轻度的抑菌作用。

4. **全蝎**　又名全虫。味辛，性平。有毒。归肝经。功能祛风止痉，通络止痛，解毒散结。一般用量3～6g。本品在皮肤科临床用于治疗风邪入络引起的荨麻疹、皮肤瘙痒症、淋巴结结核、慢性单纯性苔藓、慢性湿疹造成的顽固瘙痒等。本品配白附子治头顶部顽固疮疡瘙痒；配地龙、蜈蚣、土鳖虫各等份，治脉管炎、淋巴结结核；配皂角刺、皂角、苦参治慢性单纯性苔藓。**牵正散**

（《杨氏家藏方》）：白附子、僵蚕、全蝎（去毒）各等份。为末，每服一钱，热酒调下。祛风化痰。用于治疗面瘫、带状疱疹后遗神经痛。

现代研究：本品含蝎毒成分。本品具有镇痛和抗惊厥的作用；本品提取液有抑制动物血栓形成和抗凝作用；另外还具有抗肿瘤作用。

5. 刺蒺藜 又名蒺藜、白蒺藜。味辛、苦，性微温。有小毒。归肝经。功能散风行血，柔肝明目，镇肝风，泻肝火。一般用量为15～30g。《本草求真》记载，刺蒺藜"宣散肝经风邪，凡因风盛而见目赤肿翳，并通身白癜瘙痒难当者，服此治无不效"。本品配苦参、白鲜皮祛风除湿止痒；配当归、首乌藤养血润肤止痒；配何首乌、菟丝子、浮萍可调和气血，治疗白癜风。因刺蒺藜有小毒，不可长期大量服用。

现代研究：本品含有脂肪油及少量挥发油、鞣质、树脂、甾醇、钾盐、皂苷、微量生物碱等成分。本品具有利尿、强心、提高机体免疫功能、强壮、抗衰老等作用；本品水提取物有抗过敏作用。

第二篇

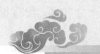

精 彩 人 生

大医精诚——纪念张志礼教授

中国人民解放军空军总医院　蔡瑞康

我与张志礼教授认识五十多年，我们都是从西安走出来的，他毕业于西北医学院（后更名为西安医学院、西安医科大学，现为西安交通大学医学部），我毕业于第四军医大学。后来，又在中央皮肤性病研究所共同学习进修过，于是就认识了。但当时还不十分熟悉，他给我的印象是待人很谦虚、做事勤勤恳恳。

我和张志礼教授真正接触较多是在"文革"期间，当时我所在的医院搞运动，医疗工作不能正常进行，于是我就到赵炳南老师那里帮忙，跟他抄方学习。那时赵老已经在中医医院皮外科工作，张志礼也在那里，我们两人就有了深入交流的机会。我跟赵老师学习的时候，张志礼已经系统学习了 3 年中医，也跟赵老师很长一段时间了，中医基础十分扎实，我有很多不懂的问题也常常向他请教。

我和张志礼关系比较密切，一方面我们都是从西安来的，另一方面我们都是西学中，在学术上常常有共鸣的地方。我们经常在一块讨论，内容就是怎么在继承中医的传统后，进一步把西医的观点逐渐融合进去，结合成中国特色的中西医结合医学。我们谈得最多的就是一些难攻克的疾病，比如说红斑狼疮。还有就是中医的证和西医的病怎么结合，治疗方法如何结合等等。

一、张志礼最大的贡献就是他开拓了中西医结合皮肤科事业，而且起到了很大的促进作用。

赵炳南老师带了很多徒弟，其中张志礼是西医学习中医的领头羊。他勤奋好学，认真求索，深得赵老赏识和真传，并系统地整理了赵老师的诊治经验，继承和发展了老师的学术思想。我虽然也参与整理了《赵炳南临床经验集》，但主要的工作都是由张志礼承担的，他是我们业务上的大师兄。赵老逝世后，他还着手成立了赵炳南皮肤病医疗研究中心，进一步促进了老师学术思想的传承与发展。

张志礼不但善于继承，还勇于创新，富有开拓精神。在他眼里，中西医并无优劣之别，而是各有所长，主张取长补短，把中医和西医融会贯通。在他的医案集里，好多是融会贯通以后变成了他自己的东西。他很好地继承了老师的学术思想和诊疗技艺，同时，也走出了自己的路，这是非常宝贵的。比如，对马齿苋的再认识过程，他通过西医研究中的动物药理实验，证实了中药马齿苋有抗过敏、抗组胺的作用。又比如，石蓝草煎剂的研制就是在赵老师的基础上加以发挥，并利用西医学手段阐释了其作用机制，相关研究成果还获得了国家中医药科技进步奖。临床实践证明，石蓝草煎剂治疗急性湿疹皮炎类疾病的效果还是相当好的。

他在学术上坚持走中西医结合的道路，对中西医融会贯通，从基础理论到临床实践，从诊断到治疗，从西医辨病与中医辨证相统一，总结出一整套完整的中西医结合皮肤病诊治理论，尤其是在治疗常见病、疑难病如湿疹皮炎、银屑病、红斑狼疮、皮肌炎、天疱疮、白塞病等领域都取得了可喜的成果。

二、张志礼不仅在中西医结合学术上的成就值得我们去学习，他的医德也是值得我们学习的。

首先，他平等对待病人，没有高低贵贱之分，上到中央首长，下至普通工人农民，他都一视同仁、关心爱护、认真负责。在他的《张志礼皮肤病医案选萃》一书中，就有中央领导薄一波的题词。他对病人是认真负责的，在他病故之前曾经告诉我，一些红斑狼疮患者，大约 20 年了，他一直在追踪，拜托我负责到底。我对他这一点很有同感，也深受影响。我们要学习他这种平等对待病人、认真负责到底的精神，这就是为人民服务的精神，非常可贵。在他刚刚做完心脏手术后不久，还坚持出门诊直到生命的最后一刻，他的一生是为人民服务的一生。

他还有一个优点就是诲人不倦。他虽然大我几岁，但从来没有老大哥的架子，无论问他什么问题，他都会耐心细致地解答。他对人非常诚恳，和他在一起讨论问题是很高兴愉快的。他对我来说，亦师亦友，我把他称为赵老之下的老师。

除此以外，他作风很朴实，不喜欢哗众取宠，对老专家前辈们非常尊重，对年轻一代也和蔼可亲，在同行里威信很高。他虽然称得上是大家，但没有什么派头，穿着也很随和，开会的时候也不会有盛气凌人的样子，这都是很好的优点。我跟他志同道合，他有很多好的学术观点，让我受益匪浅。

我们应该永远铭记张志礼在专业方面好学上进、勤奋刻苦、勇于革新的精神，在德行方面平等待人、诲人不倦、视病人如亲人的品德。在我心中，他就是"大医精诚"的典范。

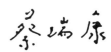

学习张志礼教授　把赵炳南学术思想发扬光大

北京大学第三医院　陈学荣

张志礼教授是我们的良师益友。他 1955 年毕业于西北医学院医学系，1959 年参加了第一届北京市西医离职学习中医班，系统学习中医 3 年。毕业后，他师从著名中医赵炳南先生，长时间跟随赵老应诊。作为赵炳南的弟子，他深得赵氏真传，精通中西医基础理论，以丰富的临床经验，总结整理继承了赵老的学术遗产，使之发扬光大。

张志礼教授是我国中西医结合皮肤性病学的首创者和开拓者之一。在他从事皮肤性病学工作的 45 年中，对中西医结合治疗系统性红斑狼疮、皮肌炎、白塞病、银屑病、脓疱型银屑病、硬皮病、带状疱疹、特应性皮炎、痤疮、天疱疮，总结出一整套中医和中西医结合的治疗规律，对继承发扬中医药和推动中西医结合事业作出了突出贡献。

他整理出版了《赵炳南临床经验集》《实用皮肤科学》《简明中医皮肤病学》《中医性病学》《中西医结合皮肤性病学》《张志礼皮肤病医案选萃》《张志礼皮肤病临床经验辑要》《中西医结合防治老年皮肤病》《中西医结合临床诊疗丛书·皮肤科手册》。

他是中国中西医结合学会皮肤性病专业委员会的首任主任委员。在他和边天羽的努力下，筹办了《中国中西医结合皮肤性病学杂志》，如今已成为中国科技核心期刊。

他一直努力开展中西医结合工作。在科研用药方面，他认为中药方剂固然是给病人治病的经验总结，但使用过程中切记不能拘泥古方，必须在精确的中医辨证基础上，结合近代医学对中药的药理药效研究，与辨证用药相结合，不断创新，开拓进取。

张志礼教授一贯重视用科学实验的方法进行中药研究，我和我的研究生曾经一起和张志礼教授的学生通过 BXSB 小鼠来研究"狼疮合剂"。实验证明，"狼疮合剂"有与糖皮质激素相似的降低肾病动物尿蛋白含量的作用，其结果和临床适应证是吻合的。

张志礼教授对特应性皮炎的中医分型辨证论治也卓有贡献。他治疗湿热内蕴型采用清热除湿健脾消导法、治疗脾虚湿盛型采用健脾除湿消导止痒法、治疗脾虚血燥型用养血祛风止痒法的观点是超前的。他认识到感染因素（金黄色葡萄球菌）在过敏中的作用，治疗严谨，反复推敲，不断总结经验，疗效卓越。我们用他的治疗方法则结合他克莫司软膏（0.1%、0.03%）和采用保湿润肤霜联合使用，且通过斑贴试验和过敏原检测找出患者在吸入组、食物组及接触物组方面对其敏感的物质加以避免。经过 20 年的实践证实，张志礼老师的特应性皮炎的中西医结合治疗，可以在较短期（1 年左右）控制其复发的问题。

张志礼教授已经离开我们 20 年了。

我们要继续以他为榜样，继承他所创立的中西医结合皮肤科学事业，不断地整理中医前辈的经验，进一步转化为科研成果，为世界医学作出贡献。

陈学荣

追缅恩师张志礼教授

武汉市中医医院　　徐宜厚

在恩师张志礼教授诞辰 90 周年之际，我深切缅怀他对我的谆谆教诲和关怀，许多往事涌入脑海，久久难忘。

1974 年，承蒙武汉著名皮肤病学专家汪心治教授引荐，我有幸认识一代宗师胡传揆教授，他介绍我师从赵炳南先生。张志礼教授是我到北京市中医医院进修之初，接待我的第一个恩师。当时外地进修医师很多，住宿的床位一张难求，我便寄居在我二姐的北京农业大学，每天上班要转换 5 次公交车，才能到达宽街中医医院。张老对我十分关心，大约在 20 天后他就给我安排了住宿，解除了后顾之忧。

当时皮肤科设在据说是慈禧太后过继之女的府邸。春节来临之际的一个晚上，房屋似有摇晃之感。张老立即电话告诉我发生地震了，叫我快点到屋外空旷之地，注意安全，这点小事折射出张老对我关怀备至。1975 年正月初一，张老带领我们一行十余人，到赵老家拜年。当我踏入赵老家门时，惊讶地发现这样一位带有传奇色彩的中医皮肤科泰斗的家庭，竟然陈设简朴、整洁有序。家人告诉我们年轻人，赵老有时捏煤球，做一些力所能及的家务。张老直观地告诫我们，像赵老这样一位德高望重的老人，仍然不忘劳动本色，将永远是我们心目中厚德怀仁的楷模。同年夏初，张老带领我与张家口来的一位军医，专程赴天津拜望朱德生、边天羽、王德馨 3 位教授。朱老告诉我们他编著的《皮肤病学》稿纸达一米之高，其中大部分由他夫人誊写完成。朱老还亲自掌勺，办了一桌丰盛的午餐。追思往事，感慨万千，一是张老对我辈教诲，作为一名学者，一辈子都应该勤奋、勤奋、再勤奋，二是要有一种执着的韧劲。

北京市中医医院改建期间，赵老分别在两个区中医医院应诊，张老不仅是赵老的得力助手，而且为我辈从中汲取传承中医精华，予以指导。他在许多场合总是一句、二句、三句向我们画龙点睛地指明赵老处方用药的奥秘，我则将这些点滴记载到小本子上珍藏。

我返回武汉后，十分关注张老繁忙的学术活动。据《胡传揆纪念文集》记载，1980 年，胡传揆院长请张志礼参加中华医学会皮肤科学会简史的编写，初稿甫成后胡老指示张志礼教授提出意见，三易其稿，定稿后再向杨国亮、李洪迥、王光超和叶干运教授征求意见，最后送中华医学会，原稿现存放在胡传揆纪念室。与此同时，张老全力以赴地主持与整理赵老的学术思想，出版的专著有《赵炳南临床经验集》(1975)、《简明中医皮肤病学》(1983)、《实用皮肤科学》(1984)、《中医性病学》(1991)、《张志礼皮肤病医案选萃》(1994)等，为中医皮肤科学的传播起到了巨大的推动作用。书中许多学术心得与经验，均是张老留给中医后学的瑰宝。

1992 年，张志礼教授应邀出席第四届亚细安中医药学术大会，作为特邀主讲人，他的大会发言受到了与会各国专家的高度评价。同年，9 月 6 日的新加坡《南洋星洲联合早报》用中英文作了专题报道。

2000 年 10 月 27 日，噩耗传来，张老仙逝，我内心无比悲痛与惋惜，发出"天不佑人"的呐喊。张老是敬业为民、诚信待人的懿范，将永远作为宝贵的精神财富，激励我辈尽心尽力传承中医精华，不断守正创新。

我深深鞠躬、默默祈祷：张老安息吧，我们永远记住您的教诲！

徐宜厚

我的引路人——张志礼

北京市朝阳区南磨房第二社区卫生服务中心　王秀英

我曾经是北京市崇文区中医医院的皮外科医生，1974 年北京中医医院扩建，医务人员分流到区县级中医医院工作。我有幸跟随名老中医专家赵炳南和张志礼教授学习，受益匪浅。

从那以后，每当我在临床上遇到病情复杂、久治不愈的患者时，一定会请张志礼教授来会诊。每次他都会耐心细致地帮助我们分析病情,从理论基础到辨证论治、从鉴别诊断到诊断、从治疗原则到外用药的使用,都一一给我们指导,让我们加深印象,使我们学到了书本上所学不到的东西,提升了我们基层临床医师辨病和辨证的能力。

张志礼教授对我们基层医生的培养,有着很强的责任感。他平易近人,热心地帮助我们提升专业技术水平。每当中西医结合学会举办皮肤科学术活动或是专业培训班时,他都亲自通知我,使我的皮肤科专业技术水平有了很大的提高。在张志礼教授的引领下,我坚定不移地选定了中西医结合皮肤科专业。在跟随张志礼教授学习工作的这些年里,我从他的身上学到了很多治病救人的好作风、好品格。我牢记老师的教诲,把局部临床症状和机体完整地结合起来,有效地为患者解除皮肤疾患。在张志礼教授的关怀下,北京市崇文区中医医院皮肤科于1992年正式成立。为了使我们的科室能够尽快发展壮大,在他的倡导下,我们医院与北京中西医结合学会皮肤性病专业委员会携手成立了"北京市崇文区皮肤病治疗中心",邀请全市各三甲医院的皮肤科主任来我院坐诊,帮助我们提升了治疗水平、惠及广大皮肤病患者。

张志礼教授精通皮肤病基础理论,有着丰富的临床实践经验,他的医术享誉海内外。他总结继承了赵炳南学术思想,开辟了中西医结合皮肤病诊疗的先河。在他的引领和积极努力下,北京市赵炳南皮肤病医疗研究中心成立了,北京市崇文区皮肤病治疗中心成长壮大了,北京市朝阳区双龙医院皮肤科也开始为皮肤病患者提供服务了。回想起张志礼教授带领我们一步一步走向发展并不断壮大,我的心情很是激动。

张志礼教授离开我们已有20个年头了,但他的一言一行、一举一动,时时刻刻总浮现在我的眼前,我们永远都不会忘记。我今年已80岁高龄,但我仍在皮肤病诊疗的临床一线重复着张志礼教授曾经教给我的一切,作为"张志礼名家研究室"朝阳区南磨房第二社区卫生服务中心分站的成员,我感到无比骄傲和自豪。我不会忘记张志礼教授给予我的谆谆教导,我要继续发挥余热,做好工作,带好学生,让张志礼教授传承伟绩的火炬光耀千秋,永远辉映中西医结合皮肤病的诊疗之路。

尊敬的张志礼教授,我们怀念您!

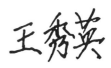

良师益友——缅怀张志礼主任

首都医科大学附属北京中医医院　邓丙戌

我从 1970 年分配到北京中医医院，就一直在张志礼主任的直接领导下工作，并且还曾经是他的"副手"（他是科主任，我是副主任）。张志礼主任是性格直率之人，对我更是严格要求、悉心指导，他的音容笑貌，至今依然历历在目。本文仅回忆令我印象颇深的两件事，以缅怀张志礼主任。

一袋外用药粉

中医皮肤科刚刚成立，张志礼主任就开始抓紧对我们进行专业培训。每天开诊前半小时，由他亲自授课，系统讲解皮肤病的基础知识。

记得听他讲完皮肤科外用药的主要剂型，及某些剂型之间调配在一起，可以增强疗效，引起了我的极大兴趣。于是，我也尝试在临床具体应用，果然疗效有所提高。

正当我沾沾自喜之时，张志礼主任找我谈了次话，他首先表扬我学习努力，并且勇于实践，我听后自然是美滋滋的。但就在这时，张志礼主任从诊桌的抽屉里拿出一袋外用药粉，还有一张底方。我一眼就看出是我开的方子，心里不由得有些纳闷。只听他讲道："剂型之间的调配，各种药物的用量非常关键。你这张处方中的药粉开了 3 袋，药膏开了 2 盒，让患者混匀外用。可是患者今天来反映说很难混匀。"

"最近半年我一直是这么开的"，我理直气壮地说，"这还是（某）老大夫教给我的"。张志礼主任听后马上严肃起来，高声说道："你不要刚学会一点就骄傲，就听不得不同意见。"我看他有点生气，自然不敢再顶嘴。他开始问我："你知道一袋药粉的重量吗？""一袋药粉重 10g。""那一盒药膏的重量呢？""一盒药膏重 20g。"我对答如流，心想他可能会满意。没想到张主任突然又将语音提高了问："如果一袋药粉的重量变了呢？""那……"我一时不知如何作答。

张志礼主任接着具体解释道："我跟你说，不同药物之间的调配，关键是记住各种药物的用量，而不是只记住它们的包装。因为药物的用量是基本固定的，而药物的包装是可能有较大变动的。比如你的处方中开的这种药粉，原来的包装是一袋重 10g，近几天已经改成一袋重 20g 了。按照原来的包装 3 袋药粉重 30g，与 2 盒药膏重 40g，是比较容易混匀的。而现在的包装 3 袋药粉重 60g，而且这种药粉的主要组成是植物性药物，体积很大，所以与 2 盒药膏重 40g 混匀是很困难的。"

这件事真的让我受益良多,不但向张志礼主任学习到了药物之间调配的相关知识,更重要的是学习到了他认真负责的工作态度。

一篇论文

我开始尝试写论文时,用了1个多月的时间,把某种皮肤病的20多个"典型病例"罗列在一起,然后得出结论,可谓"洋洋大观",自己还觉得比较满意。

我于是将文章交给张志礼主任审阅,只见他翻看了两遍,就直言不讳地对我说:"邓大夫,你这是想写科技论文呢,还是想写科普文章?"

这一问令我非常尴尬,因为张主任已经明确认为我这篇稿写的"不伦不类"。

我不好意思地回答:"我还是想写科技论文。"

张主任说:"要写科技论文,首先要求收集的资料要全面。像你这种分析临床病例的,就不能只挑选治疗有效的病例。如果你是想分析某种因素对发病的影响,最好要分组加以对照,而且应该有统计学处理。"他最后以命令式的口吻说:"你这篇文章必须重新写。"

张主任的话句句说在点子上,令我恍然大悟。我按照他的要求,全面收集了100多个病例,并按影响因素进行了分组对照,同时作了统计学处理,最后对结果加以讨论。

当我将重写的稿件再次呈交给张主任时,他认为基本可以了,只是讨论部分有点啰嗦,重点不突出。他说:"稿件放在我这儿,我给你改改吧。"

几天后,张主任把他亲自改写的稿件交给我,果然讨论部分简明扼要、重点突出。当我道谢后准备离开时,张主任主动问我稿件打算投到哪个杂志。其实,对于刚开始写稿的我,这真是比较犯愁的事。我正不知所措时,没想到他以鼓励的口气说:"看来你有难处,那我就给你找个杂志吧。"

张主任亲自给我找个杂志,我欣喜若狂,马上说:"这篇稿件是您指导和修改的,请您做第一作者吧。"张主任郑重回答:"稿件是你具体写的,还是你为第一作者,我可以做第二作者。"

于是,稿件以我们二人为共同作者投到了某杂志,并且被确定录用。不久,我被医院公派去了外地。有一天,突然接到张主任的一个电话,说杂志的编辑部对这篇稿件提出了一些修改意见,并要求尽快修回。因为我没在医院,他就按照编辑部的意见进行了修改,并且寄回去了,这真让我感激不尽。

张志礼主任对我这个晚辈的严格要求、悉心指导和无私帮助,令我终生难忘。

邓丙戌

张志礼：志高融中西 礼贤泽医患

陕西省渭南市中心医院主任医师 卢勇田

"惊悉恩师作古人，愚生哀泪湿衣襟。一生驰骋德望重，数载情谊似海深。古今联珠誉皮坛，中西合璧开拓人。先师音容映日月，后学承志谱秋春。"这是 2000 年 10 月底我从《健康报》上得知张志礼教授逝世噩耗后，为恩师所发唁电的全文。屈指算来，恩师驾鹤西去已经整整 20 个年头了，但他的音容笑貌至今依然仁映在我的脑际，恩师与我的巨幅合影一直悬挂在我的诊室。

追怀张志礼老师

1930 年 10 月出生于山西原平的张志礼，弱冠之年就才思敏捷、学业过人，历经晋、甘两地的寒窗淬炼，1950 年以优异成绩考入西北医学院，毕业后被分配到北京市第三医院皮肤科工作，期间参加了为期 3 年的北京市首届西学中研究班，系统地学习了中医学，奠定了坚实的理论基础。1963 年调入北京中医医院，在医疗、教学和科研第一线勤奋工作达 40 余年，直至生命的最后一刻。

张志礼是我国中西医结合皮肤性病学的首创者、开拓者之一，是我国中西医结合学界公认的声名显赫的专家，是国家中医药管理局评定的"全国著名中医、中西医结合专家继承导师"，享受国务院政府特殊津贴。他早年师从我国著名中医皮外科专家赵炳南，精研典籍，尽得真传，并协助赵老整理出版了《赵炳南临床经验集》，这是我国第一部系统继承老中医经验的佳作，荣获全国科学大会奖；嗣后，他与赵老共同主编了《简明中医皮肤病学》，成为国内最早的中医皮肤病专著；他与国内知名中西医结合专家撰写的《中医性病学》，首创了中西医结合防治性传播疾病的先例；他参编的《中医症状鉴别诊断学》《皮肤病研究》等诸多大型参考书，被广大读者奉为圭臬。在近古稀之年，他仍带病援笔撰就了 80 多万字的《中西医结合皮肤性病学》，为杏苑留下了弥足珍贵的传世奇葩。

张志礼在近半个世纪悬壶流芳的生涯中，不仅全面传承了老一辈中医前贤的学术思想和临床经验，而且在不懈求索中革故鼎新，率先提出了皮肤性病中医辨证与西医辨病相结合的理论，开创了中西医结合皮肤性病学的先河。他精通医理，洞悉药性，最早证实了马齿苋等药物的抗组胺作用，初步阐明了龙胆泻肝丸、六味地黄丸、除湿丸、凉血活血汤和狼疮合剂等方药的作用机制，潜心研制了石蓝草煎剂、狼疮冲剂、小儿健肤糖浆和金菊香煎剂等多种方剂，在诊疗沉疴痼疾中屡奏奇效，为众多皮肤性病患者带来了福音。这些成果，曾 12 次获得国家中医药管理局、北京市科学技术委员会等单位颁发的科技进步奖。同时，他还担任中华医学会皮肤性病学分会副主任委员、中国中西医结合学会皮肤性病专业委员会主任委员、国家中医药管理局全国皮肤科医疗中心主任、北京市赵炳南皮肤病医疗研究中心主任等要职，担纲《中华皮肤科杂志》《中国皮肤性病学杂志》等多种期刊的主编和编委工作，为我国中西医结合皮肤性病学的发展倾注了全部心血和智慧。

20 世纪 70 年代末，张志礼借改革开放春风鼎力将中医学推向全球。他相继远赴日本、泰国、新加坡等国和香港、台湾地区，多次进行中西医结合学术传授和精彩演讲，并应邀出席了在悉尼召开的国际皮肤科学术会议和在法国举行的欧洲皮肤科学术会议，使中医远播全世界，其声名享誉海内外。

"名医不如实医"，是张志礼常挂在嘴边的诲人律己的口头禅，意即"低调做人、踏实行医"。这句名言形象地诠释和彰显了他独特的人格魅力。在医教研工作中，无论职位高低，还是贫富亲疏，他均一视同仁、认真医治，因而深受患者爱戴；无论师长同道，还是弟子传人，他都热忱待见、倾囊相授，因之甚为学界敬重。值得一提的是，日常生活中的他，坦诚豁达、温厚儒雅；而传道授业时的他，却课徒严厉、不讲情面。曾记得 1986 年 3 月，我将我主持的一项科研成果呈他评审，他核查缜密、苛刻有加，即使后来该成果获得科技进步一等奖，但他仍嘱我做学问更要严谨，使我受到极大教益。2000 年 9 月，把我编纂的《现代银屑病中西医结合诊断治疗学》书稿请他审阅，他逐页批改、欣然作序，然后让我将 69 万字的原稿删为 42 万字，以通俗易懂、能为医患所读；再嘱我删去所附大量彩照，以降低书价，能让基层医师和平民所购，此事足见恩师的慈心柔肠和亲民情结。

病人遍神州，弟子满天下；恩师身虽去，精神将永存。病人必将铭记，铭记张大夫那"以医为命、以患为师"的高尚医德；弟子必将追怀，追怀张老师那"士志于道、道精于勤"的不凡人生。

原文系《健康报》2013-06-14 稿，仅做个别改动。

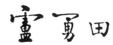

开拓与创新中医皮肤科的大师张志礼教授

江西中医药大学附属医院 喻文球

回忆张志礼
老师

1983 年 3 月，通过危北海先生的推荐，我有幸跟随张志礼老师学习中医皮肤科。北京中医医院坐落在宽街的一个清代王府里。进入医院大门不到 50 米的正面一个院（中院）正是北京中医医院皮肤科，这科有享誉全国的皮肤科巨匠赵炳南，更有他的学术及临床经验的传承和发展的大弟子、著名中医、中西医结合皮肤科创新型研究学者和著名临床医学家张志礼教授，以及中医皮肤科名家陈彤云、孙在原、郑吉玉、陈美、秦汉琨、黄敬彦、董效英、陈凯、邓丙戌、杨慧敏、郭大生等教授和专家，真是人才济济，技术力量雄厚。那时北京中医医院皮肤科是最忙的科室之一，来诊病人很多，不仅来自北京市，更主要来自各省、市、区。病区有 40 多张病床，住得满满的，全都是危重型和疑难皮肤科病人，当时这在全国也是很少见的。

正因为如此，皮肤科成为北京中医医院的领头科室、特色科室。不仅因为她的门诊设在医院大门的最前列，而且由于诊疗水平高，名副其实地成为医院的门面和名片。走进这个医院，了解到工作流程及内容实质，看到那么多疑难病人云集，真是非常震撼，感觉在这里学习十分荣幸。特别是张志礼教授高大形象、临床风格、办事效率和诊疗范围的宽广及奇特的疗效，令人深深敬佩这位师长。

一、跟随张志礼教授临床随笔

1. 王某，男，34 岁，北京汽修一厂，1983 年 3 月 14 日来诊。全身泛发性紫癜已久，前医以凉血止血，多用炭类治疗，其出血点时清时又起，张主任以凉血解毒、活血通络治疗。

广角 6g	紫草根 10g	茜草根 10g	白茅根 30g
板蓝根 30g	薏苡仁 30g	大青叶 10g	赤芍 12g
牡丹皮 10g	防风 10g	防己 10g	川牛膝 10g
木瓜 10g	马齿苋 30g	14 剂 （广角即犀角，现为禁用品）	

1983 年 5 月 9 日，经服方数剂，疗效显著，基本不发斑。拟下方：

白茅根 30g	赤芍 15g	牡丹皮 10g	丹参 15g
白术 10g	云苓 10g	薏苡仁 30g	车前子 15g（包）
白鲜皮 30g	刺蒺藜 30g	首乌藤 30g	苦参 15g

[按语] 紫癜为皮下出血疾患，为血不循经、外溢脉道、渗于肌肤，张老师认为是毒热之邪壅滞脉道，前医凉血止血，能一时清退，但不久又发，为短暂凉血。张老师凉血解毒通络之法，凉血——清血热，解毒——清热解毒，通络——疏通热毒之阻滞，脉道通畅，血则归经，故获疗效。

2. 王某，女，29岁，山西大同市综合食品厂，1983年4月25日来诊。颜面、胸腹、上肢皮肤黑变半年，原患过荨麻疹，但皮肤黑变而不会鼓起来，并无皮肤瘙痒，月经量少色黑。面部呈点状较密分布，胸腹上肢屈侧广泛分布暗灰色的环状皮损，压之不褪色。诊断为黑变病，拟健脾益胃、活血通络解毒。

白术 10g	茯苓 10g	薏苡仁 20g	白扁豆 15g
菟丝子 15g	女贞子 15g	车前子 15g（包）	枸杞子 10g
鸡血藤 15g	丹参 15g	益母草 10g	板蓝根 15g 14剂

[按语] 此例属里尔黑变病，为维生素B族缺乏，又摄入光敏性食物或外用化妆品的光敏性疾病。夫五色精明者，气血之华也，气血旺则能华于外，气血乃脾胃化生，故张老师予补脾益肾法。气虚则血不行，血不行，则经络阻塞，故佐以通络。为什么要用板蓝根？张老师曾多次强调，这是解光毒之意。

3. 王某，男，57岁，新疆石河子市人，1983年5月5日来诊。病史不明，四肢头颈部活动受限，疼痛已2个月，伴吞咽困难，先有关节和四肢疼痛，长期低热（37.5℃），开始于颈背部发硬作胀，而后背部、四肢、全身肌肉变硬、疼痛，活动困难。检查头颈部扭转困难，手足活动不利，皮硬肿，按之不凹陷。诊断为成人硬肿病，拟健脾利湿、温阳利水。

白术 10g	茯苓 10g	苍术 6g	车前子 15g（包）
泽泻 15g	薏苡仁 15g	冬瓜皮 15g	大腹皮 15g
生姜皮 15g	麻黄 6g	桂枝 10g	

[按语] 病因不明，但认为与某些感染有关，产生自身免疫而发病。炎症使淋巴管阻塞，亦有一定关系。另外，周围神经与垂体疾病也可导致发病。张老师认为脾主肌肉四肢，脾虚则水湿泛滥，泛溢肌肤与外感湿毒搏结，阻滞营卫，壅滞经络，故肿、硬、痛。方用健脾和利水，诸皮纳入方中，取赵炳南老师以皮入皮之意，可行脾水，化皮滞，更用麻黄、桂枝和营解肌、化气利水。本病例随诊，经服数十剂后，诸症大多消除。

4. 张某，女，25岁，北京绒线厂，1983年6月2日来诊。左小腿经常发生丹毒，每治都可愈好。上次发作时局部红肿，并有一条红线上升至大腿。患者患有足癣，小趾缝发白潮湿。左小腿下1/3有红肿胀，压痛明显。诊断为慢性复发性丹毒，拟解毒利湿、凉血通络。

银花藤 30g	连翘 10g	蒲公英 15g	败酱草 15g
川牛膝 10g	车前子 15g（包）	车前草 15g	薏苡仁 30g

  六一散 30g 牡丹皮 10g 生地 15g 全瓜蒌 30g 7 剂

服药 7 剂，诸症基本平悉，守方再 7 剂。

[按语] 张志礼认为，丹毒为湿热火毒壅滞皮肤，致经络阻塞。慢性丹毒因脾虚易感湿毒，故拟健脾利湿解毒，辅以凉血通络。张志礼老师说，全瓜蒌是好药，具有养阴清热、解毒通络之功效，瓜蒌配生地可以养阴清热、凉血通便，瓜蒌配牡丹皮可解毒凉血。

  5. 胡某，女，17 岁，北京东四人，1983 年 5 月 19 日来诊。患者患系统性红斑狼疮（SLE），伴肾功能损害。尿常规检查：尿蛋白（++++）。乏力肢软，纳差，脉沉细，苔薄微黄，舌质淡、有齿印。诊断为系统性红斑狼疮、肾损害，拟健脾益气、解毒利水。

  黄芪 15g 鸭跖草 10g 白术 10g 当归 10g

  茯苓 10g 连翘 10g 萹蓄 15g 赤小豆 30g

  瞿麦 15g 白茅根 30g 石韦 15g 黄柏 15g 14 剂

1983 年 6 月 2 日，自觉症状好转，尿蛋白（++），原方再服 14 剂。

[按语] 此例患者主要损害肾脏，引起肾气化和水液代谢障碍。方中黄芪、白术、茯苓健脾益气，张老师以此发挥脾运作用，减轻肾的负担，同时培补后天，予渗利药，急则治其标，急渗水腑湿热之邪。当归、赤小豆、白茅根凉血活血、解痉挛。张志礼老师认为鸭跖草为清热利湿良药，用于降尿蛋白及尿红白细胞功效良好。

  6. 郝某，女，29 岁，天津市杨柳青人，1983 年 5 月 5 日来诊。面部眶周红斑月余，伴发热，关节疼痛，红斑有胀痛感，红斑略隆起，掌部亦有红斑，舌红，苔薄黄，脉细弦。诊断为发热性嗜中性皮病，拟清热解毒、凉血消斑。

  野菊花 15g 鸡冠花 10g 玫瑰花 10g 牡丹皮 10g

  白茅根 30g 紫草 10g 凌霄花 10g 板蓝根 15g

  大青叶 15g 连翘 10g 赤芍 15g 14 剂

1983 年 5 月 23 日复诊，诸症悉减。处方：生槐花 15g，土茯苓 15g，薏苡仁 15g，板蓝根 15g，藿香 10g。方拟醒脾化湿、解毒祛风凉血，张志礼老师认为，此为本病后期收功之方。

[按语] 本病为细菌感染发生的过敏性反应，亦与阳光照射有关。张老师认为此为内蕴毒热，外受光毒，毒热迫血，溢于皮下形成的红斑。通过解毒清除抗原抗体复合物；通过凉血中和血热，改善毛细血管炎症状态。张老师继承赵炳南老师凉血五花汤经验，认为此方最佳适应证为头面部红斑，更辅以其他凉血解毒药物以使其疗效更佳。

  7. 吴某，男，55 岁，内蒙古赤峰市人，1983 年 5 月 3 日初诊。全身作痒，起斑片、疙瘩数年经治不愈。检查：颈背、上肢、下肢均见对称性或单发性皮纹增宽、皮肤变厚、色素沉着之皮损，间有包团隆起，难消。诊断为泛发性慢性单纯性苔藓、色素性荨麻疹，拟养血祛风、活血通络。

当归 10g　　赤芍 10g　　白芍 10g　　首乌藤 30g

鸡血藤 15g　苦参 15g　　白鲜皮 30g　刺蒺藜 30g

防风 10g　　防己 10g　　白术 10g　　茯苓 10g

马齿苋 30g　藿香 10g　　　　　　　　　　　　　　14 剂

1983 年 6 月 11 日，上述诸症改善，瘙痒减轻，拟疏风止痒、清热通络利湿。

白鲜皮 30g　地肤子 10g　生地 15g　　牡丹皮 10g

浮萍 10g　　马齿苋 30g　地骨皮 10g　桑白皮 10g

蝉蜕 5g　　首乌藤 30g　苦参 15g　　六一散 30g

14 剂，带药回内蒙古。

另，百部酊、雄黄解毒散外用。

[按语] 方中养血之药，可改善皮肤营养不良、表皮角化过度、棘层肥厚，养血则荣养肌肤，改善上述病理。张志礼老师说，真皮毛细血管增生，管壁增厚，故肌肤失养而处以活血通络之药。祛风之药，祛除外感之风及局部血虚之风。又养血之药，可柔养筋脉，增强对刺激的抵抗性而不易过敏。马齿苋为张老师经验之药，具有清热解毒抗过敏的作用。

8. 张某，女，25 岁，黑龙江佳木斯青少年宫工作，1978 年 3 月 12 日时年 18 岁，第一次来诊，口、眼及生殖器均有溃疡，在当地治疗年余不见效，伴关节疼痛及皮肤毛囊炎，大便干燥时有腹痛，脉沉细缓，苔白，舌体胖嫩，病人行走艰难。诊断：口 - 眼 - 生殖器三联征。

天仙藤 15g　首乌藤 15g　鸡血藤 15g　钩藤 10g

南沙参 30g　北沙参 30g　石斛 15g　　玄参 15g

生地 15g　　秦艽 10g　　金果榄 10g　锦灯笼 10g

穿心莲 10g　　　　　　　　　　　　　　　　　　　7 剂

1978 年 3 月 22 日，7 剂药后，口腔溃疡已愈，腹痛消失，汗出，便干，舌脉如前。

南沙参 30g　北沙参 30g　石斛 15g　　玄参 15g

生地 30g　　秦艽 15g　　白术 10g　　茯苓 15g

薏苡仁 30g　黄柏 15g　　天仙藤 15g　鸡血藤 15g

天花粉 15g　车前子 15g

带药回黑龙江，以后较长时间服用本方，并做成药丸服用。

1983 年 6 月 6 日，经较长时间服药后，三联征愈好，毛囊炎消失，但会阴时而有溃疡，时而愈好，并上学读书，毕业后分配至佳木斯青少年宫工作，现在会阴部尚有一个溃疡，但不严重，白带较多。顺便来京探亲而来复诊，舌苔白,舌体胖,脉细。

生白术 10g	生枳壳 10g	生薏苡仁 10g	萆薢 10g
赤石脂 10g	生茱萸 10g	冬瓜皮 10g	生扁豆 10g
连翘 15g	黄柏 15g	车前子 15g（包）	板蓝根 10g
首乌藤 15g	鸡血藤 15g		14 剂

[按语] 本病目前有病毒学说、自身免疫学说、变态反应学说。基本病变为血管炎,大小血管均可受到不同程度的侵犯,血管内膜增厚,管腔狭窄、闭塞,血管壁及四周有炎性细胞浸润,首方和 2 号方均重视活血通络,是考虑到溃疡经络阻塞,失去营养而坏死,不通则痛,故可合并关节疼痛及腹痛。方中多用养阴药,张志礼老师认为这种溃疡系虚火上炎所致,而壮水之主以制阳光,此养阴药多以养胃阴为主,辅以养肺阴,并下滋肾阴。解毒药以金果榄清口腔毒热,锦灯笼清除热毒,黄柏清下。此类清热药清热而不伤阴。复诊,眼部溃疡已愈不复发,会阴时有溃疡,并白带。张老师认为脾虚为主,故重以健脾收敛,兼以清利下焦湿热,仍注重通络。张志礼老师说本病本于阴阳失调,阴虚火旺。若以常法龙胆泻肝汤治之,则苦寒败胃,寒凉直折化燥伤胃阴。

9. 司某,31 岁,男,唐山市纺织局,1983 年 6 月 9 日来诊。8 个月前面部开始出现结节,以后进一步增多,且变大红肿,尤以眼周为多,伴脸红作痒,有的结节破溃,流出乳油液,后形成小瘢痕,曾多次在各地及北京积水潭医院治疗,应用利福平及激素,均不获效,今日经积水潭医院龙振华主任介绍而来。既往体健,从军数年,无结核疾病,无外伤及特殊病史。检查:颜面朱红色,散布粟粒至蚕豆大小丘疹结节,以眼眶周围结节为大为多,有的结节呈朱红色,质软内有液体。玻片压之呈苹果酱色,结节有的融合,颜面部并散布萎缩性凹坑状瘢痕。舌苔薄黄,舌质红,脉弦细。诊断为颜面播散性粟粒性狼疮。拟清热解毒、活血散结。

赤芍 15g	丹参 15g	连翘 10g	蒲公英 30g
金银花 15g	薏苡仁 10g	败酱草 15g	野菊花 15g
夏枯草 15g	生牡蛎 15g	茯苓 10g	百部 10g
全瓜蒌 20g			14 剂

另外:内服消瘰丸,10 袋,1/4 袋,日 2 次。黄连膏、化毒散膏配合使用,日 2 次。

[按语] 张志礼老师说本病属皮肤结核的一种,但局部难找到结核菌,发病后免疫不全,而后期免疫与免疫不全可同时出现,表现为阴阳失调现象。肉芽肿形成是由于长期白细胞浸润引起白细胞外渗,阻塞经络,血瘀气滞,湿毒积聚而成结肿,且气滞血瘀,毒物积聚,日积月累形成湿痰毒邪,难以清解。于是治疗带来困难,但因此时正气尚未亏虚,在气血充盛之时尚能酝酿成脓,

破溃而出，使之毒随脓出。此说是张老师看病时，给我们示教讲解的即时记录，此病人后来复诊有效。

10. 益气活血治疗皮肌炎

皮肌炎：皮肤红斑、水肿、脱屑，类似 SLE，末期类硬皮病，肌肉、肌纤维变性，萎缩和间质内炎症性病变，间质的血管周围有淋巴细胞浸润，晚期出现肌纤维结缔组织化，硬化萎缩钙化。拟益气，即调理气的物质功能和动力，使之协调发挥气机作用；通络，因为气运行于经络之中，气血精气无力推动而发生瘀滞。通络使气血流畅，经脉无壅滞之患。

病例 1：于某，女，50 岁，住宣武广外甘石桥 5 号，1983 年 5 月 19 日来诊。患皮肌炎多年，经服中药症状大减。

黄芪 20g	党参 10g	白术 10g	茯苓 10g	
姜厚朴 10g	枳壳 10g	鸡血藤 15g	丹参 15g	
益母草 15g	车前子 15g（包）	冬瓜皮 15g	黄精 15g	14 剂

［按语］本方益气为主，兼通经络，行气化滞、利湿，疏通经络、气血，以通为补。

病例 2：彭某，58 岁，男，某军副参谋长，1983 年 5 月 30 日来诊。皮肌炎多年，头面四肢发红肿胀，肌肉肢体乏力。

黄芪 10g	太子参 15g	瓜蒌 15g	薤白 10g	
首乌藤 20g	厚朴 10g	南沙参 20g	麦冬 10g	
丹参 15g	白术 10g	云苓 10g	鸡血藤 15g	
薏苡仁 15g	红花 10g	女贞子 20g	枳壳 10g	14 剂

患者当场向我们说此方效果很好，多年以来一直以本方加减，自觉身体无异，在部队正常工作。本方益气佐以养阴，阴阳互根，气血双补，平调阴阳，多用藤类通络，加红花化滞化瘀作用更强。我们看到病人多次复诊对疗效赞不绝口，并对张志礼老师十分敬重感激。

以上 10 个方面的临床诊疗，基本涵盖皮肤病很多方面。可以看出张志礼老师中医皮肤科的独特思维，扎实的中医、中西医结合理论基础，继承赵炳南老师的主要临床经验和学术思想，西医基本理论中医化运用，善于捕捉证候的机制，抓住临床需要解决的实际问题，创新和开拓性发展了中医皮肤科的理论和实践。

二、独立临床的较大成效

跟师张志礼、陈彤云、郑吉玉各位老师，临床学习 3 个月后，通过考核，张志礼主任授予我处方权，让我独立工作学习，在遇到困难随时找老师指导。我每日的门诊量也有几十位患者，并在老师悉心指导下收获满满。画家赵先生，家住北京市地安门外，1983年9月10日来诊。慢性湿疹双下肢到双脚糜烂、结痂，渗出、肿胀，同时合并肾功能损害，尿蛋白（++），尿红细胞（++），双脚肿胀糜烂，无法穿鞋，只有拖着鞋子行走。按照张志礼老师的辨证思想，拟健脾利湿、解毒利水为治则。经1个月的治疗，双脚肿胀糜烂渗出全部清除，而且尿蛋白及红细胞全部转阴，画家十分高兴，为我作了一幅孔雀牡丹国画表示感谢。

患者，左某，男，32岁，牡丹江郊区工业公司，1983年7月23日来诊。双足掌背发红，疼痛19年。从1964年5月起，双足底感觉疼痛。自服止痛片，仅止痛1～2个小时，不吃止痛药，即疼痛症状持续发作，夏天严重、冬天减轻，白天轻些，晚上疼痛严重，通宵不眠，用热水洗脚则疼痛加剧。曾在牡丹江各医院、哈尔滨医科大学附属医院等医院治疗，诊断为红斑性肢痛症、末梢神经炎。口服及注射维生素类药、止痛药、中药等，治疗稍有缓解，但今年以来一切药物都无效，打哌替啶（杜冷丁）也不能止痛。父母近亲结婚，其兄长同样患病，经治疗近1年获愈。

现症：双脚疼痛，夜晚不能入睡，双脚不能点地，不能行走。暂时住交通口地下室招待所，由3人扶持而来诊。纳差，大便干结，2～3天1次，小便短少。自主排尿困难，解一次小便要20分钟。

检查：双足动脉搏动正常，双足皮肤温度正常，从踝上10cm到整个脚及全部脚趾呈紫红色，压之变白，抬腿变白，指甲粗糙变形，跟跖部有鳞状角化。均有压痛，疼痛时敷冷水较舒。苔白腻质淡，舌体滑。脉弦滑数，双手掌也略有发红，去年患胃出血。诊断：红斑性肢痛症。

患者不能行走十分痛苦，要求住院，但因病床十分紧张等原因而门诊治疗。根据张志礼老师有关"久病脾虚、湿热下注、经络阻塞"等辨证理论，拟健脾化湿、活血通络。

方药：薏苡仁30g　　扁豆10g　　炒白术10g　　当归10g
　　　　生地10g　　　秦艽30g　　川牛膝10g　　蚕砂15g
　　　　白茅根30g　　瓜蒌根15g　板蓝根15g
　　　　炒谷芽、炒麦芽各30g　　　　　　　　　　　　　　　　5剂

1983年7月29日复诊，疼痛比原来减轻很多，自觉好多了，红斑也减退不少，疼痛局限于足趾，晚上能入睡，但也疼醒几次，能走些路，饮食增进，大便2日1次，小便能解得出，而且不费劲。舌苔黄腻，舌质淡红，脉细数。守方14剂，带药回牡丹江并在当地依原方再吃20剂，1983年9月7日来信病情痊愈，已正常上班。

我在跟随张志礼老师临床学习中，发现他的健脾不完全是补脾，而是理脾、醒脾、运脾，适当以补脾，基本的是要化湿、化浊、化滞。他学习赵炳南凉

血五根汤也不是 5 药全部搬套,而是解毒通络,应用张志礼老师学术思想和治疗大法给病人治疗获得奇特疗效。

三、推动我国中医皮肤科的发展

1. 全国领先的中医皮肤科 张志礼老师及其团队创造了全国一流的中医皮肤科门诊和病房,担负全国各地进修生及本科生、硕士生的教学任务,开展了对名老中医赵炳南学术思想的理论总结,发表了学术论文,出版了学术著作,对湿疹、荨麻疹、系统性红斑狼疮、皮肌炎、硬皮病、天疱疮、白塞病、银屑病设计了科研观察表格及科研病历,创建和设置了中医皮肤科的实验室和检验室,成为一个医、教、研结合的,中医技能丰富、外用药特色显著、全国领先的中医皮肤科,为全国各地培养了大批的知名中医皮肤科人才。

2. 对江西皮肤科发展的突出贡献 1984 年 10 月组织上任命我担任大外科主任,并组建中医皮肤科,我向张志礼老师汇报后,得到了张老师的大力支持,并模仿北京中医医院皮肤科把治疗红斑狼疮、天疱疮、皮肌炎、硬皮病、银屑病、药物性皮炎、湿疹、荨麻疹等作为重点,不仅保证了收治、收住率,而且从高起点促进了皮肤科、外科人才队伍的全面发展和快速成长。学科的发展需要知识和学术支撑,于 1987 年 12 月邀请张志礼老师来江西中医学院附属医院指导工作,同时举办了为期 5 天的江西省中医皮肤科理论和临床提高讲习班,由张志礼教授主讲,通过他的讲课和答疑,有力地促进了我院和我省中医皮肤科的发展,充实和提高了我们的理论和技能。

3. 把推动皮肤科学术发展视为己任 通过多年的临床实践,在张志礼老师和广东省中医院梁创辉、褟国维等老师的学术思想的影响下,我写了一部新的中医皮肤科著作,由张志礼、徐宜厚教授极力推荐,促使了著作的出版。

一个人的学术成就不仅需要自己的努力,还需要他人的扶持和呵护。张志礼教授就是这样一个帮助别人发展和提高的人,一个学术境界高尚的人,一个值得尊敬的好老师。

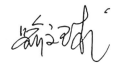

张志礼教授指导我研究中国皮肤科学史

桦甸出彩白桦研究所 马振友

今年，是中国现代中西医结合皮肤科学创始人、奠基人张志礼教授诞辰90周年。博古通今、融汇中西的皮肤科大师逝世20年了，张教授关心、支持、扶持后学的我从事中国皮肤科学史研究也终结硕果，每次忆及我国浩大皮肤科学史工程的完成，对张教授更加肃然起敬。

张教授言传身教，对我辈完成《中国皮肤科学史》的出版起到关键作用，从以下3个方面回忆：

一、广结善缘 尊师重道

1994年，在刘辅仁、夏应魁、陈洪铎等教授的指导下我启动了编辑《中华皮肤性病学博览》专著工作。我专程到张教授家汇报，他给予热情接待、大力支持、亲自指导，表示全力支持我进行编辑，指出对这项系统工程一定要发挥老专家的作用，请老一辈专家共同完成，当即将他整理的中华医学会皮肤科学会简史、中西医皮肤病名称对照等资料一并给我，并亲自撰稿。张教授1978—1990年任中华医学会皮肤科学会秘书，1990年后任副主任委员，1984年创建中国中西医结合研究会皮肤科学组，1987年成立学会，对两个学会工作处理得井井有条，团结协作，密切配合。据同时担任秘书的张成志回忆，他对张教授极为佩服，张教授尊老敬贤，善待同仁，处事公道，奖掖后学，学会的老中青专家都对张教授工作充分肯定，非常满意，两个学会都处于良好发展时期。张志礼1975年出版《赵炳南临床经验集》，1983年出版《简明中医皮肤病学》，特别是1984年出版《实用皮肤科学》，他是主要组织者、编著者，开创了中西医结合皮肤科学大型专著的先河。他尊师重道，淡泊名利，都将老师署名在前，特别是《实用皮肤科学》，刘辅仁老师任主编，他甘居副主编。张教授言传身教为我树立了榜样，我向他学习，以他为楷模。《中国皮肤科学史》有100多位作者，凡是作过贡献的专家均为作者，使著作顺利出版发行，像张教授那样，广结善缘、尊师重道成为我做人的准则。

二、注重史实 发掘史料

编史是个系统工程，张志礼强调不可能一朝一夕短期完成，要做长期规划，特别要注意历史的真实性，切不可臆断，要有充分史实。他举例说，他得知聂会东编辑《皮肤证治》，原以为是中医书，看到书后，才知道是我国第二部西医皮肤科学教材，并从中受到启发，传教医师也特别注重传承中国文化，更加坚定传承发展中医、中西医结合皮肤科的决心。我按张教授要求，广泛收集中国皮肤科图书3 000多种，晚清、民国时代图书竟达150多种，特别是收集到汪洋1918—1925年的"中西医学讲义"26种，其中有《中西皮肤病学讲义》《中西花柳病学讲义》《中医外科学讲义》等，得出我国中西医结合是从西学东渐就开始了，那时称中西医学汇通，现代中西医结合皮肤科学是在前人的基础上发展而成的。

三、历史担当 位卑忧国

我是位基层皮肤科医师，有幸从事中国皮肤科学史研究，编辑史学专著，榜样就是张志礼教授。张教授40多岁时即任学会秘书，担任科主任、中央保健局医师，组织编辑专著，为中央领导人和社会知名人士会诊，勇挑重担，特别是承担筹建中西医结合皮肤科学组，建立学会，是历史的担当，是为中国皮肤科发展作贡献。他鼓励我，不要以为基层皮肤科医师就不能成就前人几代人未完成的大事，你只要敢于坚持，勇于担当，一定会完成《中国皮肤科学史》编纂的重任。我按张教授的教导，坚持了20多年，终于在2015年出版了《中国皮肤科学史》，填补了我国皮肤科史学空白。

在纪念张志礼90诞辰之际，回想张教授对中国皮肤科建立的丰功伟绩，对《中国皮肤科学史》成书的指导帮助，更加激起我为中国皮肤科奋斗的决心和坚定编著英文版《中国皮肤科学史》的信心。我将继续对张教授开创的现代中西医结合皮肤科学史进行研究、总结，真实记载张志礼教授创建中国中西医结合皮肤科学所作出的巨大贡献。

马振友

追思张志礼老师学术思想对后人的影响

首都医科大学附属北京中医医院 杨慧敏

北京中医医院皮肤科是一个有中医及中西医结合雄厚实力的科室，有以赵炳南大师为代表的一代人才为中医皮肤科奠定的坚实基础，又有以张志礼老师为代表的后一代为中西医结合皮肤科开拓的广阔背景，使我院皮肤科处于全国学科领域的重要地位。张志礼老师为中西医结合皮肤科学术的形成和发展作出了重要贡献，我们后学就是在这个坚实的基础上发展到今天的。

我有幸在毕业后就来到北京中医医院皮肤科，张志礼老师给人的印象是一位威严的长者，又不失亲切和蔼。他性格直爽，充满活力，思维敏锐，重视实践，对工作有着高度的热情，对患者有着高度的责任心。他把为病人解除病痛视为最大的幸事，把毕生的精力都献给了医疗事业。作为中西医结合的大师，他的学术精髓是把西医的病因病机与中医的整体观念、辨证施治有机地结合起来，把中药和西药的优势密切配合，达到了更快、更好地解除病痛的目的。跟随张老师的学生都很敬佩他的敬业精神，他给大家的印象是果断、严谨、灵活，具有深刻的感染力。

医疗这项工作是关系到人们健康和生死的职业，特别是对于疑难危重患者。一个正确的医疗方案，可以挽回在生死边缘的生命，但也承担着成败的巨大风险。我们把制订和执行这个医疗方案称为"拍板"。例如，系统性红斑狼疮患者出现脑、心、肾、血液系统等损害，在病情变化时，如何辨别病人的症状，是本病引起还是使用糖皮质激素的副作用，或感染、情绪等其他因素的干扰所致。首先他要求主管医生密切观察病人的动态，及时发现干扰因素，提供真实可靠的信息，然后再组织医生对病情及各项检验结果进行分析讨论，制订出初步治疗方案后，还要论其利弊，并充分考虑病情可能发生的变化，做到进退有路。在执行方案时他果断坚定，亲临一线，不辞辛苦，认真观察。在他的指导下，病房多次挽回了危重患者的生命，这里边倾注了他的大量心血，也使后生们大大提高了分析和处理急重疑难病症的能力。

张老师经常告诫我们："在临床工作中，不要怕脏、怕累，检查病人时要细致、全面，第一手资料很重要，中医的望、闻、问、切，皮肤科通过切——动手触摸，可以得到必要的提示，对诊断有非常重要的意义。"张老师在检查患者皮损时非常仔细，每个发疹部位都要看到。他说皮疹部位的不同是很多皮肤病的特殊表现，全部看清不仅能减少诊断失误，还能为选择不同剂型的外用药提供依据。

张老师的严谨工作作风还体现在病房大查房时。每周一次的主任大查房，他都会充分准备。查房的主要内容：一是普遍了解患者的用药情况和疗效；二是讨论部分患者的诊断问题；三是为疗效不满意的患者调整方案；四是讨论疑难重症患者的治疗方案；五是讲课，内容有针对性，包括回顾经验、医疗动态、目前常用治疗方法及新疗法等。在查房开始主管医师汇报新病人和疑难急重病历时，他要求全部背诵。在讨论时，他会认真听取下级医师的病情分析，随时提出问题，气氛紧张严肃，不愧大师风范。来科里实习和进修的医生们感慨地说，有这样的严师带领和指导你们，真是荣幸啊！皮肤科的病房查房曾多次作为卫生系统和全院的工作示范。

医生是人类生命的保护使者，作为医生一方面要有高度的责任心，一方面要有精湛的医术。张老师有着丰富的临床医疗经验，善于开动脑筋，把中西医的理论贯通应用，对指导治疗和抢救起到关键性作用，取得了良好疗效。

如系统性红斑狼疮一病，在急性活动期时，特别是心、脑、肾、血液系统等损害时，西医多采用糖皮质激素治疗，危重者采取冲击疗法。中医认为是毒热炽盛、气血两燔，拟清热解毒、凉血清营、开窍醒神之法；在病情得到控制，开始递减激素时，中医认为是毒邪伤阴、余毒未尽，拟滋阴解毒、益气生津之法；在病情进入稳定缓解阶段，激素维持量时，中医认为气阴两伤、阴阳不调、血脉瘀滞，拟益气养阴、调和阴阳、活血通络之法。通过长期临床观察，总结出有基本规律的治则，中医在这3个不同时期采取的清热解毒—滋阴解毒—益气养阴的大法，体现了与激素的协同作用和减少副作用的效果。这种中西医结合的治法，不仅缩短了激素类药物的用药时间，还减少了激素的副作用。

再如重症药疹一病是皮肤科常见病，其中的大疱性表皮坏死松解型药疹，可危及生命，目前主要由激素冲击疗法进行抢救。有一位患者是因反复应用解热镇痛药所致，皮损面积达 90%，大部分皮肤剥脱呈烫伤样，黏膜损害严重，我们采用中西医结合的方法，予以激素、抗生素、支持疗法，并用中药清营解毒、凉血消斑之剂，配合"邮票贴敷疗法"大换药，病情明显得到控制。3 天后我们讨论激素的递减问题，意见不一致，冲击疗法的激素用量很大，每多用一天都要承担其各种副作用发生的风险。这时张主任来到病房，仔细查看病人、翻阅病历后，果断决定再冲击一天，为顺利递减创造更好条件，并加强抗感染和支持疗法。由于激素递减的时机恰到好处，3 周后患者皮肤焕然一新，激素递减顺利，4 周后痊愈出院。一个看似容易的"拍板"体现了张老师丰富的临床经验和果断的性格，他的果敢和严谨深为后人敬佩。

在中西医结合方面，张老师的学术思想主要体现出 4 个特点：

1. 中医与西医　中西医是两种不同的思维模式，过去彼此之间缺乏交流，甚至互相排斥。新中国成立后，我们国家组织西医中有志从事中西医结合事业的人，进行中医专业学习。张老师作为这支队伍中的一员，结业后又拜师中医皮肤科泰斗赵老先生，经过不断努力，一支中西医结合的皮肤科队伍逐渐形成并发展壮大。通过大量的医疗实践证实，中西医可以相互结合，各取其长，更好地为患者解除疾病。

西医的发展第一次革命是细胞分子学的确立，为诊断治疗提高了质的一步。第二次革命是基因的研究，弄清某种基因是某些疾病的发生原因和易发原因，使诊断治疗提高了准确率和治愈的可能。第三次革命将是将疾病的治疗做到"防未病"的阶段，预防疾病的发生，这是要由多学科共同完成的。

西医是以自然科学为基础，在各种实验的辅助下逐步完善和发展的。中医是自然学科与人文学科结合的产物，是通过不断总结实践经验，加以归纳，逐步提高对疾病的诊断和治疗的水平的。中医治病的最高境界是"治未病"，它是天人合一的体系，是内因与外因的统合体，所以整体观念、辨证施治是它的特征。

中医的整体观念、辨证施治与西医的纵横微观、求因对症，是方法的不同。中医根据病症表现，分辨不同证型，结合个人体质，选择不同方法祛除疾病。西医根据病因病机，明确制约相关作用环节，起到控制症状、解除疾病的目的。各有长短，可以互补互通。中医、西医发展的共同目的是通过治疗个体化、同一疾病，因基因不同、环境不同、精神状态不同等等而采取不同方法和药物，加以解决。这包含了体质差异，以及内因、外因等多方面因素。

2. 辨病与辨证　当患者以某种症状来皮肤科就诊时，我们首先要明确诊断，在中西医对应诊断方面，赵老和张老师为我们做了大量工作，目前常见病已基本完成对应，这是认识疾病的共同基础，也是彼此交流的基础。西医目前对很多常见病均有规范的治疗方案，便于临床应用和总结；中医则在辨病的基础上，通过八纲辨证、气血辨证、脏腑辨证等不同方法，参考个人体质不同，将同一疾病分成不同证型，找出共性与个性，在用药方面更灵活、更个性化，但不易于临床掌握和总结。中医的这种方法还体现出"同病异治，异病同治"的法则，即同一疾病可有数种不同证型，一种证型也可出现在数种不同疾病中。我们皮肤科在赵老和张老师的带领下，已将多种常见病的诊断、证型及疗效标准规范化，制定出行业标准，以便于运用和总结。

3. 扶正与祛邪　扶正祛邪是中医治疗疾病的重要法则之一。两者是对立统一的两个方面，体现了在疾病的不同阶段，分清矛盾主次，采用不同方法祛除疾病的原则。

扶正——在中医多以补气、养阴、壮阳、滋补阴血等药物，使机体气血充盛，阴阳调和，经脉通畅，神清气爽，以抵抗内外之邪，即"正气存内，邪不可干"。

祛邪——在中医以汗、吐、下、清、消、散等法，使病邪驱之体外，身体得以康复。

具体应用本着"急则治其标，缓则治其本"的原则，掌握好标本兼治的时机。可以分别采用祛邪、扶正祛邪、祛邪以扶正、扶正以祛邪的方法区别使用。

扶正——在西医以支持疗法为主，可以补液、吸氧、补充维生素及能量、输新鲜血、白蛋白、球蛋白等，维持机体生命活动状态，提高抗病能力。

祛邪——在西医以病因病机为依据，可以通过输液或肌内注射、口服药物，以及手术、物理治疗等多种方法缓解和祛除疾病。

4. 中药与西药　张老师对中药的使用原则是立法方药，丝丝入扣，君臣佐使，简明易懂，药少力专，直达病所。科里的协定处方如清热除湿汤、凉血活血汤、小儿健肤糖浆、痤疮合剂等都体现了他的组方特点。他根据病因病机、现代药理研究结果，对细菌、病毒、真菌感染以及过敏等致病因素，总结出常用对药，如金银花 - 连翘、板蓝根 - 大青叶、草河车 - 白花蛇舌草、土茯苓 - 生槐花、苦参 - 马齿苋等，好懂易记，行之有效，值得传承。

西药的使用，是以能中不西、中西药兼用为原则，如系统性红斑狼疮、皮肌炎、硬皮病、重症药疹、大疱性皮肤病等，在使用糖皮质激素、免疫制剂、抗生素类药物的同时，注意观察激素及免疫制剂的起始剂量、递减过程，研究总结经验，发挥中西医结合优势，使用药总剂量减少，递减顺利，副作用减少，疗程缩短，患者生存质量得以提高。抗生素的使用以准确为原则，每 3 天做 1 次创面、口腔、咽部、尿液等细菌培养和药敏，根据结果，及时更换品种，并注意真菌感染、菌群紊乱的发生。

张老师运用中西医结合治疗皮肤病，不仅对常见病、多发病取得了很好疗效，还对疑难重症的治疗提高了疗效，显示出中西医结合的优势。

医学是一门经验科学，临床实践是医生成长的基础。张老师酷爱临床工作，尽管经常有会议或会诊外出，他也尽量以不耽误门诊和大查房为原则。他告诫我们，临床是教学和科研的基础，医生离开临床就是空中楼阁。因为有大量的临床实践，所以他讲课生动深刻，理论联系实际，科研思路灵活宽广。有幸跟随张志礼老师这一代中西医结合专家学习，他们的严格要求、言传身教，使我受益终身！

张志礼老师作为中西医结合皮肤科学的开拓人之一，在学术上作出了重大贡献。他医德高尚，医技精湛，是我们后人学习的榜样。医学在不断发展，我们要努力传承赵老和张老师的宝贵经验，发扬研究成果，为中医及中西医结合皮肤科学的发展作出新的贡献。中西医结合是一条艰难的路，也是一条光明的路！

难忘大医张志礼教授

北京中医药大学东直门医院　瞿幸

1982 年底，我大学毕业开始从事中医皮肤科工作，3 年后有机会到北京市中医医院皮肤科进修。当时张志礼教授任皮肤科主任，我有幸随张主任出门诊、查房，目睹了张主任精湛的医术和显著的疗效，使我不仅提高了专业知识技能，也增强了中医药治疗皮肤病以及中西医结合治疗皮肤科疑难重症的信心。

张主任是我国第一批西学中专家，又跟随中医皮肤科泰斗赵炳南先生工作学习多年，既有扎实的西医学功底，又有丰富的中医药学知识经验，是皮肤科中西医结合大家。当年跟随张主任出门诊查房的情景我记忆犹新，跟诊笔记也一直保留至今。张主任看病思路非常清晰，先根据皮损症状检查作出明确诊断，再四诊合参准确辨证、立法处方，病机与方药切合。张主任擅长重症皮肤病的治疗，尤其是对自身免疫性结缔组织病很有研究。那时我干皮科的时间不长，皮科疑难重症接触得不多，治疗起来心里没底，跟张主任出诊学到了很多。例如，系统性红斑狼疮服用激素的患者，张主任常用养阴益气、活血解毒通络法，或健脾益气、活血解毒法治疗，逐渐减撤激素，很多患者都能上学上班正常生活。张主任认为系统性红斑狼疮是本虚标实，急性期证属毒热入营血，治法清毒热不能忘护阴；急性期症状控制后属本虚标实，虚可致瘀，治疗要扶正祛邪、活血通络。患者尿蛋白持续不转阴，加仙茅、仙灵脾、附子温肾阳，或加菟丝子、女贞子、枸杞子益肾阴。

张主任对患者和蔼可亲，从不急躁，对进修生平易近人。在紧张的门诊和查房中，他随时介绍自己的点滴经验体会。如硬皮病属寒证虚证，治疗的根本是温通；湿疹主要是湿邪，应以利湿为主不能发表；湿邪蕴久化燥，要加益阴养血化燥药。

张主任的患者非常多，每次门诊都要看到12点以后；病房有30多张床，每次查房一站就是半天。我当时年轻都感觉很累，张主任却不知疲倦。除了医院工作，他还经常参加学术会议、为学习班讲课，有时来不及吃中午饭就在车上吃点充饥，张主任确实太辛苦了。

张志礼教授是我的良师，是我从医的榜样。他的音容笑貌、敬业精神、高尚医德、精湛医术令我终生难忘。

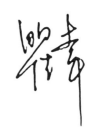

回忆老师张志礼教授

北京友谊医院 赵俊英

今天再一次翻开我珍藏已久的"宝贝"——20多年前的几百张处方、学习笔记和张志礼老师的点评，仿佛又回到了我1995年、1996年跟随敬爱的张志礼教授学习的美好时光，不禁思绪万千，心情久久不能平静……

展示张志礼老师处方

我是一个西医皮肤科大夫，但是对中医学有着深厚的感情和兴趣。20多年前皮肤病的治疗方法不像现在这么多，常常看到很多诊断明确的皮肤病却缺少治疗方法，或者治疗方法单一，甚至没有治疗方法，而中医中药却常常大显神通，由内而外、由表及里注重全身调理。那时在我的脑海里记得最清楚的一句话就是"辨证施治"，这是张志礼老师对我的谆谆教诲。他说："你学会了中医就学会了两条腿走路。"这金子一般的语言一直鞭策我后来的学习和临床实践，成为我执着学习中医的力量源泉。

我大学读书时虽然学过和实习过中医，但那点知识连皮毛都算不上，而且毕业后也不再应用，早已忘得干干净净。跟随张教授学习后，他看到我对中医知之甚少，先后送给我两本中医书籍。今天当我持笔写这难忘的回忆时，我再次翻开老师送我的书，看到自己当年在书上勾勾画画的笔记，不禁泪流满面。

我的"宝贝"经过初步整理，有明确诊断和/或有张老师盖章或签字的处方500余张，每张处方有张主任签章和我在他名下方签字，病种较多，主要有银屑病、湿疹皮炎、红斑狼疮、大疱病、白癜风、黄褐斑、荨麻疹、痤疮、脱发等。

张教授出诊时病人很多，一般都是从早上8点一直看到中午12点多。我跟着抄方，由于我的中医知识少，最初经常写不出或写错药名（错别字），张主任总是不厌其烦地帮我改错。虽然病人多，但是张教授抽空给我讲解，根据病人诊断不同讲的内容不同，还无数次提到赵炳南老教授的学术观点和辨证论治思维。现在回忆起来诸如：①中西医结合对一个医生来说好比两条腿走路，互相配合、取长补短、病人受益，医生在诊疗过程中多一种方法。②银屑病急性期要注意患者有无扁桃体或咽部感染，在张老师治疗急性点滴状银屑病方子中大多有锦灯笼这味药；对于慢性斑块型银屑病大多以活血化瘀、软坚散结为治法，当然不可缺少的是对每位患者的辨证施治。③红斑狼疮，在张教授的病人中大约15%是系统性红斑狼疮等结缔组织病，我记得张教授多次嘱咐说，对于红斑狼疮等结缔组织病的急性期不应排斥激素的使用，要中西医结合治疗，在疾病缓解期要注意扶正，辨证调理等等。④痤疮病人也不少，枇杷清肺饮就是我当时背的方剂之一。除此之外，我死背的方子有桑菊饮、养血润燥饮、止痒合剂、凉血五花汤、凉血五根汤、白疕一号、白疕二号等等。由于我是一张白纸，当时老师讲的有些懂了，有些不懂，因此每次门诊后就把有问题的病人底方留下回家复习，再不理解就看书，现在看到24年前的记录好像又回到了昨天。

　　张教授还反复嘱咐学习中西医结合还要注意实践，在临床上用了就有体会，病人病好了你也提高了。20多年来我谨记老师的教诲，注重中西医结合治疗病人，比如在治疗痤疮方面根据病人的不同皮疹表现我辨证应用清肺枇杷饮、连翘败毒丸、当归苦参丸等，并结合抗生素和光电治疗收到很好的效果，大大提高了有效率和治愈率；在治疗急性银屑病方面，我不仅熟背汤头还结合张教授教导的"把住病人的嗓子"也就是说注意病人有无扁桃体炎症或上呼吸道感染问题，常用的一味药就是锦灯笼，以及大蓟、小蓟、金银花、蒲公英等；慢性斑块型银屑病则以活血软坚化瘀为主配合西药，均收到很好的效果；对于急性药疹伴发热的病人，辨证使用凉血五花汤等。在外用中药方面，我的体会也很多，主要对急性湿疹、皮炎患者使用马齿苋、黄柏、生地榆、野菊花、葛根、甘草等中药外敷，渗出较多的患者必要时加上少量明矾（枯矾），收敛脱敏效果很好；对于手部多汗或汗疱疹，过去西医多用福尔马林液收敛治疗，现在没有这个药了，我就用葛根为主的中药外敷，效果也很理想。一次外院一位老年卧床患者得了小腿感染性湿疹，大片红斑肿胀渗出，经该院多种方法治疗，效果不佳，请我会诊。我给病人用了中药马齿苋加少许枯矾局部湿敷，2天后电话回报局部干燥肿胀消退，继续局部对症治疗几天后，临床基本痊愈。另外，对于妊娠皮肤瘙痒、湿疹等，我常用马齿苋煎水外敷，有明显的止痒去皮疹的作用。记得有一天，我门诊来了一对夫妇，领着一个2岁多的胖小子，还带着一面锦旗前来感谢我，父母一个劲地让孩子说"谢谢奶奶"，还说"没有您就没有我们的宝宝"。原来2年多以前，这位母亲怀孩子时全身瘙痒、皮疹、渗出，夜不能寐，痛苦不堪，多家医院就诊予以葡萄糖酸钙静脉注射、外用炉甘石等，但症状不能缓解。看着爱人痛苦的样子，丈夫准备终止妊娠。在万般无奈的情况下他们找到我，我立刻想到了张教授的"秘方"，用单味马齿苋煎水外敷，神奇的效果出现了，病人当夜就安然入睡，几天后皮疹大部分消退，夫妻俩也打消了人工流产的念头，小宝宝保住了。听了病人的诉说，我也被感动了，欣然接受锦旗和他们合影留念……可以说，我每次出门诊应用中药成为常规，多年的临床实践让我深深地感到中西医结合两条腿走路有很多优越性，能大大提高诊疗水平并惠及患者。

张老师不仅学识渊博、治学严谨，而且人品非常好，对病人耐心、细心、诚心、体贴入微，对于远道来的病人照顾加号，对经济困难的病人常常免挂号，体现出一颗善良、谦和的医者仁心。我虽然跟随张教授学习的时间不长，但他高尚的品德、精湛的医术对我从医生涯产生了深远的影响。

张志礼教授是我国中西医结合的奠基人，为我国的中西医结合皮肤科学事业付出了全部心血和毕生精力，培养了无数中西医结合型的学生。您的学生永远怀念您，您永远活在我们的心中！

怀念恩师张志礼教授

首都医科大学附属北京中医医院　王　萍

恩师张志礼教授，是指引我步入中西医结合道路的第一人。早在 20 世纪 80 年代，一个偶然的机会我得知在恩师积极倡导下，经北京市政府批准，在北京中医医院成立北京市赵炳南皮肤病医疗研究中心。闻此消息，我怦然心动，因为该院皮肤科享有盛名，底蕴深厚，人才济济，正是我向往的地方。为了能够顺利

视频18

感念恩师

通过面试，我认真准备、积极备考，还曾偷偷地溜到老专家诊室见习。记得1988 年初夏的一天，我幸运地见到了当时任北京市赵炳南皮肤病医疗研究中心和北京中医医院皮肤科主任的恩师，他高大帅气、充满活力、慈祥和蔼，但目光中带有几分坚毅和严厉。面试是在诊室进行的，经过一番详细考察，他欣然同意我调来皮肤科的请求。从此，我就侍诊恩师左右，跟随查房、门诊、会诊、讲课和参加学术会议，工作学习充实而快乐，收获满满。1997 年，国家人事部、卫生部、国家中医药管理局联合下发了关于遴选国家级中医、中西医结合专家的文件，恩师就此成为第二批全国老中医药专家学术经验继承工作指导老师。我和张芃师妹非常荣幸地成为他的关门弟子，在他的谆谆教导下，我们学到了大量医学知识，更懂得了许多做人的道理。他对中西医结合事业执着的追求、对病人热情服务的态度，给我留下了深刻的印象，让我获益匪浅、受益终生。

甘于奉献 成绩斐然

1950年，张志礼教授考入西北医学院，实现了矢志悬壶济世的夙愿。他酷爱医学事业，志向高远，甘于奉献，常对我们说救死扶伤、解除病人疾苦是自己最大的心愿。他以曾子的"吾日三省吾身，为人谋而不忠乎？与朋友交而不信乎？传不习乎？"作为座右铭，严于律己，宽以待人，医德高尚，医术精湛，为中医、中西医结合事业做出了巨大贡献。他长期聆教于中医皮外科泰斗赵炳南先生，并将赵老的学术思想传承创新，与赵老共同创立了皮肤科疾病辨证论治体系，创立了辨证与辨病相结合的独特理论。其主要学术思想体现在：①提出治疗皮肤顽疾"从脾肾论"，组创健脾益肾合剂、养血益肾合剂；②提出"血分蕴毒论"，强调白疕治疗"解毒药贯穿始终"，组创凉血活血胶囊、凉血解毒胶囊；③提出"暑热夹湿，光毒郁肤论"组创抗敏合剂，重用青蒿治疗光敏性皮肤病。

恩师勇于创新，与时俱进，将中医整体思维、中医药与现代医学、前沿技术有机融合，首创了多个内治经验方，如石蓝草合剂、八生汤、除湿养血方、健脾益肾合剂、养血益肾方、凉血活血胶囊、凉血解毒胶囊、银屑煎剂、凉血六花汤、六根煎、祛疣煎、白癜风煎、止痒煎、小儿健肤合剂、金菊香方、抗敏合剂、复方三七胶囊等。外治经验亦颇具特色，将赵氏传统甘草油转化为复方甘草油，巧妙地把中药散剂雄黄解毒散、颠倒散剂转化为洗剂，研制了白癜风酒浸剂、生发健发酊、珍霜、润肤止痒液、除痱水剂和药浴1号、药浴2号、药浴3号。他对黑豆馏油治疗皮肤病很有研究，认为黑豆馏油刺激性小，具有较好的软化角质、促进炎症浸润吸收作用，低浓度（2%～5%）适用于亚急性皮损，中等浓度（5%～10%）适用于慢性皮损，高浓度（20%～30%）联合电热吹风治疗适用于顽固肥厚苔藓化皮损。他还在导师刘蔚同传授的蒸发罨包法的基础上创立了中药热罨包法，发挥中药解毒、燥湿、止痒、散瘀等功效，扩大了应用范围，将其用于急性、亚急性、慢性皮肤病及婴幼儿皮肤病或冷湿敷效果欠佳的皮损，收到了满意的临床疗效。

恩师前瞻性地提出了"将中医理论与中药药理、药化新认识相结合，对突破疑难重症很有前途"的学术观点，至今仍指导着我们的临床实践，在组创经验方和临方选药中可见一斑。比如，经验方凉血六花汤是由赵老凉血五花汤（凌霄花、玫瑰花、鸡冠花、野菊花、红花）和生槐花组成，取其生槐花有凉大肠、泻肺金之气和凉血止血消斑之功。六根煎由赵老凉血五根汤（紫草根、板蓝根、瓜蒌根、茜草根、白茅根）加苦参组成，选苦参之妙在于"毒风恶癞，非此不除"。组方时还紧密结合了现代研究成果，生槐花有降低毛细血管通透性作用，苦参具有抗炎、抗过敏、镇静作用。强调辨病与辨药相结合，如带状疱疹、疣类病毒性皮肤病，常用紫草、板蓝根。现代研究证实草河车、白花蛇舌草具有类糖皮质激素及免疫抑制作用，恩师将其广泛应用于红斑狼疮、皮肌炎、大疱病和脓疱型、关节病型、红皮病型银屑病及白塞病等。与此同时，还擅用仙灵脾、女贞子、菟丝子等，因研究证实益肾药有对抗长期应用糖皮质激素致肾上腺抑制的作用，可减轻皮质萎缩程度。

肩负使命　中西汇通

恩师是全国著名的中西医结合专家，他学识渊博、治学严谨，在中西医结合皮肤科学临床及研究方面有较深的造诣，是人们敬仰的一代名医。中西医结合事业是恩师毕生的追求，他在第四届全国中西医结合皮肤性病学术会议上作主旨发言时，回顾了皮肤科中西医结合 50 年的发展历程，指出 20 世纪50 年代是中西医结合一方一药、对号入座的结合；60 年代是中医辨证论治广泛应用，探讨常见病、多发病中西医结合的治疗规律；70 年代将中医理论和现代科学理论结合，对一些疑难病诊治规律深入研究；80 年代末至 90 年代期间，运用现代科学手段从分子生物学角度，探讨理论实质等。他坚信中西医结合是我国医学发展的必然趋势，将来会有更大的突破，会取得更大的成果。

"中西医融会贯通，从基础理论到临床实践，从诊断技术到治疗观察，从医到药有机结合，使之成为一套完整的医学体系，具有先进诊疗技术和科学的理论体系的新医学、新药学"，恩师用自己的实际行动诠释了中西医结合的愿景。针对当时临床医生的一些模糊认识，他强调说：中西医结合不是简单的中西药叠加，一个好的医生应该是确切掌握各种中药和西药的特性，有针对性、有目的地配合使用，从中找到规律性，总结出一套完整的有理论根据又有疗效的方法，两者的结合是更高层次的结合。他还形象地将中西医比作人的左右手，提倡中西医互相学习，取长补短，优势互补。

由于古籍医典中少有皮肤病专著，而将皮肤病隶属外科范畴，有关论述大多记载于外科或分散在其他医典中。为了深入挖掘整理，更好地指导临床工作，寻求更高疗效，时任科主任的恩师组织科室同事广泛阅读中医古籍，在全国最早开展皮肤病中西医病名对照研究，20 世纪 70 年代整理出中医病名220 余个，对应西医病名 100 余个；90 年代进一步深入挖掘，中医病名增加至700 余个，对应西医病名增至 150 余个。这在当时科技水平还不够发达、没有电脑、只能靠阅读和手抄完成的情况下可以说是一项巨大工程。在恩师的带领下，大家齐心协力、孜孜不倦，亲自阅读原著，将古籍的皮肤病出处、病名、源候、辨证治疗等内容整整齐齐地摘抄于卡片上，整理出古籍医典卡片数千张，届时装有卡片的柜子就矗立在皮肤科病房，成为镇科之宝。当年，恩师这一率先整理挖掘古籍之举风靡全国，吸引了诸多同行的目光，全国各地的同道们纷纷前来参观学习。在此基础上，赵老和恩师主编的《简明中医皮肤病学》于1983年正式出版发行，改写了中医学界少有中医皮肤病专著的历史，成为我国中医皮肤病学的奠基之作。

恩师要求我们要掌握中西医结合方法，即"三强调一提倡"：强调辨证与辨病结合，强调辨证与辨药结合，强调加强中医理论学习并掌握精髓；提倡在传承经验基础上勇于创新。在中西医结合科研思路方面，我的第一份标书"凉血活血汤治疗银屑病血热证的研究"，就是在恩师的悉心指导和鞭策下完成的。20世纪90年代初，恩师鼓励我申报科研课题，当时我有畏难情绪，不知从何下手，他耐心地给我讲解了科研的目的，不是为科研而科研，而是为了解决临床问题，研究模式是临床→试验→再临床。采用一个方剂或几味中药，套上西医病名去观察总结，决不是研究中医和中西医结合的方法；临床研究要提出假说，选择临床已经有苗头的，疑难、少见病也可研究；创新性研究必须设对照组，但不一定空白双盲；突破重大疾病的前提是横向联合，不能"单打独斗"，也就是现在说的多中心大样本的临床研究。恩师的一席话使我茅塞顿开，指明了我临床科学研究的方向。多年来我牢记恩师的教导，继续着先贤们未竟的事业，主持和参与银屑病、红斑狼疮等疾病科研攻关，曾获"中国中西医结合学会科学技术奖三等奖""首都十大疾病惠民型科技成果奖"等奖项。2000年，我们在以往研究的基础上，对凉血活血汤进行了制剂改革，开展了凉血活血胶囊与对照组的随机、双盲、对照临床研究，倾注着恩师心血的凉血活血胶囊正式批准为院内制剂。当看到广大患者受益的情景，我内心无比感慨，所有成绩的取得都归功于恩师。

言传身教　勇于担当

恩师是优秀的复合型人才，既是管理者更是临床大家。作为皮肤科主任、赵炳南皮肤病医疗研究中心的主任，他非常重视人才的培养，对年轻医生严格要求，寄予厚望。他身体力行组织大家广泛阅读中医经典著作，学好中医理论，夯实中医思维。还教会我们"不要学习一方一药的皮毛之见，要学方法、学思路、掌握真谛"的学习方法。他常说的口头禅是"好记性不如烂笔头""星星点点不能不记，关键时刻解决问题"。他要求我们勤于临床，谨记导师刘蔚同教授的名句"名医不如实医"，做实实在在的医生，不做"医匠"，还要求临证时做到三勤（口勤、眼勤、手勤）。他将中医辨证和西医辨病有机结合，不仅重视中医诊病辨证，而且重视西医诊断，经过长期临床实践，练就出一双"火眼金睛"。他凭借着敏锐的慧眼鉴别诊断出很多误诊的病例，如蕈样肉芽肿、恶性黑色素瘤、皮肌炎、红斑狼疮、大疱病、梅毒、麻风等，为患者赢得了宝贵的治疗时间,甚至挽救了生命。每当回忆起这些情景,我对恩师高超的医术敬佩不已,并如数家珍般地给我的学生们讲述恩师创造的那些传奇,希望恩师的精神和医术代代相传、生生不已。

可以说,让每一位曾和恩师一起工作过的同事最难忘怀的事情,就是跟随他每周二上午雷打不动的查房。那时,每逢查房日病房的医护人员都格外紧张,因为恩师要查病历、提问,对大家要求非常严格,甚至是严厉,因此我们都会积极准备;而对于患者及家属来说,这一天却是他们最渴望、最企盼的日子,当时皮肤科病房38张床,住满了来自全国各地的皮肤病患者,许多都是疑难重症。届时恩师面带微笑与患者倾心交谈,仔细地询问病史和体格检查,时常用右手食指触压皮疹,还会用那宽厚而温暖的手掌轻轻拍打患者的肩部,鼓励帮助他们建立战胜疾病的信心。恩师的中医、中西医结合的功底非常深厚,但每次在查房前一天他都要预先备课,询问病房患者的病情,及时查阅文献、综述进展,并写好教学提纲。这充分彰显出他解除患者疾苦、潜心医学领域,言传身教、勇于担当的大医风范。

恩师在长期的临床实践中积累了丰富的经验,在疑难重症疾病的研究方面颇有造诣,探索出了一套成功的中医、中西医结合的治疗规律。我们总结了在他指导下采用中医、中西医结合诊治特殊类型银屑病住院患者的经验,恩师指出,泛发性脓疱型银屑病急性发作期为毒热炽盛证,其特点为发病急骤、体温高、脉搏快,脓疱周期发作,此时患者处于高敏状态,治疗勿急躁,要"燃一燃",要安抚,勿刺激。密切观察发热规律并及时控制,常用的药物有解毒凉血汤剂、羚羊角粉、水牛角、清开灵、柴胡制剂、消炎痛栓等。他还传授我们应用消炎痛栓的技巧,一般在病人高热之前用25mg,能较好控制体温,并密切监测脉率、白细胞计数,用以判断病势进退等等。

天疱疮是一种病死率较高的危重皮肤病,采用中西医结合疗法优势明显。急性期以脾虚湿盛为本,湿热、毒热、血热为标,标本兼治;慢性期和后期以养阴益气为主,佐以除湿解毒或清热解毒。推荐在中医辨证论治基础上(毒热炽盛证、心火脾湿证、气阴两伤证)配合较小剂量糖皮质激素,可以减少激素用量,有助于激素的递减,减少并发症和副作用。

在红斑狼疮研究传承和发展上,恩师做出了突出贡献,积20多年的临床研究,系统观察了1 029例系统性红斑狼疮病人,初步探索出一条辨证与辨病相结合的治疗规律和方案。常见证型有毒热炽盛、脾肾两虚、气阴两伤和气滞血瘀、经络阻隔证。在急性期属正虚邪实、毒热炽盛、气血两燔,体内自身抗体不断增加,免疫复合物沉积,多个脏器受损,补体降低,血沉加快;缓解期多属阴虚、阳虚、气血两虚、阴阳不调等一系列错综复杂的变化。因此,审病时要将中医辨证与实验室检查相结合,判断疾病的发展阶段。在疾病的不同时期,使用不同剂量的激素和不同的中药,既要控制病情发展,又要消除由于使用激素而引起的副作用和合并症。经过与单纯使用中药及单纯使用西药的对照观察以及实验室研究,证明中西医结合组可降低死亡率而延长生存期,提高生活质量,减少合并症,在激素用量减少的情况下使病情控制,体现出中西医结合的优势。

恩师是勤勉的医学痴迷者,终身驰骋于医学领域,在近半个世纪的悬壶生涯中,博览群书,刻苦钻研,勇于创新,努力继承发扬赵炳南学术思想,为发展中西医结合皮肤科学事业鞠躬尽瘁。他医德高尚,全心全意为患者服务;他医术精湛,诲人不倦,功德无量,为人类留下了无价之宝。他是我生命中的灯塔,指引我在中西医结合道路上逐梦前行。我无比感恩和怀念他老人家,我要以恩师为榜样,加倍努力学习工作,不辜负恩师的殷切期望。

融合与开拓 西域结硕果

新疆医科大学附属中医医院 刘红霞

时光荏苒,岁月如梭,眨眼 20 余年已经过去了,但 1990 年春天跟随张志礼教授在北京中医医院皮肤科学习的情景和张教授的谆谆教诲恍如昨日,历历在目,难以忘怀。他学识渊博,治学严谨,以其崇高的学术风范和独特的人格魅力感染着身边的同仁后学,影响着每一个慕名而来的追随者。曾几何时,以"背熟《简明中医皮肤病学》方可跟诊学习"要求于我,使我在中医皮肤病的专业路上夯实了基础。

张老师是我国首批西医离职学习中医的学者,师从京城著名中医皮外科专家赵炳南老先生,深得赵氏真传,是燕京赵氏流派承上启下的代表人物。

赵炳南老先生是近代著名中医专家,以擅长中医皮科、外科闻名遐迩,早期以擅治痈疽外科重症为主,后入皮肤科,阐述了中医皮肤科与中医外科、内科之间的关系,确立了中医皮肤科的学术地位,逐步厘清了痈疽、疥癣、风湿邪气之中医外科、皮科的总病机,首创性地根据皮损类型划分出湿、癣、疥、癞四大类中医皮肤病。

赵老自拟 108 方，引用内外科名方百余首。在临床诊病中首辨阴阳，善治湿邪，立散风、凉血、解毒、除湿、活血等内服方和外治之散、油、膏、酊、水、熏药与硬膏等系列，喜用特色组药和引经药，为中医皮肤科之泰斗。

张老师和先辈赵炳南老先生是助学尊师的榜样和典范，更是燕京皮科流派的美谈。赵老爱之胜似亲子，将其终生所学倾囊相授。张老师又将自己的临证病例和心得体会拿出来和赵老先生共同研究探讨，师徒合作，著书立说，整理出版了《赵炳南临床经验集》一书。该书是学习中医皮肤病学的必读之书，通过阅读赵老及张老师的书籍和跟随张老师学习，也让我有幸对中医皮科泰斗赵炳南老先生的学术思想有更深刻的感悟。张老师在继承和发扬赵炳南老先生中医学精髓的基础上，最先提出了皮肤病中医辨证与西医辨病相结合的理论。他把自己殷实的西医学识和中医理论融会贯通，博采众长，积累了丰富的临床经验，走出了一条中西医结合治疗皮肤病的道路，是我国皮肤科中西医结合事业的开拓者之一。他精通本专业的中西医基础理论，师古而不泥古，有丰富的临床经验，总结整理继承了赵炳南老先生的学术遗产，并发扬光大，造福吾辈后学。他认为中西药合用绝不能代表中西医的结合，而是根据各自的特点，掌握规律，有目的地结合，取长补短，优势互补，至今仍有启发和参考的意义。在中西医结合皮肤病临床、科研、继承名老中医经验和治学图业等各个方面都有很深的造诣，是人们敬仰的一代名医。

张老师运用西医学理论将中医基础理论的八纲辨证、卫气营血辨证、脏腑辨证等具体应用到皮肤病的诊治中。他在治疗皮肤病过程中重视健脾益肾法和从湿论治皮肤病。首创皮肤病的辨证与辨病结合，认为辨证与辨病二者目的一致，对象一致，其结果也应该一致，辨证是中医治病的第一步，辨病是诊断，是先决条件。在临床实践中，要能够灵活运用西医辨病诊断、中医辨证治疗的方法。尤其在系统性红斑狼疮的诊治中将中西医结合的诊治规律体现得淋漓尽致，系统观察了千余名患者，探索出了一条辨证与辨病相结合的治疗规律和方案。审病时要将中医辨证与实验室检查相结合，判断疾病的发展预后。在疾病的不同时期，使用不同剂量的激素和依证而选的中药，既能控制病情发展，又可以消除激素引起的副作用与并发症，其临床疗效均优于单纯使用中药或西药，使临床效果最大化地服务于患者和有益于社会。

我从北京学习归来后，暗自立下决心，矢志要将赵老、张老师的燕京学术思想传播西域，发扬光大。后来本人及所在医院的皮肤科成为了燕京赵氏中医皮肤科流派中的一员，备感荣幸之至。我们团队在传承赵老、张老师中医皮科学术思想的基础上，结合新疆独特的地域特点，进行了深入整合研究，发现了新疆银屑病患者由于身处独特的地理环境和饮食结构，往往更易出现脾虚湿盛证候，明显有悖于银屑病主血热之证的特点，然后根据赵老、张老师的治湿之法，又着重研究新疆湿气的形成及外燥内湿的特点，创新性地提出了以"健脾祛湿""滋阴祛湿"法则治疗银屑病的观点，并将此法广泛应用于其他皮肤病的治疗中。

根据皮肤病多从"毒"论治、治疗中树立"扶正"的思想，同时学习赵老的外治法，复习古籍，探究外治之理，创新性地提出了火针、刺络拔罐、穴位埋线等"非药物外治法"，以祛除外邪之毒而不伤正之"内治以扶正""外治以解毒"的发端，为之后的30余种中医特色外治疗法的创立奠定了理论基础。并将赵老之"熏药"制备进行改良，将传统火针改为毫火针，使非药物疗法更加简单、方便。将中医"非药物疗法"大量应用于临床，探索中药熏药、毫火针疗法、走罐疗法在顽固难治性皮肤病中的应用和对痤疮、斑秃、黄褐斑、白癜风等损容性皮肤病的治疗。如针罐治疗白癜风、聚合性痤疮，药浴、拔罐、埋线治疗银屑病、慢性荨麻疹，火针、拔罐、熏药联合治疗慢性湿疹，闪罐、穴位埋线治疗黄褐斑、脱发等，并在全国范围内进行广泛推广。

在临床诊治过程中提出"辨病 - 辨证 - 辨体"相结合治疗皮肤病的诊疗模式，同时又将"内治、外治、药物疗法、非药物疗法、临方调配"等方法，分门别类、取长补短、有机组合、熔于一炉形成了强劲有力的优势病种"组合拳"。如"银屑病中医综合诊疗方案""带状疱疹中医综合诊疗方案"在南北东疆的基层医院进行大力推广，造福边疆患者，获益良多，深受好评。

我们先后获得了岐黄学者岐黄工程研究项目（2019—2021）、卫健委健康扶贫适宜技术推广项目。获得国家自然科学基金地区基金项目4项，自治区自然科学基金等4项，自治区科技支撑计划2项，市级科技局计划项目2项，青年科技人才专项基金2项，新疆医科大学创新基金6项及各类省级课题30余项近千万元的学术经费支持。

功夫不负有心人，经过20余年的努力奋斗，本人及所带后学均以研究和发扬燕京学术流派为己任，造福西域患者无数。科室由1990年的6张床发展到现在的编制床位90张，实际开放床位160张，年收治患者达6 000余人次，其中外地患者占39%。以银屑病、湿疹、带状疱疹、痤疮、荨麻疹为优势病种。中医特色突出，内服外治结合，深得同行和患者的赞誉。先后成为"燕京赵氏皮科流派传承工作室——新疆站""刘红霞全国名老中医药专家传承工作室"，并在当地建立了克拉玛依市人民医院分站和焉耆县人民医院分站，成为全国"岐黄学者工作室"、"十五"国家中医药管理局皮肤疮疡重点专科协作组成员、新疆维吾尔自治区"中医皮肤病学"重点学科、"十一五"国家中医药管理局重点专病"银屑病"建设单位、"十二五"国家中医药管理局重点专科、"十二五"国家中医药管理局重点学科（中医皮肤病学）、国家卫生部临床重点专科（中医皮肤）、国家中医药管理局区域中医（皮肤）诊疗中心建设科室。

本人也荣获了全国首届"岐黄学者"以及"全国首届杰出女中医师""全国
医德标兵""第五批全国老中医药专家学术经验继承工作指导老师""第六批
全国老中医药专家学术经验继承工作指导老师""国务院政府特殊津贴专家"
和新疆"首届中医民族医名医"，先后多次荣获"白求恩式好医生""中国好医
生""全国医药卫生系统先进个人""新疆维吾尔自治区三八红旗标兵"等荣誉
称号。

这种春风化雨、高屋建瓴的优秀思想，和大爱无疆的燕京流派学术思想，
引导着我从懵懂无知走向成熟坚定，这是人世间不可多得的一种精神力量，
深入而长久，同时又厚积薄发，激发群体智慧，德化后辈，为中西医结合皮肤
科学开拓了广阔的发展空间。

思念我的父亲张志礼

北京市朝阳区南磨房第二社区卫生服务中心　张　芃

今年是父亲诞辰 90 周年，也是他离开我们的第 20 个年头，回想起最后
一次送父亲去医院出门诊的情景至今仍是历历在目。那是 2000 年 10 月一个
周日的早晨，刚刚接受了心脏搭桥手术不到半年的父亲，不顾身体不适和家
人劝阻，坚持要去出门诊。当时我和他约定只能看 5 位患者，可他执意不肯。
他说："你看有那么多患者是从遥远的外省市来北京，又连夜挂号等我诊治，
多不容易啊！至少让我看 10 个吧……"不曾想就在去医院的路上，他心脏病
发作，后经抢救无效，永远永远地离开了我们，离开了他为之奋斗了 40 余载
的医疗岗位，离开了他深爱的患者。当父亲去世的噩耗传到候诊大厅时犹
如晴天霹雳，那些常年接受父亲治疗的患者为痛失一位他们健康和生命的保
护神，一位他们今生今世的救命恩人黯然神伤、失声痛哭……父亲去世后，组
织和人民给了他最高规格的礼遇，如今，在八宝山革命公墓，他和众多为革命
打江山的将帅们，和千千万万国家杰出的科学家、艺术家一同长眠在那片土
地上。

我的父亲 1930 年出生在山西原平一个雇员家中，他的从医之路伴随着共
和国的成长之路。1955 年他毕业于西北医学院医疗系，1957 年在皮肤性病研
究所深造，师从我国著名的皮肤科专家胡传揆和李洪迥教授，开始主攻皮肤

科病症。1959 年又进入我国首批"西医离职学习中医班"学习深造 3 年，之后又师从德高望重的中医皮外科专家赵炳南先生，在赵老身边工作了 20 余年，深得赵氏真传。有着深厚的中西医理论功底和几十年丰富临床经验积累的父亲，成为了我国中西医结合皮肤病学科的首创者和开拓者，成为这一领域的先驱，晚年被国务院授予有突出贡献的科技专家，并自首届开始连任 3 届中国中西医结合学会皮肤性病专业委员会主任委员。

与赵炳南先生的师徒情意

在传统的中医学领域，很多名老中医都是世家出身、几代祖传，在临床经验上是绝对一流的，而缺乏的则是理论上的实验研究和论证，这既限制了中医理论的发展，也限制了中医诊断的开拓与创新。为了能把老一辈中医名家宝贵的经验财富保留继承下来，并且发扬光大，1959 年，国家选调有较高理论水平和临床经验的西医大夫，用 3 年的时间系统学习中医理论，并跟随中医名家以师带徒的传承形式，来实现中医学的继承与发展，于是我的父亲参加了第一届北京市西医离职学习中医班，并有幸师从赵炳南先生，大家也习惯地称他为先生的"大徒弟"。

父亲勤奋好学、踏实肯干，深得赵老的喜爱和器重。那时，睿智开明的赵老也看到要使中医皮肤病学发扬光大，除了要有丰富的临床经验外，还必须有深刻的理论阐述，于是，赵老改变了旧社会遗留下来的"教会徒弟，饿死师傅"的传统观念，把行医 60 年珍藏下来的资料、手稿毫无保留地拿出来，师徒俩人抓住典型病例进行分析研究，又把同类病案归纳在一起，找出其中的共性与个性，辨证施治，对症下药，整理出一批有特效的经验方，使许多濒危的皮肤病患者重新恢复了健康，他们这一合作就是 20 多年。

父亲在充分继承赵老医学精髓的基础上大胆创新，把现代医学先进技术成果有效地融入中医辨证分型中，首次提出了皮肤病中医辨证与西医辨病相结合的理论，开创了我国中西医结合治疗皮肤病的先河，成为这一学科领域的创立者之一。特别是在治疗系统性红斑狼疮等难治性疾病方面独树一帜，开发出了一系列临床用药和经验方，有效地延长了患者的生存期，减少了并发症。在父亲医好的病人中，上有中央领导，下有普通百姓，远有国际友人，近有街坊四邻。对于病人，他都是一视同仁、童叟无欺。赵炳南先生和父亲师徒二人高贵的人品、高尚的医德、高超的医术和血浓于水的深厚情谊，也一直被中医界传为佳话。

名医不如实医

"名医不如实医"是父亲留给我的一句行医警句，更是一句做人的箴言。

这句话不但是他的治学态度,更是他高尚医德医风的精华凝炼。他淡泊名利,有时淡得让人想不起来他是位专家。他不喜欢人们叫他"张主任""张教授""张老",而更喜欢病人喊他"张大夫"。他说:做医生就要做"看病"的医生,治病救人是我们的职责,不管你地位多高、技术多好,不去踏踏实实地为患者排忧解难,那就算不上是一位称职的医生。父亲是这么说的也是这样做的,尽管他身兼全国数个医学专业委员会的主任委员、中外数所医学院的客座教授,还领导着赵炳南皮肤病医疗中心的繁重工作,但他一直坚持战斗在临床第一线,数十年如一日,身体力行去尽着一名普普通通医生的职责。父亲常同我讲,所谓"名医",那只是别人给予的东西,是身外之物,不能为了当名医而去当医生,你追求"名医",那你一定坐不住,坐不住的医生一定不是个好医生。而"实医"就是要实实在在地当医生,实实在在的含义就是要把心思百分之百用在患者身上,就是治病救人。

父亲在他近半个世纪的悬壶生涯中,博览群书,刻苦钻研,勇于创新,努力继承发扬赵炳南学术思想,深入探索发展中西医结合皮肤病学。他强调说:"中西药合用就是中西医结合的观点是不对的,至少是不全面的。作用相同的中西药合用,只是用药的重复,不仅浪费药物,也不利于深入研究疗效。"他还时常告诫我们:"一个好的医生应该确切掌握各种中药和西药的特性,有针对、有目的地配合使用,并从中找到规律,总结出一套完整的、有科学理论根据的、有效的疗法。"他还形象地把中西医比作人的左右手,倡导中西医相互学习,取长补短,优势互补。

中西医结合事业是父亲毕生的追求,也是他生活中最重要的部分。他在实践中积累了丰富的临证经验,对中西医结合治疗皮肤科常见病、多发病、疑难重病方面有深入研究,探索出了一套中西医结合的治疗规律,疗效显著。如系统性红斑狼疮是一种自身免疫性疾病,根据临床症状和体征,可分属于中医学文献中"鬼脸疮""红蝴蝶""臕胀""水肿"等病的范畴。父亲通过 20 多年的临床研究,系统观察了 1 029 例系统性红斑狼疮患者,初步探索出一条辨证与辨病相结合的治疗规律和方案,并根据临床表现辨证分型为毒热炽盛、脾肾阳虚、肝肾阴虚等不同证型。在急性期属正虚邪实、毒热炽盛、气血两燔,体内自身抗体不断增加,免疫复合物沉积,多个脏器受损,补体降低,血沉加快。缓解期多属阴虚、阳虚、气血两虚、阴阳不调等一系列错综复杂的变化。因此,在审病时要将中医辨证与实验室检查相结合,判断疾病的发展阶段。在疾病的不同时期,使用不同剂量的激素和不同的中药,既要控制病情发展,又要消除激素引起的副作用和并发症。经过与单纯使用中药及单纯使用西药的对照观察,以及实验室研究,证明了中西医结合组的死亡率降低而生存时间延长,生存质量提高,并发症减少,在激素用量减少的情况下使病情控制,体现出了中西医结合的优势。

说到银屑病的治疗,中西医结合的临床及实验室研究成绩也是卓著的。早在 1974 年父亲就在《中华医学杂志》发表了关于银屑病中医治疗经验的文章,总结出中医治疗此病比内服白血宁及外用牛皮癣素疗法的复发率低、复发间隔时间长的经验,得到了国内外医学界的重视。1998 年,又总结了中医药治疗红皮病型银屑病 113 例,在《中华皮肤科杂志》上发表,得出了中医药治疗红皮病型银屑病安全有效且优于激素的结论。1995—1999 年,父亲和大家一起采用凉血活血汤对 211 例进行期银屑病患者进行了临床观察和总结,并指导大家对凉血活血汤进行了多项实验研究,包括对角质形成细胞的促增殖作用、调节银屑病患者血清中细胞因子等。在此基础上,凉血活血汤经过多方面的观察和实验,最终被正式批准为院内制剂,满足了广大进行期银屑病患者的需求。另外,由父亲牵头研制的凉血解毒胶囊、健脾益肾胶囊、除湿养血胶囊等也已成为朝阳区双龙医院的院内制剂,由国家正规生产,在临床上服务于广大患者近 20 年。

父亲对自己的皮肤科事业、他工作的诊室乃至众多的皮肤病患者是如此钟爱,思考起皮肤病治疗问题他废寝忘食;见到皮肤病患者他犹如见到久别重逢的亲人;走在和同道们用心血和汗水建立起来的皮肤科诊区,他满心的喜悦都挂在脸上,感染着身旁的每一个人。对于每周二的大查房,父亲都要提前做好充分的准备,对于这一时刻的到来,作为医生和护士来讲格外紧张,因为父亲总会针对患者的病情提出各种问题,同时还会结合实际病情对该种疾病进行现场复习,最后父亲总是会对这些问题给予总结,对大家的表现给予和善的指点和鼓励。对于住院患者来说,这一天却是他们最渴望、最期盼的日子,他们早早地都各就各位在自己的床位上,等待着接受父亲那带有鼓励作用的慈祥笑容、和蔼话语,以此来增强他们战胜疾病的信心。

童年的我与父亲

我的父母都是医生,平日里我和弟弟都是由奶奶照顾,在我童年记忆里他们总是在忙,周末别人的家长都带着自己的孩子去公园玩,可父亲总是与在妇产医院担任院长的母亲一起分析病例,探讨医学上的事情,把我和弟弟扔在一边。由此我暗立志向,长大了干什么都行,就是不当医生。可后来我偏偏就是干了医生这一行,而且还是皮肤科,还正式拜师成了父亲的关门弟子。现在回想起来,父亲几十年如一日把病人当成自己的亲人,一心为着他们的健康奔波劳累,甚至奉献出自己的生命……是父亲用自己的言行,让我明白了医生职责的神圣,也由此产生了对这一职业的敬畏和崇尚。

在父亲的言传身教下,许多事情是耳濡目染形成的,我从小就愿意和父亲在一起，我们之间的心灵感应和亲密感觉很特别。那时候，父亲每天下班吃过晚饭总会坐在桌前翻阅厚厚的医学书籍，不知道从什么时候开始，我也喜欢凑在父亲身边看他所看的书，那上面有各种皮肤病的照片，有些图片看起来很恐怖，可我看得确很认真。父亲经常指着那些照片对我说："你看他们得了这样的皮肤病多痛苦呀，爸爸就是要努力学习，把这些人的皮肤病治好。"有时候爸爸上班了，我就会拿个小板凳踩上去，把书柜里的皮肤病方面的书拿下来，自己抱着看。奶奶有时会责怪爸爸说："别让孩子看你的书，把孩子吓着晚上会做噩梦的。"可父亲总是笑笑不以为然。

记得小时候有一次我发烧，正赶上奶奶回老家，父亲周日要去医院值班，当他说要带我一起去值班时，我别提有多高兴了，忘记了自己还在发烧。到了医院，父亲把我安排在值班室，在我的枕边放了几块水果糖和一本小人书就去查房了。而他这一去就是大半天，到过了中午还没回来，发着烧的我又渴又饿，不时地向门口望去，门终于开了，可进来的不是父亲，是一位护士阿姨。她端着一杯水拿着两块桃酥对我说："你爸爸正在抢救一个重病人，没有时间过来看你，你先吃点吧。"阿姨又说了几句埋怨父亲的话，可我并不觉得委屈，对护士阿姨说："没关系，我都习惯了，那些病人比我重要，他们的皮都烂了，我只是发点烧，比他们好多了。"那时我正在上小学，可我对皮肤病患者却有着一种发自内心的同情与怜悯。我的父亲是用他特殊的方式关心着我的成长，记得他参加农村医疗队时，也把我带在身边，并且把我交给了当地的大队医生，让我和他们一起吃住、劳动。现在想起那些经历，对我挺有益处的。

站在父亲的肩膀上

我是当了 10 年皮肤科医生后正式拜父亲为师的。1997 年国家中医药管理局批准我为"全国名老中医药专家学术经验继承人"，在与父亲师生的 3 年中，亲眼目睹、亲耳聆听、亲身感受父亲的行医、做人。作为老师，父亲将他一生宝贵的行医经验无私地传授给了我和我的师姐师弟们；作为女儿，我为在他生命的后几年没能照顾好他，深感内疚。记得 1992 年的冬天，父亲常常感到胃疼，他曾紧张地对我说："要是癌症可就麻烦了，我还有这么多要做的事情！"当时我假作轻松地安慰他说："没有关系，大不了就是把胃切除了。"友谊医院消化内科的查主任为父亲做了胃镜，当得知是萎缩性胃炎时，他竟然高兴地笑出声来……也就是当天的下午他就忍着疼痛出差了。听到他要出差的消息，我结束了上午的工作后，在单位冲好一杯奶粉，用毛巾厚厚地包裹上，骑上自行车赶到北京火车站。我心里很忐忑，不知能否迎到赶乘火车去外省参加当地皮肤科学术会议的父亲。我抱着水杯站在进站口，在熙熙攘攘的人群中寻找着父亲，终于我看到了我最熟悉的面孔，父亲本来就是一个长形脸，这次看上去更瘦了，还增添了几道皱纹。看到父亲后，我的眼泪忍不住流下来："爸爸您能不去吗？"父亲一边喝着奶一边安慰我说："放心吧，我没事！你别说我还真有点饿了……"父亲就是这样常常为了工作忘了自己。

我师从父亲的那些年，讲到让我感动的事还有许多许多。我们为患者涂药时常常用棉签或是带上塑料手套，而父亲为病人涂药从来都是用手。他说："棉签会把病人弄痛，而用手不仅患者觉得舒服，而且我们医生还可以直接感受到病人皮肤患处的皮损浸润程度，同时也有利于药物的浸入，达到最好的治疗效果。"父亲的诊疗程序给人一种美的享受，中医诊病规则的望闻问切，在有着临床实践40余年的父亲身上，从来没有被简化过。详细地询问、仔细地观察舌苔脉象、触摸皮损，为准确诊断皮肤疾患提供了有力的帮助。同时用平易近人、通俗易懂的语言和患者交谈，从中捕捉对诊断有利的信息也是父亲诊病过程中的一大特色。就是因为我有这样一个父亲，在他身边工作了这么长时间，无形中他对患者的仁爱之举，对事业的不懈追求与努力，对工作的精益求精都深深地影响了我，使我自觉不自觉地把这些运用到了自己的医疗实践中。

父亲去世后，我总觉得父亲没有离开我，我明白继承他的事业才是对他最好的怀念。跟随父亲学医时我看到那么多从全国各地来的患者，为挂上一个号，从前一天晚上就排队，我真是觉得肩上的担子太重了。我不能辜负这些患者，不能有负于医生这个职业，不能有负于父亲的教诲，一定要完成父亲未尽的事业，为千家万户解除疾病痛苦。为了让皮肤病患者能继续接受治疗，我坚定地将父亲每个周日的门诊接替了下来，至今已近20年。每当我在工作中和生活上遇到难题时，就会不自觉地站在父亲的遗像前向他请教，仿佛父亲就在身边，又一次向我提出诊断中的问题，指出我用药配伍上的不足，从心底又鼓起我的勇气，让我认真地学习，细心地体会，努力地付出……我终于没有给父亲丢脸，没有愧对患者，没有负于医生这个神圣的职业。我的工作得到了上级领导的认可，得到了广大患者的接纳。2009年我荣获了全国基层优秀中医的光荣称号，2010年光荣地被评为北京市先进工作者并荣获了北京市三八红旗奖章。2018年在北京市中医管理局和北京中医医院领导和同仁们的鼎力支持下，北京市中医管理局薪火传承3+3工程——张志礼名家研究室分站落户南磨房第二社区卫生服务中心，屠志涛局长对我们的传承工作给予了高度的肯定。

仰望浩瀚的星空，群星璀璨，我能感受到父亲正在那里注视着我，我深深地思念着他，这不仅仅是父女之情，我知道在父亲身上还有着取之不尽、用之不绝的能量。不仅我需要，我们需要，广大的皮肤病患者更是需要。父亲尽管走了，但他的音容笑貌、他的谆谆教导仍然时时刻刻在我耳边回响，他将永远激励着我们这一代人沿着他的路走下去,不懈努力,奋力拼搏,继续完成他未竟的事业,为我国皮肤科事业的创新与发展铸建新的辉煌。

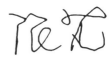

纪念张志礼先生——我进入皮外科科学研究的引路人

北京市中医研究所 李 萍

1991 年,北京市中医医院的门、急诊大楼竣工,北京市中医研究所搬到位于急诊楼的 3 楼,病理生理室就在楼道的南端,对门就是皮肤科办公室,一拐弯就是皮肤科门诊,因此有幸与皮肤科为邻将近 10 年,这个时期也是我开启皮外科研究的起点。

我在硕士研究时主要研究方向是中药的抗炎作用,毕业后来到北京市中医研究所病理生理室,老主任丁瑞教授经常给我们介绍医院的特色,一直强调要向临床学习,发现临床问题。所以,空闲之余我常去门诊跟张志礼、陈美、陈凯、邓丙戌等老大夫随诊学习,也经常受人之托带着患者找张老看病。张老对待病人耐心和蔼,疗效卓著,我的朋友们对张老的人品和医术赞不绝口,让我对中医治疗皮肤病的优势有了直接的认可。那时张老经常看了一上午病人,中午要到研究所这边的水池接水倒茶,只要碰到,张老总会停下脚步,很关心地问一问我们的研究进展,还不断指点我研究方向,让我一下子找到了研究的切入点。

1994 年初,我申报的北京市科技新星项目得到批准,方向是研究赵炳南外用生肌中药对疮疡修复的影响。我在《赵炳南临床经验集》这本书里仔细查阅,在红纱条、生肌玉红膏、紫色疽疮膏、黑色疽疮膏等外用化腐生肌药物中反复筛选,考虑到外用药中多有汞、铅、砷等有毒性重金属成分,机制研究不容易做,一直拿不定主意。正在这时,我在楼道里遇见了张老。张老听我介绍完我的项目时,他想了一下,说起了他在临床上用珠香散治疗皮肤坏死性溃疡的病例,立刻就说出了珠香散的组方——珍珠粉、当门子麝香、乳香、琥珀。张老细致地讲了如何用珠香散治疗皮肤坏死性溃疡的案例,他对珠香散的疗效非常肯定。这个病例在《中药珠香散治疗皮肤坏死性溃疡》一文中有详细记载,发表在《中成药研究》1983 年第 8 期。张老对珠香散配方记得非常清楚,强调药用当门子麝香,说麝香外用有抗菌、抗炎作用,对痈疖、疮毒等恶疮

279

有显著效果。我至今还能想到当时的场景，张老讲到病案时激动的神情和激昂的语气。正是这次相遇，开启了我长达 25 年疮疡研究的历程。

随后我以珠香散对慢性皮肤溃疡的研究作为新星计划和攻读博士的方向。开题时请张老作为专家组长，丁瑞教授和黄启福教授也参加了会议，专家们对项目的研究计划和内容进行了认真的指导，提出了很多宝贵的建议，比如增加临床研究、开展体内外的实验研究等等。珠香散虽是院内制剂，但当时没有生产的现成品，需要单独购买成分，为此我到各个药材批发市场购买药材，但都买不到当门子麝香。张老知道后，考虑了一会说，可以用人工合成的麝香。于是我转变思路，开始寻找人工麝香，最后终于找到了研发人工麝香的中国医学科学院药物研究所，花了 4 000 元买了 50g，解决了制剂药材来源问题，使课题能顺利开展。

在课题实施中，首先完成珠香散治疗下肢溃疡气虚血瘀证 60 例的临床观察，证实珠香散的有效率为 90%，而生肌散为 63.3%，两者相比有明显的统计学差异。其中有一位患者的疗效让我记忆犹新，我找出了当时的观察记录。患者吴某，男，85 岁，1995 年 12 月 22 日初诊。病史：患者于 1995 年 10 月 17 日不慎摔倒，左小腿被硬物撞伤，当时局部肿胀，皮下大片瘀斑，在隆福医院切开引流，住院 10 余天，未愈。近日创面增大，遂来我院就诊。诊查：左小腿中下 1/3 处外侧可见一巨大感染性溃疡创面，约 8cm×7cm，创腔向四周潜行皮下，皮肤与皮下组织分离，创面水肿，肉芽暗红，炎症浸润范围约 10cm×8cm，创面皮肤色暗。舌淡苔白，脉细涩。西医诊断：左小腿外伤性溃疡；中医诊断：左小腿外伤性溃疡。中医辨证为外伤后气血瘀滞，郁久化热，热盛肉腐，化为脓疡；气血阻滞，肌肤失养，肌肉不生。因患者居家，服中药不方便，只外用珠香散。隔日换药 1 次，换药 20 天后，疮面缩小约为 6.5cm×3.5cm，四周潜在脓腔消失，疮面发红，肉芽红活，分泌物较多，疮口周围皮肤变淡。继续用药 20 天，疮面明显缩小，为 5cm×2cm，疮面肉芽水肿减轻，分泌物不多。继续用药 20 天，疮面完全愈合，疗程为 60 天。这样的患者有很多，大部分病人都收到了很好的预期效果，在患者满意和感激的表情中，也让我对生肌中药有了深刻的认识。

初步的研究成果让我对珠香散充满了信心，在此基础上又申报了国家中医药管理局的课题，进行临床和基础研究。首先建立老年血瘀证大鼠慢性伤口模型，证实了老年大鼠的血瘀体质，并发现老年大鼠伤口在愈合过程中同期面积大于青年组，愈合时间长于青年组；又进一步建立阿霉素损伤老年大鼠气虚血瘀慢性伤口模型，发现阿霉素攻击后大鼠都表现出倦怠、腹泻，白细胞计数下降，体重负增长，同时表现为毛发生长缓慢、伤口愈合延迟，符合气虚血瘀的慢性伤口模型。在这两种模型上，珠香散对伤口都有明显的促进愈合作用。结论是珠香散可通过吸引白细胞，增强清除坏死组织的能力，并激活细胞释放细胞因子，通过细胞因子的作用，促进成纤维细胞增殖和胶原合成，从而促进伤口的愈合。

另外，抑菌实验结果显示，珠香散的醇提取物对表皮葡萄球菌和酿脓葡萄球菌有抗菌作用，其中乳香、琥珀和人工麝香的醇提物发挥主要作用；而珠香散水提取物仅对表皮葡萄球菌、金黄色葡萄球菌有抗菌作用。体外在培养细胞划痕伤口模型上发现，在高营养条件下，所有药物对细胞迁移作用不明显；而低营养条件下，琥珀、人工麝香和珍珠水提物对细胞迁移有较弱的促进作用，提示药物成分可在伤口环境下促进细胞的迁移和运动。以上结果为珠香散的生肌作用提供了科学依据，也为珠香散的进一步研究奠定了基础。

通过珠香散的研究，我组建了科研和临床合作的研究队伍，带领研究所同志分别开展基础与临床工作。通过研究，团队中的每个人都有所进步和收获，前后发表了7篇相关论文，有的获得了中级或高级职称并申报了多项课题。而我于1998年获得博士学位，同时也获得了北京市科技新星称号。我博士毕业答辩时，张老作为答辩委员会主席主持了会议，张老对我的工作给予了高度评价，鼓励我继续沿着这个方向深入研究，并以这些研究申报科技成果。于是我将课题内容和团队的工作进行了梳理和总结，申报了当年北京市科技进步奖，如愿以偿获批了1998年北京市科技进步奖三等奖，同时还获得了国家中医药管理局基础类科技进步奖三等奖。

回想一路走过的经历和取得的这些荣誉，都离不开张老最初给我的指引和不断的鼓励，不仅我受益，我们的团队也因此发展壮大。我带领团队继续沿着这个方向，开展活血生肌、化腐生肌、回阳生肌的研究，积累了大量的研究成果，形成了临床基础相结合的研究模式，于2009年申报了国家中医药管理局"疮疡生肌理论及应用重点研究室"，成为国家中医药管理局第一批重点研究室，也是研究所第一个省部级的重点研究室。后续的研究"回阳生肌外治法对慢性皮肤溃疡愈合及微环境调节作用的研究"获得2008年北京市科技进步奖三等奖和2009年中华中医药学会科技进步奖三等奖。我们对疮疡的研究水平在全国产生广泛的影响，得到了同行的认可，也与法国科研中心开展了长达10年的合作，期间联合培养了2名博士，研究氨基葡聚糖对组织修复的影响。

饮水不忘挖井人，所有这一切成绩和荣誉都是来源于张老诲人不倦的指引和鼓励。也许张老不记得当年对一个小小的助理研究员说的几句话，也许张老没有想到这几句话的影响力，而对我来说正是张老在学术上的指导，以及他渊博的学识、高超的医术、中西兼通的研究能力和高屋建瓴的指引，实现了疮疡临床与基础研究相结合的目标，也带动了以科研推动学科建设和人才培养的模式。

斯人已逝，感念在心。在张老诞辰 90 年之际，我心中满怀感激和怀念，谨以此成绩来告慰张老。张老是中西医结合皮肤科学的创始人，他用现代的思维和方法发展了中医皮肤病学的内涵，成为中西医结合皮肤科学的一代宗师和楷模。愿同行们不负期待，不辱使命，把缅怀和崇敬之情化为奋进的动力，发扬光大中西医结合皮肤科学事业，以优异的成绩慰藉张老在天之灵。

细雨无声　落红护花——追忆恩师张志礼教授

中日友好医院　白彦萍

时光荏苒如白驹过隙，转眼间敬爱的张志礼教授已经离开我们 20 年了，他那慈祥的音容笑貌、如沐春风的谆谆教诲和为医为人的楷模精神，从未随岁月的流逝渐渐淡去，且在我心中被时光洗涤得越加清晰。

今天大家看到，北京中西医结合学会皮肤性病专业委员会和我们的中西医结合事业蓬勃发展，硕果累累，全国的中西医结合学会皮肤性病专业委员会也如雨后春笋般生机盎然。但很多人不知道，张志礼教授是学会的创始人，是我们中西医结合皮肤科事业的奠基人。我由于参加工作和做行政工作早，有幸在很早的时候便参加了中西医结合学会皮肤性病专业委员会的工作，得到了张志礼教授的真传，不仅如此，当时的一些如袁兆庄、庄国康、秦万章等老专家，也令我深深受益。大家知道学会这种团体，是一个引领学术和学科发展的重要平台，所以早在 20 世纪的七八十年代，张志礼教授就高瞻远瞩地联合这些老前辈一起创业，开创了北京中西医结合学会皮肤性病专业委员会，后来又创建了中国中西医结合学会皮肤性病专业委员会。就像毛泽东主席搞革命初期所描述的那样，学会刚创办的时候，条件十分艰苦，至今我仍记得每次开会时，几个人挤在一个狭小的办公室里的场景……前辈们就是在这个小房间里，议论着关乎中西医结合发展至关重要的大事，如关于学会的组织建设、学术的发展方向、每年重大的学术内容等等。每当这时，张志礼教授都会极其清晰地阐述观点并提出建设性的意见，大格局、高境界、创新的思路，让大家感到耳目一新，影响至深。当年学会举办活动时学术氛围异常浓烈，往往是我们在下面观摩学习，一些我们很崇敬的老专家在上面讲课，进行疑难病例讨论，每次张志礼教授都会在结束时进行总结和点评，从中西医两方面进行分析，方式新颖，见解独到，对我们的启发很大，直到现在，我还惯用这种风格去参加主持很多学会会议。而当年由张志礼教授引领的一个在全国范围内召开的银屑病大会，直到现在依旧具有较高的影响力。

另外，学会每年还会组织学习班展开一些讲课以此共同进步，张志礼教授每次都是亲力亲为地安排教学课程，具体落实到每一个授课的细节，有的时候，为了研究学会的发展，他会忘我地工作到深夜。我印象最深的一次是在崇文区一个护校里举办的学习班，那是一个年末寒风凛冽的夜晚，会议结束后我随着张志礼教授一起回家。一路上张教授和我说了许多令我至今都受益匪浅的话：为什么要办学会，学会为什么要办好，做学会工作的同志应该如何，不仅要有耐心、要细心，也要经得起一些言论、一些批评等等。教授的声音平淡而温和，但他的眼眸中却闪烁着坚定期许的目光。分别的时候，望着张老身着朴素黑色羽绒服的高大身影缓步消失在夜色中，一种崇敬之感在我心底油然而生，追随前辈为中西医结合事业奋斗的信念也越加坚定。后来，我也担任了北京中西医结合学会皮肤性病专业委员会主任委员和中国中西医结合学会皮肤性病专业委员会副主任委员，因为在这个学会、这个席位里，曾有过这样一位令人崇敬的老专家，每当我觉得疲惫或不想过多露面，甚至考虑放弃的时候，这位德高望重、品行兼优的老专家就依稀浮现在我的眼前，他的谆谆教导就会回响在我的耳边，给我莫大的激励和鞭策。我们有责任、有义务将这项工作进行到底，将中西医结合事业发展壮大，这样才无愧于张志礼教授的辛勤付出，无愧于我们对他的追忆。目前可以说是我们学会和学术发展的盛世年代，但越是在这样繁华的盛景前我们越要饮水思源，不能遗忘尊敬的张志礼教授卓越思想和精湛学术的引领和为学会工作呕心沥血的无私奉献。

张志礼教授对于学术的认真负责，我也是感触颇深。有一本名为《皮肤科手册》的书，属于中西医结合临床诊疗丛书系列，是我和其他几位老专家做副主编，张志礼教授作为主编撰写的。记得在编写这本书的过程中，由于我比较年轻，所以负责的篇幅比较多，然而正是这段宝贵的经历，使我有幸得到了张志礼教授的真传。他首先制订了这本书的指南和体例，然后亲切地把我叫到家中，一边把整本书的总体设计告诉我，一边在琳琅满目的书架上帮我一本一本地找寻参考书，其中还包含了一本日文的皮肤病学的书，这些不禁让我惊叹于老师的博闻强识和仔细入微。我在接受任务以后，立刻就开始着手进行翻译和撰写工作。然而这个时候张志礼教授却因长时间昼夜工作生病了，他住进了安贞医院，可并没有停止工作，还让我在完成书稿后去找他。我清楚地记得老师的床位靠着窗户，他带着病容，细细地和我说着这本书如何如何，还缺什么部分，还需要补充哪些部分等等。他的声音很轻，但犹如重锤敲在我的心上，我的眼泪在眼中打转，他老人家病得这么重还始终惦记着书的进程，这种敬业精神让我感动，让我折服。从病房出来虽然内心五味杂陈，但为了争取能让他老人家看到这本书，我尽了自己最大的努力马不停蹄地完成了，也算不负期望让张教授看到了这本书的出版。

今年，我们纪念精诚大医赵炳南先生诞辰 120 周年。赵炳南先生之所以能够成为中医皮肤科的一代宗师，这与他的学术思想和学术精神的传播是密不可分的，我觉得张志礼教授在其中功不可没。他的著作《简明中医皮肤病学》，虽然只是一本非常不起眼的小册子，但是它的每一页都倾注了张志礼教授多年的心血。人们常说"名师出高徒"，但我觉得高徒也能够成就名师，倘若没有张志礼教授后期的挖掘整理和整体提炼，我们就不可能得到这样一本比较系统地体现赵炳南先生学术思想和临床经验的，可以说是我们中医皮肤科演变为现代中医皮科的奠基之作。每当我读起这本书的时候，我都会想到张志礼教授在跟师赵炳南先生以后，自己勤学善思，一心向学。正因为有了他精准的提炼和总结，才有了我们后人现在可以效仿的、有案可溯的这样一个资源知识的本源。所以在这点上，我非常感激张志礼教授，不仅仅是对书稿的整理总结，还有他后来的许多能够充分体现赵炳南先生学术思想的医疗行为，以及对于学会和学术整体的规划，凡此种种，使昔日医学大家宝贵的思想不仅未被埋没，反而更加发扬光大。

细雨无声，落红护花。今年正逢张志礼教授去世 20 周年、诞辰 90 周年，作为学生我很荣幸能借此机会，和大家一起重温当年和张志礼教授共同学习、工作的一些珍贵经历。张志礼教授在我心目中，至今仍是音容宛在，德范犹存。我坚信在他老人家的引领护佑下，我们的学会和中西医结合事业也必将迎来更加繁花似锦的美好明天。

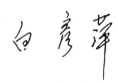

第三篇

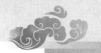

文献选粹

代 表 文 章

张志礼,秦汉琨,高益民. 丹毒治验分析 [J]. 赤脚医生杂志,1973(1):42-43.

摘要:通过中医药治疗颜面部丹毒(抱头火丹)1例,分析总结中医药治疗丹毒的经验。血分有伏火(血热)是其内因根据,而火毒湿热为其外因条件,多于皮肤、黏膜破损时邪毒乘隙侵入而诱发。发于头面者多兼有风热或毒热较盛;发于胁下腰胯者多兼夹肝火;发于下肢者多夹有湿热。临床上又可分为急性与慢性两种,急性发病者以毒热盛为特点;慢性者往往是因为湿热兼夹而致。在治疗上,急性期应以清热解毒为主,凉血为辅,常用的药物有金银花、连翘、大青叶、野菊花、紫花地丁、黄芩、黄连、黄柏、山栀、牡丹皮、赤芍;伴有高热者可加生石膏、生玳瑁。发于颜面者加菊花;发于胁下者加柴胡、龙胆;发于下肢者加牛膝、黄柏、防己。水疱明显者加车前草。若见高热烦躁、神昏谵语等热入营血的症状,就应按照温病的辨证法则清热解毒、凉血清营,常用的药物有犀角(现为禁用品)、黄连、生地、金银花、连翘、麦冬、牡丹皮、栀子等。慢性丹毒,中医称为无名肿毒,在其急性发作期间,还应重用清热解毒的药物;急性期过后,则应加用一些活血软坚的药物,如穿山甲炭、皂角刺炭、没药、乳香、紫草根、贝母、白芷、天花粉、当归等。湿重的加生薏苡仁、猪苓。关于外用药物,急性期可用金黄散(市售),用水调敷;或用新鲜的白菜帮、马齿苋、绿豆芽菜,洗净后捣烂调药外敷,效果更好;或用去毒药粉调敷(去毒药粉经验方:马齿苋六两,雄黄、草红花各一两,白及二两,薄荷面、大黄、紫花地丁、败酱草各十两,赤芍五两,生石膏八两,共研细末,加绿豆粉一斤)。慢性期者可用铁箍散(市售)软膏,加20%的金黄散外用。另外,少食辛辣等燥热的食物,注意皮肤的清洁卫生,纠正不良习惯如挖鼻挖耳等,积极治疗一些慢性皮肤病(如足癣等),均可减少丹毒复发。

赵炳南,张志礼,秦汉琨,高益民. 严重创伤手术后合并败血症一例的中医治疗体会 [J]. 新医药学杂志,1974(1):31-33.

摘要:本文介绍了1例严重创伤患者,脾切除后合并金黄色葡萄球菌败血症、泌尿系感染、消化道应激性溃疡出血、黄疸、肝功能异常,病情十分严重而复杂。曾使用多种抗生素、止血剂,效果均不明显,未能控制全身性感染的发展。从症状上看,已出现高热、鼻翼扇动、便血、循衣摸床等中医所谓之"热入营血""邪陷心包"的危候。赵老大夫抓住本病实质,用既能凉血止血,又能清热解毒的犀角地黄汤为主方,随证加减。以养阴清热凉血为主,佐以止血,并用蛇胆、陈皮取其化痰安神定志,醒神开窍,以驱内陷心包之邪热。服后,体温下降,精神及一般情况好转,白细胞计数也逐渐下降,大便已转为黄褐色,两剂后血培养已转为阴性，说明败血症已被控制。根据中医观点，脾为后天之本，阳气升发之源。本例到了毒热渐衰之时，在治疗上除继续清解血分之余毒以外，还应当醒脾助胃，使水谷运化通达，机体功能才得恢复。所以二诊时，赵老大夫除继用生地炭、银花炭、牡丹皮、紫草根清解血热、祛瘀生新外，并针对其胸闷、食纳不佳等症应用苏梗、荷梗、厚朴花理气开郁；橘红、清半夏、竹茹理气化痰、清热醒脾；丝瓜络、橘络行气活络，促使瘀去新生，胃气恢复。所以病人一般情况恢复得比较满意，而且复查大便潜血已转阴性。患者机体抵抗力低，又因在创伤时出现左肾挫伤、尿道损伤，持续导尿时间较长，泌尿系感染机会多，所以患者后期又出现急性泌尿系感染，尿细菌培养为粪链球菌，未有敏感的抗生素。赵老大夫针对这种情况，并不孤立地见病治病，而是从病人的整体和病的连续性进行分析。患者高热，舌质红无苔，脉沉细数，仍属阴虚毒热未清，所以并没有急于清利下焦湿热，而是采用养阴清热解毒的法则。方中灶心土一药，辛微温，入脾胃经，温中和胃，止血止呕。患者在此阶段为久病气阴两伤，脾胃运化失职，突然高热，唯恐胃肠再度出血，故用灶心土以止血。另外，患者脾胃已伤，不宜一派纯阴过腻之药，灶心土能温中和胃，醒脾助胃，使处方补而不腻，收到了阴津复、胃气和的良效。

张志礼，郭大生. 痱毒 [J]. 赤脚医生杂志，1975(6): 20.

摘要：痱毒是夏季小儿常见的一种化脓性皮肤病，它是痱子继发感染而致的汗腺周围炎。体质较差、营养不良、患佝偻病或卫生条件差的小儿容易出现痱子继发感染而成痱毒。其特点：开始时在皮肤上发生坚实的紫红色结节，自觉疼痛，以后变软而溃破，排出黏稠的脓液，愈合后残留瘢痕，严重的患儿可发生败血症。预防上，首先应防止长痱子，天热以后要少食油腻和刺激性食物，多食青菜、水果，缺钙的儿童要及时补充适量的钙质。勤洗澡、勤换衣服，注意个人卫生，出汗后要及时拭干。已有痱子生长时，可经常用鲜马齿苋煮水或用温水外洗，洗后扑撒痱子粉（樟脑 1g，薄荷脑 1g，氧化锌粉 20g，硼酸 10g，滑石粉加到 10g）或用寒水石一两、滑石粉二两、冰片三分混匀外扑。对于痱毒的治疗：可予败酱草一两、蒲公英一两煎水外洗，每日 2～3 次；或鲜蒲公英一两、鲜马齿苋一两捣烂外敷患处；或内服清热解毒的中药：金银花三钱，蒲公英五钱，大青叶三钱，野菊花三钱，黄芩三钱，赤芍三钱，生甘草二钱，煮水内服，一日 3 次（伴有发热可适加薄荷一钱、芦根一两）；或口服犀角化毒丸或五福化毒丸。可选用黑布化毒膏（黑布药膏和化毒膏等分混匀）或自配鱼石脂膏（鱼石脂膏 20g，蛋白银 3g，凡士林加到 100g）外用。

张志礼，孙在原，陈美. 谈谈皮肤病外用药使用法（下）[J]. 赤脚医生杂志，1977(7): 44-46.

摘要：本文列举了常用的外用中药制剂，并指出一定要根据皮损的部位、范围、性质以及病者皮肤的耐受情况辨证施治，合理选择有针对性的药物和剂型，并向病人详细交代用药方法和注意事项，方能取得满意效果。①散剂（面或丹）：单味或多味药物研成细粉。不同的主药可有干燥、保护、镇静、消炎、清凉、止痒等作用。散剂可直接撒布于患处。适用于急性或亚急性皮炎、湿疹类疾患。并列举了六一散、祛湿散等的组成功效。②油调剂：用药粉和植物油调匀外用。一般含30%～50%的粉剂，可随调随用，根据皮损性质适当选择浓度。糜烂渗出稍多时，浓度可大些。本剂型作用表浅，有清凉、消炎、止痒、收敛、润滑等作用，适用于表浅的炎症性皮肤损害，如急性湿疹、亚急性湿疹、接触性皮炎、婴儿湿疹等。常用祛湿散调甘草油，化毒散、祛湿散调甘草油。③浸剂：用不溶性中药，浸入水、醋或酒内而成。适用于大面积用药，有干燥、止痒、清凉、减少摩擦的作用。酒浸剂较水浸剂或醋浸剂的深入性强些，但往往有刺激性。如雄黄解毒散浸剂、百部浸剂。④软膏：常采用两种配制方法，一种是用中药碾成极细面过细箩后和基质直接掺匀（与西医之软膏配制方法相同）；另一种将中药先置香油（植物油）内浸一昼夜后，放在文火上煎熬，待药煎至焦黄后离火，滤过，去药渣，稍冷却后加入蜂蜡配制成膏。此剂型的特点是深入、穿透性强，可润泽皮肤、软化痂皮、保持局部温度、保护疮面、刺激肉芽生长、促进疮面愈合等。如普连软膏、铁箍散膏。⑤药油：药油刺激性很小，可清除鳞屑痂皮及皮肤上的药膏，作清洁用。对粗糙皮肤有润泽作用。并可用来调各种药粉外用。常用花椒油、甘草油、紫草油。⑥水剂（洗方）：将中药煎煮后，过滤成水溶液，可作涂擦、浸浴、洗涤、湿敷用。常用马齿苋洗方、干葛洗方。⑦熏剂：是用中药切成粗末制成纸卷成药香或直接撒在炭火上，点燃后烟熏，是中医独特疗法之一。多用于慢性肥厚皮损如慢性单纯性苔藓、慢性湿疹、皮肤淀粉样变等。有消炎、止痒、杀虫、软化浸润、剥脱上皮之效。若用温热药物组成熏药可促进肉芽生长，常用于慢性窦道或溃疡。常用癣症熏剂。⑧膏药：是用中药经植物油煎炸后再加入赋形剂官粉（或铅丹）熬炼而成；是中医学中重要剂型之一，疗效可靠，使用方便，有消炎、止痛、软化浸润结节、剥脱上皮之效。广泛地适用于一切慢性角化性肥厚性皮肤病，对一些结节性损害亦有效果，如慢性单纯性苔藓、结节性痒疹、局限性硬皮病、疣、胼胝、鸡眼、毛囊炎早期均有效果。如黑色拔膏、拔毒膏。

张志礼，郑吉玉，陈美，秦汉琨，赵炳南. 中西医结合治疗系统性红斑狼疮——118例临床追踪观察报告 [J]. 北京医学，1979（1）：44-47.

摘要：系统性红斑狼疮是一种侵犯结缔组织、血管系统、皮肤、内脏等多种器官，并有免疫学异常的全身性疾患。中医称其为"红蝴蝶""鬼脸疮"。近年来，我们采用中西医结合综合疗法治疗118例患者，并连续追踪6年，生存率85.6%。总结中医辨治类型分为：①毒热炽盛、气血两燔型：主要表现高热、烦躁、周身肌肉关节痛等，脉象洪数，舌质红绛，舌苔黄腻或白腻，抗核抗体滴度高。治宜清热解毒，凉血护阴。方药：生玳瑁（或羚羊角粉）、生地炭、银花炭、白茅根、板蓝根、天花粉、牡丹皮、赤芍、玄参、石斛。②气阴两伤、血脉瘀滞型：主要表现为不规则的高热或持续性低热、心烦无力、手足心热、自汗盗汗、关节痛、脱发、颜面浮红、或有视物不清、月经涩少或闭经，脉象细数而软或见芤脉，舌质红，舌苔白或见镜面舌。此时血红蛋白、白细胞计数、血小板计数可能偏低，血沉快。治宜养阴益气，活血通络。方药：南北沙参、石斛、党参、黄芪、黄精、玉竹、丹参、鸡血藤、牡丹皮、黄连、秦艽、乌蛇，可配合八珍丸、地黄丸。③脾肾不足、气血瘀滞型：主要表现为疲乏无力、关节疼，特别是腰痛，足跟痛明显，四肢手足发凉发白，多有低热，面部发热或浮肿，或可见口舌生疮、五心烦热、小便少，脉沉细、尺脉尤甚，舌质暗红或淡，舌体胖嫩或舌尖红，尿中常有蛋白、血细胞或管型，血清白蛋白偏低、球蛋白高，严重者血中尿素氮增高。治宜健脾益肾，活血通络。方药：黄芪、党参、白术、茯苓、山药、菟丝子、女贞子、枸杞子、车前子、丹参、鸡血藤、秦艽、乌蛇，可配合地黄丸、肾气丸。④脾虚肝郁、经络阻隔型：主要表现除上述症状外，尚有食纳不佳、腹胀胸满、两胁作疼、头晕头疼、月经不调或闭经、皮肤红斑等症状，脉弦缓或沉缓，舌质多暗紫或有瘀斑，舌苔白。多见肝功能异常，特别是血清丙种球蛋白增高。治宜健脾疏肝，活血通络。方药：黄芪、党参、白术、茯苓、柴胡、厚朴、丹参、鸡血藤、益母草、秦艽、乌蛇、首乌藤、钩藤，可配合八珍益母丸。根据临床变化，除按以上4型治疗外，还可以随证加减。用药如下：高热昏迷时加用安宫牛黄丸或《局方》至宝丹；抽搐时可加菖蒲、钩藤；有精神症状时加马宝0.6～1.5g；心力衰竭时加用西洋参或白人参（亦可用人参）；全身浮肿时加海金沙、抽葫芦或仙人头；尿闭时加肾精子2～3粒、仙茅或肉桂面1.5g冲服；腰痛时加川断、杜仲炭或桑寄生；关节痛可重用秦艽、鸡血藤，并加用延胡索、天仙藤或络石藤；呕吐加乌梅、竹茹或香薷；月经后错加益母草、泽兰，前错血多加茜草、三七、龙骨、牡蛎等；头痛头晕加茺蔚子、香附、菊花、川芎、桂枝、钩藤；心悸加紫石英、莲子心；自汗盗汗加浮小麦并重用黄芪；皮肤红斑加鸡冠花、玫瑰花、凌霄花。西医治疗：主要应用糖皮质激素（泼尼松或地塞米松等），对长期肾脏不好、尿蛋白持续不恢复者，配合免疫抑制剂（环磷酰胺等）。经治疗，55人恢复了不同程度的劳动力（占48%）。92例中西医结合治疗患者中，84例激素停用或减量，占91.3%。经治疗后临床症状有60%以上消失或好转，其中极度疲劳（61.8%）、关节痛（65.91%）、发热（79.17%）、皮疹（85.26%）、食欲减退（73.53%）、心慌心悸（60%）、腰痛（66.1%）、肝区痛（66%）等症状改善。约60%以上的病人各种化验检查均有不同程度的好转或恢复正常。

由此总结：①辨证与辨病相结合是探求对本病治疗规律的主要手段：中西医结合治疗就是运用辨证与辨病相结合的方法对本病在各个不同发展阶段产生的临床和实验室现象进行认真分析，找出它的主要矛盾，针对这个主要矛盾来进行中西医有机的配合治疗，才能取得较满意的效果。②中医对本病的认识：中医学认为本病是由于先天禀赋不足，后天七情内伤，劳累过度，致使人体阴阳气血失去平衡，气血运行不畅，经络阻隔，气血瘀滞。综观上述4种证型，多数情况下患者表现为"邪之所凑、其气必虚"的虚证占主导地位，只不过有时矛盾激化，突出表现了一个毒热的标象，此乃虚中夹实。所以我们在治疗本病时除了第一种情况宜本着"急则治其标"的治疗原则采用清热解毒、凉血护阴为外，其余几种情况不论怎样变化都应以扶正固本为根本法则。我们摸索出治疗本病的一些药物，如黄芪、党参或沙参、太子参、鸡血藤、丹参、秦艽、乌蛇等扶正益气、活血通络的药物，用这些药物组成一个基本方，然后再根据所侵犯的脏腑不同和临床症状差异随证加减，则可取得较好的疗效。③采用中西医结合治疗，可以取中西医之长补中西医之短，二者不可偏废。在治疗过程中我们发现中医治疗临床症状改善的较快，化验检查恢复较慢，可是一旦化验检查恢复后病情反跳的机会也较少，而且比较稳定，这一点比起单纯激素治疗时虽然化验检查能较快恢复，但激素稍减量即很快出现反跳的缺点则有很大的优越性。另外，中西医结合治疗可以大大减少激素的用量和副作用，降低由于激素应用给患者带来的严重合并症，这也是优点之一。此外，也有一些病例虽经激素和中药同时应用或单纯中药治疗在某一环节上持续不能好转，特别是肾脏的变化、长期蛋白尿不能缓解时，适当加用一些免疫抑制剂可以提高疗效。

张志礼，纪树国. 系统性红斑狼疮的诊治 [J]. 中级医刊，1980（8）：64-70.

摘要：本文从病因、发病机制、实验室检查及临床表现系统介绍了系统性红斑狼疮，并指明治疗时应找出发病诱因并加以避免。在病情活动期，应卧床休息、补充营养。缓解期可以从事一般活动，但需注意劳逸结合，避免过劳及情绪的剧烈波动。如有感染，应积极加以控制。应采取中西医结合治疗的原则。治疗以糖皮质激素（以下简称激素）为主：成人病情重、高热者可静脉给药，如氢化可的松每日 200～300mg，或地塞米松（氟美松）每日 6～10mg，亦可口服泼尼松每日 40～60mg。上述剂量为冲击量，大部分病例在几天内症状迅速得以控制，然后逐步减少剂量。以泼尼松为例，每 2～3 天减少 5mg，直到摸索到一个恰当的剂量。泼尼松减少到每天 15mg 时，减量宜慢，避免病情反复。我们体会可以改为每 10～15 天左右减 5mg，并可将 2 天量集中在一天晨间服用。血沉、γ球蛋白等化验指标恢复较慢，所以减少激素用量的指标主要是依靠临床症状，化验指标仅作参考。小剂量维持量（每日 2.5～5mg）治疗多在半年以上。如果合并肾损伤，可以适当加大激素用量，如泼尼松每日20mg，依据尿液检查结果及肾功能情况维持治疗半年以上。当然对这些较长期、较大量使用激素的病人要警惕激素的副作用。对于轻型病例，可以单独使用非甾体解热镇痛药、氯喹、免疫抑制剂，如环磷酰胺、硫唑嘌呤、氨甲蝶呤等，并详细介绍了相关药物的用法用量及副作用。本文介绍了系统性红斑狼疮的4个中医证型。①毒热炽盛、气血两燔：高热，烦躁，关节痛，甚至神昏谵语或出血倾向。脉洪数，舌质红绛，苔黄腻或白腻（此型实验室检查阳性指标多）。治宜清热解毒、凉血护阴，如生玳瑁5～10g（羚羊角粉0.5g）、生地炭15g、银花炭15g、白茅根15～30g、板蓝根15g、天花粉15g、牡丹皮10g、赤芍10g、玄参15g，重症者可配合安宫牛黄丸或《局方》至宝丹。②气阴两伤、血脉瘀滞：高热或低热，心烦无力，手足心热，自汗盗汗，关节痛，脱发，颜面深红或视物不清，月经少或闭经。脉细数而软或见芤脉，舌质红、苔白或呈镜面舌。治宜养阴益气、活血通络，如南北沙参各15g、石斛15g、党参15g、黄芪15～30g、黄精15g、玉竹10g、丹参15g、鸡血藤15～30g、牡丹皮10g、秦艽15g、乌蛇6g、黄连6g，还可配合人参丸、地黄丸。③脾肾不足、气血瘀滞：疲乏无力，腰痛、足跟痛，手足发凉、发白，低热缠绵，五心烦热。脉沉细，舌质略红或淡（此型尿检查常不正常）。治宜健脾益肾、活血通络，如黄芪15～30g、党参30g、白术10g、茯苓15g、山药15g、菟丝子10g、女贞子10g、枸杞10g、车前子15g、丹参15g、鸡血藤15g、秦艽15g、乌蛇6g，还可配合肾气丸、人参健脾丸、全鹿丸。④脾虚肝郁、经络阻隔：纳差，腹胀胸满，胁痛，头昏，月经失调，皮肤红斑。脉弦缓或沉缓，舌质暗紫或有瘀斑，苔白（此型肝功能多数不正常）。治宜健脾疏肝、活血通络，如黄芪15g、党参15g、白术10g、茯苓15g、柴胡10g、厚朴10g、丹参15g、白芍10g、鸡血藤15g、钩藤10g，可配合八珍益母丸、平肝舒络丸等。另外，根据临床症状随证加减，高热不退或昏迷不醒加安宫牛黄丸或《局方》至宝丹；抽搐加钩藤、菖蒲；有精神症状加马宝0.6～1.5g；心力衰竭时加白人参或西洋参；全身浮肿时加仙人头或抽葫芦；尿闭加肾精子2～3粒，仙茅或肉桂面1.5g；腰痛重加川断、杜仲炭、桑寄生；关节疼，重用秦艽、鸡血藤，加用延胡索、天仙藤；呕吐加竹茹、乌梅；月经后错或闭经加泽兰、益母草；月经前错或淋漓不断加茜草、三七或龙骨、牡蛎；头晕头痛加茺蔚子、菊花、川芎、钩藤、桂枝；心悸加紫石英、石莲子等。

张志礼. 谈谈中西医结合及皮肤病的中医治疗 [J]. 河南医药，1981（6）：55-58.

摘要：本文从中西医结合的内涵、常见皮肤病中医治疗及中西医结合治疗的进展方面对中西医结合的现状和未来进行了总结和展望。认为当前中药加西药的治疗，西医诊断分型、中医治疗，西医观察指标、中医治疗，中药的药理药化研究，中药西制，剂型改革等等，这些实际上都只能说是在通往中西医结合道路上过渡的一小部分工作。中西医结合，应该是对中西医融会贯通，从基础理论到临床实践，从诊疗技术到治疗效果，从医到药有机结合起来，使之成为一套完整的医学体系。既不同于现在的西医，也不同于现在的中医，而是具有先进的诊疗技术和科学的理论水平的新医学、新药学。并从脉象与血管阻力、微循环的关系，舌象与微循环、舌苔与胃黏膜，补肾、健脾与免疫功能调节，益气药、行气活血药的中药现代药理等方面的研究综述了中西医结合研究现状。指出，在皮肤病方面，很多皮肤病都有脾虚的症状，如系统性红斑狼疮、硬皮病、皮肌炎、天疱疮、慢性湿疹等，中医辨证脾虚者，实验室检查常发现有血清白蛋白、血红蛋白、白细胞计数偏低，以及有过敏病史、E玫瑰花试验、花瓣形成率低等多种不正常。而这些病人用健脾益气的药物（如黄芪、党参、白术、茯苓、山药、扁豆等）治疗后，临床症状及实验室检查，都有不同程度的改善。近年来，由于不适当地使用肾上腺糖皮质激素制剂及免疫抑制剂等药物，使部分患者表现出免疫功能、代谢功能及自主神经等方面的变化和紊乱，从中医辨证分析来看，又多属于脾肾虚的证候，采用健脾益肾的治疗方法，往往可得到纠正。此外，部分变态反应性疾病，如荨麻疹、湿疹、遗传过敏性湿疹等，亦表现有脾虚证候，用健脾的方法常可获效。综述了全国多家医院运用中药治疗皮炎湿疹类、白癜风、银屑病、结缔组织病（皮肌炎、红斑狼疮、硬皮病等）、天疱疮，指出中药的应用可以有效治疗湿疹、白癜风、银屑病，对于结缔组织病及天疱疮，可以减少糖皮质激素的用量，减少激素引起的副作用和合并症，延长缓解期。

张志礼. 中药在皮肤科的临床应用（一）[J]. 中级医刊，1982（8）：17-21.

张志礼. 中药在皮肤科的临床应用（二）[J]. 中级医刊，1982（9）：12-17.

张志礼. 中药在皮肤科的临床应用（三）[J]. 中级医刊，1982（10）：11-15.

张志礼. 中药在皮肤科的临床应用（四）[J]. 中级医刊，1982（11）：11-14.

张志礼. 中药在皮肤科的临床应用（五）[J]. 中级医刊，1982（12）：17-20.

摘要：本文从中药性味归经、功效主治、药理研究等方面介绍了治疗皮肤病常用8类共92味中药，并列举方剂88个。①止痒类：痒可分为风痒、湿痒、血虚痒、热痒、虫痒等5种。风痒又常分为风热痒或风寒痒。中药中没有专门的止痒药，故治疗只能根据其发生痒的不同病理机转而辨证施治：皮肤湿烂作痒的多属湿痒，治疗则宜除湿止痒；老年性皮肤瘙痒或有部分神经性皮肤瘙痒疾患，多属血虚痒，治疗则宜养血润肤止痒。因毒热而致的痒，如感染性或发炎性皮肤疾患所引起的痒，此种情况多系痛重于痒，故治疗重在清热解毒而不在止痒。疥疮及表皮癣菌病的痒为虫痒，治疗则宜杀虫止痒，一般常以外用药为主。列举了祛风除湿止痒药（荆芥、羌活、麻黄、浮萍、蝉蜕、苦参等）和养血润肤止痒药（首乌、芍药、鸡血藤）。代表方剂有荆防败毒散、防风通圣丸、麻黄方、养血润肤汤等。②清热泻火凉血类：热证又由于发病因素、病情发展变化的阶段及患者体质的不同，可分为气分热、血分热、虚热、实热等几种。包括清热泻火药（石膏、知母、黄芩、栀子、龙胆等）、清热凉血药（牡丹皮、紫草、生地、槐花等）。代表方如二妙丸、龙胆泻肝汤、凉血活血汤等。③活血化瘀、软坚内消类：凡活血药均能促进血行、消散瘀滞，对因血行不畅，血分瘀滞而引起的皮肤病如痈肿疮疡、结节肿块、肉芽肿及皮肤浸润肥厚变硬等，不仅可通经止痛消肿，而且还可软坚散结、活血通脉。药如桃仁、丹参、大黄、夏枯草、牡蛎、土贝母等。代表方如活血散瘀汤、凉血五花汤、大黄䗪虫丸等。④除湿利水类：一般皮肤科在临床上常分为 4 种情况——健脾除湿（如白术、茯苓、苍术、薏苡仁等）、清热利湿（如茵陈、萆薢、地肤子等）、芳香化湿（藿香、佩兰）、利水消肿（猪苓、冬瓜皮、赤小豆等）。代表方如除湿胃苓汤、藿香正气散、多皮饮、萆薢渗湿汤等。⑤清热解毒杀虫类：此类药物一般都具有抗菌消炎的作用，多属一些寒凉性质的药物。药如金银花、蒲公英、大青叶、土茯苓、马齿苋等。代表方如五味消毒饮、清热除湿汤、土槐饮等。⑥温经散寒通络类：皮肤科常见由于阳气不足常致寒凝气滞、血脉不通，可造成四肢厥冷、手足不温的冻疮，皮肤冷硬的硬皮病以及经络阻隔气血瘀滞的皮肤结节疼痛等疾病，必须用此类药物来治疗。药如附子、桂枝、干姜。⑦滋阴助阳类：包括滋阴药（麦冬、玄参、女贞子、枸杞子等）、助阳药（补骨脂、菟丝子、蛇床子）。代表方如二至丸、五子衍宗丸、蛇床子散等。⑧补益气血类：黄芪、党参、当归、熟地。代表方如四君子汤、当归补血汤、六味地黄丸等。同时提醒大家，临证时不但要正确辨证，而且还必须搞清药物的特性和配伍作用，这样才能提高疗效。

张志礼，唐整. 中药珠香散治疗皮肤坏死性溃疡 [J]. 中成药研究，1983（8）：25.

摘要：赵炳南先生经验方珠香散治疗不适合外科手术植皮的皮肤坏死或脱落有显著疗效。药物组成：煅研米珠 4.5g，麝香 1.5g，琥珀面 15g，滴乳香 30g。配置方法：①将珍珠放置烧瓶内，在酒精灯上微微加热使表面微发黄为度，不可过度高温以免珠子爆破。待冷却后取出，在乳钵内研成细面备用。②将乳香、琥珀共放入乳钵内研匀后，再加入珍珠粉共同研匀。③将麝香先用乳钵研成细末，然后和上药掺和，共同再研匀。④配好后应放入密闭瓶内保存、备用。使用方法及适应证：适用于清洁的创面，如烧烫伤或慢性疮疡经化腐治疗后，表面腐肉已尽，肉芽新鲜清洁者。可用棉棒或羽毛蘸药粉轻轻薄撒于创面上，表面再敷盖保护性油纱条或软膏，每日换药 1 次。体会：①珠香散的使用一般只适用小面积深度烧伤或腐肉已尽的慢性疮疡、久不收口疮面，有继发感染亦可使用。如属慢性溃疡则应先采用化腐药物，使腐肉脱落再用珠香散效果更好。②在用药期间，局部疮面会出现分泌物增多现象，这是正常的，不必停药。③上药时一定要薄薄撒在上面，不可过厚，过厚既浪费药，亦不会增加效果。④用中药治疗疮面，遗留瘢痕较小。

张志礼. 气血辨证在皮肤病治疗中的应用 [J]. 中医杂志, 1984(3): 47-51.

摘要：气血理论是中医基础理论的重要组成部分。气血是人体生命活动的物质基础，其在人体内部的变化，常可反映出人体生命过程中的很多生理病理现象；气血调和则五脏安和，气血失调则百病丛生。气血辨证是中医诊疗疾病的重要方法之一。临床上很多皮肤病的发生和发展，都与气血的生理病理变化有密切关系，因此，气血辨证在治疗皮肤病当中是有很重要的意义的。对于皮肤病来说，气虚可使皮肤不充，毛发不泽，水湿停滞，发生肿胀、水疱、皮肤粗糙等局部病变；气滞可使气机不畅，皮肤发生黑斑；血脉瘀滞可发生瘀血点；痰湿郁结可发生结节、肿胀、水疱；血虚可见肌肤甲错、皮肤瘙痒、肌肤失养疼痛、手足麻木等；血瘀可在皮肤上发生斑块浸润、肿物、色素沉着；血热可使皮肤潮红、水肿、出血；血燥可使皮肤粗糙、肥厚、角化、发生鳞屑；气血不调可出现上火下寒、上实下虚，发生口腔溃疡、外阴湿疮、面部红斑、小腿溃疡等。本文列举了 7 个皮肤科常用的气血辨证类型：①脾虚湿盛：皮肤病多与"湿"有关，脾气虚，运化失职，水湿就会停滞；外受湿邪，水湿壅盛，反过来又能困脾，而脾为湿困又可导致脾虚。脾虚湿盛者皮肤上常出现水疱、肿胀、渗出、湿烂等多种变化。皮肤病中一些湿疹皮炎类疾病，水疱大疱类疾病，还有一些慢性肥厚性皮肤病及下肢皮肤湿烂等都与此有关。在治疗时应以健脾益气、除湿止痒为治法。②气虚血燥：气血二者存在着相互依存的关系。气虚血运受阻，除了可致血瘀外，还常可见血燥、血脱的见证。气虚血燥在皮科临床上常表现为皮肤粗糙、肥厚角化、脱屑、皮肤瘙痒等症状，如常见的慢性瘙痒性皮肤病、泛发性慢性单纯性苔藓、老年性皮肤瘙痒症，以及一些红斑鳞屑类皮肤病、银屑病血燥型、慢性湿疹、慢性荨麻疹等。③血虚风胜：由于脾胃运化失职，水谷精微无以化生营血；或大病、久病、产后气血大伤；或冲任不调、营血不足等，都可以导致血虚。血虚则风邪易于侵袭，亦可风从内生。中医认为风胜则痒，故凡皮肤发斑，瘙痒无度而又发于血虚之人者，多属此证。皮肤可见肌肤甲错，脱屑瘙痒。常见的皮肤病有慢性荨麻疹、皮肤瘙痒症、慢性单纯性苔藓、蕈样肉芽肿早期等。治疗法则均宜养血疏风、佐以益气。④气血两虚：《诸病源候论•虚劳病诸候下•虚劳手足皮剥候》)记载："血行通荣五脏，五脏之气，润养肌肤，虚劳内伤，血气衰弱，不能外荣于皮，故皮剥也。"临床所见，气虚常伴有血虚，表现为肌肤甲错，或皮肤大片剥脱，或色素沉着，或皮肤瘙痒，或皮肤变硬发凉等。常见于一些慢性营养不良性皮肤病、慢性角化性皮肤病，以及一些严重的全身性皮肤病，如先天性大疱性表皮松解症、剥脱性皮炎、系统性红斑狼疮、皮肌炎、硬皮病等。治疗原则应双补气血。⑤气滞血瘀:《素问·生气通天论》)记载:"营气不从,逆于肉理,乃生痈肿。"临床上血瘀和气滞往往同时存在。在临床上气滞血瘀多表现有麻木、疼痛,皮肤上出现斑块浸润、硬肿、硬结、肿痛、紫暗斑、肿瘤等。皮科临床常见有结节性、硬结性皮肤病,如结节性红斑、硬结性红斑、结节性脂膜炎等,以及诸如皮肤肿瘤病、肉芽肿类病、血管炎、银屑病肥厚斑块型等均属此类。治疗原则都以理气活血化瘀为主。⑥血热:血热主要是指邪热客于营血。临床上血热常出现皮肤潮红,可有红斑、出血斑等。皮科常见的有两种情况:一是气血壅滞,化热成毒,燔灼营血;二是因毒热之邪直中营血而致气血两燔。如化脓性感染性皮肤病、痈、蜂窝织炎、丹毒、败血症、药疹、剥脱性皮炎、脓疱型银屑病、疱疹样脓疱病、急性系统性红斑狼疮等,均属此类。⑦气血不和:临床上气血不调和时,皮科常见一些慢性系统性疾病,如系统性红斑狼疮、皮肌炎、白塞综合征等。治疗原则是调阴阳、和气血。气血辨证在皮科临床应用虽然很复杂,但根据以上规律基本上可以判断皮肤病的司属,对正确的治疗能起到指导作用。这7种辨证包括了不少皮肤病,但都与气血有关,也体现了中医学异病同治的治则。以上所列举的7个证型只是抛砖引玉,仅供研究参考。

张志礼,杨慧敏. 中西医结合治疗天疱疮 30 例临床分析 [J]. 中西医结合杂志, 1985(3): 155-157, 131.

摘要:天疱疮是一种大疱性、病死率较高的危重皮肤病。中医认为本病病机为正虚邪实,心肝脾肺诸经湿热内蕴,郁结日久化火成毒,兼感外界湿热之邪而发病。我们从 1979 年 2 月至 1983 年 2 月采用中西医结合的方法共治疗本病 30 例。中医辨证论治分为 3 型。①毒热炽盛、气血两燔型:多为急性发作期,水疱迅速发展增大,疱周有时有潮红,口腔黏膜常有水疱或溃烂。治宜清营凉血解毒。方用清营解毒汤加减。生玳瑁 10g,白茅根 30g,生石膏 30g,大青叶 30g,生地炭 15g,地丁 10g,莲子心 10g,生栀子 10g,天花粉 15g,黄连 5g,生甘草 5g。若水肿明显者,加车前草、六一散各 30g;痒甚时,加白鲜皮 30g、苦参 15g。②湿热内蕴、脾虚湿盛型:多见于急性发作期或亚急性期,遍身水疱多数破溃,津水浸淫,湿烂成片。治宜清脾除湿饮加减。山药 30g,扁豆 10g,生薏苡仁 30g,萆薢 15g,生枳壳 10g,生芡实 10g,茵陈 15g,黄芩 10g,茯苓皮 15g,冬瓜皮 15g,马齿苋 30g,车前子 15g。若仍有热象较明显时,加牡丹皮 10g;痒甚时,加苦参 15g。③毒热伤津、气阴两伤型:此型多见于本病后期,病程日久,机体抵抗力较低,水疱仍有少数出现。治宜益气养阴,清热解毒。方用养阴解毒汤加减。沙参 30g,石斛 15g,玄参 15g,天麦冬各 10g,生黄芪 15g,生地 15g,金银花 15g,天花粉 15g,蒲公英 15g,牡丹皮

10g，连翘 10g，川黄连 5g。口腔糜烂时，用金莲花片含化或外吹鹅口散。同时依据病情给予氢化可的松或泼尼松、抗生素治疗。外治上，在大水疱未破时，应在消毒情况下将疱液抽出，外涂 1% 甲紫溶液；水疱已破露出糜烂面时，可用中药青黛面、黄芩、大黄各 10g，黄柏 20g，研细面混匀，以甘草油（甘草50g、植物油 500g，置文火上煎炸，待甘草焦黄后去渣滤过）调敷，或用 1% 氯霉素氧化锌油膏外涂；如渗液较多或有继发感染时，可用庆大霉素 8 万 U 溶于 100ml 蒸馏水中，用消毒纱布条浸湿贴敷患处，结痂一般不需处理，待其干燥自然脱落；若痂有化脓感染时，可用 10% 黄连软膏（黄连面 10g，凡士林90g）厚敷患处，脱去痂皮后再如上处理。本组患者临床痊愈 18 例，9 例显效，3 例死亡，有效率为 90%。我们在临床体会到：①在急性暴发期，激素仍是必选药物，而且需要给足量，配合中药时激素的用量可以略低些；②大剂量较长时间投以激素，副作用和合并症常为威胁患者生命的主要原因，配合中药治疗可以使激素的减量速度加快，因而可减少激素造成的副作用和合并症，从而降低死亡率；③严重病例单纯使用中药很难控制病情发展，使皮损面积增大，造成水电解质紊乱，预后较差；④侵犯面积较大的患者，感染几乎不可避免，故早期合理有针对性选用有效抗生素非常必要；⑤中医治疗必须根据病情，辨证论治，随时更换方药，才能进一步提高疗效，预防合并症发生，特别对机体提高抗病能力、恢复健康有重要意义。总之，中西医结合治疗，可以大大提高治愈率，减少合并症及激素引起的副作用，缩短疗程，降低病死率。在激素减量过程中，较单纯激素治疗者减得快，发生反跳者少。因此，我们认为中西医结合治疗天疱疮确实是现阶段比较好的一种治疗方法，值得推广。

张志礼. 常见皮肤病中医辨证论治的临床应用（上）[J]. 中级医刊，1985（9）：45-47.

张志礼. 常见皮肤病中医辨证论治的临床应用（中）[J]. 中级医刊，1985（10）：46-50.

张志礼. 常见皮肤病中医辨证论治的临床应用（下）[J]. 中级医刊，1985（11）：46-50.

摘要：中医辨证论治在皮肤科如何具体应用？首先用中医基本的诊断方法四诊（望、闻、问、切），对患者的病情和表现，进行详细的了解，搜集好第一手资料，然后再用中医辨证的理论如八纲、卫气营血、脏腑、气血、皮肤损害等，对疾病进行全面的分析和归纳，找出皮肤病和机体的内在联系和各种病变之间的相互关系，就可能得出一个比较系统的概念。在日常工作中对皮肤病的辨证，应注意以下几个方面：①要四诊合参，全面地看问题，不能只孤立地去看某一个症状、脉象或皮疹。②要注意重要症状的来龙去脉，如病人主诉痒、起皮疹，就一定要搞清楚是先痒后起皮疹、还是先起皮疹后痒。另外，对起皮疹与外界环境的关系，或与内服药物及饮食的关系等，也必须都搞清楚。③要注意分析个别重要症状和疾病的关系，如皮疹暗红、脉象沉细，二者联系起来看可能属于气血虚而引起气滞血瘀。反之，若皮疹暗红、脉象细数，则可能是由于毒热耗伤阴血而引起阴虚血热所致，从这些之间的关系常常可以判断寒热虚实。④要注意辨证和辨病的关系，在中医中的一个证，常可以在西医所讲的多个病中出现，中医的一个病常可以包括西医的好几个病；反过来讲，西医的一个病，在中医中又常分为好几个不同的病来描述，所以我们必须仔细辨别，不可生搬硬套而对号入座。本文从皮肤病的辨证基础、皮肤病的论治基础、皮肤病辨证论治举例三方面，对皮肤病中医辨证论治从理论基础联系实际病例进行了阐释。从八纲辨证、卫气营血辨证、气血辨证、脏腑辨证、皮损辨证、自觉症状辨证几方面进行了皮肤病中医辨证体系的阐述。中医内治方面，从疏风除湿止痒，养血润肤止痒，清热凉血泻火，活血化瘀、软坚内消、健脾除湿、利水消肿，清热解毒杀虫，温经散寒通络，滋阴助阳、调和阴阳、补益气血等八方面进行了梳理。外用药物列举了不同剂型的常用中药传统制剂和适用范围、注意事项。最后列举了荨麻疹、银屑病、慢性单纯性苔藓、药疹、酒渣鼻、脓疱病等中医药治疗病例。

张志礼. 湿邪所致皮肤病的辨证论治 [J]. 中西医结合杂志, 1985(3): 138.

摘要：张志礼从四方面谈了有关湿邪所致皮肤病的辨证论治问题。①脾虚湿盛、蕴湿不化：临床多表现病程久，缠绵不愈，反复发作。皮肤局部肥厚粗糙，色素沉着，有水疱或轻度渗出、糜烂。常见病如慢性湿疹、慢性单纯性苔藓、异位性皮炎、红斑性天疱疮、疱疹样皮炎、银屑病及一些慢性角化性、湿润性皮肤病等。治疗应健脾除湿，润肤止痒。方用除湿胃苓汤加减（白术、茯苓、厚朴、陈皮、扁豆、泽泻、猪苓各 10g，薏苡仁、车前子、白鲜皮各 15g）。②蕴湿化热、湿热俱盛：临床多病程短，呈急性发作。常见病如急性湿疹、传染性湿疹样皮炎、自身敏感性皮炎、接触性皮炎、过敏性皮炎、带状疱疹、脓皮病、急性天疱疮等急性渗出性皮肤病。治宜清热除湿，利水消肿。方可选清热除湿汤加减（黄芩、栀子、龙胆、牡丹皮各 10g，黄连 6g，冬瓜皮、生地各 15g，马齿苋、车前草、六一散各 30g）。③湿从寒化、气不化水、水湿壅盛：临床多病程不定。局部皮肤丘疹、水疱，轻度湿润糜烂，亦可见皮肤肥厚角化。常见病如慢性湿疹、疱疹样皮炎（寒湿型）、慢性天疱疮、毛囊角化病、慢性脓皮病、带状疱疹（寒湿型）、银屑病（渗出型）、多形红斑（寒湿型）。治宜温阳化气，利水除湿。方用苓桂术甘汤加减（白术、茯苓、桂枝、猪苓、厚朴、大腹皮、干姜、车前子、泽泻各 10g，六一散 15g）。④湿浊内停、水湿不化：临床病程短，多发于暑湿季节。常见病如亚急性湿疹皮炎、过敏性皮炎、植物日光性皮炎、中毒性红斑、药疹、脓皮病等。治宜芳香化浊，除湿辟秽。方用藿香正气散加减（藿香、佩兰、扁豆、陈皮、白术、大腹皮、厚朴各 10g，薏苡仁、六一散各 15g，半夏 6g）。

张志礼，唐整. 固定性药疹引起阴囊皮肤大面积坏死 1 例治愈报告 [J]. 中级医刊，1985（8）：20-21.

摘要：固定性药疹是药物过敏的一种常见疹型，多种药物可以引起，特别常见于磺胺类、解热镇痛类及巴比妥类药物。一般反应较轻，常在皮肤黏膜交界部位如口周、肛门、包皮等处出现红斑或深红色斑，日久变成色素沉着，严重病人可在红斑上出现水疱或大疱，并有烧灼瘙痒，破溃后痛疼难忍等症状，停药后数日或数周即可自愈，常在再次服用同类药后加重。但因固定性药疹而引起皮肤大面积坏死者尚属罕见，本文特总结中西医结合治愈 1 例因固定性药疹而致阴囊皮肤大面积坏死脱落的患者。固定性药疹引起皮肤坏死，我们认为可能有以下几种原因：①由于药物过敏引起局部皮肤的小血管痉挛或小血管炎，而致皮肤缺血坏死；②阴茎及阴囊皮肤疏松，由于局部突发性高度水肿，压迫了局部的毛细血管而发生缺血坏死；③由于在高度水肿期采用冷敷，温度过低或持续时间过长而致局部小血管较长时间的收缩而发生缺血坏死；④局部严重感染所致。因此，我们认为今后在这些部位发生严重固定性药疹合并高度肿胀时，应提高警惕，及时控制感染，采取必要手段尽快消肿，若采用湿敷时水温不宜过低，持续时间不宜过长，以免产生不良后果。关于创面处理问题，我们认为对于大面积皮肤坏死脱落创面，如有感染时，应首先控制感染，待创面清洁后再考虑手术植皮或保守治疗。根据过去治疗经验，在阴囊部位植皮不易成活的情况下，采用内服中药托里生肌，外用中药珠香散促进上皮生长、生肌长肉效果较好。

张志礼. 红斑性狼疮的中医辨证分型 [J]. 陕西新医药，1986（6）：9-12.

摘要：通过对北京中医医院皮肤科 245 例系统性红斑狼疮的分析，结合各家见解，根据中医理论，认识到本病的发病过程中"虚"是其发病的根源，气血瘀滞则始终贯穿在本病的各个阶段，外邪毒热却是促成本病急性发作的重要因素。将系统性红斑狼疮分为 6 个证型论治，盘状红斑狼疮分为 2 个证型论治。系统性红斑狼疮：①毒热炽盛、气血两燔型：临床表现有高热不退、壮热、烦躁、不眠，面颊部蝶形红斑，周身肌肉、关节疼痛，精神恍惚，严重时可有神昏谵语、抽搐，甚或有出血斑，脉象洪大而数，舌质红绛，舌苔黄腻。治法：清热解毒，凉血护阴。处方：羚羊角粉 0.6g（或玳瑁面 10g，亦可用水牛角粉 6g），赤芍 10g，牡丹皮 15g，生地 30g，金银花 15g，白茅根 30g，生石膏 30g，知母 10g，板蓝根 30g，玄参 10g，麦冬 10g，天花粉 15g，白花蛇舌草 30g，草河车 15g。②气阴两伤、血脉瘀滞型：高热渐退或有不规则的低热，或常有间断性低热、心烦无力懒言，五心烦热以手足心热更为明显，自汗、盗汗、关节酸痛或足跟痛。红斑发暗或颜面有阵发性浮红（即潮红），腰酸脱发，妇女月经涩少紫暗或闭经。脉象多细数而软或见芤脉，舌质干红或见镜面舌。治法：养阴益气，解毒清热，活血通络。处方：南北沙参各15g，石斛10g，黄芪10g，党参10g，青蒿10g，地骨皮10g，牡丹皮10g，银柴胡10g，黄精10g，女贞子15g，丹参15g，鸡血藤15g，白花蛇舌草10g，秦艽15g。③脾肾不足、气血瘀阻型：此型多见肾脏损害，或肾病综合征、尿毒症者。表现有四肢倦怠无力、浮肿、腹胀、胸满、关节痛、腰痛、足跟痛、腰膝酸软，有时有肢冷面热、低热缠绵、胸膈痞满，甚而有咳喘胸憋、口舌生疮。脉象沉细而缓软，舌质淡，舌体胖嫩或有齿痕，舌苔少或见镜面舌。治法：健脾益肾，温阳利水，活血通络解毒。处方：黄芪10g，党参10g，白术10g，茯苓10g，菟丝子10g，女贞子15g，仙茅10g，仙灵脾10g，车前子15g，桂枝10g，丹参15g，鸡血藤15g，秦艽15g，白花蛇舌草30g。④肝肾阴虚、气血失调型：病情多趋于稳定，常有肝损害。不发热或偶有低热，皮疹不明显或隐约可见暗褐色斑疹。自觉无力易疲倦、腰膝酸软，有脱发，并常有头晕头痛，或头目晕眩，耳鸣，口舌干燥，咽干，口舌生疮等症状，有时亦可有下肢浮肿，女子可见月经量减少，经期后错或数月不至，二便涩少，脉象沉细而缓，尺脉尤甚，舌质红津液少，苔白或薄黄。治法：滋补肝肾，中和气血，通络解毒。处方：女贞子30g，墨旱莲15g，菟丝子10g，枸杞子10g，车前子15g，黄芪10g，太子参10g，白芍10g，茯苓10g，鸡血藤15g，丹参15g，益母草10g，白花蛇舌草30g，秦艽15g。⑤脾虚肝郁、毒邪伤肝、经络阻隔型：此型常见肝受损，热邪伤肝，迫血妄行，皮肤可见出血斑，月经前错或淋漓不断；脾虚肝郁，则食纳欠佳，胸胁满痛，腹胀；热邪伤阴，又可出现阴虚之征，如头晕头痛、手足心发热等，重病人可出现黄疸，皮肤损害可见播散性盘状狼疮的红斑鳞屑性损害。脉象弦细或沉弦，舌质紫暗或有瘀斑。治法：健脾疏肝，活血解毒，通络。处方：黄芪10g，党参10g，白术10g，茯苓10g，柴胡10g，枳壳10g，白芍10g，延胡索10g，香附10g，鬼箭羽15g，厚朴10g，虎杖10g，丹参15g，白花蛇舌草30g。⑥风湿痹阻、气隔血聚型：此型周身关节、肌肉疼痛，以小关节更为明显，常伴有不规则的低热、间或有高热、手发凉或青紫疼痛，皮肤可在躯干四肢发生结节性红斑样损害，亦多见有面部蝶形红斑，常有心慌、心跳、四肢沉重。治法：祛风湿宣痹，温经活血，通络解毒。处方：秦艽15g，乌蛇10g，鸡血藤15g，桂枝10g，天仙藤15g，桑寄生15g，黄芪10g，伸筋草15g，赤芍10g，丹参15g，首乌藤15g，白花蛇舌草30g，女贞子50g，片姜黄10g。盘状红斑狼疮：①肝失条达、气血瘀滞型：此型常在面部、手背或身体其他部位有典型的盘状红斑狼疮损害，有时有胸膈痞满、气郁不舒、善太息等症，脉象弦滑或弦缓，舌质多暗红、苔白、化验多无异常。治法：疏肝理气，化瘀软坚。处方：当归10g，赤芍10g，香附10g，柴胡10g，红花10g，桃仁

10g，秦艽 10g，漏芦 10g，鸡冠花 10g，玫瑰花 10g，黄芪 10g，茯苓 10g，鬼箭羽 10g，夏枯草 15g。②阴虚火旺、阴阳不调型：此型多见口唇及颊黏膜糜烂，患者口干舌燥，五心烦热，口舌生疮，大便先干后溏，脉象沉细或细数，舌质红、苔少或见薄黑苔。治法：养阴益气清热，调和阴阳，活血软坚。处方：沙参 15g，麦冬 10g，石斛 10g，玄参 10g，鸡血藤 15g，钩藤 10g，首乌藤 15g，天仙藤 15g，锦灯笼 10g，马蔺子 10g，金雀花 10g，牡丹皮 10g，白花蛇舌草 30g，白术 10g。外用药可用去炎松尿素霜和 10% 黄连软膏混匀外用。

体会：①系统性红斑狼疮急性发作时，发病急，来势凶险，机体内部自身免疫作用很强，血清中抗核杭体等多种自身免疫抗体存在，免疫复合物沉积，造成多个组织器官的炎症和破坏。此时急需解决抗炎、消除变态反应性炎症及免疫抑制的问题，这样才能纠正根本的病理过程。这种病理过程纠正得越快，组织损伤就越少。目前中药的使用，一般说发挥作用是通过体内的多种渠道，需要一定的时间，没有糖皮质激素那样针对性强的抗炎和免疫抑制作用，所以在此时期，治疗仍应以糖皮质激素类药物为主体，它可以很快缓解症状、改善全身情况、争取治疗时间。同时根据病人出现的体征，配合必要的中药，可以显著提高疗效、缩短病程，甚至可能使一些已用单纯西药不能解决的病状和问题得到解决。②急性期病情相对稳定后，机体抵抗力极度下降，加之大量糖皮质激素的应用，势必会出现一系列的副反应。此时从中医理论来看，是属于毒热耗伤阴血，体内气血两伤，阴阳失去平衡而致。这些问题用西药是很不好解决的，中医根据辨证施治的原则，采用扶正祛邪、调和阴阳气血、养阴益气、健脾益肾、活血通络解毒等法则，能取得较满意的效果。因此，在这个过程中的中医治疗，必然是要占主要位置，只有这样才能顺利地减少或停用激素，而且可以消除某些合并症。③中西医结合治疗系统性红斑狼疮，可取得单纯中药或单纯西药所取不到的疗效，这一点已被充分证实。④我们于 1972 年开始治疗此病，1974 年初步总结时，有 23 例是采用单纯中医药治疗，其中有的病情较轻，有的患者不愿用西药。到 1978 年追踪时只剩 9 人坚持中药治疗，其余 14 例，均因病情发展而采用了中西医结合治疗。从单纯中医中药治疗的病人看，症状缓解较好，病人的自我感觉良好，但客观化验指标恢复较慢，甚至有的长期不能阴转。这些都值得今后进一步探讨。

张志礼，陈美，孙在原，郑吉玉，秦汉琨. 狐惑病（Behcet 综合征）辨证论治（附 142 例中西医结合治疗临床分析）[J]. 中国皮肤性病学杂志，1987（1）：26-29.

摘要：本文对 142 例狐惑病的临床表现及实验室检查进行了分析，并随机分为中医组 45 例、西医组 20 例和中西医结合组 77 例。中医组内治法根据中医辨证分为 4 型：①脾肾阴虚、阴阳不调：立法为健脾益肾、调和阴阳。药用黄芪、白术、茯苓、菟丝子、女贞子、沙参、麦冬、石斛、玄参、生熟地、鸡血藤、首乌藤、天仙藤、钩藤、金莲花。②脾肾阳虚、气血失和：立法为健脾益肾、引火归原、中和气血。药用肉桂、仙灵脾、白术、茯苓、菟丝子、枸杞子、女贞子、车前子、赤石脂、丹参、黄柏、黄精、牡丹皮、当归、补骨脂。③脾虚湿盛、湿热下注或上蒸：立法为健脾、除湿、解毒。方药用生白术、生枳壳、生薏苡仁、草薢、滑石、连翘、黄柏、锦灯笼、马蔺子、栀子、苦参、车前子、胆草、茯苓、赤小豆。④毒热内攻：立法为清热解毒凉血。药用金银花、连翘、蒲公英、赤芍、茅根、牡丹皮、大青叶、板蓝根、全瓜蒌、金莲花、锦灯笼、马蔺子、黄连、生地、玄参。外治法：阴部溃疡外用紫色溃疡膏（黄连 10g，青黛 10g，乳香 50g，琥珀 10g，蜂蜡 10g，香油 250g，珍珠粉 3g），口腔溃疡外用锡类散、冰硼散。西医治疗：抗生素、糖皮质激素、维生素及一般支持疗法等。中西医结合治疗：根据不同情况中西两法选用。对照 3 组治疗结果，中西医结合组明显优于其他两组（$P < 0.05$），四大主要症状（口腔溃疡、外阴溃疡、眼症状、皮肤症状）除口腔溃疡以外，其他三大症状采用中西医结合治疗明显优于单纯中医或西医疗法。而口腔溃疡则中西医结合治疗和中医治疗均优于西医治疗组。说明中西医结合治疗此病是一种值得推荐的方法，特别是中西医结合治疗和中医治疗的复发率都明显低，复发间隔时间也延长。着重提出根据我国早有文献记载的事实，该病应命名为狐惑病。关于中医辨证问题，张仲景主张用甘草泻心汤、当归赤小豆散治之，但随着时代的发展及对疾病认识的深化，只用这两个方剂是不能完全解决现实问题的。因此我们根据临床实践中具体病情，辨证论治分为 4 型，在这 2 个方剂的基础上用 4 组方剂加减治疗，总的有效率达 98% 以上，治愈率达 86.05%（中医及中西医结合组），说明在治疗上不能拘泥古方，而应该根据具体情况辨证论治，才能提高疗效。

张志礼. 湿疹辨证论治的经验介绍 [J]. 中医杂志，1987（2）：15-16.

摘要：本文介绍了张志礼辨证论治湿疹的经验。①湿热互结，热重于湿型：急性发作，皮肤局部焮红肿胀、灼热痒痛，表面有密集的红色粟疹或粟粒大小水疱，严重时可有糜烂，津水渗出不止。患者常有心烦不适，口渴思饮，胸脘痞闷，身重懒言，小便黄赤而少，大便燥结或数日不行，脉象弦滑或数，舌质红、舌苔黄腻或白腻。治宜清热凉血，利水消肿止痒。药用生石膏、山栀、黄芩、龙胆以清热除湿；生地、牡丹皮以凉血；车前草、车前子、冬瓜皮、马齿苋、六一散以清热利水消肿。局部治疗可用马齿苋 30g、黄柏 30g，加水 3 000ml，煮沸后冷却，进行湿敷。待皮损稍干燥时，则可用祛湿散、花椒油或甘草油调成糊状，涂患处。②脾虚湿盛，湿蕴肌肤型：皮肤瘙痒、脱皮屑，或局部皮肤肥厚、色素加深，皮损表面常有粟粒大丘疹或小水疱，有时有轻度糜烂和结痂，时轻时重，反复缠绵发作。常自觉有胃脘满闷，食纳欠佳，口中黏腻，不思饮，大便多不成形或先干后溏，脉象缓，舌质淡，舌体常胖嫩而有齿痕，舌苔厚腻。治宜健脾除湿，养血润肤。药用白术、苍术、苡仁、枳壳、厚朴以健脾除湿，车前子、泽泻、茯苓皮、冬瓜皮、猪苓以利水除湿；马齿苋、苦参以除湿止痒，当归、丹参、赤白芍以养血润肤。局部外用黄连软膏、5%～10% 黑豆馏油软膏等。③阴虚血燥，气血瘀滞型：皮肤粗糙，甚则肌肤甲错，自觉痒甚，皮损有时呈大片融合形成红皮，有大量秕糠状脱屑，有时亦可见红色粟粒大丘疹或小水疱，病程缠绵，日久不愈。自觉有手足心发热，有时亦可有颧部发红或午后潮热，口干不思饮，大便干，脉象细数或沉细，舌质红或淡、苔少。治宜育阴滋燥，养血润肤，除湿止痒。药用生熟地、天麦冬、女贞子、墨旱莲、玄参以育阴滋燥；当归、赤白芍、桃仁、红花、丹参、首乌以养血润肤；白鲜皮、泽泻、茯苓、苦参以健脾除湿止痒。局部外用黄连膏、清凉膏等。

张志礼，孙在原，陈凯，邓丙戌. 赵炳南 [J]. 中国医药学报，1987(4): 55.

摘要：本文回顾了赵炳南老先生的生平，介绍了赵老辨治皮肤病的整体观念，临证强调首辨阴阳。若阴阳不辨，妄自投药，"尤以安胎之药，服其夫也"。他根据众多病案，证实某些皮肤病及疮疡之发病，系阴阳不调、气血失和所致，故投以调和阴阳、中和气血之药物，每辄取效。赵老治病，有胆有识，有攻有守。如治疗阴寒证，他主张开始以补为主，若先攻伐太过，正气大伤，正不抗邪，"欲速则不达"，反而事倍功半。若正气渐复，病势好转，则应因势利导、乘胜攻邪，故补消之中，以消为主；若正复邪衰，向愈趋势既定，则应当扶正祛邪，补消兼施，以巩固疗效。赵老在治病过程中，不仅重视内治与方药，而且特别强调外治的辨证和用药方式。对于外用药的配制、使用有独到之处。他首创的拔膏疗法，对 27 种皮外科疾患有很好疗效。本文高度评价了赵老丰富的临床经验和勇于接受新生事物、大力支持中西医结合的态度。1975 年出版的《赵炳南临床经验集》较系统地总结了其 60 余载的行医经验，赵炳南先生晚年和张志礼主编《简明中医皮肤病学》，并和西安医学院合编《实用皮肤科学》，这三部著作成为中医、中西医结合皮肤学科的奠基之作。

张志礼，安家丰，杨慧敏. 472 例系统性红斑狼疮临床分析及治疗观察 [J]. 中医杂志，1989(9): 35-38.

摘要：本文报道 1971 年 8 月—1988 年 5 月治疗的 472 例系统性红斑狼疮患者，分单纯中药治疗、单纯西药治疗、中西医结合治疗等 3 个组进行临床疗效观察。中医辨证分为 4 型施治：①毒热炽盛型：临床表现为高热，烦躁，面红，周身肌肉关节痛，甚至神昏谵语或出血，口渴思冷饮，舌红苔黄或白腻。各项化验可异常，抗核抗体滴度高。治以清热解毒，凉血护阴。处方：生玳瑁（或羚羊角粉）、生地炭、银花炭、板蓝根、白茅根、天花粉、牡丹皮、赤芍、玄参、石斛、草河车、白花蛇舌草。可配合安宫牛黄丸或《局方》至宝丹。②气阴两伤型：临床表现为不规则发热或持续低热，心烦无力，手足心热，自汗盗汗，面浮红，关节痛，足跟痛，月经量少或闭经，舌红苔白或镜面舌，脉细数而软或芤，血象偏低，血沉增快。治以养阴益气，活血通络。处方：南北沙参、石斛、党参、黄芪、黄精、玉竹、丹参、鸡血藤、川连、秦艽、草河车、白花蛇舌草。可配合八珍丸、地黄丸。③脾肾阳虚、气滞血瘀型：临床表现为乏力，关节痛，特别是腰腿、足跟痛，四肢发凉，有时低热，浮肿，口舌生疮，五心烦热，尿少，舌暗红或淡，舌体胖嫩或舌尖红，脉沉细、尺脉尤甚。常有尿蛋白、管型，血白蛋白降低，肾功能异常等。治以健脾益肾，活血通络。处方：黄芪、党参（太子参）、白术、茯苓、山药、菟丝子、女贞子、枸杞子、车前子、丹参、鸡血藤、秦艽、草河车、白花蛇舌草。可配合地黄丸、肾气丸。④脾虚肝郁型：临床表现除上述症状外，尚有食纳差，腹胀满，两胁作痛，头昏头痛，月经不调或闭经，皮肤红斑或瘀斑，舌暗紫或有瘀斑，脉弦缓或沉缓，肝功能异常。治以健脾疏肝，活血通络。处方：黄芪、党参、白术、茯苓、柴胡、厚朴、丹参、鸡血藤、首乌藤、益母草、钩藤、草河车、白花蛇舌草。可配合八珍益母丸。临床可根据症状表现随证加减：高热昏迷加安宫牛黄丸；抽搐加菖蒲、钩藤；有精神症状加马宝；心力衰竭加西洋参或白人参；头昏头痛加茺蔚子、香附、菊花；心悸加紫石英、莲子心；自汗盗汗加浮小麦、重用黄芪；浮肿加海金沙、抽葫芦；尿闭加肾精子、仙茅；腰痛加川断、杜仲炭、桑寄生；关节肿痛重用秦艽、鸡血藤，加延胡索、天仙藤；恶心呕吐加乌梅、竹茹；月经后错或闭经加益母草、泽兰；月经前错，血多加茜草、三七；皮肤红斑加鸡冠花、玫瑰花。西医疗法主要采用糖皮质激素如泼尼松、地塞米松，部分病例使用环磷酰胺、硫唑嘌呤等免疫抑制剂。治疗结果：中药组、西药组、结合组的显效率分别为21.4%（15/70例）、23.3%（21/90）、35.9%（112/312例），总有效率分别为80%（56/70例）、84.4%（76/90例）、88.5%（276/312例）。结合组总有效率、显效率均高于其他两组。治疗后临床症状的改善以发热为最明显，改善率96.4%，其余依次为浆膜炎、关节痛、口腔溃疡、纳差、肝压痛、月经失调、疲乏、心悸、皮疹、雷诺现象、光敏感、精神神经症状、腰痛、脱发。结合组治疗合并症明显少于西药组，治疗后激素维持量明显低于西药组，停用激素的例数明显多于西药组，统计学处理均有显著差异。说明中西医结合治疗可明显减少西药激素用量，从而减少长期大剂量使用激素引起的合并症和副作用。治疗后结合组激素维持量显著低于西药组，而血浆皮质醇测定值基本相同，提示中药有兴奋肾上腺皮质功能或有免疫抑制作用，值得深入研讨。

张志礼. 中药石蓝草煎剂治疗急性皮炎、湿疹的临床观察与实验研究 [J]. 北京中医, 1993(3): 51.

摘要：根据中医辨证，急性皮炎、湿疹多属湿热内蕴、热重于湿，治则清热除湿、凉血解毒。在继承名老中医赵炳南经验的基础上，经过长期临床实践，摸索总结研制中药复方制剂石蓝草煎剂（由生石膏、板蓝根、龙胆、黄芩、车前草、六一散、马齿苋、生地、牡丹皮、赤芍等药组成）。将 440 例皮炎湿疹患者分两组治疗观察。治疗观察组（334 例）服用石蓝草煎剂（每次 50ml，每日 2～3 次），对照组（106 例）服用传统方剂龙胆泻肝汤，两组使用相似的外用药和辅助治疗。治疗结果：石蓝草煎剂治疗组和对照组对急性皮炎、湿疹的治愈率分别为 90.1% 和 75.5%；总有效率分别为 99.4% 和 95.3%；治疗组平均治愈时间为 7.03 天，对照组为 12.54 天；前者比后者缩短 43.9%，治疗组治愈率、总有效率、平均治愈时间均明显优于对照组，有极显著的统计学差异。治疗过程中未发现石蓝草煎剂有毒副作用。药理学动物实验结果证实石蓝草煎剂具有显著抗炎、抗超敏作用，可显著抑制 I 型和 VI 型变态反应，调节免疫功能，改善巨噬细胞吞噬功能，减少炎性毛细血管通透性增加等。急性毒理试验证实该药毒性小、安全性大。

安家丰，姜燕生，陈勇，张志礼. 地黄丸类方对银屑病免疫异常的治疗研究 [J]. 北京中医，1993(1): 29-31.

摘要：对北京中医医院皮肤科住院银屑病患者 106 例分两组。治疗组 57 例，给予口服凉血活血汤及六味地黄丸类方，其中属肾阴不足者口服六味地黄丸，属阴虚劳热者口服知柏地黄丸，肺肾两虚口服麦味地黄丸，肝肾阴虚者口服杞菊地黄丸；对照组 49 例，口服凉血活血汤。两组均外用水杨酸软膏、黑豆馏油软膏。疗程 3 个月。两组均抽血与同期 SLE 患者及健康人血样对照，结果银屑病组的免疫异常情况与 SLE 组无明显差异而与健康人组有极显著差异。本文 106 例银屑病患者血清免疫学检测发现，患者血清 IgG、IgA 有不同程度增高，IgM 降低，治疗后随临床表现改善而改善或恢复正常。患者血中 T3（循环 T 淋巴细胞总数）减少，T4（Th、T 辅助细胞）减少而 T8（TS、T 抑制细胞）增高，以至于 Th/Ts 比值降低，这些变化支持银屑病患者存在细胞免疫缺陷。本研究中银屑病患者有程度不等的阴虚体征，经辨证应用地黄丸类方治疗后，皮损消退率治疗观察组优于对照组，但无显著差异，但阴虚表现如口燥咽干、心烦急、大便秘结、舌红少苔等明显改善，改善率明显优于对照组，免疫指标改善率也明显优于对照组，统计学处理均有极显著差异。随访结果虽因例数少而未显示统计学差异，仍显示观察组复发率低于对照组。本文研究说明银屑病存在免疫功能紊乱，地黄丸类方具有免疫调节作用而发挥治疗作用，可提高疗效。

张志礼. 白癜风的辨证论治 [J]. 中医杂志，1993(3): 176.

摘要：白癜风是一种很常见的皮肤色素减少性疾病。本病的发生除少数病人属先天禀赋不足（相当于遗传因素）外，很多病人是由于七情内伤、五志不遂、过度劳倦、惊恐、精神紧张等因素,使气血运行不畅,在临床上表现出两种类型。一是肝肾阴虚而致气血失和,气滞血瘀。此型与西医学所谓之自身免疫功能紊乱有关,病人多表现有体质弱,常有头痛头晕、口舌生疮、手足不温等上热下寒、上实下虚、水火不济、阴阳不调的体征,脉象沉细,舌质多淡。皮损多发无定处,可发于任何年龄、任何部位,病程较长,不断有新皮损出现。治疗应以滋补肝肾、益气养血、中和气血、活血化瘀为原则,方药可用一贯煎、桂枝茯苓丸合方加减。另一种类型是心肾不交、心脾两虚而致气血失和、气滞血瘀。此型与西医学所谓之神经化学学说和自身细胞毒学说有关,此种病人发病前多有一定的精神神经因素,神经系统多敏感,常有惊惕、失眠、怔忡、易惊恐、自汗盗汗、倦怠,妇女多有月经不调等。脉象多弦滑或弦细,舌质多红或边有齿痕。皮损多按皮节分布,常沿一定的神经分布区域。多发生在青壮年,常突然发病,病程短而发展快,活动期往往只1年左右。对于此型的治疗中医应以补益心脾、交通心肾、养血安神、中和气血、活血化瘀为原则。方药可用归脾汤和通窍活血汤合方加减。根据临床经验,后一种类型较前型容易取效。

张志礼. 皮肤、毛发的保健和美容 [J]. 中国化妆品,1994(6): 17-18.

摘要:本文介绍了皮肤和毛发的生理特点,并回顾了中医古籍中与皮肤、毛发相关的损美性疾病记述,介绍了皮肤、毛发的美容保健方法。①经常注意皮肤的卫生与清洁:要清洁首先必须知道你的皮肤是油性皮肤还是干性皮肤,或者中性皮肤。油性皮肤洗澡洗面宜用温热水,应加多洗面与沐浴的次数。青年人脂溢性皮炎、痤疮多属此种。干性皮肤洗面洗澡水温不宜偏高,洗的次数相对应少一些。洗澡不宜过勤,如果因工作关系或生活习惯天天洗澡者,应注意勿过度搓擦皮肤或洁肤用品使用过多,头发亦应如此,应避免用热水烫。②加强皮肤锻炼:最简单的是自我按摩。因为皮肤真皮层内有丰富的毛细血管,按摩能增加皮肤血液循环,促进皮肤新陈代谢,保持皮肤的弹性和张力,减少皱纹,所以可以延缓衰老。其方法可从前额中央向两侧按摩,从上下眼睑由内向外,鼻梁两侧由上向下,口周由中央向口角等,每次3～5分钟,早晚各1次,亦可配合护肤剂进行按摩。③正确使用护肤用品:在冬天,油性皮肤宜用含水分较多、偏于粉质的水包油型护肤品,如雪花膏、粉乳剂等。对干性皮肤应选用一些含油较多的油包水型护肤品,如冷霜、油乳剂等。对光线过敏的皮肤可用一些防晒的霜,如氢醌霜、硅霜等。一般来讲,夏季多汗可选用粉剂,冬季皮肤干燥,可选用油脂;南方潮湿可用粉剂;北方干燥可选用油霜。儿童皮肤含水分多,可不用什么化妆品;青年人皮脂分泌旺盛,用粉剂为宜。值得注意的是,化妆品中的香料过浓,对皮肤不利。④预防皮肤病:应注意避免物理性、化学性、生物性的损伤,如日光暴晒,强风吹,用有刺激性的护肤化妆品，热水烫洗，用碱性较大的肥皂，用力擦洗等。老年人冬季不宜用过热的水烫洗，以免引起皮肤瘙痒，亦可在洗澡后擦一些润肤剂。⑤应注意皮肤及毛发的卫生：洗头的水温不可过热，避免使用碱性过大的洁肤用品。对于干性毛发应使用含有蛋白质的洗发剂，洗后还应擦一些护发油；对油性头发，可选用弱酸性洗发剂，每周可洗 1～3 次；夏日可多洗几次，冬日要减少次数。⑥精神状态、饮食习惯、体质强弱都会影响皮肤、毛发，所以应注意调节。

王萍，段岚桦，李永宽，张志礼. 中药治疗毛发红糠疹 12 例 [J]. 中华皮肤科杂志，1996(4): 62.

摘要：1985 年 9 月—1995 年 3 月间，北京中医医院皮肤科病房共收治毛发红糠疹患者 12 例，中医辨证施治分为 2 型。①毒热炽盛型：共 9 例，见于急性发作者，证见全身弥漫潮红、脱屑、烦躁、口干渴、大便秘结。舌质红，苔黄厚或少苔，脉细数。治宜清热解毒，凉血护阴。方药：解毒清营汤加减。②肌肤失养型：共 12 例，见于皮损局限者及毒热炽盛型治疗后期。表现为鳞屑性斑块，毛囊角化性丘疹、掌跖角化过度、皲裂，伴乏力、纳差。舌质淡，苔薄白，脉沉缓。治宜健脾益气，养血润肤。方药：健脾润肤汤加减。外治法：皮损以外用普连膏、黄连膏、凡士林等安抚为主。角化过度处用 5% 水杨酸软膏、复方苯甲酸软膏。5 例入院前曾用过糖皮质激素及免疫抑制剂，疗效欠佳，且停药后病情加重，入院后经采用中医药治疗，同时迅速递减激素及雷公藤，皮损消退显著。体会：①急性发作期患者，临床表现为红皮病、脱屑较多，证属毒热炽盛、蒸灼肌肤型，故治疗初期宜清热解毒、凉血护阴。随着红皮病的好转，多转化为肌肤失养证，此期宜健脾益气、养血润肤。②毛发红糠疹是一种慢性皮肤病，一般不伴发脏器损伤，不直接威胁生命，故治疗不宜使用激素及免疫抑制剂，以免造成药物所致的毒副作用及并发症。

安家丰，张志礼，蔡惟年. 儿童异位性皮炎中医药治疗研究 [J]. 皮肤病与性病，1996(1): 42-44.

摘要：全部 266 例观察对象为 1 个月至 14 岁儿童，诊断符合 Rajka 及 Hanifin 1980 年诊断标准，分两组进行治疗研究。中医组 201 例以中医辨证施治为主，少数病例对症服用扑尔敏（马来酸氯苯那敏）等抗组胺药；对照组 65 例以抗组胺药治疗为主；两组使用相同的辅助治疗及外用药，疗程 2 周。中医辨证施治：①湿热型（多见于婴儿期），证属脾胃积滞，湿热蕴蒸。治法清脾消导，清热除湿。药用生白术、生枳壳、生薏苡仁、焦槟榔、炒莱菔子、黄芩、大青叶、马齿苋、白鲜皮、冬瓜皮。外用马齿苋、黄柏煎汤冷湿敷，然后用甘草油调祛湿散外用。②脾虚型（多见于儿童期），证属脾虚湿滞，肌肤失养。治法健脾消导除湿，养血润肤止痒。药用炒白术、炒枳壳、炒薏苡仁、炒莱菔子、厚朴、白鲜皮、首乌藤、当归、苦参、赤芍、白芍、生地。外用黄连膏、去炎松霜。治疗结果：婴儿期中医组和对照组的治愈率分别为 58.4% 和 28.2%，前者优于后者但无显著性差异。两组的总有效率分别为 91.1% 和 76.9%，有显著性差异。说明中医健脾消导法为主治疗异位性皮炎有良好疗效。张志礼总结多年治疗本病的经验，采用以健脾消导为主的法则治疗本病，取得显著疗效。他认为，脾胃功能在小儿生长发育中十分重要，异位性皮炎患儿系胎中遗热遗毒，生后饮食喂养不当，胃热积滞，脾失健运，湿热蕴蒸，外感风湿热邪所致，至儿童期则因久病缠绵，脾虚血燥，肌肤失养而致。根据"脾欲缓，急食甘以缓之""脾苦湿，急食苦以燥之"的理论，采用健脾消导治疗为主，同时以清热除湿祛风药治其标，实乃标本共治、消补兼施的妙用。对儿童期湿疹，则针对久病必虚的证候辅以养血润肤之品，从而药到病除。

张志礼，邓丙戌，姜燕生，赵云妹. 中西医结合治疗天疱疮及类天疱疮 122 例 [J]. 中华皮肤科杂志，1996（3）：60-61.

摘要：现将北京中医医院皮肤科在辨证使用中药的基础上配合较小剂量糖皮质激素（简称激素）控制天疱疮及类天疱疮 122 例的治疗情况总结如下：

中药分为：①毒热炽盛证，主药用板蓝根、连翘、地丁、银花炭、草河车等；②心火炽盛或血热证，主药用黄连、栀子、莲子心、生地、牡丹皮等；③湿热内蕴证，主药用茵陈、泽泻、猪苓、茯苓皮、车前草等；④脾虚湿盛证，主药用生薏苡仁、白术、扁豆、芡实、党参等。

西药分为：①激素用量依病种分为两组。A 组（包括寻常型天疱疮和落叶型天疱疮）用泼尼松 30～65mg/d，B 组（包括红斑型天疱疮、疱疹样天疱疮和大疱性类天疱疮）用泼尼松 20～45mg/d。②免疫抑制剂主要用环磷酰胺。

方案：分为以下步骤。①开始给予中药及激素，观察 3 天，效果不明显时改用②；②激素不变，调整中药，观察 1 周，效果不明显时改用③；③激素总剂量不变，但调整其品种（如泼尼松改用地塞米松等），同时继续调整中药，观察 1 周，效果不明显时改用④；④激素加量（一般加 1/2 原量）或加免疫抑制剂。

结果：122 例中 72 例在 3～10 天内得到控制，25 例（调整激素品种）在 10～17 天得到控制，25 例在 3 周左右得到控制（其中激素加量 18 例，加用免疫抑制剂 7 例）。激素用量（均换算成泼尼松量）分析：①不同用量的控制情况：当用量≤45mg/d（平均 35.17mg/d）时，可控制 A 组的 21.82% 和 B 组的 70.15%，死亡例数为 0；当用量≤65mg/d（平均 45.71mg/d）时，可控制 A 组的 74.55% 和 B 组的 97.01%，死亡例数亦为 0；其余 16 例用量 >65mg/d（其中有 9 例入院前在院外已应用较大剂量激素），死亡的 3 例全部在其中。②平均控制量：寻常型重症为 63.82mg/d、轻症为 33.75mg/d，落叶型为 63.85mg/d，红斑型为 43.08mg/d，疱疹样天疱疮为 40.00mg/d，类天疱疮重症为 44.17mg/d、轻症为 21.88mg/d。③激素减量：皮疹控制后 7～10 天开始减量，以先快后慢为原则，维持量一般为 10mg/d。在减量过程中，继续服用中药汤剂，维持量时亦可改服对症的中成药。

结论：激素目前仍是控制天疱疮及类天疱疮病情的首选药物，由于其副作用与所用剂量有关，所以我们主张尽量减少激素用量。我们的经验是在应用中药的基础上，寻常型和落叶型用泼尼松 30～65mg/d，其他类型用 20～45mg/d，若用药后有少量新出疹不急于加量，而是按照上述治疗方案，充分发挥中药的作用。

张志礼. 试谈中医中西医结合临床科研的难点和突破口 [J]. 中国皮肤性病学杂志, 1997(1): 4-5, 44.

摘要：中医中西医结合临床科研存在很多难题，方法上应由浅入深，由局部到全面。首先肯定疗效，进一步探索机制。探讨出中西医结合的规律，才能更上一层楼。对一些复杂疾病的治疗研究，首先应以法为突破口，抓法求理，进一步建立具有现代化科学水平的"证""法"理论学说，通过实践 - 提高 - 再实践 - 再提高的途径，达到飞跃，才能研究出具有国际水平的成果。根据张志礼多年来的临床科研实践，对中医中西医结合科研工作有以下看法：①准确诊断辨证，寻求更高疗效。西医诊断的一个病，中医就可以有很多不同的证，决定了必须有很多不同的方证、药物去解决这个病。②辨证与辨病相结合。对疑难重症的临床研究，应该根据中医的辨证分型和西医对疾病发展过程的认识，把疾病分成若干阶段，在不同的阶段，中西医取长补短，先解决某一个环节，再进一步研究，不断地上升提高。③辨证与辨药相结合。中药的性能很复杂，除了中药固有的性味归经、主治功能等特性外，近年来对中药的药理、药化、临床试验等各方面的研究很多，有很多新的进展。如何能把中医药固有的理论和新的药理、药化研究结合起来，对突破疑难重症是很有前途的。④实验检测不可少。中医中西医结合临床科研，应尽量基于中医的理论和证，寻找与西医学相应的客观检测指标或量化指标，进行前后对比，客观判断疗效。⑤必须设立对照组。在目前条件下，可采用已确定确有疗效的其他药物，或用其他方法来进行对照，以使科研工作更加严谨。⑥动物模型的塑造。中医动物模型必须是根据中医证型来设置。临床研究的模型，必须按照有关疾病的不同证型来设计，找出明确的客观指标来说明问题的实质。否则只是笼统的牵强附会，不能说明问题。目前有些动物模型很难设置。⑦正确理解扶正祛邪。扶正绝不单纯是指增强抵抗力。扶正还包括调整内环境的平衡，改善内外环境的统一等。扶正的同时就包括祛邪，祛邪的本身又意味着扶正。祛邪也不能单纯理解为消灭病原微生物，二者的辩证关系须进一步研究探讨。⑧横向联合。必须有计划地组织力量进行观察，多中心验证，同时需要足够的经费和必要的设备条件。所以采用横向联合互相协作，是一个不可忽视的重要途径。

邓丙戌，张志礼，王晓莲，姜燕生，翟羽，谢瑞亭，董志兵，冯素华，姜志业. 1 121 例银屑病患者小脓疱发生的分析 [J]. 临床皮肤科杂志，1997(5)：31-32.

摘要：本文对 1979—1992 年北京中医医院皮肤科住院银屑病患者发生小脓疱情况进行分析，共 1 121 例，其中男 741 例，女 380 例；年龄 12～84 岁，平均 37.72 岁。寻常型 936 例，红皮病型 102 例，脓疱型 53 例（泛发性 47 例，掌跖脓疱型 6 例），关节病型 30 例。分析结果表明，脓疱型以外的其他型银屑病亦可能发生小脓疱损害。各型银屑病的小脓疱发生率从高到低的顺序为脓疱型（100.00%）、关节病型（10.00%）、红皮病型（3.92%）、寻常型（1.92%）。通过本组病例中发生小脓疱的各型银屑病的中性粒细胞的比较可以看出，寻常型发生小脓疱的病例，其末梢血中白细胞总数一般尚属正常（$< 10 \times 10^9$/L），仅中性粒细胞分类值略有增加；而泛发性脓疱型的白细胞总数则显著高于正常值（近 20×10^9/L），中性粒细胞分类值亦增加较多（近 0.8）；其他类型介于两者之间。寻常型银屑病有小脓疱者与泛发性脓疱型银屑病有明显区别。两者之间鉴别诊断的重点如下：①诱发因素：前者以外用药激惹为主，后者则以糖皮质激素或免疫抑制剂的过快减量或停用为主；②皮损分布：前者多局限，后者均泛发；③全身症状（如高热等）：前者少见且较轻，后者多见且严重；④末梢血中性粒细胞计数：前者略有增加，后者显著增加；⑤对治疗的反应：前者经一般治疗即很快消退，后者经综合治疗亦消退较慢。基于上述理由，对于寻常型银屑病有小脓疱的病例，我们更同意刘承煌等的看法，似称其为"具有脓疱的寻常型银屑病"更为恰当。

刘蠡，张志礼. 40 例红皮病型银屑病的中医治疗 [J]. 北京中医，1998(1)：37-38.

摘要：我们采用辨证论治的方法观察治疗红皮病型银屑病 40 例，取得了一定疗效。全部病例均按刘辅仁主编《实用皮肤科学》中的诊断标准确定诊断。除外伴发脓疱型及关节病型银屑病者及近期连续应用糖皮质激素、免疫抑制剂治疗超过 2 周者。辨证论治方案：①毒热入营、气血两燔：症见皮损潮红灼热，口苦口干，烦躁易怒，不能入睡，大便干或燥结，小便短赤，舌质红，苔黄腻或舌红少苔，脉滑数。治宜清营解毒，凉血护阴。方选解毒清营汤加减：生玳瑁、生栀子、黄连、金银花、连翘、蒲公英、生地、白茅根、牡丹皮、石斛、玉竹。配合静脉滴注清开灵注射液，每天 20ml。②阴血不足、肌肤失养：症见皮损暗红粗糙，大量脱屑，口干欲饮，大便干，舌质淡红或暗淡，少苔，脉缓或沉细。治宜养血活血，滋阴润肤。方以养血解毒汤加减：当归、首乌藤、丹参、天冬、麦冬、生地、土茯苓、露蜂房。配合静脉滴注丹参注射液，每天 16ml。

以上有红斑肿胀者加冬瓜皮、大腹皮；瘙痒严重者加苦参、白鲜皮。全身皮损以自制普连膏、黄连膏或白凡士林外搽，每日2次。以2个月为1个疗程。最终痊愈23例（57.5%），有效15例（37.5%），无效2例（5%）。总结：中医药治疗红皮病型银屑病有良好疗效，其中病程少于2周者疗效好于病程超过2周者。由于银屑病的发病机制尚不明确，因而选择治疗用药应当格外谨慎。从我们收集的病例看，凡是有较确切的诱因如外用药刺激、停药后反跳且病程短者，采用中医药治疗效果极佳，而由银屑病缓慢进展演变而成红皮症者疗程长，疗效亦差，对于这一类病人，我们较多采用中西医结合治疗。

邓丙戌，张志礼，王萍，赵云妹，刘丹丁，刘清，娄卫海，熊晓刚，贾振江. 中西医结合治疗红皮病型银屑病113例分析 [J]. 中华皮肤科杂志, 1998(2): 55.

摘要：红皮病型银屑病顽固难愈，北京中医医院皮肤科采用中医、中西医结合治疗本病113例，总治愈率达71.68%，且使69.51%既往有激素或免疫抑制剂用药史的患者避免了重复使用该类药物，因而避免了可能因此引起的不良反应及合并症。具体方案：首选中药煎剂，难治病例一般在中药煎剂先应用一段时间再加用其他药物继续治疗。①中药煎剂：主要分为两个证型。A. 毒热炽盛证：主证为发病急，全身弥漫性潮红、浸润及水肿，伴大量脱屑或有渗出；可伴发热、心烦、便干、溲赤；舌质红绛、苔薄白或黄腻，脉弦数。辨证为毒热夹湿，郁于营血。治法为凉血解毒，活血除湿。药用羚羊角粉、生地、白茅根、牡丹皮、赤芍、板蓝根、金银花、蒲公英、鸡血藤、车前子等。若肿胀明显或糜烂明显，加茯苓皮、冬瓜皮、猪苓等；若高热伤阴，加玉竹、石斛、沙参等。B. 血瘀阴虚证：主证为病程日久，皮损色暗红或淡红，水肿或渗出已消退，浸润及脱屑明显减轻；体温已基本正常，可有口咽发干、全身乏力；舌质暗红或淡红，苔薄白或见剥苔，脉沉缓或沉细。辨证为血瘀伤阴，余毒未尽。治法为活血滋阴，清解余毒。药用桃仁、红花、丹参、当归、鸡血藤、沙参、石斛、玄参、板蓝根、土茯苓、白术等。②中药煎剂＋其他中药制剂：主要是静脉滴注复方丹参注射液（适用于皮色暗红、日久不消者）、清开灵注射液（适用于毒热炽盛、红肿、发热明显者），或口服雷公藤多苷片（适用于毒邪顽固者）。③中药煎剂＋糖皮质激素或免疫抑制剂：在上述方案疗效不明显时使用。结果113例中，痊愈81例（占71.68%），好转32例（占28.32%）。113例中有毒热炽盛证73例，血瘀阴虚证40例。毒热炽盛证用凉血解毒、活血除湿中药煎剂治疗37例（占50.68%），用中药煎剂＋其他中药制剂治疗14例（占19.18%），用中药煎剂＋糖皮质激素或免疫抑制剂治疗22例（占30.14%）。血瘀阴虚证用活血滋阴、清解余毒中药煎剂治疗16例（占40.00%）。用中药煎剂＋其他中药制剂治疗11例（占27.50%），用中药煎剂＋糖皮质激素或免疫抑制剂治疗13例（占32.50%）。首选中药煎剂的平均疗程为88.53天；难治病例一般在中药煎剂先应用一段时间再加用其他药物继续治疗，总平均疗程为102.95天。我们治疗本病有3条原则：①以中药治疗为主；②尽量不用或少用糖皮质激素和免疫抑制剂；③加强支持疗法，简化用药。在选择治疗方案时，我们的根据是：以本病的中医辨证分型为基础，一方面考虑到所用药物的疗效，另一方面也要尽量避免药物可能引起的不良反应及合并症。我们初步总结出：①毒热炽盛证首选凉血解毒、活血除湿中药煎剂，次选中药煎剂＋清开灵注射液，再选中药煎剂＋雷公藤多苷片，最后选中药煎剂＋糖皮质激素或免疫抑制剂。②血瘀阴虚证首选活血滋阴、清解余毒中药煎剂，次选中药煎剂＋复方丹参注射液或雷公藤多苷片，最后选中药煎剂＋糖皮质激素或免疫抑制剂。两型均及时加用支持疗法。

韩冰，王萍，张志礼. 32例慢性荨麻疹中医辨证论治——附96例变态反应原测定分析 [J]. 北京中医，1998（3）：20-21.

摘要：在张志礼指导下，将慢性荨麻疹分为阴血不足、血虚风燥型和脾肺两虚、风寒束表型，辨证治疗32例慢性荨麻疹取得较好的疗效。①阴血不足、血虚风燥：皮疹反复发作，迁延日久，午后夜间加剧，心烦易怒，口干，手足心热，舌红少津，脉沉细。予滋阴养血，润燥祛风止痒。方药：生熟地各15g，麦冬10g，当归10g，何首乌10g，刺蒺藜10g，浮萍10g，防风10g，黄芪10g。②脾肺两虚、风寒束表：证见素体虚弱，面色㿠白，皮疹色淡，遇风寒加重，口不渴，舌淡苔白，脉缓。予健脾益肺，祛风散寒止痒。方药：白术10g，茯苓10g，沙参15g，黄芪15g，桑皮10g，地骨皮10g，干姜皮10g，桂枝10g，防风10g。结果痊愈率25%，两型总有效率71.9%。96例慢性荨麻疹患者行皮肤点刺试验，阳性反应的为73例，总阳性率为76%，其中以海虾、海蟹、海鱼、辣椒阳性率最高，说明本病的发生与饮食有一定关系。

张志礼，张芃，王萍. 红斑狼疮中西医结合治疗概况 [J]. 中国医刊，1999（6）：11-14.

摘要：红斑狼疮（LE）是一种全身性自身免疫性疾病，可侵犯结缔组织、血管、内脏、皮肤等多种组织、器官。此病是一种多基因遗传的自身免疫性疾病，是一类病谱性疾病，一端为盘状红斑狼疮，另一端为系统性红斑狼疮，其中包括播散性盘状红斑狼疮、亚急性皮肤型红斑狼疮及抗核抗体阴性的红斑狼疮等亚型。本文介绍了盘状红斑狼疮、亚急性皮肤型红斑狼疮、系统性红斑狼疮的诊断标准、临床表现、实验室指标及相关鉴别诊断，详细介绍了中医对本病病因病机的认识和辨证论治方药。中医认为本病的发生多因先天禀赋不足，后天又失调养，阴精亏损，阳气化生不足，而致体内阴虚火旺，复因七情内伤，急气怒恼，过度疲劳等因素，使阴阳气血失衡，经脉阻隔，气滞血瘀，脾肾两虚。或因日光暴晒，邪热入里，毒热与虚火相搏，燔灼营血，内炽脏腑，外灼肌肤。病程日久，五脏俱虚，阴阳离决，脉络不通，而致死亡。中医对红斑狼疮的治疗：在急性期，以清热凉血、解毒护阴为主；缓解期根据不同情况以养阴益气、健脾益肾、活血化瘀、解毒通络为主。总的治则有两点：一是着眼于以虚为本，虚中有实，尽管临床表现各有特点，但总的病机是"邪之所凑，其气必虚"，以虚证占主导地位，这就是本病的"本"。因此治疗时，首先应确立扶正重于祛邪的指导思想，即使在急性期虽采用清热凉血解毒的治则，也不可忘记护阴的根本；病情缓解后，分型辨证论治，则更要以扶正固本为基本治则。二是脾肾两虚，阴阳不调，气血失和是本病病机的核心。中医治疗上，对于盘状红斑狼疮，气血瘀滞证应活血化瘀、软坚散结（方药：秦艽10g，乌蛇10g，漏芦10g，黄芪10g，丹参15g，鸡冠花10g，玫瑰花10g，鬼箭羽15g，凌霄花10g，白术10g，女贞子15g，白花蛇舌草30g），阴虚火旺证应养阴清热、活血化瘀（方药：南北沙各15g，石斛15g，玄参15g，佛手参15g，黄芪15g，干生地15g，丹参15g，天花粉15g，赤芍15g，紫草15g，鸡冠花10g，黄连10g）。对于亚急性皮肤型红斑狼疮，治以凉血解毒、健脾益肾（方药：凌霄花10g，鸡冠花10g，玫瑰花10g，野菊花15g，白术10g，茯苓10g，女贞子15g，菟丝子15g，地骨皮15g，青蒿15g，鸡血藤15g，白花蛇舌草30g）。对于系统性红斑狼疮，毒热炽盛、气血两燔证治以清热凉血、解毒护阴[方药：玳瑁面6g（或羚羊角粉0.6g），生地炭15g，银花炭15g，板蓝根30g，白茅根30g，牡丹皮15g，赤芍15g，生石膏30g，草河车15g，白花蛇舌草30g，玄参15g，石斛15g，天花粉15g，知母10g]，气阴两伤、血脉瘀滞证治以养阴清热、益气活血解毒（方药：南北沙参各15g，石斛15g，玉竹10g，青蒿15g，地骨皮15g，女贞子15g，墨旱莲15g，黄芪15g，黄精15g，丹参15g，鸡血藤15g，草河车15g，白花蛇舌草30g），脾肾两虚证治以健脾益肾、调和阴阳、活血解毒（方药：黄芪15g，太子参15g，白术10g，茯苓10g，女贞子15g，菟丝子15g，仙灵脾10g，山萸肉10g，丹参15g，鸡血藤15g，桂枝10g，草河车15g，白花蛇舌草30g。脾虚甚者加党参，肾阳虚甚者加附子，水肿甚加车前子、桑白皮），脾虚肝郁证治以健脾益气、疏肝活血解毒（方药：当归10g，柴胡10g，白术10g，茯苓10g，丹参15g，白芍15g，黄芪15g，太子参15g，枳壳10g，鸡血藤15g，益母草10g，草河车15g，白花蛇舌草30g），风湿痹阻证治以祛风湿宣痹、温经活血通络（方药：黄芪15g，桂枝10g，白芍15g，秦艽15g，乌蛇10g，丹参15g，鸡血藤15g，天仙藤15g，首乌藤15g，女贞子15g，草河车15g，白花蛇舌草30g）。并介绍了针灸，单方服用雷公藤、黄芪、丹参、三藤糖浆（雷公藤、鸡血藤、红藤）等相关报道。生活调理则应消除患者恐惧心理，加强营养，劳逸结合，避免疲劳、日晒、感冒，应避免使用一些光感性药物，如磺胺药、肼屈嗪、普鲁卡因等。西药治疗主要可以选用糖皮质激素、环磷酰胺、硫唑嘌呤、氯喹、环孢素、阿司匹林等。近年来，将中西医药有机结合，使本病缓解率、10 年以上生存率大大提高，特别是使生存质量有明显改善，值得临床进一步探索。

刘蕻，杨慧敏，张志礼. 泛发性脓疱型银屑病 43 例临床分析 [J]. 中国皮肤性病学杂志，2000（4）: 35.

摘要：对 1981—1996 年北京中医医院皮肤科收治的资料比较完整的 43 例泛发性脓疱型银屑病进行分析。全部病例均采用中医辨证治疗，方药主要为解毒凉血汤（生石膏、黄连、生地、莲子心、白茅根、天花粉、紫花地丁、生栀子、蚤休、生甘草、羚羊角粉），根据辨证适当加减，并配合补液治疗。高热患者以消炎痛片 25mg/ 次口服或消炎痛栓 25mg/ 次纳肛，每日不超过 3 次。治疗 1 周后仍有脓疱新起或脓疱未见明显消退者共 25 例。对这 25 例患者加用泼尼松 30～40mg/d 者 19 例，加用雷公藤多苷 30～60mg/d 者 6 例。治疗中根据病情情况减停激素或雷公藤。外用药使用情况：红斑及细小脓疱皮疹外用炉甘石洗剂，大片脓湖或糜烂皮损外用氯霉素氧化锌油，干燥脱屑皮损外用甘草油；全部病例均避免使用抗生素。结果：有 17 例（40%）起病原因是激素或免疫抑制剂的使用不当。我们认为，除了临床医生对此应有足够的重视，做到规范用药之外，还应对患者进行一些临床用药的基础知识普及。对于本病出现的脓疱性皮疹、发热、血白细胞总数、嗜中性粒细胞数增高等，治疗中并未采用抗生素，原因为血培养和脓疱液培养均未发现细菌生长，其炎性症状应该属于非感染性，而任何复杂的治疗包括使用抗生素都易于激惹已经处于敏感状态下的机体，从而加重病情。对于高热采用消炎痛制剂，可有效缓解发热及关节肿痛等症状，停药后亦未见银屑病皮损明显加重现象，与近年来的有关报道并不一致，可能与我们仅仅是短期用药有关。中医认为本病多为湿热内壅，兼感毒邪，郁久化火，毒热伏于营血，复感风、热、毒邪而发病。治疗当以清热除湿、凉血解毒为主。有一部分患者采用单纯中药治疗效果仍欠佳，对此可配合使用小剂量激素或雷公藤制剂，可以较迅速地缓解病情，缩短疗程，减轻患者痛苦。另外，从随访的 14 例看，半年内即有 4 例复发，约占 30%，由此可见，复发问题仍亟待解决。

刘蕻，张志礼. 加减苍肤洗剂在皮肤科的应用 [J]. 中国医刊，2000（8）: 46.

摘要：本文从冷湿敷、浸泡、熏洗三方面介绍了苍肤洗剂的加减运用。①用于冷湿敷以清热祛湿、收敛止痒：以苍耳子 15g、地肤子 15g、蛇床子 15g、苦参 15g、百部 15g、黄柏 20g、龙胆 20g，布包煎取药液 3 000ml，冷却，将 6～8 层无菌纱布做成的湿敷垫浸泡在药液中 3～5 分钟，稍加拧挤至不滴水为度，然后湿敷在大片的红斑、糜烂、渗出皮损上，每隔 10～15 分钟更换 1 次，共 2～3 次。每日可根据病情轻重重复上述方法数次。适用于皮肤病急性期，以红斑肿胀、糜烂、渗出为主的临床症状。②用于浸泡以燥湿润肤、杀虫止痒：

以苍耳子 15g、地肤子 15g、土槿皮 15g、蛇床子 15g、苦参 20g、百部 15g、黄柏 20g、姜黄 15g，煎取 4 000ml，待温，浸泡手足 20 分钟，每日 2 次；后者属于湿热下注、或久居湿地染毒而成，治疗当以祛湿、杀虫止痒为法。可在前方基础上加枯矾 12g，使用方法同上。适用于发生于手足的皮肤病，常以脱屑粗糙、肥厚皲裂，或水疱糜烂、浸渍、瘙痒为主症。③用于熏洗以祛湿通络，杀虫止痒：以苍耳子 15g、地肤子 15g、苦参 30g、百部 15g、蛇床子 15g、土槿皮 15g、板蓝根 30g、紫草 15g、艾叶 10g，布包煎取 4 000ml，趁热熏患处，待药液转温后坐浴 15 分钟，每日 2 次。适用于慢性湿疹、慢性单纯性苔藓、尖锐湿疣，以肥厚、脱屑、浸润、瘙痒、肿瘤增生为主症者。

陈勇，安家丰，姜燕生，张志礼. 中医药治疗光敏性皮肤病 89 例疗效观察 [J]. 北京中医，2000（3）：20-21.

摘要：观察 1993—1996 年中医辨证治疗光敏性皮肤病 89 例效果，包括多形性日光疹 73 例，慢性光化性皮炎 16 例。基本方药为青蒿、茵陈、栀子、地骨皮、白茅根、赤芍、苦参、槐花、秦艽、丹参。随证加减：慢性光化性皮炎属毒邪郁滞，耗伤气血，慢性病例治疗宜养阴益气，清解余毒，可加黄芪、党参、当归、首乌藤等药。上方每日 1 剂，加水浓煎 200ml，分 2 次温服。外治上，急性期潮红肿胀皮损，用内服方药第三煎放凉后冷湿敷 30 分钟，外用炉甘石洗剂。干燥红斑丘疹及肥厚皮损，晚上外用黄连膏，白天外用硅霜保护皮肤遮蔽日光。结果：显效 48 例（53.9%），有效 35 例（39.3%），总有效率 93.2%。其中 73 例多形性日光疹显效率 57.5%，总有效率 95.9%。16 例慢性光化性皮炎显效率 37.5%，总有效率 81.3%。有 4 例服药中偶感恶心，很快消失，未见毒副反应。经对其中 44 例进行平均 2 年的随访，27 例治愈后第二年春季未复发，13 例复发但较轻，4 例复发再治疗仍有效。讨论：中医认为本病由于先天禀赋不耐或湿热内蕴，春季时节腠理开泄，卫外不固，复受烈日光毒或兼暑湿入里，引动血热或与内蕴湿热搏结，毒热入血故见红斑灼热；湿热蕴肤不得疏泄故皮肤肿胀、水疱。病程日久热邪伤阴，阴虚内热或湿阻气机、血热壅塞，故经络不通而见斑块色暗或色素沉着。因此，早期应以清热除湿凉血解毒为法，后期则应审其虚实以养阴益气清解余毒、活血解毒通络为法。

王萍，张芃，韩冰，张志礼. 张志礼治疗荨麻疹经验 [J]. 中国医药学报，2000（4）：51-52.

摘要：本文总结了张志礼对荨麻疹中医病因病机的认识及辨治分型、用药经验。认为荨麻疹根据病因病机可按急、慢性两类论治：急性者多因禀赋不耐，又食鱼虾等荤腥动风之物，或因饮食失节，胃肠实热，复感风寒、风热之邪。慢性者多因情志不遂，肝郁不舒，郁久化热，灼伤阴血；或平素体弱，慢性疾病耗伤肺脾之气，加之风邪外袭，以致内不得疏泄，外不得透达，郁于皮肤腠理之间，邪正相搏而发病。一般而言，本病初发多属实证，久病则多为虚证，而风邪是本病主要外因。因此，治疗勿忘祛风。根据寒热不同，酌用清热或散寒之法。虚证宜用益气养血之法。风热证：多见于急性荨麻疹。发病急，风团色红，灼热剧痒，兼见发热，恶寒，咽喉肿痛。心烦口渴，胸闷腹痛，恶心欲吐，脉浮数，舌质红，苔薄白或薄黄。辨证：风热袭表，肺卫失宣。治法：辛凉透表，宣肺清热。方药：荆防方加减。荆芥10g，防风10g，金银花15g，牛蒡子10g，黄芩10g，连翘10g，牡丹皮15g，浮萍10g，僵蚕10g，蝉蜕10g，桑皮15g，冬瓜皮15g。张老师认为浮萍体轻气浮，有散风除湿之功，能通达表里、散风清热消肿，是治疗荨麻疹的要药。现代药理研究发现，浮萍有收缩毛细血管及解热的作用。风寒证：多见于寒冷性荨麻疹。皮疹色淡红，遇风，遇冷皮疹加重。伴口不渴，或腹泻，腹痛。舌体淡胖，苔白，脉浮紧。辨证：风寒束表，肺卫失宣。治法：辛温解表，宣肺散寒。方药：麻黄方加减。麻黄6g，杏仁6g，干姜皮6g，浮萍10g，白鲜皮30g，牡丹皮20g，陈皮10g，僵蚕10g，赤芍10g，甘草10g。现代药理研究发现，麻黄有抑制组胺释放的作用。阴血不足、血虚受风证：多见于慢性荨麻疹。皮疹反复发作，迁延日久，午后或夜间加剧，心烦易怒，口干，手足心热。舌质红少津或舌质淡，脉沉细。辨证：阴血不足，风邪束表。治法：滋阴养血，疏散风邪。方药：当归饮子加减。当归10g，川芎10g，熟地15g，赤白芍各15g，首乌藤30g，生黄芪15g，刺蒺藜30g，防风10g，浮萍10g，白鲜皮30g等。张老师遵循"风血同治""治风先治血，血行风自灭""气血同治"的用药原则，养阴益气疏风之剂共用，取得较好的疗效。肺脾两虚、风寒束表证：多见于慢性荨麻疹。皮疹颜色较淡，遇风寒加重，素体虚弱，面色㿠白，口不渴。舌质淡、边有齿痕，苔白，脉沉缓。辨证：脾肺两虚，卫气不固。治法：健脾益肺，益气固表。方药：玉屏风散合多皮饮加减。黄芪30g，太子参15g，白术10g，茯苓15g，陈皮10g，桑白皮15g，五加皮6g，白鲜皮30g，刺蒺藜30g，防风10g，浮萍10g，丹参20g等。丹参入血分养血活血，浮萍散风除湿于腠理，此二药沟通表里，调和气血。张老师认为风热型发病急，外邪未深入，正气未虚者疗效较好。风寒型、血虚型、气虚型多见于顽固的慢性荨麻疹，治疗需要一个较长的阶段，在治疗过程中加入养血理气之品，可提高疗效，不宜多用蜈蚣、蛇蜕等表散性虫药以免病情加重。为减少复发，临床治愈后，应继续巩固服药一段时间。在治疗期间及恢复期应当注意饮食禁忌，一般不服用鱼虾、辣椒、酒等腥发动风、辛辣刺激食物，避免诱发因素，以免引起该病复发。

张志礼. 银屑病中西医治疗中应注意的几个问题 [J]. 中国临床医生，2001(7): 50.

摘要：银屑病是一种常见病、多发病，也是一种难治的皮肤病。此病的发生与心身精神因素有密切关系。而且随着治疗的不规范和不适当的治疗使重症银屑病、红皮症型及脓疱型银屑病明显增多。笔者对银屑病的治疗，除积极寻找病因及发病诱因外，应着重从心身医学，调整机体内在和外在的平衡方面去进行治疗。根据中医理论，辨证论治银屑病已取得了较好的疗效，也探索到一些治疗规律：急性进行期采用凉血活血、清热解毒的中药，如紫草、茜草、板蓝根、大青叶、赤芍、白茅根、金银花、牡丹皮、槐花等；静止期采用养血润肤、活血化瘀、除湿解毒的中药，如当归、红花、丹参、土茯苓、薏苡仁、紫草、白术等。对于肥厚性银屑病可用活血化瘀软坚的中药，如桃仁、红花、莪术、三棱、夏枯草、牡蛎、鬼箭羽、土茯苓、土贝母等，都能取得良好效果。采用中药治愈的患者，多数复发间隔时间延长，复发亦较轻，甚至有一些患者10～20年未复发。对银屑病，除了重症、脓疱型、关节病型者外用，可吃一些中药，从调整体内外环境和调整心理生理及病理状态等方面去着手。外用药亦以缓和对症为宜，尽量避免刺激性药物，特别是全身大面积皮损，在使用激素类外用药时亦应慎重。现在社会上有极少数诊所，到处宣传能快治、根治银屑病，给患者注射长效激素，或在中药中加西药，使用什么西药、多少剂量也不告诉患者，致使一些患者由寻常型银屑病转变成红皮病型或脓疱型银屑病，有的肝功能出现问题，有的白细胞计数降低，更有甚者发生白血病、中毒性肝炎、慢性砷中毒等。因此，皮科医务工作者应加强宣传，正确引导患者进行正确治疗，同时亦应在现有条件下，加强对银屑病的治疗研究，进一步提高疗效。

张志礼，邓丙戊，王萍，等. 凉血活血汤治疗进行期银屑病的临床及实验研究 [C]// 中国中西医结合学会皮肤性病专业委员会. 2001 年中国中西医结合皮肤性病学术会议论文汇编. 北京：中国中西医结合学会，2001：10.

摘要：[目的]探讨凉血活血汤治疗银屑病的临床疗效及作用机制。[方法]以 PASI 评分为标准观察凉血活血汤的临床疗效；同时对患者治疗前后的血浆血栓素 B_2（TXB_2）和 6- 酮 - 前列腺素 F1α（6-Keto-PGF1α）、血清白介素 -8（IL-8）和肿瘤坏死因子 -α（TNF-α）水平、甲皱微循环变化及凉血活血汤对人角朊细胞增殖的影响进行了观察。全部 260 例患者中，211 例用凉血活血汤治疗（药用白茅根、生地、紫草根、茜草根、板蓝根、熟大黄等），其余作为对照病例，19 例用复方青黛胶囊治疗（陕西省榆林地区中药厂生产），30 例用克银 1号方治疗（药用土茯苓、北豆根、草河车、白鲜皮、忍冬藤、威灵仙、板蓝根、生甘草）。外用药：皮损均外用凡士林或非糖皮质激素类外用药物。凉血活血汤组中痊愈 114 例（占 54.03%），显效 69 例（占 32.70%），有效 23 例（占 10.90%），无效 5 例（占 2.37%），愈显率 86.73%。复方青黛胶囊组痊愈 5 例（占 26.3%），显效 6 例（占 31.58%），有效 5 例（占 26.3%），无效 3 例（占 15.79%），愈显率

57.91%。克银 1 号组痊愈 15 例（占 50%），显效 9 例（占 30%），有效 5 例（占 16.67%），无效 1 例（占 3.33%），愈显率 80%。[结果]凉血活血汤具有良好的临床疗效，同时对患者的血浆 TXB_2 和 6-Keto-PGF1α、血清 IL-8 和 TNF-α 水平具有调节作用，能改善患者甲皱微循环，对患者淋巴细胞刺激角朊细胞增殖的作用进行下调。[结论]凉血活血汤是治疗银屑病的有效方剂，其作用机制可能是多方面的。

张志礼，邓丙戌，王萍，娄卫海，周垒，李萍，张建华. 凉血活血汤治疗银屑病研究 [J]. 医学研究通讯，2002（8）：23.

摘要：本研究总结凉血活血汤治疗进行期银屑病 211 例，取得总显效率 86.73%，总有效率 97.63% 的满意疗效。本项目通过活血化瘀指标及微循环检测，用现代免疫学和细胞生物学的方法，证明了本病的中医辨证分型与患者血浆 TXB_2 和 6- 酮 -PGF1α 水平和微循环异常改变有关；证明了凉血活血汤对与银屑病的发病密切相关的血清 IL-8 和 TNF-α 有调节作用；证明了凉血活血汤治疗进行期银屑病的机制可能在于抑制了银屑病患者淋巴细胞促角朊细胞的增殖作用。本项研究采用银屑病患者淋巴细胞与角朊细胞混合培养作为银屑病实验模型，在中药治疗银屑病机制的研究中尚属首次。

其他代表文章：

1. 孙在原，张志礼. 治疗大疱性表皮松解萎缩型药疹 4 例报告 [J]. 北京中医，1984（1）：25-27.

2. 郭大生，张志礼. 苦寒药在皮科的临床应用 [J]. 北京中医，1988（3）：33-34.

3. 邓丙戌，张志礼. 重复使用致敏药物对药疹发病的影响（附 102 例临床分析)[J]. 北京医学，1988（5）：315.

4. 安家丰，张志礼. 中医及中西医结合治疗泛发性脓疱型银屑病 24 例 [J]. 中国皮肤性病学杂志，1990（3）：154-155.

5. 陈凯，邓丙戌，张志礼，孙在原. 拔膏疗法的临床应用 [J]. 北京中医，1990（6）：32-33.

6. 张志礼，安家丰，杨慧敏. 系统性红斑狼疮 254 例的临床追踪观察 [J]. 中医杂志，1991（1）：31-32.

7. 赵雅梅，陈美，张志礼. 中西医结合抢救 SLE 脑病一例报告 [J]. 中国皮肤性病学杂志，1991（3）：179-180.

8. 邓丙戌，张志礼，傅昌绍，张翠兰，杨慧敏，安家丰，李永宽，张继镳. 银屑病、湿疹、红斑狼疮患者血清中维生素 E 含量测定 [J]. 中华皮肤科杂志，1994（5）：302-303.

9. 陈凯，张志礼. 赵氏引血疗法治疗下肢慢性溃疡 74 例 [J]. 中国针灸，

1995（1）：50-51，62.

10. 张志礼，安家丰，刘矗，唐的木，杨慧敏，陈学荣，邢富强，王萍，韩冰，陈勇，张真，李永宽. 中西医结合治疗系统性红斑狼疮 [J]. 中华皮肤科杂志，1996（1）：64-65.

11. 张志礼，安家丰，刘矗，唐的木，杨慧敏，陈学荣，刑富强，王萍，韩冰，陈勇，张真，李永宽. 中西医结合治疗系统性红斑狼疮的临床及实验研究 [J]. 中国中医药科技，1996（4）：11-15，2.

12. 陈凯，陈勇，兰东，陈少君，张志礼. 寻常型银屑病患者抵抗中医药治疗原因及对策——附 568 例住院病历资料分析 [J]. 中国医药学报，1999（2）：42-45.

13. 娄卫海，张志礼，邓丙戌，赵云妹. 凉血活血汤治疗进行期银屑病的临床及实验研究 [J]. 中华皮肤科杂志，1999（2）：10-11.

14. 张芃，王萍，张志礼，杨慧敏，周垒. 金菊香煎剂治疗女性寻常性痤疮临床观察及血清睾酮检测 [J]. 中国皮肤性病学杂志，2001（1）：52-53.

15. 周垒，蔡念宁，陶洋，张志礼. 解毒散瘀汤治疗血瘀型银屑病对血脂、载脂蛋白的影响 [J]. 中国医药学报，2001（3）：35-36.

16. 周垒，张志礼，邓丙戌，李萍，田茂平. 中药凉血活血汤对角质形成细胞增殖的影响 [J]. 中华皮肤科杂志，2001（6）：29-30.

主编及参编著作

著作	出版时间	出版社
《赵炳南临床经验集》	1975	人民卫生出版社
《简明中医皮肤病学》	1983	中国展望出版社
《实用皮肤科学》	1984	人民卫生出版社
《中医症状鉴别诊断学》	1984	人民卫生出版社
《中医证候鉴别诊断学》	1987	人民卫生出版社
《中西医结合防治老年皮肤病》	1989	人民卫生出版社
《中医性病学》	1991	江西科学技术出版社
《张志礼皮肤病医案选萃》	1994	人民卫生出版社
《中医病证诊断疗效标准》	1994	国家中医药管理局　发布
《中西医结合内科研究》	1997	北京出版社
《常见皮肤病》	1999	北京医科大学出版社
《中西医结合皮肤性病学》	2000	人民卫生出版社

续表

著作	出版时间	出版社
《跟名师学临床系列丛书：张志礼》	2010（2000 初版）	中国医药科技出版社
《张志礼皮肤病临床经验辑要》	2001	中国医药科技出版社
《皮肤病中医特色治疗》	2001	辽宁科学技术出版社
《皮肤病及性病学》	2002	科学出版社
《银屑病》	2003	科学技术文献出版社

科研获奖目录

年份	科研获奖目录
1985 年	《剥脱性皮炎 44 例临床及实验室报告》获北京市科学技术委员会科学技术奖
1988 年	《中西医结合治疗天疱疮 30 例临床分析》获北京市卫生局科技成果奖一等奖
1988 年	《狐惑病中西医结合辨证论治（附 142 例中西医结合治疗临床分析)》获北京市科学技术进步奖三等奖
1989 年	《中西医结合治疗系统性红斑狼疮的临床研究》获北京市中医管理局 1989 年度科技成果奖二等奖
1992 年	《石蓝草煎剂治疗急性皮炎湿疹的临床观察与实验研究》获北京市科学技术委员会二等奖
1993 年	《天疱疮和类天疱疮的较小激素控制量和中医辨证与西医辨病的关系探讨》荣获北京市中医管理局科技成果奖一等奖
1994 年	《狼疮冲剂治疗脾肾阳虚型系统性红斑狼疮的临床及动物实验研究》获北京市中医管理局科技成果奖一等奖
1994 年	《中西医结合对系统性红斑狼疮的治疗研究：附 472 例临床分析观察及 254 例追踪观察》获北京市中医管理局科学技术进步奖二等奖
1995 年	《中西医结合治疗系统性红斑狼疮临床及实验研究》获国家中医药管理局三等奖
1998 年	《凉血活血汤治疗进行期银屑病的临床及实验研究》荣获北京市中医管理局科技成果奖一等奖
2000 年	《凉血活血汤治疗银屑病的研究》获北京市科学技术进步奖三等奖

从学同道和学生们撰写主要文章目录

（一）追忆类

1. 王萍. 皮科名医张志礼 [J]. 北京中医，1998（3）：8-10.

2. 高寒. 张志礼：中西医结合治疗皮肤病的开拓者 [J]. 科技潮, 1999（4）：76-77.

3. 王萍. 张志礼教授生平 [C]// 中国中西医结合学会皮肤性病专业委员会. 2001 年中国中西医结合皮肤性病学术会议论文汇编. 北京：中国中西医结合学会, 2001：1.

4. 王萍, 张芃. 缅怀恩师张志礼教授 [J]. 中国皮肤性病学杂志, 2008, 22（6）：392.

5. 蔡瑞康. 大医精诚——纪念张志礼教授 [C] // 中华中医药学会. 中华中医药学会学术会议、国家中医药管理局继续教育项目——银屑病中医药防治交流会暨赵炳南学术思想高级研修班论文集. 北京：中华中医药学会, 2011：41-42.

6. 陈学荣. 学习张志礼教授把赵炳南学术思想发扬光大 [C]// 中华中医药学会. 中华中医药学会学术会议、国家中医药管理局继续教育项目——银屑病中医药防治交流会暨赵炳南学术思想高级研修班论文集. 北京：中华中医药学会, 2011：43.

7. 张芃. 忆父亲张志礼 [C]// 中华中医药学会. 中华中医药学会学术会议、国家中医药管理局继续教育项目——银屑病中医药防治交流会暨赵炳南学术思想高级研修班论文集. 北京：中华中医药学会, 2011：44-49.

8. 卢勇田. 张志礼：以医为命, 以患为师 [N]. 健康报, 2013-06-14（7）.

（二）红斑狼疮、硬皮病、皮肌炎

1. 安家丰, 张芃. 张志礼治疗重症红斑狼疮及皮肌炎的经验 [J]. 中医杂志, 1993, 34（6）：339-340.

2. 张芃, 王萍. 张志礼治疗系统性红斑狼疮经验 [J]. 北京中医, 1999（2）：5-6.

3. 张芃, 王萍. 张志礼教授治疗系统性红斑狼疮的临床经验 [J]. 中国中西医结合皮肤性病学杂志, 2003, 2（3）：135-138.

4. 张芃, 王萍. 张志礼教授治疗系统性红斑狼疮的临床经验（二）[J]. 中国中西医结合皮肤性病学杂志, 2003, 2（4）：201-205.

5. 蔡念宁. 硬皮病辨治经验概述 [J]. 中国中西医结合皮肤性病学杂志, 2009, 8（6）：384-386.

6. 刘矗. 张志礼老师中西医结合诊治 SLE 的经验与临床应用 [C]// 中华中医药学会. 中华中医药学会学术会议、国家中医药管理局继续教育项目——银屑病中医药防治交流会暨赵炳南学术思想高级研修班论文集. 北京：中华中医药学会, 2011：57-60.

（三）带状疱疹

1．杨秀珍，安家丰．张志礼教授治疗带状疱疹经验撷拾 [J]．广西中医药，1995（3）：23-27．

2．钱江，杨柳．当代名医论治带状疱疹经验荟萃 [J]．时珍国医国药，2005，16（9）：932-933．

（四）湿疹、异位性皮炎

1．安家丰，王文博．张志礼教授治疗儿童异位性皮炎的经验 [J]．中国皮肤性病学杂志，1992（2）：90-91．

2．王萍，张芃．张志礼治疗湿疹经验 [J]．中医杂志，1999，40（2）：83-84．

3．张芃，王萍．张志礼治疗异位性皮炎经验 [J]．中医杂志，1998，39（7）：402-404．

（五）银屑病、掌跖脓疱病、毛发红糠疹红皮症

1．吴晓红．张志礼治疗毛发红糠疹红皮症验案一则 [J]．北京中医，1997（4）：53．

2．王萍，张芃，邓丙戌，等．张志礼中医辨证治疗银屑病方法及临床研究（一）[J]．中国中西医结合皮肤性病学杂志，2004（4）：191-193．

3．王萍，张芃，邓丙戌，等．张志礼中医辨证治疗银屑病方法及临床研究（二）[J]．中国中西医结合皮肤性病学杂志，2005（1）：1-3．

4．王根林．张志礼辨证治疗寻常型银屑病的经验 [J]．山西中医，2007，23（5）：10-11．

5．娄卫海．张志礼先生治疗掌跖脓疱病临床经验 [C]// 中华中医药学会．中华中医药学会学术会议、国家中医药管理局继续教育项目——银屑病中医药防治交流会暨赵炳南学术思想高级研修班论文集．北京：中华中医药学会，2011：61-63．

6．娄卫海，王萍，张芃．张志礼治疗掌跖脓疱病经验 [J]．北京中医药，2012，31（10）：740-741．

（六）黄褐斑、白癜风

1．唐的木．中药治疗白癜风体会 [C]// 中华中医药学会．中华中医药学会学术会议、国家中医药管理局继续教育项目——银屑病中医药防治交流会暨赵炳南学术思想高级研修班论文集．北京：中华中医药学会，2011：54-56．

2．周垒．怀念恩师张志礼——张志礼教授治疗黄褐斑经验 [C]// 中华中医药学会．中华中医药学会学术会议、国家中医药管理局继续教育项目——银屑病中医药防治交流会暨赵炳南学术思想高级研修班论文集．北京：中华中医药学会，2011：64-68．

3. 郭昕炜,李萍,陶毅,等. 张志礼治疗白癜风经验 [J]. 中医杂志,2020,61（5）：382-384.

（七）临证治验及其他

1. 王根林,张志礼. 张志礼教授治验三则 [J]. 北京中医,1998（6）：3-4.

2. 李艳玲. 张志礼教授临证治验 3 则 [J]. 广西中医药,2001,24（4）：32-33.

3. 杨慧敏. 继承张志礼主任学术思想之有感 [C]// 中华中医药学会. 中华中医药学会学术会议、国家中医药管理局继续教育项目——银屑病中医药防治交流会暨赵炳南学术思想高级研修班论文集. 北京：中华中医药学会,2011：50-53.

4. 王萍. 张志礼教授临床经验介绍 [C]// 中华中医药学会. 中华中医药学会学术会议、国家中医药管理局继续教育项目——银屑病中医药防治交流会暨赵炳南学术思想高级研修班论文集. 北京：中华中医药学会,2011：69-70.

5. 娄卫海,王萍. 张志礼皮肤病"治风"八法辨析 [J]. 北京中医药,2015,34（12）：943-945.

常用内服代表方剂

（一）疏风解表止痒

麻黄方

出处:《赵炳南临床经验集》

组成:麻黄 3g　杏仁 4.5g　干姜皮 3g　浮萍 3g　白鲜皮 15g　陈皮 9g　牡丹皮 9g　白僵蚕 9g　丹参 15g

功效:祛风散寒,活血止痒。

适用:荨麻疹、皮肤瘙痒症、慢性单纯性苔藓、丹毒等偏于风寒者。

荆防方

出处:《赵炳南临床经验集》

组成:荆芥穗 6g　防风 6g　僵蚕 6g　金银花 12g　牛蒡子 9g　牡丹皮 9g　紫背浮萍 6g　干生地 9g　薄荷 4.5g　黄芩 9g　蝉蜕 4.5g　生甘草 6g

功效:疏风解表,清热止痒。

适用:荨麻疹、皮肤瘙痒症、泛发性慢性单纯性苔藓、丹毒等偏于风热者。也可用于血管神经性水肿。

全虫方

出处:《赵炳南临床经验集》

组成:全虫(打)6g　皂角刺 12g　猪牙皂角 6g　炒刺蒺藜 15~30g　槐花 15~30g　威灵仙 12~30g　苦参 6g　白鲜皮 15g　黄柏 15g

功效:息风止痒,除湿解毒。

适用:慢性顽固瘙痒性皮肤病,如慢性湿疹、慢性阴囊湿疹、慢性单纯性苔藓、结节性痒疹、皮肤瘙痒症等。

解毒祛风方

出处:《张志礼皮肤病临证笔谈》

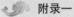

组成：马齿苋 30g　浮萍 10g　生地黄 15g　牡丹皮 10g　白鲜皮 30g　地肤子 10g　地骨皮 15g　桑白皮 10g

功效：解毒凉血，祛风止痒。

适用：急性荨麻疹及血管神经性水肿。

（二）养血润肤止痒

养血解毒汤（白疕二号）

出处：《简明中医皮肤病学》

组成：鸡血藤 30g　当归 15g　土茯苓 30g　生地 15g　山药 15g　威灵仙 15g　蜂房 15g

功效：养血润肤，除湿解毒。

适用：银屑病（血燥型）、慢性单纯性苔藓、慢性湿疹、扁平苔藓等。

注意事项：本方中蜂房超出常规用量（《中华人民共和国药典》：蜂房内服用量 3～5g）。有文献报道，长期大量服用具有肾毒性，故不可长期过量使用，必要时监测尿常规及肾功能。

止痒合剂

出处：《简明中医皮肤病学》

组成：防风 9g　当归 9g　首乌藤 30g　苦参 15g　白鲜皮 30g　刺蒺藜 30g

功效：养血和血，散风止痒。

适用：瘙痒性皮肤病，以慢性荨麻疹、慢性湿疹、玫瑰糠疹、皮肤瘙痒症最适宜。

注意事项：本方中首乌藤、白鲜皮、刺蒺藜使用剂量各为 30g，超出《中华人民共和国药典》所规定内服用量。《中华人民共和国药典》（2015 年版）：白鲜皮 5～10g、首乌藤 9～15g；《中药大辞典》：刺蒺藜 6～9g。鉴于首乌藤、白鲜皮、刺蒺藜具有一定毒性，不可长期过量使用，必要时及时监测血尿常规、肝肾功能。

当归饮子

出处：《医宗金鉴·外科心法要诀》

组成：当归 3g　生地 3g　白芍 3g　川芎 3g　何首乌 1g　荆芥穗 3g　防风 3g　白蒺藜 3g　黄芪 1.5g　生甘草 1.5g

功效：养血润肤，祛风止痒。

适用：慢性荨麻疹、玫瑰糠疹、银屑病、慢性湿疹、皮肤瘙痒症等（对于老年慢性瘙痒性皮肤病效果尤著）。

养血润肤饮

出处：《外科证治全书》

组成：当归 9g　熟地 12g　生地 12g　黄芪 12g　天冬 6g　麦冬 6g　升麻 3g　黄芩 3g　桃仁 1.8g　红花 1.8g　天花粉 4.5g

功效：养血润肤，滋阴生津。

适用：银屑病（血燥型）以及慢性瘙痒性、角化性皮肤病。

养血润肤汤

出处：《张志礼皮肤病临证笔谈》

组成：当归　赤芍　白芍　生地　熟地　麦冬　鸡血藤　首乌藤　陈皮

功效：养血和血，润肤止痒。

适用：因血虚、血燥而引起的皮肤干燥、肌肤甲错、瘙痒等疾病。

（三）清热凉血泻火

狼疮一号

出处：《张志礼皮肤病医案选萃》

组成：生玳瑁 10g（或羚羊角粉 0.6g，冲服）　生地炭 10g　银花炭 10g　板蓝根 30g　白茅根 30g　天花粉 10g　牡丹皮 10g　赤芍 10g　玄参 10g　石斛 10g　草河车 15g　白花蛇舌草 30g

功效：清热解毒，凉血护阴。

适用：系统性红斑狼疮、皮肌炎等结缔组织病急性期，证见毒热炽盛、气血两燔者。

凉血活血汤（白疕一号）

出处：《简明中医皮肤病学》

组成：生槐花 30g　紫草根 15g　赤芍 15g　白茅根 30g　生地 30g　丹参 15g　鸡血藤 30g

功效：清热凉血活血。

适用：银屑病（血热型）、急性过敏性紫癜、过敏性皮炎、多形红斑等。

六花煎

出处：《张志礼皮肤病医案选萃》

组成：生槐花 30g　野菊花 15g　红花 10g　鸡冠花 10g　凌霄花 10g　玫瑰花 10g

功效：凉血活血，疏风解毒。

适用：盘状红斑狼疮初期、玫瑰糠疹（风癣）、多形红斑（血风疮）及一切红斑类皮肤病的初期，偏于上半身或全身散在分布者。

六根煎

出处:《张志礼皮肤病医案选萃》

组成:白茅根 30g　瓜蒌根 15g　茜草根 15g　紫草根 15g　板蓝根 30g
苦参 15g

功效:凉血活血,解毒化斑。

适用:多形红斑(血风疮)、丹毒初起、紫癜、结节性红斑(瓜藤缠)及一切
红斑类皮肤病的初期,偏于下肢者。

抗敏合剂

出处:《张志礼皮肤病临证笔谈》

组成:青蒿 15g　苦参 10g　龙葵 15g　牡丹皮 15g　赤芍 10g　羚羊面 0.6g

功效:清热消斑,凉血止痒。

适用:光敏性皮肤病辨证属湿热血热证者。

泻肝安神丸

出处:《简明中医皮肤病学》

组成:生石决明　珍珠母　生地各 30g　生龙骨　生牡蛎　炒枣仁各 15g
龙胆　栀子　黄芩　当归　麦冬　茯神　刺蒺藜　泽泻　柏子仁　远志　车
前子各 9g　甘草 3g

功效:平肝泻火,养心安神。

适用:瘙痒性皮肤病因肝热心神不定而头晕、耳鸣、心烦、失眠者。

用法:每晚服 9g,温开水送服。

凉血五花汤

出处:《赵炳南临床经验集》

组成:红花 9~15g　鸡冠花 9~15g　凌霄花 9~15g　玫瑰花 9~15g
野菊花 9~15g

功效:凉血活血,疏风解毒。

适用:盘状红斑狼疮初期、日光性皮炎、玫瑰糠疹、酒渣鼻、多形红斑等一
切红斑类皮肤病。偏于上半身或全身散在分布者。

凉血五根汤

出处:《赵炳南临床经验集》

组成:白茅根 30~60g　瓜蒌根 15~30g　茜草根 9~15g　紫草根 9~
15g　板蓝根 9~15g

功效:凉血活血,解毒化斑。

适用:多形红斑、结节性红斑、过敏性紫癜、下肢急性丹毒初起等。病变

位于身体下部者为宜。

解毒清营汤

出处:《赵炳南临床经验集》

组成:金银花 15～30g　连翘 15～30g　蒲公英 15～30g　干生地 15～30g　白茅根 15～30g　生玳瑁 9～15g　牡丹皮 9～15g　赤芍 9～15g　川黄连 3～9g　绿豆衣 15～30g　茜草根 9～15g　生栀子 6～12g

功效:清营解毒,凉血护心。

适用:急性皮炎、药疹等,证见气营两燔、毒热偏盛者。以及皮肤化脓性感染所致的毒血症早期。

解毒凉血汤

出处:《赵炳南临床经验集》

组成:犀角(锉)0.6～1.2g　生地炭 15～30g　金银花炭 15～30g　莲子心 9～15g　白茅根 15～30g　天花粉 15～30g　紫花地丁 9～15g　生栀子 6～12g　蚤休 15～30g　生甘草 6g　川黄连 9g　生石膏 60～120g　(犀角现为禁用品)

功效:清营,凉血,解毒。

适用:剥脱性皮炎、药疹、重症多形红斑等,气血两燔、毒热炽盛者,或合并感染所致毒血症者。

(四) 活血破瘀,软坚内消

银乐丸

出处:《简明中医皮肤病学》

组成:当归　牡丹皮　赤芍　白芍　蜂房　苦参各 15g　丹参　鸡血藤　首乌藤　大青叶　土茯苓　白鲜皮　白花蛇舌草各 30g　三棱　莪术各 9g

功效:解毒润肤,活血化瘀。

适用:银屑病及其他角化肥厚性皮肤病。

内消连翘丸

出处:《简明中医皮肤病学》

组成:连翘　夏枯草各 500g　射干　泽兰　天花粉　白及　沙参　漏芦　核桃仁各 240g

功效:化核软坚。

适用:皮肤结核、淋巴结核、硬结性红斑,以及其他慢性炎症性皮肤病等。

用法:共研细面,水泛为丸,滑石为衣。每服 6g,日服 2 次,温开水送下。

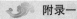

软皮丸

出处:《简明中医皮肤病学》

组成:川芎　当归　炮姜　丹参　桃仁　桂枝　木香各等份

功效:通阳理气,活血化瘀。

适用:硬皮病、瘢痕疙瘩、血栓闭塞性脉管炎、皮肤淀粉样变以及其他结节性皮肤损害等。

活血散瘀汤(白疕三号)

出处:《赵炳南临床经验集》

组成:苏木 9～15g　赤芍 9～15g　白芍 9～15g　草红花 9～15g　桃仁 9～15g　鬼箭羽 15～30g　三棱 9～15g　莪术 9～15g　木香 3～9g　陈皮 9～15g

功效:活血散瘀定痛。

适用:气滞血瘀引起的血管炎、浅层静脉炎、雷诺病、硬皮病等。也可用于结节性疾病。

活血逐瘀汤

出处:《赵炳南临床经验集》

组成:丹参 15～30g　乌药 6～12g　白僵蚕 6～12g　三棱 9～15g　莪术 9～15g　白芥子 9～15g　厚朴 6～12g　橘红 9～15g　土贝母 9～15g　沉香 1.5～3g

功效:活血逐瘀,软坚内消。

适用:局限性硬皮病、瘢痕疙瘩或结节性疾病等。

逐血破瘀汤

出处:《赵炳南临床经验集》

组成:水蛭 6～12g　虻虫 6～12g　地龙 9～15g　䗪虫 6～12g　黑丑 9～15g　路路通 15～30g　透骨草 9～15g　水红花子 9～15g　盘龙参 9～15g　紫草 9～15g　寒凉重者加紫油肉桂 3～6g

功效:活血破瘀,通经活络。

适用:深部栓塞性静脉炎、腹腔瘀血、腹腔肿物。

活血祛瘀汤

出处:《张志礼皮肤病临证笔谈》

组成:红花　桃仁　三棱　莪术　鸡血藤　鬼箭羽　白花蛇舌草　陈皮

功效:活血祛瘀,解毒,理气。

适用:血瘀型银屑病、皮肤肉芽肿类疾病。

（五）温经散寒，养血通络

回阳通络丸

出处：《简明中医皮肤病学》

组成：附子　干姜　肉桂　桂枝　生黄芪　玄参　茯苓　白术　当归尾　赤芍　川芎　苏木　牛膝　木瓜　独活　桑寄生　续断

功效：温经通络，活血祛寒。

适用：静脉炎、血栓闭塞性脉管炎、硬皮病、雷诺病、硬红斑等证属寒湿凝滞者。

用法：每服 1～2 丸，一日 2 次。

回阳软坚汤

出处：《赵炳南临床经验集》

组成：上肉桂 3～9g　白芥子 9～15g　炮姜 6～12g　熟地 15～30g　白僵蚕 6～12g　橘红 9～15g　三棱 9～15g　麻黄 3～6g　莪术 9～15g　全丝瓜 6～15g

功效：回阳软坚，温化痰湿。

适用：腋窝淋巴结核、胸壁结核、胸前疽、腋疽及一切表面皮肤不变肿硬聚结的阴疽。

温经通络汤

出处：《赵炳南临床经验集》

组成：鸡血藤 15～30g　海风藤 9～15g　全丝瓜 15～30g　鬼见愁 6～12g　鬼箭羽 15～30g　路路通 9～15g　桂枝 9～15g　蕲艾 9～15g　当归 9～15g　赤芍 15～30g　白芍 15～30g

功效：温经通络，活血止痛。

适用：血栓闭塞性脉管炎初期、雷诺病初期、静脉曲张、象皮腿等。

（六）清热除湿，健脾利水

清脾除湿饮

出处：《医宗金鉴·外科心法要诀》

组成：赤茯苓 9g　白术 9g　苍术 9g　黄芩 9g　生地 30g　麦冬 9g　栀子 9g　泽泻 9g　生甘草 6g　连翘 15g　茵陈 12g　玄明粉 9g　灯心 3g　竹叶 3g　枳壳 9g

功效：清脾利湿，清热解毒。

适用：疱疹样皮炎、天疱疮、亚急性湿疹、脂溢性皮炎、接触性皮炎、脓疱疮等。

祛湿健发汤

出处:《赵炳南临床经验集》

组成:白术 15g　泽泻 9g　猪苓 15g　川芎 9g　车前子 9g　萆薢 15g　赤石脂 12g　白鲜皮 15g　桑椹 9g　生地 12g　熟地 12g　首乌藤 15g

功效:健脾祛湿,滋阴固肾,乌须健发。

适用:脂溢性脱发、斑秃、症状性脱发等。

多皮饮

出处:《赵炳南临床经验集》

组成:地骨皮 9g　五加皮 9g　桑白皮 15g　干姜皮 6g　大腹皮 9g　白鲜皮 15g　粉丹皮 9g　赤苓皮 15g　冬瓜皮 15g　扁豆皮 15g　川槿皮 9g

功效:健脾除湿,疏风和血。

适用:慢性荨麻疹、慢性湿疹、皮肤瘙痒症等。

清热除湿汤(湿疹一号)

出处:《简明中医皮肤病学》

组成:龙胆 9g　黄芩 9g　生地 15g　白茅根 30g　车前草 15g　大青叶 15g　生石膏 30g　六一散 15g

功效:清利湿热,佐以凉血。

适用:湿热所致的急性皮肤病,如急性湿疹、过敏性皮炎、药疹、带状疱疹、疱疹样皮炎、丹毒、玫瑰糠疹等。

除湿止痒汤(湿疹二号)

出处:《简明中医皮肤病学》

组成:白鲜皮 30g　地肤子 15g　薏苡仁 15g　生地 15g　茯苓皮 15g　苦参 9g　白术 10g　陈皮 9g　焦槟榔 9g

功效:健脾除湿止痒。

适用:亚急性或慢性湿疹、皮肤瘙痒症、色素性紫癜性苔藓样皮炎。

健脾润肤汤(湿疹三号)

出处:《简明中医皮肤病学》

组成:党参 10g　茯苓 10g　苍白术各 10g　当归 10g　生地 15g　丹参 10g　鸡血藤 15g　赤白芍各 10g　陈皮 6g

功效:健脾燥湿,养血润肤。

适用:慢性湿疹,以及一切慢性肥厚角化性皮肤病,如银屑病、慢性单纯性苔藓、扁平苔藓等。

石蓝草煎剂

出处:《张志礼皮肤病医案选萃》

组成:生石膏 30g　板蓝根 30g　龙胆 10g　黄芩 10g　生地 30g　车前草 30g　牡丹皮 15g　赤芍 15g　马齿苋 30g　六一散 30g

功效:清热除湿,凉血解毒。

适用:湿热内蕴、热盛于湿所致的急性皮肤病,如急性湿疹、过敏性皮炎、药疹、带状疱疹、丹毒、玫瑰糠疹等。

八生汤

出处:《张志礼皮肤病医案选萃》

组成:生白术 10g　生枳壳 10g　生薏苡仁 30g　生芡实 10g　生地黄 30g　生栀子 10g　生黄柏 10g　生扁豆 10g　白鲜皮 30g　桑白皮 15g　冬瓜皮 15g　地骨皮 15g　苦参 15g　车前子 15g　泽泻 15g　地肤子 15g

功效:清脾除湿,佐以清热。

适用:亚急性湿疹、脂溢性皮炎、汗疱疹、疱疹样皮炎、天疱疮等。

小儿健肤合剂

出处:《张志礼皮肤病医案选萃》

组成:金银花　栀子　白鲜皮　淡竹叶　灯心草　焦麦芽　地骨皮　绿豆皮

功效:清热除湿,健脾消导。

适用:小儿湿疹、丘疹性荨麻疹等。

用法:每服 10～20ml,日 2 次,或遵医嘱服。

除湿解毒汤

出处:《赵炳南临床经验集》

组成:白鲜皮 15g　大豆黄卷 12g　生薏苡仁 12g　土茯苓 12g　山栀子 6g　牡丹皮 9g　金银花 15g　连翘 12g　地丁 9g　木通 6g　滑石块 15g　生甘草 6g

功效:除湿利水,清热解毒。

适用:急性女阴溃疡、急性自身过敏性皮炎、急性接触性皮炎、下肢溃疡合并感染。

健脾除湿汤

出处:《赵炳南临床经验集》

组成:生薏苡仁 15～30g　生扁豆 15～30g　山药 15～30g　芡实 9～15g　枳壳 9～15g　草薢 9～15g　黄柏 9～15g　白术 9～15g　茯苓 9～15g　大豆

黄卷 9~15g

功效：健脾除湿利水。

适用：亚急性及慢性湿疹、盘状湿疹、阴囊湿疹、下肢溃疡、女阴溃疡、糜烂性龟头炎以及脂溢性脱发等。

疏风除湿汤

出处：《赵炳南临床经验集》

组成：荆芥穗 6~12g　防风 6~12g　蝉蜕 6~9g　生薏苡仁 15~30g　生枳壳 9~15g　生白术 9~15g　生黄柏 9~15g　车前子 15g　车前草 30g　菊花 9~15g

功效：散风消肿，清热除湿。

适用：血管神经性水肿、颜面部过敏性皮炎、颜面风肿、过敏性阴囊水肿初期。

搜风除湿汤

出处：《赵炳南临床经验集》

组成：全虫 6~12g　蜈蚣 3~5 条　海风藤 9~15g　川槿皮 9~15g　炒黄柏 9~15g　炒白术 9~15g　炒薏苡仁 15~30g　枳壳 9~15g　白鲜皮 15~30g　威灵仙 15~30g

功效：搜内外风，除湿止痒。

适用：慢性湿疹、顽固性慢性单纯性苔藓、年久而致色素暗淡沉着及皮肤粗糙而显著瘙痒感的皮肤瘙痒症、皮肤淀粉样变有明显痒感者、结节性痒疹。

土槐饮

出处：《赵炳南临床经验集》

组成：土茯苓 30g　生槐花 30g　生甘草 9g

功效：除湿清热解毒。

适用：亚急性湿疹、慢性湿疹、植物日光性皮炎、脂溢性皮炎、银屑病。

加减龙胆泻肝汤

出处：《赵炳南临床经验集》

组成：龙胆 9g　青连翘 15g　干生地 15g　车前子 12g　淡黄芩 9g　生栀子 9g　粉丹皮 9g　泽泻 6g　苦木通 9g　生甘草 9g

功效：泄肝胆火，清利湿热。

适用：急性湿疹、带状疱疹、亚急性湿疹、传染性湿疹样皮炎、接触性皮炎、脂溢性皮炎等。

加减除湿胃苓汤

出处:《赵炳南临床经验集》

组成:苍术 6g　厚朴 6g　陈皮 9g　滑石 12g　炒白术 12g　猪苓 12g
炒黄柏 12g　炒枳壳 9g　泽泻 9g　赤苓 12g　炙甘草 9g

功效:健脾燥湿,和中利水。

适用:带状疱疹、慢性及亚急性湿疹、慢性单纯性苔藓、皮肤瘙痒症、银屑
病及其他疱疹性和渗出性皮肤病等。

(七)清热解毒杀虫

紫蓝方

出处:《简明中医皮肤病学》

组成:紫草 15g　板蓝根 15g　马齿苋 30g　生薏苡仁 15g　红花 10g　赤
芍 10g　大青叶 15g

功效:解毒消疣。

适用:扁平疣、寻常疣,或其他疣病等。

土蓝方

出处:《张志礼皮肤病医案选萃》

组成:土茯苓　板蓝根　大青叶　薏苡仁　鸡血藤　白花蛇舌草各 30g
丹参　赤芍　草河车各 15g　桃仁　红花　莪术各 10g

功效:清热解毒,活血化瘀。

适用:银屑病、多形红斑等。

解毒清热汤

出处:《赵炳南临床经验集》

组成:蒲公英 30g　野菊花 30g　大青叶 30g　紫花地丁 15g　蚤休 15g
天花粉 15g　赤芍 9g

功效:清热解毒。

适用:感染性皮肤疾患,如毛囊炎、脓疱病、疖肿、丹毒等。

消痈汤

出处:《赵炳南临床经验集》

组成:金银花 15~30g　连翘 9~15g　蒲公英 15~30g　赤芍 9~15g
天花粉 9~15g　白芷 6~9g　川贝母 9~15g　陈皮 9~15g　蚤休 9~15g
龙葵 9~15g　鲜生地 15~30g

功效:清热解毒,散瘀消肿,活血止痛。

适用:痈病初起、蜂窝织炎、深部脓肿等,以及其他感染性皮肤病。

（八）补益肝肾，强壮筋骨，调和阴阳

狼疮二号

出处：《张志礼皮肤病医案选萃》

组成：南北沙参各15g 石斛15g 党参15g 黄芪15g 黄精10g 玉竹10g 丹参15g 鸡血藤15g 川连10g 秦艽10g 草河车15g 白花蛇舌草30g

功效：益气养阴，活血通络。

适用：系统性红斑狼疮、皮肌炎、结缔组织病等亚急性及慢性期证属气阴两伤、血脉瘀滞者。

滋补肝肾丸

出处：《简明中医皮肤病学》

组成：北沙参 麦冬各12g 当归 熟地 陈皮 五味子各9g 首乌藤 续断 女贞子 墨旱莲 浮小麦各15g

功效：滋补肝肾。

适用：结缔组织病，如系统性红斑狼疮等出现肝肾损害者，亦可作为黄褐斑、脱发等慢性皮肤病后期扶正的治疗。

用法：炼蜜为丸，每丸9g，每服1丸，1日2次，温水送服。

狼疮三号（狼疮合剂、健脾益肾合剂）

出处：《张志礼皮肤病医案选萃》

组成：黄芪30g 太子参15g 白术10g 茯苓15g 丹参15g 女贞子30g 菟丝子15g 枸杞子10g 车前子15g 巴戟天10g 鸡血藤15g 秦艽10g 草河车15g 白花蛇舌草30g

功效：健脾益肾，活血通络。

适用：系统性红斑狼疮、皮肌炎久病重病后，证见脾肾不足、气血瘀滞者。

冲和汤

出处：《张志礼皮肤病医案选萃》

组成：首乌藤30g 刺蒺藜30g 当归10g 鬼箭羽15g 鸡血藤30g 丹参15g 鹤虱9g 蔓荆子6g 楮实子15g 牡丹皮10g 赤白芍各10g 川芎6g

功效：调和阴阳，中和气血。

适用：结缔组织病、色素性皮肤病。

白驳丸

出处：《简明中医皮肤病学》

组成：鸡血藤 首乌藤 当归 赤芍 红花 黑豆皮 防风各30g 刺

蒺藜 60g 陈皮 补骨脂各 15g

功效：养血活血，通经络，退白斑。

适用：白癜风。

注意事项：本方中刺蒺藜、首乌藤、补骨脂均有一定的毒性，不可过量长期使用，必要时需要监测血尿常规、肝肾功能。

狼疮四号

出处：《张志礼皮肤病医案选萃》

组成：黄芪 30g 党参 10g 白术 10g 茯苓 15g 柴胡 10g 厚朴 10g 丹参 15g 鸡血藤 15g 首乌藤 30g 益母草 10g 钩藤 10g 白花蛇舌草 30g 草河车 15g

功效：健脾疏肝，活血通络。

适用：系统性红斑狼疮等结缔组织病，证属脾虚肝郁、经络阻隔者。

注：草河车同时作为拳参和重楼别名，均具有清热解毒功效。拳参又名紫参，为廖科植物拳参的干燥根茎，主产于东北、华北、山东、江苏、湖北等地。重楼又名蚤休，为百合科植物云南重楼或七叶一枝花的干燥根茎，主产于长江流域及南方各省。因此，在临床处方中，北方医师使用的草河车多为拳参。

苣胜子方

出处：《赵炳南临床经验集》

组成：苣胜子 9g 黑芝麻 9g 桑椹 9g 川芎 9g 菟丝子 12g 首乌 12g 酒当归 9g 炒白术 15g 木瓜 6g 白芍 12g 甘草 9g

功效：养阴补血，乌须生发。

适用：斑秃、脱发。

解毒养阴汤

出处：《赵炳南临床经验集》

组成：西洋参 3～9g（另煎，兑服） 南沙参 15～30g 北沙参 15～30g 耳环石斛 15～30g 黑玄参 15～30g 佛手参 15～30g 生黄芪 9～15g 干生地 15～30g 紫丹参 9～15g 金银花 15～30g 蒲公英 15～30g 天冬 9～18g 麦冬 9～18g 玉竹 9～15g

功效：益气养阴，清热解毒。

适用：系统性红斑狼疮、剥脱性皮炎、药疹、天疱疮等病后期。

清眩止痛汤

出处：《赵炳南临床经验集》

组成：茺蔚子 9～15g 制香附 9～15g 钩藤 9～15g 川芎 3～9g 桂枝

6～12g　菊花9～15g　生甘草9g

功效：调气和营，消风止痛。

适用：外科、皮科某些严重疾患而引起的头痛、眩晕等。

黄精丸（丹）

出处：《简明中医皮肤病学》

组成：黄精　当归等量

功效：补气养血。

适用：皮肤病久病或重病后虚弱之证的辅助治疗，也可用于黄褐斑、黑变病等。

（九）改良制剂（胶囊）

凉血解毒胶囊

出处：《张志礼皮肤病临证笔谈》

主要组成：羚羊角粉　玳瑁　赤芍

方解：方中羚羊角粉入心、肝经，能清热镇惊、凉血解毒；玳瑁镇心平肝、凉血解毒、散瘀消痈；二药配伍，佐以赤芍，加强了凉血活血解毒之功效，共清血中伏热。

适用：用于由血热毒热引起的热性皮肤疾患，证见皮肤发斑或出现皮肤潮红、肿胀、灼热、瘙痒、疼痛等。

健脾益肾胶囊

出处：《张志礼皮肤病临证笔谈》

主要组成：黄芪　太子参　枳壳　女贞子　白花蛇舌草

方解：方中黄芪助气壮筋骨、利水消肿、补血长肉；太子参养阴益气、补脾土消水肿、化痰止渴；枳壳宽中理气；女贞子益肝肾、安五脏、强腰膝、明耳目、乌须发；白花蛇舌草清热解毒而不伤正。张志礼教授巧妙配伍，不但避免了直补肾阳易造成"壮火食气"的缺点，而且还增强了脾的运化和统血功能，同时有解毒药合理配制，既扶正祛邪，又可"阳中求阴，阴中求阳"。阳生阴长，阴平阳秘，邪去正安，精神乃治。

适用：用于脾肾不足、气血瘀滞兼感毒邪引起的正虚邪实类皮肤病，如红斑狼疮、皮肌炎、硬皮病等结缔组织病，以及体质虚弱、免疫功能失调的皮肤病。

除湿养血胶囊

出处：《张志礼皮肤病临证笔谈》

主要组成：白术　当归　川芎　首乌藤　苦参　白鲜皮

方解：方中白术、泽泻健脾除湿，当归、川芎、首乌藤养血活血，并佐以苦参、白鲜皮等祛风止痒之品，共同完成健脾除湿、养血活血、祛风止痒等作用。

适用：用于慢性湿疹、脂溢性皮炎、脂溢性脱发等皮损粗糙、肥厚、瘙痒性皮肤病。

养血益肾胶囊

出处：《张志礼皮肤病临证笔谈》

主要组成：黄芪　白术　女贞子　芍药　丹参　首乌藤　天麻

方解：方中黄芪、白术、女贞子健脾益肾，芍药、丹参、首乌藤养血活血，佐以天麻祛风通络，共同完成养血活血、健脾益肾、润肤生发的作用。

适用：用于血虚血燥、脾肾不足、肌肤失养引起的皮肤粗糙、脱发、斑秃、慢性单纯性苔藓的治疗，对苔藓样皮肤病、银屑病后期及鱼鳞病的症状缓解均有一定的作用。

祛疣胶囊

出处：《张志礼皮肤病临证笔谈》

主要组成：紫草　板蓝根　赤芍　穿山甲　木贼　牡蛎　薏苡仁　土茯苓

方解：方中紫草、板蓝根、赤芍凉血解毒，穿山甲活血化瘀，木贼、牡蛎通络软坚散结，再佐以薏苡仁、土茯苓等，共奏解毒除湿、活血散瘀、软坚散结之功效。

适用：用于寻常疣、扁平疣、传染性软疣、尖锐湿疣等疾患。

常用外用代表方剂

（一）水剂（洗方）

马齿苋水剂

出处：《简明中医皮肤病学》

组成：马齿苋 30g　水 1 000ml

功效：清热消肿，止痒收敛。

适用：急性湿疹、皮炎等渗出性皮肤疾病。

用法：湿敷、外擦、浸浴、洗涤。

龙葵水剂

出处：《简明中医皮肤病学》

组成：龙葵 30g　水 1 000ml

功效：清热解毒，杀虫止痒。

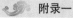

适用：瘙痒性、化脓性皮肤病。

楮桃叶水剂

出处：《简明中医皮肤病学》

组成：楮桃叶 250g　水 5 000ml

功效：止痒、润肤。

适用：皮肤瘙痒症、慢性荨麻疹等瘙痒性疾患。

用法：煮沸 30 分钟后滤过备用。

龙胆水剂

出处：《简明中医皮肤病学》

组成：龙胆 30g　水 1 000ml

功效：清热解毒，收敛止痒。

适用：急性湿疹、皮炎等渗出性皮肤病湿敷等。

用法：煮沸 20 分钟，滤过冷却备用。

脱脂水剂

出处：《简明中医皮肤病学》

组成：透骨草 30g　皂角（打碎）30g　水 2 000ml

功效：止痒脱屑，去油护发。

适用：脂溢性脱发（油性）。

用法：以上二药加水煮沸 20 分钟，滤过冷却备用，外洗。

苍肤水剂

出处：《简明中医皮肤病学》

组成：苍耳子 15g　地肤子 15g　土槿皮 15g　蛇床子 15g　苦参 15g　百部 15g　枯矾 6g

功效：燥湿润肤，杀虫止痒。

适用：慢性湿疹、手足癣、掌跖角化以及其他肥厚性、角化性皮肤病等。

用法：共碾成粗末，布袋装好，加水 3 000ml，煮沸 20 分钟，待温浸泡或湿敷患处。每次 20～30 分钟，日敷 1～2 次。

枇杷叶水剂

出处：《张志礼皮肤病医案选萃》

组成：枇杷叶 30g

功效：清热消肿，收敛止痒。

适用：急性湿疹、皮炎等渗出性皮肤病。

活血通络水剂

出处:《张志礼皮肤病医案选萃》

组成:威灵仙　血见愁　土牛膝各 60g　五加皮 120g　生姜 30g

功效:活血通络,除湿消肿。

适用:硬皮病、下肢静脉曲张、象皮腿等。

愈裂水剂

出处:《张志礼皮肤病临床经验辑要》

组成:皂角刺　黄柏　百部　枇杷叶　枯矾　蛇床子各 25g　苦参　地肤子各 50g

功效:润肤止痒愈裂。

适用:手足皲裂性湿疹。

苍耳秧水剂

出处:《张志礼皮肤病医案选萃》

组成:苍耳秧　苦参　马齿苋　楮桃叶各 50g　败酱草 25g

功效:清热消肿,止痒收敛。

适用:特应性皮炎。

药浴 1 号(侧柏水剂)

出处:《张志礼皮肤病医案选萃》

组成:侧柏叶 100g　苦参 50g　楮实子 50g　大皂角 25g　透骨草 25g

功效:清热除湿,止痒收敛。

适用:银屑病、慢性肥厚角化性皮肤病。

用法:用药液洗浴 30 分钟,每日或隔日 1 次。

注意事项:温度不宜过高,潮红渗出性皮肤病禁忌。

药浴 2 号(白苦水剂)

出处:《张志礼皮肤病临床经验辑要》

组成:白鲜皮 100g　苦参 50g　地肤子 50g　川椒 50g　丹参 30g　马齿苋 40g　藁本 50g

功效:清热消肿,止痒收敛。

适用:瘙痒性皮肤病。

药浴 3 号(三子水剂)

出处:《张志礼皮肤病临床经验辑要》

组成:苍耳子 50g　地肤子 50g　蛇床子 25g　苦参 50g　川椒 25g　防风 25g　败酱草 25g

功效：清热解毒，杀虫止痒。

适用：慢性湿疹、女阴湿疹、女阴瘙痒。

（二）粉剂（散）

止痒粉

出处：《简明中医皮肤病学》

组成：滑石 30g　寒水石 9g　冰片 2.4g

功效：清凉、止痒、除湿。

适用：痱子、湿疹、皮炎以及瘙痒性皮肤病等均可应用。

用法：外扑。

松花粉

出处：《简明中医皮肤病学》

组成：松树花粉

制法：松树花呈红黄色，盛开时将花穗摘下，晾干后，在室内搓下花粉，摊开晾干，用细箩过筛，除去杂质即可。

功效：燥湿收敛，散风止痒。

适用：间擦疹、尿布皮炎、痱子及红斑丘疹期的湿疹皮炎等皮肤病。

用法：外扑。

古月粉

出处：《简明中医皮肤病学》

组成：胡椒适量，研粉。

功效：杀虫止痒。

适用：皮肤瘙痒症、慢性单纯性苔藓、慢性湿疹。

祛湿散

出处：《简明中医皮肤病学》

组成：大黄面 30g　黄芩面 30g　寒水石面 30g　青黛 3g

功效：清热解毒，收敛止痒。

适用：轻度渗出糜烂的急性亚急性皮炎、湿疹。

明矾粉

出处：《张志礼皮肤病医案选萃》

组成：明矾研粉

功效：除湿解毒，收敛拔干。

适用：汗疱性湿疹。

鹅口散

出处:《张志礼皮肤病医案选萃》

组成:生寒水石 黄连各 3g 青黛 2g 硼砂 0.1g 冰片 0.5g

功效:清热解毒,收敛疮面。

适用:鹅口疮、滤泡性口炎、白塞病、扁平苔藓性口腔糜烂。

如意金黄散

出处:《外科正宗》

组成:天花粉 48g 黄柏 48g 大黄 48g 姜黄 48g 白芷 30g 厚朴 18g 橘皮 18g 甘草 18g 苍术 18g 生南星 18g

功效:清热解毒,消肿止痛。

适用:疮疡初起,伴有红肿热痛等急性炎症性皮肤损害,均可应用。

用法:可直接外用,亦可用茶水或醋调后外用,亦可用鲜马齿苋或鲜白菜、鲜豆芽菜捣烂取汁调敷患处,亦可配 10% 的软膏外用。

颠倒散

出处:《医宗金鉴》

组成:大黄 120g 硫黄 120g

功效:破瘀活血,脱脂除垢。

适用:脂溢性皮炎、痤疮、酒渣鼻等。

用法:用凉开水调敷,或配成 30% 的洗剂外擦,亦可用颠倒散加入百部酒外用。

(三)洗剂(混合振荡剂)

雄黄解毒散洗剂

出处:《简明中医皮肤病学》

组成:雄黄解毒散 10g 炉甘石面 10g 滑石面 10g 甘油 5ml

功效:干燥止痒,杀虫收敛。

适用:亚急性或慢性瘙痒性皮肤病,如泛发性湿疹、慢性单纯性苔藓、瘙痒症等。

冰片炉甘石洗剂

出处:《简明中医皮肤病学》

组成:冰片 1g 炉甘石洗剂 100ml

功效:清凉止痒,收敛。

适用:亚急性泛发性皮肤病,如湿疹、皮炎、玫瑰糠疹等。

用法:摇匀后涂布。

颠倒散洗剂

出处:《简明中医皮肤病学》

组成:颠倒散 10g　甘油 5ml　滑石面 10g　加水到 100ml(或水、百部酒各等量加到 100ml)

功效:除湿脱脂,杀虫止痒。

适用:脂溢性皮炎、酒渣鼻、痤疮等。

用法:摇匀后涂布。

(四)酊剂

复方补骨脂酊

出处:《张志礼皮肤病医案选萃》

组成:补骨脂 15g　红花 15g　白芷 15g　丹参 15g　75% 乙醇溶液 100ml

功效:温通气血,调和营卫。

适用:白癜风、斑秃等。

止痒药水(止痒酊)

出处:《张志礼皮肤病医案选萃》

组成:麝香草酚 1g　石炭酸 2g　薄荷脑 2g　樟脑 1g　冰片 0.5g　甘油 5ml　75% 乙醇溶液 10ml　水加至 100ml

功效:消炎止痒。

适用:各种瘙痒性皮肤病。

润肤药水

出处:《张志礼皮肤病医案选萃》

组成:氢氧化钾　甘油　乙醇　水

功效:润滑护肤。

适用:皮肤干燥、皲裂、瘙痒。

氯柳酊

出处:《张志礼皮肤病医案选萃》

组成:氯霉素 1g　水杨酸 2g　75% 乙醇溶液加至 100ml

功效:消炎,脱脂。

适用:毛囊炎、脂溢性皮炎、酒渣鼻。

生发酊

出处:《张志礼皮肤病医案选萃》

组成:斑蝥 2 个　百部酒 100ml

功效:杀虫止痒,生发。

适用：斑秃、脂溢性脱发。

生发健发酊

出处：《张志礼皮肤病医案选萃》

组成：当归　川芎　生姜　灵芝　蜂王浆　仙灵脾　女贞子　辣椒　酒精

功效：养血生发，健发。

适用：斑秃、脂溢性脱发。

土槿皮酊

出处：《张志礼皮肤病医案选萃》

组成：土槿皮 180g　75% 乙醇溶液加至 500ml

功效：杀虫止痒。

适用：手癣、足癣、体癣、甲癣及慢性单纯性苔藓。

百部酒

出处：《简明中医皮肤病学》

组成：百部 20g　75% 乙醇溶液 100ml

功效：解毒杀虫，活血止痒。

适用：慢性单纯性苔藓、夏季瘙痒症、荨麻疹等。

（五）油剂

甘草油

出处：《赵炳南临床经验集》

组成：甘草 1 两　香油 10 两

功效：清除油垢，润泽皮肤。

适用：对干燥脱屑性皮肤病可润泽皮肤，亦可作赋形剂调药外用。

甘榆油

出处：《张志礼皮肤科常用制剂手册》（院内制剂手册）

组成：生甘草　生地榆　生大黄　植物油

功效：清洁润肤，清热凉血，解毒收敛。

适用：红斑鳞屑类、皮炎湿疹类皮肤病及烫伤等。

烧伤Ⅰ号油

出处：《简明中医皮肤病学》

组成：生地榆　大黄　龙胆各 9g　五倍子　白及各 3g

制法：上方共研极细末，用香油 120ml 浸泡 7 天，去渣后可浸渍纱条，高压消毒后备用。

功效:清热解毒,收敛生皮。

适用:浅Ⅱ度烧伤。

用法:纱条覆盖创面,隔日或3~4日换药1次。

黑降丹

出处:《简明中医皮肤病学》

组成:鸡蛋黄100g 头发15g

制法:先以武火炸鸡蛋黄至油出,改以文火炸至油出尽去渣,以鸡蛋黄油加入头发熬炼而成。

功效:清热解毒,凉血止血,生皮长肉。

适用:烧烫伤、顽固性溃疡、放射性溃疡或疮疡溃后久不收敛者。

用法:直接涂布。

(六)软膏、糊膏剂

黄连软膏

出处:《赵炳南临床经验集》

组成:黄连面1两 祛湿药膏(或凡士林)9两

功效:清热解毒,消肿止痛。

适用:炎症性、化脓性皮肤疾患,如脓疱疮、湿疹皮炎、毛囊炎、疖、丹毒等,亦可做软膏基质。

普连软膏(芩柏软膏)

出处:《赵炳南临床经验集》

组成:黄柏面1两 黄芩面1两 凡士林8两

功效:清热除湿,消肿止痛。

适用:毛囊炎、疖、湿疹、皮炎等,亦可做软膏基质。

化毒散软膏

出处:《赵炳南临床经验集》

组成:化毒散2两 祛湿药膏(或凡士林)8两

功效:清热解毒,消肿止痛。

适用:脓疱病、毛囊炎、带状疱疹、单纯疱疹、痈、疖及其他感染性皮肤病。

香蜡膏

出处:《简明中医皮肤病学》

组成:蜂蜡20g 香油80ml

制法:香油微火加热,再入蜂蜡融化冷凝成膏。

功效:润肤生肌,保护创面。

适用:剥脱性皮炎、急性皮炎等无渗出者。

用法:直接涂敷患处,亦可制成油纱条外用,亦可做软膏基质。

清凉膏

出处:《简明中医皮肤病学》

组成:当归30g　紫草6g　大黄面4.5g　黄蜡120g(180g)　香油480g

功效:清热解毒,凉血止痛。

适用:急性或亚急性皮肤病,如湿疹、皮炎、多形红斑、剥脱性皮炎等,亦可做软膏的基质。

芙蓉膏

出处:《简明中医皮肤病学》

组成:黄柏10g　黄芩10g　黄连10g　芙蓉叶10g　泽兰叶10g　大黄10g

功效:清热解毒,活血消肿。

适用:丹毒、蜂窝织炎、疖、痈、乳腺炎初起等。

紫色消肿膏

出处:《简明中医皮肤病学》

组成:紫草15g　升麻30g　贯众6g　赤芍30g　紫荆皮15g　当归60g　防风15g　白芷60g　草红花15g　羌活15g　荆芥穗15g　荆芥15g　儿茶15g　神曲15g

功效:活血化瘀,消肿止痛。

适用:慢性丹毒、结节性红斑、新生儿头皮血肿以及其他慢性炎症性皮肤病。

紫色疽疮膏

出处:《简明中医皮肤病学》

组成:轻粉9g　红粉9g　琥珀粉9g　乳香粉9g　血竭9g　冰片0.9g　煅珍珠粉0.9g　蜂蜡30g　香油120ml

功效:化腐生肌,煨脓长肉。

适用:结核性溃疡、小腿溃疡、褥疮以及其他有腐肉的疮面等。

注意事项:阳证疮面慎用,对汞过敏者禁用。

铁箍散膏

出处:《简明中医皮肤病学》

组成:生南星30g　生半夏30g　生川乌30g　白及片30g　南白蔹30g　香白芷30g　土贝母30g　南薄荷30g　川黄柏30g　川大黄30g　广姜黄30g　枯黄芩30g　猪牙皂角30g　荆芥穗30g

功效：破瘀消肿，活血软坚。

适用：各种痈肿疮疖之早期，若已成脓者可促其溃破。

黑布药膏

出处：《简明中医皮肤病学》

组成：老黑醋 2 500ml　五倍子 840g　金头蜈蚣 10 条，研面　冰片 3g
蜂蜜 180g

功效：活血软坚，解毒止痛。

适用：瘢痕疙瘩、乳头状皮炎、疖、痈、毛囊炎以及其他增生性皮肤病等。

用法：厚敷患处（约 1～3mm 厚），上用黑布敷盖，换药前用茶水清洁皮
肤，2～3 天换药 1 次，对化脓性皮肤病可每日换 1 次。

黑布化毒膏

出处：《简明中医皮肤病学》

组成：黑布药膏　化毒散软膏各等分

功效：清热拔毒，化腐提脓。

适用：疖、痈初起，多发性毛囊炎或已溃脓肿周围皮肤浸润明显者。

消化膏

出处：《简明中医皮肤病学》

组成：炮姜 30g　红花 24g　白芥子　天南星 18g　生半夏　麻黄　黑附
子各 21g　肉桂 15g　红芽大戟 6g　红娘虫 2.4g　芝麻油 2 400ml

功效：回阳散寒，活血消肿。

适用：痰核瘰疬久不消散的阴疽痞块等。

黑矾膏

出处：《张志礼皮肤病医案选萃》

组成：白矾 10g　10% 黑豆馏油膏加至 100g

功效：收敛止痒，还原角质。

适用：亚急性炎性皮肤病。

黑红软膏

出处：《张志礼皮肤病医案选萃》

组成：黑豆馏油 5g　京红粉软膏 95g

功效：软坚杀虫，剥脱上皮，收敛止痒。

适用：银屑病、慢性单纯性苔藓等肥厚角化性皮肤病及慢性溃疡有腐肉者。

糠糊膏

出处:《张志礼皮肤病医案选萃》

组成:糠馏油 250g　氧化锌糊膏 5 000g

功效:杀菌止痒,消炎剥脱,软化浸润。

适用:亚急性、慢性皮炎、湿疹。

糠地糊膏

出处:《张志礼皮肤病医案选萃》

组成:糠馏油 5g　地榆粉 10g　液化酚 1g　氧化锌糊膏加至 100g

功效:消炎杀菌,止痒剥脱,软化浸润。

适用:亚急性、慢性肥厚性皮炎、湿疹。

(七) 硬膏剂

黑色拔膏棍(新拔膏)

出处:《简明中医皮肤病学》

组成:群药类:鲜羊蹄根梗叶(土大黄)　大风子　百部　皂角刺各 60g 鲜凤仙花　羊踯躅花　透骨草　马钱子　苦杏仁　银杏　蜂房　苦参子各 30g　穿山甲　川草乌　全蝎　斑蝥各 15g　金头蜈蚣 15 条

药面类:白及 30g　藤黄　轻粉各 15g　硇砂 9g

制法:香油 3 840ml、生桐油 960ml 置铜锅或铁锅内浸群药三昼夜,文火炸至焦黄离火过滤,再将药油置武火炼至滴水成珠,然后下丹,每 480ml 药油加樟丹 300g、药面 90g、松香 60g。

功效:杀虫止痒,软化浸润,剥脱上皮,破瘀软坚,拔毒提脓,活血止痛。

适用:带状疱疹后遗神经痛、慢性单纯性苔藓、毛囊炎、结节性痒疹、寻常疣、胼胝、鸡眼、甲癣、瘢痕疙瘩等肥厚角化性皮肤病。

用法:加温外贴患处或用热滴法(烤热融化滴至皮损处)或沾烙法,一般 5 天更换 1 次,用植物油或挥发油拭净。

脱色拔膏棍

出处:《简明中医皮肤病学》

组成:群药、药面同黑色拔膏棍。

制法:炼制药油同黑色拔膏棍,然后下丹,每 480ml 药油加官粉 420g、樟丹 60g、药面 60g、松香 60g。

功效:同黑色拔膏棍。

适用:同黑色拔膏棍。

用法:同黑色拔膏棍,但加热时用热水,不能烤化。因脱去黑色,外贴时较美观。

稀释新拔膏

出处:《简明中医皮肤病学》

组成:群药、药面同黑色拔膏棍。

制法:炼油同黑色拔膏棍,下丹时每480ml药油加官粉210g、樟丹30g、药面30g、松香60g。

功效:同黑色拔膏棍,但作用较缓和。

适用:同黑色拔膏棍。

用法:同黑色拔膏棍。

注意事项:3种拔膏均慎用于急性炎症糜烂渗出皮损及对本药不耐受者。汞过敏者禁用。毛发处皮损需剃毛后再用。敷药面积应小于皮损。

(八)熏剂

癣症熏药

出处:《赵炳南临床经验集》

组成:苍术　黄柏　苦参　防风各3钱　大风子　白鲜皮各1两　松香　鹤虱草各4钱　五倍子5钱

功效:除湿祛风,杀虫止痒,软化浸润。

适用:慢性单纯性苔藓、慢性湿疹、皮肤淀粉样变、皮肤瘙痒症。

用法:用较厚草纸卷药末成纸卷,燃烟熏皮损处。每日1~2次,每次15~30分钟。

回阳熏药

出处:《赵炳南临床经验集》

组成:肉桂　炮姜　人参芦　川芎　当归各3钱　白芥子　蕲艾各1两　白蔹　黄芪各5钱

功效:回阳生肌,助气养血。

适用:久不收口之阴疮寒证,顽固性瘘管,顽固性溃疡,慢性汗腺炎所致瘘管,结核性溃疡,踝关节结核。

用法:用较厚草纸卷药末成纸卷,燃烟熏皮损处。每日1~2次,每次15~30分钟。

子油熏药

出处:《赵炳南临床经验集》

组成:大风子　地肤子　蓖麻子　蛇床子　蕲艾各1两　苏子　苦杏仁各5钱　银杏　苦参子各3钱

功效：软坚润肤，杀虫止痒。

适用：银屑病、鱼鳞病、皮肤淀粉样变。

用法：用较厚草纸卷药末成纸卷，燃烟熏皮损处。每日 1～2 次，每次 15～30 分钟。

（九）药捻

甲字提毒药捻

出处：《简明中医皮肤病学》

组成：什净轻粉　京红粉各 30g　冰片 6g　麝香 0.9g　朱砂　琥珀各 9g 血竭 12g

功效：化腐、提毒、生肌。

适用：痈疽疮疡溃脓流水或成瘘管者。

用法：用甲字提毒药捻按需要长度剪成小段，用镊子夹持插入伤口内，至底部稍提出约半厘米。

注意事项：汞过敏者及新鲜肉芽疮面禁用。

京红粉药捻

出处：《赵炳南临床经验集》

组成：京红粉 1 两

功效：化腐提毒。

适用：阳证窦道、瘘管，脓疡脓毒未净。

注意事项：脓腐已尽及对汞剂过敏者勿用。

附录二

张志礼年谱

1930 年 10 月 18 日　出生于山西省原平县池上村。

1937—1942 年末　抗日战争时期，随家人辗转陕西、河南、甘肃等地躲避。

1943 年 9 月　山西三原县小学毕业。

张志礼一　　张志礼二

1944 年 9 月—1947 年 9 月　陕西省西安市育德中学初中毕业。

1947 年 9 月—1950 年 9 月　陕西省西安市省立西安高中毕业。

1950 年 9 月—1955 年 9 月　西北医学院（后更名为西安医科大学，现西安交通大学医学部）医疗系本科毕业。

1955 年 9 月—1958 年 2 月　北京市第三医院皮肤科住院医师。

1956 年 9 月　承担北京市卫生学校（北京卫生职业学院）教学工作。

1957 年 6 月　与金有慧（1934—2002，曾任北京妇产医院副院长）在北京结婚。

1957 年 2 月—1958 年 2 月　中央皮肤性病研究所（现中国医学科学院皮肤病研究所）进修医师。同时参加皮肤真菌学习班 3 个月。

1959 年 3 月—1961 年 10 月　参加第一届北京市西医离职学习中医班。

1961 年 10 月—1963 年 8 月　北京同仁医院皮肤科住院医师、主治医师。

1963 年　师从赵炳南先生，并作为他的助手 20 余年。

　　　　　北京中医医院外科主治医师

　　　　　北京市中医研究所助理研究员

1965 年 12 月　加入中国共产党。

1973 年　北京中医医院皮肤科副主任、副主任医师。

1973 年　承担北京第二医学院（现首都医科大学）中医药学院教学工作。

1975 年　共同编写《赵炳南临床经验集》。

1975 年 9—12 月　上海医科大学华山医院皮肤病理班进修。

1978 年 10 月　补选为中华医学会皮肤科学会第四届常务委员兼秘书。

1981 年　中西医结合主任医师、北京市中医研究所副研究员。

1981 年　北京中西医结合学会皮肤性病专业委员会主任委员。

1982 年 3 月　《北京中医》杂志编辑委员。

1982 年 4 月　中华医学会皮肤科学会第五届委员会常务委员兼秘书。

1983 年　与赵炳南先生共同主编《简明中医皮肤病学》。

1984 年 10 月　当选为中国中西医结合研究会皮肤科学组组长。

1984 年　《实用皮肤科学》副主编。

1984 年 12 月　北京中医医院皮肤科主任。

1984 年 12 月　《中国医学文摘·皮肤科学》（《皮肤科学通报》）编委会委员。

1985 年　《剥脱性皮炎 44 例临床及实验室报告》获北京市科学技术委员会科学技术奖。

1985 年　北京市中医研究所研究生导师。

1985 年 12 月　《中国现代医学》编委会特邀委员。

1986 年 3 月　《皮肤病防治》编委会委员。

1986 年　应邀参加亚洲第一届皮肤科学术会议，并被接纳为亚洲皮肤科学会委员。

1986 年 8 月　北京市卫生系列高级专业技术职务评审委员会委员。

1986 年 11 月　中华医学会皮肤科学会第六届委员会常务委员兼秘书。

1987 年 3 月　主持成立北京市赵炳南皮肤病医疗研究中心并担任中心主任。

1987 年 9 月　中国中西医结合学会皮肤性病专业委员会第一届主任委员。

1987 年　应邀参加日本第 22 届医学会议，并做"系统性红斑狼疮中西医结合治疗研究"专题演讲。

1988 年　《中西医结合治疗天疱疮 30 例临床分析》获北京市卫生局科技成果奖一等奖。

1988 年　《狐惑病中西医结合辨证论治（附 142 例中西医结合治疗临床分析）》获北京市科学技术进步奖三等奖。

1988 年　参加首届中日联合皮肤科学术会议。

1989 年 9 月　获评北京市卫生局、北京市中医管理局临床教学先进工作者。

1989 年 10 月　《皮肤病与性病》杂志编委会委员。

1989 年　《中西医结合治疗系统性红斑狼疮的临床研究》获北京市中医管理局科技成果奖二等奖。

1990 年 4 月　中华医学会皮肤性病学分会第七届委员会副主任委员。

1990 年 9 月 《中华皮肤科杂志》编辑委员会委员。

1991 年 6 月 北京市委、北京市人民政府授予"有突出贡献的专家"称号，享受国务院颁发的政府特殊津贴。

1991 年 9 月 《中级医刊》(《中国医刊》)编委会常务委员。

1991 年 10 月 中国中西医结合学会皮肤性病专业委员会第二届委员会主任委员。

1991 年 《中医病证诊断疗效标准》编审委员会委员，并主持起草皮肤病部分。

1992 年 6 月 带领北京中医医院皮肤科成为国家中医药管理局"全国中医皮肤病医疗中心建设单位"。

1992 年 《石蓝草煎剂治疗急性皮炎湿疹的临床观察与实验研究》获北京市科学技术委员会科学技术进步奖二等奖。

1993 年 《天疱疮和类天疱疮的较小激素控制量和中医辨证与西医辨病的关系探讨》获北京市中医管理局科技成果奖一等奖。

1994 年 3 月 国家秘密技术审查专家组专家(国家科学技术委员会)。

1994 年 4 月 中华医学会皮肤性病学分会第八届委员会副主任委员。

1994 年 5 月 《中国皮肤性病学杂志》编委会副主编。

1994 年 应邀赴台湾地区讲学。

1994 年 《狼疮冲剂治疗脾肾阳虚型系统性红斑狼疮的临床及动物实验研究》获北京市中医管理局科技成果奖一等奖。

1994 年 《中西医结合对系统性红斑狼疮的治疗研究：附 472 例临床分析观察及 254 例追踪观察》获北京市中医管理局科学技术进步奖二等奖。

1995 年 6 月 中国中西医结合研究总会北京分会理事。

1995 年 10 月 中国中西医结合学会皮肤性病专业委员会第三届委员会主任委员。

1995 年 《中西医结合治疗系统性红斑狼疮临床及实验研究》获国家中医药管理局三等奖。

1996 年 国家中医药管理局确认北京中医医院皮肤科为"全国中医皮肤病专科医疗中心"，担任中心主任。

1997 年 3 月 国家中医药管理局确定的第二批全国老中医药专家学术经验继承工作指导老师。

1997 年 10 月 与边天羽教授共同担任《中国中西医结合皮肤性病学杂志》主编。

1998 年 《凉血活血汤治疗进行期银屑病的临床及实验研究》获北京市中医管理局科技成果奖一等奖。

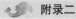

1998 年　北京中医药大学客座教授。

1998 年 4 月　《临床皮肤科杂志》编委会委员。

1999 年 1 月　中央电视台《健康之路》栏目医学顾问。

1999 年 4 月　中华医学会皮肤性病学分会第九届委员会副主任委员。

1999 年 5 月　主持第二届中韩皮肤病学和真菌学国际学术会议。

1999 年　获中华人民共和国卫生部颁发的"在促进医药卫生科学技术进步工作中做出重大贡献"证书。

2000 年 1 月　北京电视台《电视门诊》栏目医学顾问。

2000 年 2 月　北京老医药卫生工作者协会知名专家委员会委员。

2000 年 4 月　中国中西医结合学会皮肤性病专业委员会第四届委员会名誉主任委员。

2000 年 6 月　北京中西医结合学会第五届皮肤性病专业委员会主任委员。

2000 年 7 月　中国中西医结合红斑狼疮研究会顾问。

2000 年　《凉血活血汤治疗银屑病的研究》获北京市科学技术进步奖三等奖。

2000 年　《中西医结合皮肤性病学》出版。

2000 年　荣获"中华医学会优秀学会工作者"。

2000 年 10 月 27 日　逝世。

2001 年 1 月　遗著《张志礼皮肤病临床经验辑要》出版。

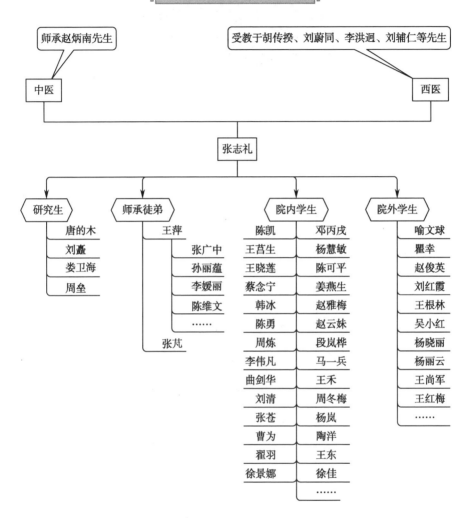

张志礼学术传承链

师承赵炳南先生

受教于胡传揆、刘蔚同、李洪迥、刘辅仁等先生

中医

西医

张志礼

研究生
- 唐的木
- 刘蠹
- 娄卫海
- 周垒

师承徒弟
王萍
- 张广中
- 孙丽蕴
- 李媛丽
- 陈维文
- ……
张芃

院内学生
- 陈凯　邓丙戌
- 王莒生　杨慧敏
- 王晓莲　陈可平
- 蔡念宁　姜燕生
- 韩冰　赵雅梅
- 陈勇　赵云妹
- 周炼　段岚桦
- 李伟凡　马一兵
- 曲剑华　王禾
- 刘清　周冬梅
- 张苍　杨岚
- 曹为　陶洋
- 翟羽　王东
- 徐景娜　徐佳
- ……

院外学生
- 喻文球
- 瞿幸
- 赵俊英
- 刘红霞
- 王根林
- 吴小红
- 杨晓丽
- 杨丽云
- 王尚军
- 王红梅
- ……

张志礼座右铭及医道格言

与人交必忠，与友交必信。学而时习之，传而必习之。教人不厌，诲人不倦。

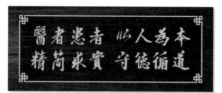

医者患者 以人为本
精简求实 守德循道

为人处事

仁　诚……恳……的助人

慎　仔……细……的做事

勤　时……刻……的上进

廉　清……楚……的探寻

清　清……白……的做人

实　实事求是的理事

真正的伟大　在于平凡

真正的力量　在于谦和

真正的智慧　在于虑人

真正的动人　在于风格

张志礼名家研究室站介绍

薪火传承　继往开来

室站简介　周冬梅团队评价

北京市中医管理局于 2007 年开始,启动了名老中医药专家学术思想抢救挖掘与优秀传承人才培养联动工程(简称"薪火传承 3+3 工程"),实施"名医、名科、名院"发展战略,推动燕京医学的研究与发展。

2014 年 12 月,首都医科大学附属北京中医医院皮肤科成立了张志礼名家研究室。张志礼是我国中西医结合皮肤性病学科的奠基者,他提出了皮肤病中医辨证与西医辨病相结合的理论,走出了一条中西医结合治疗皮肤病的道路;他还为赵炳南学术思想的传承、创新和发展做出了巨大贡献,将毕生的精力都献给了皮肤科事业,在中医和中西医结合领域都产生了深远的影响。

在医院和科室领导的大力支持下,张志礼名家研究室经过 3 年的建设取得了喜人的成绩。整理了张志礼学术思想相关著作、论文、手稿、医案、文献报道、回忆文章,探讨了张志礼学术思想形成与发展的过程;深入挖掘张志礼学术思想的理论渊源,从病因认识、病机分析方法、整体辨证体系、治疗方法特色、选方用药特点等方面,全面总结了张志礼皮肤病辨治的基本理论和方法。作为张教授弟子和研究室负责人的娄卫海组织整理出版了《张志礼皮肤病临证笔谈》。依据搜集整理的张志礼学术生涯有关手稿、文献、图片、实物、证书、奖杯、奖状声像资料,通过走访张志礼的弟子、亲属、医院领导及同事、患者等,制作完成了《一代名医张志礼》纪录片。研究室还对张志礼创建的银屑病、天疱疮国家行业标准进行了优化与推广;举办了"张志礼学术思想及临床经验研讨会";发表了有关张志礼学术思想与传承的论文 20 多篇;充分发挥网络平台作用,依托"北京国医网"网站,为张志礼建立了网页,构建了统一的信息交流平台;建立"张志礼名家研究室"微信群,使传承工作打破了时间和空间的限制,成为采集诊疗信息和建立典型病例的数据库。2018 年,北京中医医院张志礼名家研究室顺利通过了北京市中医管理局的验收。

桃李天下　硕果累累

2016 年 5 月,北京市中医管理局下发了《北京中医药"薪火传承 3+3 工程"室站分站建设管理方案》的通知。建立分站,是将"薪火传承 3+3 工程"的建设向基层延伸,为的是更好地为基层广大人民群众提供高水平的中医药服务。同时也加大了对名老中医药专家学术思想抢救、整理和挖掘等工作的力度。

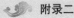

2018年7月，北京市中医管理局批准成立张志礼名家研究室朝阳区南磨房第二社区卫生服务中心分站（南磨房第二社区卫生服务中心的前身是朝阳区双龙医院，是张志礼亲自创办的）、北京中医医院顺义医院分站、密云区中医医院分站。2018年12月，正式悬挂了北京市中医管理局颁发的分站冠名牌匾。

张志礼名家研究室朝阳区南磨房第二社区卫生服务中心分站

2018年10月26日，张志礼名家研究室朝阳区南磨房第二社区卫生服务中心分站启动仪式隆重举行。北京市中医管理局局长屠志涛出席启动仪式，他对分站成立寄予厚望，指出张志礼名家研究室分站的成立对张老学术思想的传承具有深远的影响，希望新一代中医药工作者要从室站的建设中真正地学到东西，努力建设基层中医药事业，提升基层中医药服务水平。张志礼的学生，北京中医医院皮肤科医师王萍表示，我们除了要继承和发展张老师的中西医结合皮肤病学术思想和临床经验外，还要多花时间和精力，深刻领会老师的学术精髓，将传承与创新相结合，临床与科研相结合，帮助更多的患者解除疾苦，从而更好地继承和发展中医药事业。

张志礼名家研究室南磨房分站负责人张芃，不只是张志礼的继承人，更是以张老嫡女的身份接过了这份传承的重担。秉承父亲孜孜以求的学习态度，诲人不倦的敬业精神，去完成他老人家未尽的事业。一年多来，分站系统地整理、归纳、总结了张志礼的学术成就，深入探讨了其学术渊源，开展了对张志礼学术思想、临床经验以及对赵炳南学术经验传承创新和发展所做贡献的研究。梳理了张志礼署名发表的学术论文70余篇，主编、副主编、参编的著作20余部；收集了张志礼的处方3 200余张、病历1 300余份，以及音视频等珍贵资料。在核心期刊发表论文1篇[张志礼治疗白癜风经验 [J]. 中医杂志，2020，61（5）]；开展了张志礼经验方健脾益肾胶囊治疗红斑狼疮回顾性研究及甘榆膏（凉血解毒油膏）治疗银屑病血热证的临床观察。

为了将张志礼的学术思想精准传承，实实在在地服务到百姓身上，分站建立了红斑狼疮和银屑病专病专台，每天设有专家出诊，印制疾病的科普宣传手册，向患者发放，提高患者对疾病的认识，扩大了服务人群和服务病种；开展新技术，购置新设备窄谱UVB治疗仪、冷热喷治疗仪；开展中医特色治疗如穴位埋豆、中药外用临方调配等。在临方调配方面继承应用了张志礼中医特色外用制剂，开展个性化治疗，挖掘了9类外用方，深受患者的欢迎。在传承基础上，我们与北京中西医结合学会科技成果转化委员会联合研制了甘草润肤膏。

分站还利用建设的契机，着力培养分站的中青年医师，建立张志礼弟子传承基地微信群,搭建传承平台,交流跟随张志礼学习的体会,讨论疑难病例,答疑解惑。协助总站举办专题讨论会、学术讲座,开展总站与分站、分站与分站的学术交流,定期请总站前来指导工作、授课、带教、出诊,并建立与总站的双向转诊、会诊制度,为患者开通绿色就诊通道。积极参加学术活动及专业学术会议,如2019年华北地区皮肤科学术年会、全国名老中医经验传承论坛、北京顺义中医药健康文化节活动等,并在学术会议上进行大会演讲,广泛传播张志礼的学术思想与经验。

张志礼名家研究室顺义分站

张志礼名家研究室顺义分站在负责人孙丽蕴带领下全方位开展张志礼临证经验与学术思想的继承工作,发扬特色优势,立足临床实践,凝练学术体系、特色经验、特色方剂、特色技法等,转化为临床诊疗规范,以提高临床疗效,扩大辐射影响。通过分站研究室的建设,培育一批相对稳定的中医药传承骨干,形成一批对中医药学术水平和服务水平提高有推动作用的研究成果,带动学科建设,提升医院服务能力。

一年多来,分站依托医院微信公众号建立张志礼名家研究室公众号,团队成员定期发布相关学术及科普文章。传承人积极参加名医论坛、小班授课,按时完成跟师笔记、临床医案、心得体会等跟师作业,认真总结带教老师经验医案评价,完成医案整理工作,共计整理医案70多份,完成张志礼名家研究室宣传片的拍摄。分站注重人才培训,现有工作人员12人,包括主任医师3人、副主任医师2名、主治医师3名、医师2名、主管护师1名、护师1名。团队建设均衡,目前博士5人、硕士3人、本科2人。博士、硕士人员占总数的66.7%。

分站建立了红斑狼疮、银屑病、湿疹、脱发、痤疮等特色专病服务平台,总站专家团队定期到分站出诊,指导皮肤科医师的临床诊疗工作,不仅解决了当地百姓就医困难的问题,并且提高了整个团队的诊疗水平。师承弟子还定期前往北京中医医院,通过跟随张志礼的学生出诊,学习他的临床经验。顺义分站先后开展了红斑狼疮、银屑病等重点疾病的研究,目前承担各级课题11项、北京市优秀人才资助项目1项,并获得发明专利1项("治疗寻常型银屑病的药物组合物及制剂和制备应用")。2019年,分站成为"国家远程医疗与互联网医学中心皮肤影像推广单位"。

张志礼名家研究室密云分站

张志礼名家研究室密云分站在密云中医医院领导及总站的支持下,得以顺利开展工作。分站继承人不断学习和总结张志礼诊疗经验,参加了《精诚大医张志礼》的编写工作,完成了跟师笔记100余篇。对张志礼的两个经验方进行较为深入的临床研究，制作了复方甘草油膏，并开展了复方甘草油膏治疗银屑病、慢性湿疹等常见皮肤病的临床应用研究及凉血活血解毒汤治疗血热证银屑病的效果观察，初步形成本院银屑病、湿疹的诊疗方案。分站还参与了总站主持的"中医药干预方案治疗寻常型银屑病真实世界研究课题"1项；成功举办了北京市中医药继续教育项目，提高了基层医院医师的诊疗水平和科研能力。

在科室建设方面，皮肤治疗室添置了激光治疗仪、真菌检测仪等新设备，增加了激光治疗、耳穴治疗、火针治疗、疱病清创治疗等治疗项目，使皮肤科的服务能力在本区域内得到提升。总院专家团队出诊，总、分站的双向转诊、会诊，极大方便了当地百姓就医。

薪火传承，硕果累累，现在我们可以告慰张志礼先生，您亲手创建的中西医结合皮肤科事业后继有人，您的学术思想正在不断得到挖掘发扬，您的临床经验正在惠及广大患者，您为之奋斗的中医和中西医结合皮肤科事业正在不断走向辉煌！

中西医病名对照 *

（一）病毒感染性皮肤病	
单纯疱疹	热疮、火燎疮、热火嘘、热气疮、唇疮、口丫疮、口吻疮、阴疮
带状疱疹	蛇串疮、窜腰疮、缠腰火丹、蜘蛛疮、蛇丹、蛇窜疮、白蛇窜、火带疮、甄带疮、缠腰龙、玉带疮、蛇瘅疮
扁平疣	扁瘊、瘊子、疣证
寻常疣	瘊子、千日疮、疣目、枯筋箭、疣疮、木刺瘊、竖头肉、癫瘊、刺瘊、梅花疮、晦气疮
跖疣	牛程蹇、足瘊
传染性软疣	鼠乳、疣症、水瘊子
尖锐湿疣	瘙瘊、臊瘊、千日疮、疣目、枯筋箭、菜花疮
水痘	水痘、水花、水疮
（二）球菌感染性皮肤病	
脓疱疮	黄水疮、滴脓疮、香瓣疮、天疱疮、浸淫疮、烂皮野疮、脓窝疮、水疱湿疡、脓窠疮、粘水疮
新生儿脓疱疮	胎溻皮疮、新生儿天疱疮、胎毒、胎风
新生儿剥脱性皮炎	胎毒、胎风、洪烛疮、王灼疮、胎溻皮疮
深脓疱疮	臁疮、湿毒流注、脓窝疮、裙口疮、裤口毒、老烂腿、裙风、烂腿、老烂脚
毛囊炎	疖毒、发际疮、坐板疮
穿凿性脓肿性头部毛囊炎及毛囊周围炎	蝼蛄疖、蟮拱头、蝼蛄窜、貉貐、暑疖、曲鳝疖
头部乳头状皮炎	肉龟、发际疽、发际疮、卷毛疮、脑铄
须疮	胡子疮、羊须疮、燕窝疮、羊胡子疮、火珠疮、胡须顽湿

续表

丹毒	丹毒、火丹、流火、天火、抱头火丹、大头瘟、赤游丹毒、丹熛、赤丹、腿游风、大腿风、内发丹毒
疖、疖病	疖、热疖、暑疖、疖毒、发际疮、坐板疮、疖丹、湿热疖
颜面疖、毛囊炎	眉心疔、颊疔、颧疔、鼻疔、锁口疔、唇疔
手足疖、毛囊炎	蛇头疔、沿爪疔、蛇背疔、蛀虫疔、蛇眼疔、螺疔、手丫疔、托盘疔、劳宫疔
痈	痈、有头疽、脑痈、偏对口、正对口、砍头疮、背痈、发背、搭背、搭手、腰痈
多发性汗腺脓肿	时毒暑疖、痱毒、暑令疡毒小疖、蝼蛄疖、时毒、热疖
化脓性汗腺炎	腋疽、米疽、疚疽
蜂窝织炎	痈、发、锁喉痈、臀发、腓腨发、手背发、足背发、蜂窝发炎
传染性口角炎	马嚼子疮
坏疽性脓皮病	蚰蜒疮、蚯蚓瘘
化脓性甲沟炎	代指、脱甲疽、蛇眼疔、指疖、沿甲疔

（三）杆菌感染性皮肤病

皮肤炭疽	疫疔、紫葡萄疔、鱼脐疔、鱼脐疮、瘇症、瘇疽、突脐疔、紫燕疔
类丹毒	丹毒
急性女阴溃疡	阴蚀、狐惑、阴䘌、蟨疮、阴肿、阴痒
糜烂性包皮龟头炎	袖口疳、臊疳
寻常狼疮	鸭嗒疮、流皮漏
瘰疬性皮肤结核	瘰疬、蟠龙疬、鼠疮、老鼠疮、鼠瘘、疬子颈、瘰疡、马刀侠瘿、蟠蛇疬
颜面播散性粟粒狼疮	颜面雀啄、流皮漏
硬红斑	腓腨发、驴眼疮、腓肠发
麻风	麻风、大风、大麻风、疠风、恶疾大风、癞、乌白癞、大风病

（四）真菌感染性皮肤病

头癣	秃疮、赤秃、癞头疮、肥疮、黄癞痢、粘疮、堆沙癞痢、白秃、蛀发癣、白秃疮、白癞痢、肥粘疮
体癣	圆癣、金钱癣、笔管癣、荷叶癣、荷钱癣疮、雀眼癣、钱癣、风癣、铜钱癣
股癣	阴癣
手癣	鹅掌风

续表

足癣	臭田螺、田螺疱、脚蚓、脚蚓症、烂脚丫、湿脚气、湿气
甲癣	鹅爪风、油灰指甲、油炸甲、灰甲、灰指甲、虫蛀甲
花斑癣	汗斑、紫白癜风、夏日斑、疬疡风、花斑糠疹、夏月汗斑
皮肤癣菌疹	脚湿气、脚丫痒烂、湿毒疮
念珠菌病（口腔）	鹅口疮、燕口疮、剪口疮、雪口、雪花疮、夹口疮
念珠菌性甲沟炎及甲床炎	代指、代甲、蛇眼疔、指甲疳
放线菌病	颏疮

（五）动物所致的皮肤病

虫咬皮炎	毒虫咬伤、射工伤、恶虫叮咬
螨虫皮炎	谷痒症、毒虫咬伤、恶虫叮咬
桑毛虫皮炎	射工伤、毛虫伤、蛾毒、蚝虫螫
蠓叮咬	蠓虫叮咬
虱病	虱病、虱痒病、虱、阴虱
疥疮	疥疮、干疥、脓疥、湿疥、虫疥、疥、癞疥疮、脓疥疮、癞疥、干疤疥、脓窠疥
钩蚴皮炎	粪毒、粪毒块、着土痒、粪块毒、土痒、桑叶黄、薯疙瘩、脱力黄、懒黄病

（六）皮炎及湿疹类皮肤病

湿疹	湿疮、湿毒疮、湿疡症、风湿疡（急性）、湿毒疡（亚急性）、顽湿疡（慢性）、浸淫疮（全身性）、旋耳疮（耳部）、绣球风（阴囊）、四弯风（肘膝部）、湿臁（急性）、病疮（手部）、乳头风、乳疮（乳部）、落脐疮（脐部）、血风疮（亚急性）、胞漏疮（阴囊急性）、月蚀疮、肾囊风（阴囊慢性）、掌心风（皲裂性）、湿癣（急性）、湿气（足部）、奶癣（婴儿）、阴湿疡（外阴湿疹）、鼻匿疮、裙边风
特应性皮炎	奶癣、胎癥疮、血风疮、浸淫疮、四弯风、顽湿
接触性皮炎	湿毒疡、膏药风、膏药毒、沥青疮、粉花疮、狐尿刺、狐狸刺、马桶疮、漆疮、马桶癣
漆性皮炎	漆疮、湿疡、湿毒疡、漆毒疮、漆咬、漆毒
药疹	中药毒、浸淫疮、风毒肿、石火丹
荨麻疹	瘖瘟、赤疹、白疹、风瘙瘾疹、鬼饭疙瘩、风疹块、瘾疹、风瘖瘟、鬼纹疙瘩
人工荨麻疹	丹疹、瘾疹

稻田皮炎	水渍疮、水毒、手足丫烂疮、烂手烂足、鸭怪、鸭屎风、痒水病
丘疹性荨麻疹	土风疮、水疱湿疹、水疥、沙疥
油彩皮炎	粉花疮

（七）物理性皮肤病

鸡眼	鸡眼、肉刺
胼胝	胼胝、牛程蹇、脚垫、土粟、琉璃疽、脼子
火激红斑	火斑疮
间擦疹	汗淅疮
尿布皮炎	湮尻疮、猴子疮、红臀、尿灶火丹、猴子疳
冻疮	冻疮、冻风、冻烂肿疮、冻瘃、瘃、冻裂、洗冻瘃、冷疮、冻烂疮、瘃冻、灶瘃（足跟）
褥疮	席疮
手足皲裂	皲裂疮、麻裂疮口、皴裂疮、裂口疮、裂手裂脚、干裂疮、手足皲裂、裂疮口
痱子	痱子、热痱、痤痱疮、痱、痤痱、夏日沸烂疱、沸子、痱毒、痱疮、白痦、痱瘟
日光性皮炎	日晒疮、夏日沸烂疮、晒斑
植物 - 日光性皮炎	红花草疮、面游风毒、诸菜皮肤中毒病、风毒病、风毒肿
烧烫伤	水火烫伤、汤泼火伤、汤火伤、火烧疮

（八）神经功能障碍性皮肤病

瘙痒症	痒风、瘾疹、阴痒、后通痒、痒症、肛门作痒、风瘙痒、血风疮、爪风疮、诸痒、逸风疮、雁候疮
肛门瘙痒症	谷道痒、后通痒、肛门作痒
阴囊瘙痒症	肾囊风、绣球风
女阴瘙痒症	阴痒
头部瘙痒症	头皮痒
慢性单纯性苔藓	牛皮癣、顽癣、摄领疮、癣症、牛癣
痒疹	粟疮、马疥、顽湿聚结、血疳
结节性痒疹	顽湿聚结、马疥
冬季痒疹	皮痒、皮风

（九）红斑类皮肤病

结节性红斑	瓜藤缠、湿毒流注、梅核丹

续表

多形红斑	血风疮、雁疮、猫眼疮、寒疮
中毒性红斑	诸药毒、诸物中毒
新生儿红斑	胎风、胎赤
月经疹	血风疮

（十）红斑鳞屑性皮肤病

扁平苔藓	紫癜风、乌癞风、口蕈（口腔损害）
玫瑰糠疹	风热疮、风癣、母子癣、血疳、子母癣、紫疥
单纯糠疹	风癣、桃花癣、荷花癣、吹花癣、花癣、虫斑、松花癣、面上风癣
红皮病	浸淫疮、脱皮疮、皶皮疮、中药毒、胎赤、溻皮疮
银屑病	白疕、白疕风、蛇虱、松皮癣、银癣疯、干癣、白壳疮、风癣、疕风、牛皮癣
毛发红糠疹	狐尿刺、狐狸刺
鱼鳞病	蛇皮癣、蛇皮癞、雁来风、蛇身、蛇皮、蛇胎、鱼鳞癣、蛇鳞、蛇体

（十一）血管性皮肤病

过敏性紫癜	葡萄疫、血风疮
小腿静脉性溃疡	臁疮、内臁疮（阴臁）、外臁疮（阳臁）、裙边疮、裤上毒、裤口毒
色素性紫癜性苔藓样皮炎	血疳、血风疮
红斑性肢痛病	血痹、湿热羁绊症
血栓闭塞性脉管炎	脱疽、脱骨疽、十指零落、脉痹、肿胀、瘀血流注、血瘀
血栓性静脉炎	脉痹、黄鳅痈
静脉曲张	筋瘤、炸筋腿

（十二）水疱性皮肤病

天疱疮	天疱疮、浸淫疮、火赤疮、蜘蛛疮
疱疹样皮炎	火赤疮、天疱疮、蜘蛛疮
疱疹样脓疱病	热病疱疮、登豆疮
连续性肢端皮炎	镟指疳

（十三）结缔组织病

红斑狼疮	鬼脸疮、红蝴蝶、马缨丹、湿毒发斑、红蝴蝶斑、日晒疮、鸦啗疮、阴阳毒
皮肌炎	肌痹、风瘘痹、风湿痹

硬皮病	皮痹、皮痹疽、风湿痹、虚劳、肌痹、痹症、心痹、肾痹、肺痹、血痹
结节性动脉周围炎	脉痹

（十四）皮肤附属器官疾病

皮脂溢出	白屑风、头皮白屑、面游风、头风白屑
脂溢性皮炎	白屑风、面游风、眉毛癣、钮扣风、发蛀脱发
痤疮	肺风粉刺、面疱、面查疱、酒刺、粉刺聚疔、粉刺聚瘤、黑头粉刺、痤、粉刺、粉疵、面渣、面粉渣
酒渣鼻	酒渣鼻、鼻赤、赤鼻、齄鼻疮、酒渣、酒糟鼻、鼻准红、鼻齄、红鼻子
斑秃	鬼剃头、鬼舐头、油风、毛拔、发坠、毛落、落发、落发风
雄激素性脱发	发蛀脱发、蛀发癣、油风、油秃、糠状秃
多汗症	手足多汗、头汗、腋汗、阴汗、面汗
汗疱症	田螺疱、蚂蚁窝、手汗、足汗
臭汗症	体气、狐臭、狐气、胡气、狐臊
色汗症	黄汗、红汗、黑汗、蓝汗、青汗、血汗

（十五）皮肤黏膜疾病

剥脱性唇炎	唇风、紫唇、唇疔、龙唇发、锁口疔、唇䐁、唇颤动、瞤唇、唇沈
光化性唇炎	唇风、唇䐁、驴嘴风
接触性唇炎	唇风
腺性唇炎	茧唇
慢性唇炎	唇风、唇紧、唇䐁、驴嘴风
复发性阿弗他口腔炎	口疮、口疡、口疳、口破、脾瘅、口舌疮
复发性坏死性黏膜腺周围炎	口疮、口疡、口疳、口破、脾瘅
外阴白色病变	阴痒、阴疮、阴痛，阴䵣、阴蚀
包皮龟头炎	袖口疳、瘙疳、蜡烛疳

（十六）色素障碍性皮肤病

雀斑	雀斑、面皯黯、雀子斑、面皯瓾、面皯、瓾皯面、雀子、雀儿斑
黄褐斑	鼾黑斑、面黑鼾、面尘、鼾黯、妊娠斑、肝斑、蝴蝶斑、鼾黑鼾黯
瑞尔黑变病（里尔黑变病）	鼾黑鼾黯、鼾黑斑、鼾黑皯黯
色痣	黑子、黑子痣、青记脸
白癜风	白癜、白驳、白驳、白驳风、斑驳、斑白、驳白、白癜风

续表

（十七）营养及代谢障碍性皮肤病

维生素A缺乏病	蟾皮癣、蟾皮病、疳眼、肝虚雀目、雀目
核黄素缺乏症	口丫疮、唇风、口疳、口疮、肾囊风、绣球风
烟酸缺乏症	癞皮病
硬肿症	痹症、肉痹
皮肤淀粉样变	松皮癣

（十八）皮肤肿瘤

血管瘤	血瘤、血痣、赤疵、胎瘤、红丝瘤
皮样囊肿	发瘤
湿疹样乳头癌	乳疳、乳岩
基底细胞癌	恶疮、翻花疮
淋巴管瘤	足肿、足踵
皮脂腺囊肿	脂瘤、渣瘤
皮角	脑湿
脂肪瘤	痰核、气瘤
瘢痕疙瘩	肉疙瘩、锯痕症、肉龟疮、蟹足肿
鳞状细胞癌	翻花疮、翻花瘤、石疔
湿疹样癌	乳疳、翻花、浸淫疮

（十九）其他

结节性脂膜炎	梅核丹、恶核肿、结核丹
白塞病	狐惑、阴蚀

（二十）性传播疾病

梅毒	霉疮、杨梅疮、广疮、棉花疮、杨梅结毒、杨梅疳疮、猢狲疳、翻花杨霉疮、砂仁疮、杨梅病
淋病	膏淋、热淋、劳淋
性病性淋巴肉芽肿	鱼口、血疝、横痃、阴疽
艾滋病	瘟毒、虚劳

*此版引自张志礼主编的《中西医结合皮肤性病学》，编辑时我们将本书各论及附录中的"中西医病名对照"两部分内容进行了归纳、整理。

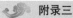

方剂索引

参考文献

1. 北京中医医院. 赵炳南临床经验集 [M]. 北京：人民卫生出版社，1975.

2. 赵炳南，张志礼. 简明中医皮肤病学 [M]. 北京：中国展望出版社，1983.

3. 凌一揆. 中药学 [M]. 上海：上海科学技术出版社，1984.

4. 许济群. 方剂学 [M]. 上海：上海科学技术出版社，1985.

5. 顾伯华. 实用中医外科学 [M]. 上海：上海科学技术出版社，1985.

6. 张志礼. 中西医结合防治老年皮肤病 [M]. 北京：人民卫生出版社，1989.

7. 张志礼，杨建葆. 中医性病学 [M]. 南昌：江西科学技术出版社，1991.

8. 安家丰，张芃. 张志礼皮肤病医案选萃 [M]. 北京：人民卫生出版社，1994.

9. 刘辅仁. 实用皮肤科学 [M]. 2 版. 北京：人民卫生出版社，1996.

10. 江扬清. 中西医结合内科研究 [M]. 北京：北京出版社，1997.

11. 张志礼. 中西医结合皮肤性病学 [M]. 北京：人民卫生出版社，2000.

12. 张志礼. 张志礼皮肤病临床经验辑要 [M]. 北京：中国医药科技出版社，2001.

13. 陈凯，蔡念宁. 皮肤病中医特色治疗 [M]. 沈阳：辽宁科学技术出版社，2001.

14. 李博鉴. 皮科证治概要 [M]. 北京：人民卫生出版社，2001.

15. 金世元. 中成药的合理使用 [M]. 2 版. 北京：人民卫生出版社，2002.

16. 邓丙戌，张志礼. 银屑病 [M]. 北京：科学技术文献出版社，2003.

17. 李经纬，余瀛鳌，蔡景峰，等. 中医大辞典 [M]. 2 版. 北京：人民卫生出版社，2004.

18. 南京中医药大学. 中药大辞典 [M]. 上海：上海科学技术出版社，2006.

19. 范瑞强，邓丙戌，杨志波. 中医皮肤性病学（临床版）[M]. 北京：科学技术文献出版社，2010.

20. 刘红霞. 皮肤病中医外治技法 [M]. 北京：人民军医出版社，2012.

21. 国家药典委员会. 中华人民共和国药典（2015 年版）[M]. 北京：中国医药科技出版社，2015.

22. 娄卫海，周垒，刘矗. 张志礼皮肤病临证笔谈 [M]. 北京：北京科学技术出版社，2016.

23. 赵辨. 中国临床皮肤病学 [M]. 2 版. 南京：江苏凤凰科学技术出版社，2017.

24. 赵恩道，张广中，曲剑华，等. 精诚大医赵炳南 [M]. 北京：人民卫生出版社，2018.

25. 李萍. 银屑病的中医研究 [M]. 北京：中国中医药出版社，2018.